智慧健康养老服务与管理专业教材

老年常见疾病照护

主　编　吴惠珍　严　玮
副主编　陈　丽　郭　华　郭艳侠
编　者（按姓氏笔画排序）
王　平（湖南中医药高等专科学校）
吕婷婷（滁州城市职业学院）
严　玮（广东岭南职业技术学院）
杨　阳（滁州城市职业学院）
吴小华（宜春职业技术学院）
吴惠珍（滁州城市职业学院）
陈　丽（湖南中医药高等专科学校）
陈碧瑕（北海市卫生学校）
郭　华（广东江门中医药职业学院）
郭艳侠（江苏护理职业学院）
蔡　运（滁州城市职业学院）
魏映红（清远职业技术学院）

广东高等教育出版社
Guangdong Higher Education Press
·广州·

内 容 简 介

本教材共分13个项目，主要内容包括老年呼吸系统疾病、老年循环系统疾病、老年消化系统疾病、老年精神神经系统疾病、老年泌尿生殖系统疾病、老年血液系统疾病、老年内分泌与代谢系统疾病、老年免疫系统疾病、老年运动系统疾病、老年多器官功能不全综合征、老年常见外科疾病、老年妇科疾病、老年常见其他科疾病等常见疾病患者的照护。本教材除了介绍老年各系统、各器官的常见病、多发病的临床及照护知识外，还介绍一些新的老年照护理论知识及先进的检查方法与技术，坚持理念创新、方法创新、内容创新。本教材适用于高等职业院校和高等专科院校老年服务与管理、老年保健与管理等相关专业。

图书在版编目（CIP）数据

老年常见疾病照护 / 吴惠珍，严玮主编. —广州：广东高等教育出版社，2022. 7
智慧健康养老服务与管理专业教材 / 刘文清主编
ISBN 978-7-5361-7219-7

Ⅰ. ①老… Ⅱ. ①吴… ②严… Ⅲ. ①老年病 – 常见病 – 护理 – 教材 Ⅳ. ① R473

中国版本图书馆 CIP 数据核字（2022）第 023363 号

LAONIAN CHANGJIAN JIBING ZHAOHU

出版发行	广东高等教育出版社 地址：广州市天河区林和西横路 邮编：510500　营销电话：（020）87553335 网址：www.gdgjs.com.cn
印　　刷	东莞市翔盈印务有限公司
开　　本	787 mm × 1 092 mm　1/16
印　　张	27
字　　数	646 千
版　　次	2022 年 7 月第 1 版
印　　次	2022 年 7 月第 1 次印刷
定　　价	68. 00 元

总　序

人口老龄化是社会发展的重要趋势，是人类文明进步的体现，也是我国当前及今后较长一段时间的基本国情。人口老龄化对经济运行全领域、社会建设各环节、社会文化多方面乃至国家综合实力和国际竞争力，都具有深远影响。积极应对人口老龄化，是贯彻以人民为中心的发展思想的内在要求，是实现经济高质量发展的必要保障，是维护国家安全与社会和谐稳定的重要举措。

党的十八大以来，以习近平同志为核心的党中央高度重视老龄工作，党的十九届五中全会将积极应对人口老龄化确定为国家战略。2021 年重阳节前夕，习近平总书记对老龄工作作出重要指示，强调各级党委和政府要高度重视并切实做好老龄工作，贯彻落实积极应对人口老龄化国家战略，把积极老龄观、健康老龄化理念融入经济社会发展全过程，加快健全社会保障体系、养老服务体系、健康支撑体系，让老年人共享改革发展成果、安享幸福晚年。

“十四五”时期，中共中央、国务院高位部署、科学谋划，积极应对人口老龄化战略。2021 年中共中央、国务院印发《关于加强新时代老龄工作的意见》，2022 年国务院印发《“十四五”国家老龄事业发展和养老服务体系规划》，共同构成了实施积极应对人口老龄化国家战略、实现老龄事业和产业高质量发展的顶层设计。自此，养老服务体系建设不仅成为积极应对人口老龄化国家战略的重要支撑，更是满足老年人日益增长的多层次、高品质健康养老需求的重要举措，既是社会工程，也是一项重要的民生工程。

“十四五”时期，我国老年人口规模大，老龄化速度快，老年人需求结构正在从生存型向发展型转变，养老服务还存在发展不平衡不充分等问题，主要体现在农村养老服务水平不高、居家社区养老和优质普惠服务供给不足、专业人才特别是护理人员短缺、科技创新和产品支撑有待加强等方面，建设与人口老龄化进程相适应的养老服务体系、培养与新时代养老服务体系相适应的养老服务人才队伍的重要性和紧迫性日益凸显，任务更加艰巨繁重。目前，我国养老服务人才队伍突出问题表现在人才严重短缺、队伍不稳定、文化程度低、年龄偏大、服务技能和专业知识差等方面，这些问题严重制约着我国养老服务水平的发展和提高，严重影响老年人多样化养老服务需求的实现。

职业教育是促进社会服务产业提质扩容的重要抓手，产教深度融合是促进产业高质量发展的重要手段。为服务国家积极应对人口老龄化战略，助推新时代养老服务体系建设，大力培养复合型养老服务人才队伍，广东开放大学（广东理工职业学院）作为“老年学”重点学科建设单位和粤港澳大湾区老年教育研究基地、粤港澳大湾区智慧健康养老研究基地、首批国家老年服务类示范专业建设单位，借助线上教学的优势、资源的优势、平台的优势与体系的优势，联合广东高等教育出版社，组织老年服务与管理的专家学者和一线教学经验丰富的专业教师，研发出版了本套智慧健康养老服务与管理专业配套教材。

本系列教材以专业教学标准和课程标准为依据，呈现出三大特点：

一是系统性。在编写思想上，充分体现能力为本的思想，注重职业道德和职业素养、职业技能的培养。教材的研发体现教育属性和职业属性的有机结合，既能满足专业教学及升学的需要，也能满足就业的需求。

二是创新性。在编写形式上，采用任务驱动编写模式，通过行动导向、项目引领、任务驱动等模块化教学，增强了“做中学、做中教”的教学双向互动，让职业能力培养有效地体现在教学过程中。同时增加数字资源模块，实现“互联网＋教育＋养老”。

三是实用性。教材内容的研发基于工作过程及职业情境，立足智慧健康养老服务与管理岗位需求，对准由行业企业专家提出的真实用人要求和职业活动，让学生切实掌握就业岗位的工作内容，达到职业能力及职业道德要求，实现学有所指、学有所用的目的。

本系列教材的研发得到了上级有关部门的关心和支持，也得到省内外有关职业院校、行业企业的大力支持和积极参与，在此致以衷心的感谢！

本系列教材的出版是我们为了建立和完善养老服务人才培养体系，提高人才培养质量所做的积极探索和努力，由于水平有限，难免存在不尽如人意之处，恳请广大专家、读者和一线教师提出宝贵意见，帮助我们把这项工作做得更好。

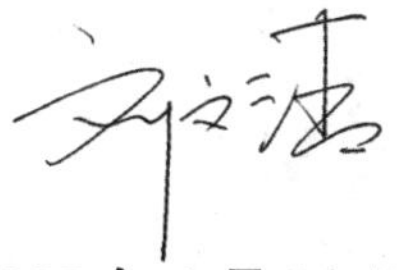

2022年4月20日

前言

老年常见疾病的照护是现代老年医学科学的一个重要组成部分，是建立在基础医学、临床医学、人文学科基础上的一门综合性应用学科。老年常见疾病的照护所阐述的内容在老年服务与管理的理论和实践中具有重要意义。随着老年医学和照护事业的发展，老年服务与管理专业课程体系及课程教学相应进行改革，本教材紧紧围绕“培养高素质劳动者和技术技能人才”这一目标，为适应高等职业院校老年服务教育需要而编写。本教材以教育部《国家职业教育改革实施方案》中“落实好立德树人根本任务，健全德技并修、工学结合的育人机制”和“培养服务区域发展的高素质技术技能人才”作为指导，按照老年服务与管理等专业的工作任务，以项目、任务驱动的模式为导向，在每个项目中设立知识目标、能力目标和素养目标，充分体现德育教育以及职业技能、职业精神的融合。

本教材共分 13 个项目，主要内容包括老年呼吸系统疾病、老年循环系统疾病、老年消化系统疾病、老年精神神经系统疾病、老年泌尿生殖系统疾病、老年血液系统疾病、老年内分泌与代谢系统疾病、老年免疫系统疾病、老年运动系统疾病、老年多器官功能不全综合征、老年常见外科疾病、老年妇科疾病、老年常见其他科疾病等常见疾病患者的照护。本教材除了介绍老年各系统、各器官的常见病、多发病的临床及照护知识外，还介绍一些新的老年照护理论知识及先进的检查方法与技术，坚持理念创新、方法创新、内容创新。本教材适用于高等职业院校和高等专科院校老年服务与管理、老年保健与管理等相关专业。

本教材具有以下特点：一是思想性与知识性相结合。教材内容突出“立德树人”导向，融入专业精神、职业精神和工匠精神等职业素养内容。二是知识和技能并重，兼具知识性、实践性、综合性、适用性、创新性。三是以项目引领、以任务驱动组织教材内容，任务前设置情境，任务末设置思考与练习、病例分析，更好地培养学生分析问题、解决问题的能力。四是图文并茂、层次清楚，利用二维码链接数字化教学资源，不但激发学生的学习兴趣，还丰富教学内容，拓宽学生的知识面。

在广东高等教育出版社的组织和帮助下，12 位来自全国多所高等医学院校、具有丰富教学经验和临床经验的教师参与了本教材的编写，具体分工如下：

吴惠珍：绪论；项目二任务一至四

郭　华：项目一任务一至任务五

王　平：项目一任务六、任务七；项目八

杨　阳：项目二任务五、任务六；项目五；项目六

严　玮：项目三

陈　丽：项目四

郭艳侠：项目七

魏映红：项目九

陈碧瑕：项目十；项目十二

吴小华：项目十一

吕婷婷：项目十三

蔡　运：数字化资源

在编写过程中参考了部分近期出版的相关教材和论著，在此一并致谢。鉴于编者水平有限，不足之处恳请广大读者和同行批评指正。

吴惠珍

2021 年 10 月

目　录

绪论

“老年”是机体生命过程中逐渐衰老的一个阶段，“老年”本身就对疾病构成重要的影响，随着年龄增加，人体细胞、组织与器官在形态结构上引起一系列复杂的退行性改变，导致老年人全身各系统生理功能不断下降，即使是“健康”的老年人，实际上也存在着潜在的功能不全，导致老年人机体储备能力、适应能力和抗病能力下降，发生或轻或重、或急或缓、或多或少不同程度的疾病。老年常见疾病的照护是老年服务与管理专业一门综合性的临床课程，与老年健康照护、老年生活照护、传统老年康复保健、老年心理护理等老年服务与管理专业课程，彼此之间有着密切联系和区别，其阐述的内容在老年服务与管理专业所有学科中有重要意义。

一、本课程的性质和内容

老年常见疾病的照护是现代老年医学科学的一个重要组成部分，它是在老年医学发展的历史中形成，并且不断更新变化的。主要研究对象是老年患有内科、外科、妇科、五官科、皮肤科等常见疾病的患者，研究内容包括各系统各器官老年常见疾病患者的疾病发病因素，发生、发展规律，诊断、治疗方法，照护措施及健康教育等。通过实施老年常见疾病的预防、诊断、治疗和照护，以减轻老年常见疾病患者的痛苦，达到促进和保持老年常见疾病患者健康的目的。

老年常见疾病的照护建立在基础医学、临床医学、护理学和人文社会医学基础之上，其理论知识来源于临床和护理实践，范围较广，涉及各系统、各器官的老年常见疾病照护。本教材涵盖了老年呼吸系统、循环系统、消化系统、精神神经系统、泌尿生殖系统、血液系统、内分泌与代谢系统、免疫系统、运动系统、多器官功能不全综合征、外科、妇科、五官科、皮肤科等常见疾病患者的照护等内容，通过任务情景、任务描述（即疾病概述、疾病评估、疾病诊断、疾病治疗）、任务实施（即照护措施、健康指导）和任务评价等栏目设置，结合病例分析和思考与练习，使学生对老年各系统、各器官的常见病、多发病的临床及照护知识能按教学要求有所了解、熟悉和掌握。

二、本课程的学习目的和方法

1. 学习目的

学习老年常见疾病的照护这门课程，目的是通过学习，学生能较为全面和系统地获得老年各系统、各器官常见病、多发病防治及照护的基础理论、基本知识和基本技能，具备一定的对老年常见疾病患者实施照护和健康指导达到疾病预防的能力，并通过“1+X”证书培训，获得养老护理员、失智老年人照护等职业技能等级证书，毕业后能够从事老年服务与管理工作。

2. 学习方法

要学好老年常见疾病的照护这门课程，掌握正确的学习方法非常重要，除了要多观察、多思考、多练习，做到课前预习、课后复习，注重课时理解、讨论、笔记等，还应注意以下几点。

（1）整体观念。整体观念是科学的临床思维和工作方法。随着医学模式从生物模式转向生物—心理—社会医学模式，必须坚持以患者为中心，树立“人”的整体观念，将照护服务的老年对象，视为生物、心理、社会、文化和发展的统一整体，与外部环境保持平衡和协调，各系统、各器官局部病变实际上是整体病变的局部表现。在学习本课程时，不仅要着眼于病变本身，还要多考虑病变与其他系统、外部环境及心理社会因素的关系。在实施照护时，要树立整体观念，不仅关注老年患者的疾病照护，还要关注老年患者的心理和社会支持，关注老年患者的内外环境、接触人群和社区公共卫生条件，为老年患者提供全方位的整体照护。在反复的理论学习和临床实践中，贯穿整体观念，自觉地用整体观思考问题、解决问题，使整体观内化为自身的学习和思维习惯，外化为照护的工作方法。

（2）重视临床联系基础。老年常见疾病的照护是一门临床课程，在学习过程中既离不开医学基础学科知识的积累，也离不开临床实践的验证。因此，在学习某个疾病时，要及时复习老年该系统器官的解剖生理特点、病理生理变化，帮助理解该疾病评估资料的特点，有助于知识的记忆和掌握。在学习照护知识时，注意结合护理学基础、临床药理学、老年心理学、预防医学的相关知识，将学到的知识融会贯通，举一反三，从根本上提高老年常见疾病的照护的学习质量。

（3）重视理论联系实际。老年常见疾病的照护是一门实践性很强的课程，离开临床实践，就不能真正获得解决老年患者健康问题的技能，技术操作练习的熟练程度直接影响照护的效果和准确性。本教材中的知识只是对老年常见疾病及其照护的基本规律的总结，而面对不同的老年患者，由于性别、年龄、民族、生活环境、习惯、社会地位及遗传因素等不同，其疾病的临床发生发展过程是变化不同的，与教材中描述的疾病特征是有区别的，照护措施的实施方法选择和照护效果评价也有差异。所以，在学习该课程理论知识的同时，要重视临床实践，在实践中勤于思考、认真总结、勇于探索，不断积累照护老年常见疾病患者的经验，才能将老年常见疾病的照护知识学到位、用准确。实践过程不仅包括标准化患者模拟的校内实践课，还包括临床见习、毕业实习。特别是毕业实习，学生一定要在临床带教老师指导下，对老年患者实施整体照护，主动将学到的理论、知识、技能运用于对老年患者照护的实践中，来解决照护过程中的实际问题，不断总结实践中的经验教训，经过认识—实践—再认识—再实践的过程，进一步提高自己的知识水平，增强发现问题、分析问题和解决问题的能力。

三、学习本课程的基本要求

1. 端正学习态度

学习老年常见疾病的照护的目的，归根到底是解决老人的健康服务问题。必须坚持以老年患者为中心，经常想到今后的服务对象是人，工作不能出现任何差错，只有具备良好的职业道德、精湛的职业技术，才能解决老年患者的健康问题，帮助他们减轻痛苦、恢复身心健康。因此，要端正学习本课程的态度，正确处理服务与学习的关系，善于在服务中学习，用过硬的本领更好地为老年患者服务。

2. 熟练掌握老年常见疾病照护的知识与技能

要求学生必须重点掌握老年常见疾病评估资料的特点，熟悉老年各系统各器官常见疾病的照护措施和健康指导，才能做到随时对老年常见疾病患者实施疾病判断、照护措施和健康指导等，鼓励老年患者从被动地接受照护到主动、积极地参与照护，并且学会健康自护。

3. 不断丰富临床专业知识

要求学生不仅要学好专业理论知识和技术，更要具备丰富的临床专业知识和技能，才能够全面、正确、有序地观察患者，给患者提供高效、高质量的照护服务。要求学生重视临床实习环节的学习，既要做到理论联系实践，同时也要学习与照护有关的自然科学和人文科学知识，如心理学、伦理学、管理学、社会学等，以便加深学生对老年患者的理解和认识，通过理论和实践的结合，使学生掌握老年常见病、多发病临床表现，熟悉常用的辅助检查，针对不同疾病、不同患者及可能发生的病情变化进行仔细观察，预防并发症的发生，主动、独立地制订照护计划，实施照护措施。

4. 学会辩证思维

学生在学习老年常见疾病的照护时，要将各科知识联系起来，把握老年常见疾病的照护内涵。在对疾病进行照护时，不仅要关注局部病变，还要评估其与其他系统的关系；不仅要重视生物因素的损害，还要考虑心理因素的影响；不仅给予饮食、活动指导、药物治疗的照护，还要给予患者和家属心理支持。

四、本课程的发展趋势

21 世纪全球人口老龄化的步伐加快，近 200 个国家和地区中，已有许多国家和地区都先后进入老龄化社会，这意味着人类的平均寿命不断延长，老年人口日趋增加。

随着社会变迁、科技进步、人类文明的发展，现代医学迅速发展，也促进了老年病学的发展，并向老年常见疾病的照护提出了新的更高要求。老年常见疾病的照护要顺应社会需求和老年医学发展的现状，不断增添新的内涵和拓展新的领域，适应社会发展的需要并接受挑战，这就决定了本课程的未来发展趋势。

1. 老年常见疾病的照护面临着以人为本的人文关怀空间的提升

在对老年患者的临床照护过程中，可以充分运用人文学科的知识和理论。如运用高超的沟通交流技巧，与老年患者、患者家属、医师、管理人员和同行等交往；运用高雅的人文礼仪，创建和谐的康复和治疗的环境；运用恰当的心理照护技巧，促进老年患者康复；等等。特别是心理照护，在老年常见疾病的照护中至关重要，因为老年常见疾病慢性病多、疑难杂症多，多数患者病程长，易反复或病情迁延不愈，治疗效果不显著，患者易产生消极的心理反应，如焦虑、悲观、恐惧、依赖等。这就要求照护者必须关爱老年患者，针对老年患者不同的心理反应，充分做好老年患者的心理疏导和精神调适，使老年患者保持良好的精神状态，以利于老年患者的治疗和康复。

2. 开展社区和家庭老年照护工作具有广阔的市场和前景

老年照护从医院走向社区、家庭，从疾病照护走向疾病预防，从救治生命走向注重生活质量已成为必然。伴随老龄化社会的到来，以及老年慢性病、康复性疾病的增多，在社区、家庭中希望获得照护服务的老年人群会相应增加；随着生活水平的提高，老年人愿意在家庭环境中享受健康服务的观念逐渐形成，同时为了减少住院医疗费用支出过高的压力，在家庭获得照护的需求也会增加。随着医疗技术手段的进步，很多原来需要在医院才能实施的治疗方法和技术可以在家庭中开展，许多健康问题也可以在社区和家庭中得到解决，这不仅方便了老年服务对象，也有效地利用了卫生资源，从而从根本上解决了看病难、看病贵的问题。但是，这对老年照护人员的要求也相应提高，照护人员不仅要有熟练的照护技术，还要具备独立工作的能力，具备评判性思维、疾病评估、健康教育和独立决策处置等方面的素质和能力。

3. 健康教育成为老年照护人员的自觉行动和意识已是必然

健康教育是一种增进健康的有目的、有计划、有步骤、有评估的卫生教育活动。它指导人们预防疾病、促进康复，指导人们缓解疾病后遗症带来的痛苦和不适，帮助人们建立康复的信心和科学的生活方式，提高患者维护健康的意识和水平，达到提高生活质量的目的。老年常见疾病的照护人员要自始至终自觉地将健康教育有机地融入实际工作中，并在工作的各个环节开展健康教育，使之成为老年照护人员自觉的行动和意识。

总之，社会的进步和医学的发展拓宽了老年照护的领域和内容，而老年常见疾病的照护的发展也将推动社会的文明和进步以及医学水平的提高。老年人对医疗卫生保健需求的变化和医学的发展对老年常见疾病的照护产生深远的影响，也决定了老年常见疾病的照护的未来发展趋势。

项目一 老年呼吸系统疾病的照护

呼吸系统疾病是一种常见病、多发病，主要病变在气管、支气管、肺部及胸腔，病变轻者多咳嗽、胸痛、呼吸受影响，重者呼吸困难、缺氧，甚至呼吸衰竭而致死。在城市的死亡率占第三位，而在农村则占首位。老年人呼吸系统与全身其他系统一样，在衰老过程中，即使没有疾病的影响也会出现某些结构改变和功能退化。老年呼吸系统疾病主要包括老年慢性阻塞性肺疾病、慢性肺源性心脏病、肺部感染、肺癌、睡眠呼吸暂停低通气综合征以及呼吸衰竭等。

学习目标

知识目标	1. 掌握老年呼吸系统疾病的照护评估资料 2. 熟悉老年呼吸系统疾病的照护措施、健康指导 3. 了解老年呼吸系统疾病的处理措施
能力目标	1. 能对老年呼吸系统疾病患者进行疾病评估 2. 能对老年呼吸系统疾病患者进行照护 3. 能对老年呼吸系统疾病患者进行健康教育
素养目标	1. 具有良好的沟通能力 2. 工作认真、服务态度良好

在线预习

扫描二维码，学习呼吸系统及肺的形态知识。

呼吸系统全貌　　肺的形态

任务一 老年呼吸系统的病理生理变化

一、老年人呼吸系统解剖特征

1. 上呼吸道

黏膜萎缩变薄、腺体分泌减少、加温加湿和净化功能减弱，对感染的防御能力降低。

2. 下呼吸道

气管和支气管黏膜和黏液腺分泌功能减退，细支气管管腔狭窄、容易塌陷，分泌物的排出不畅，容易形成黏液栓、呼吸性细支气管、肺泡管和肺泡扩张，肺组织弹力纤维断裂、减少，肺的弹性回缩力减低，导致下呼吸道局部防御功能降低，细菌或其他病原微生物容易在呼吸道内黏附、寄植与侵入。

3. 胸廓

胸骨与肋骨脱钙、骨质疏松，胸椎椎体塌陷，脊柱弯曲后凸，肋软骨钙化，活动度降低。

4. 呼吸肌

膈肌是主要的呼吸肌。膈肌萎缩，脂肪组织和结缔组织增生，使膈运动能力减弱。

二、衰老对呼吸系统生理功能的影响

1. 衰老对肺通气功能的影响

呼吸肌萎缩、肺弹性回缩力下降，使呼吸运动减弱，胸膜腔负压降低，肺通气动力减弱。肺、胸廓弹性阻力和顺应性的改变，以及非弹性阻力增加，使肺通气阻力增加。

2. 衰老对肺换气功能的影响

（1）通气血流比降低。通气血流比（V_p/Q），即每分钟肺通气量（V_p）和每分钟肺血流量（Q）的比值。

（2）弥散功能下降。弥散是指氧分子和二氧化碳分子通过肺泡毛细血管屏障（呼吸膜）的过程。

3. 肺容量指标的变化

随着年龄的增长，肺总量（TLC，深吸气后肺内含有的总气量）、潮气量（VT，平静呼吸时每次吸入或呼出的气量）变化不大，补吸气量（IRV，平静吸气末再用力吸气所增加的吸入气量）、补呼气量（ERV，平静呼吸末再用力呼气所呼出的气量）、深吸气量（IC，平静呼气后所能吸入的最大气量）、肺活量（VC，最大吸气后所能呼出的最大气量）减少，残气量（RV，最大用力呼气后肺内不能呼出的残余气量）、功能残气量（FRC，平静呼吸后肺内所含气量）增加。

4. 肺通气指标的变化

随着年龄增长，以下这些肺通气指标均下降：第一秒用力呼气量（FEV1，最大吸气后做最大呼气第一秒呼气所能呼出的全部气量，是诊断慢性阻塞性肺疾病不可或缺的条件）、最大自主通气量（MVV，单位时间内最大呼吸量）、最大呼气中期流速（MMEF，用力呼气呼出气量为肺活量的 25%～75% 时的平均流速）、最大呼气流速（PEF，用力呼气的最大流速）。

任务二 老年慢性阻塞性肺疾病患者的照护

任务情境

患者男性，71 岁。有反复咳嗽、咳痰史 25 年，活动后气喘史 10 年，有长期吸烟史。近 1 周因受凉后出现咳嗽、咳痰、气喘加重来院就诊。体检：体温 36.2 ℃，脉搏 88 次 /min，呼吸 23 次 /min，血压 122/84 mmHg。神清，发绀，呼吸急促，桶状胸，肺部听诊为过清音，两肺闻及散在哮鸣音，两肺底闻及少许湿啰音。双下肢无凹陷性水肿。患者精神、食欲、睡眠一般，大小便正常。

思考：目前患者肺功能是几级？应如何进行照护？

任务描述

慢性阻塞性肺疾病（chronic obstructive pulmonary disease，COPD）是一种不可逆但可防可治的慢性肺部疾病，包括两类：慢性支气管炎（chronic bronchitis）及肺气肿（emphysema）。本病以不完全可逆的气流受限为特征，气流受限呈进行性加重，多与肺部对有害的颗粒和气体的异常炎症反应有关。COPD 的特征性病变气流受限，是小气道病变（闭塞性细支气管炎）和肺实质破坏（肺气肿）共同作用的结果，在不同的患者中这两种原因所占的比例不同。COPD 的自然病程是可变的，且每个患者的病程都不一样。COPD 对患者的影响不仅取决于气流受限的程度，还取决于症状（特别是气促和活动能力的下降）的严重程度、全身效应以及有无并发症。

知识链接

慢性阻塞性肺疾病（简称“慢阻肺”，COPD）流行病学特点显示，全球 40 岁及以上人群发病率已高达 10%，致残率和病死率很高。据世界卫生组织（WHO）估计，COPD 为世界第四大致死原因。经多国呼吸病专家的积极倡议，2002 年的 11 月 20 日正式成为首个世界慢性阻塞性肺疾病日，目的在于提高公众对 COPD 作为全球性健康问题的了解和重视程度。

一、疾病评估

（一）发病因素

COPD 确切病因不清楚，已经发现的危险因素大致可以分为外因（即环境因素）与内因（即个体易患因素）两类，两者相互影响。主要包括以下几个因素。

（1）烟。烟为重要的发病因素，吸烟者慢性支气管炎的患病率比不吸烟者高 2～8 倍，吸烟时间越长，吸烟量越大，COPD 患病率则越高。烟草中的焦油、尼古丁和氢氰酸等化学物质可损伤气道上皮细胞，致纤毛运动障碍和巨噬细胞吞噬功能下降，促使支气管黏液腺和杯状细胞增生肥大，黏液分泌增多，使气道净化能力下降，还可使氧自由基产生增多，诱导中性粒细胞释放蛋白酶，破坏肺弹力纤维，诱发肺气肿形成。

（2）职业粉尘和化学物质。接触职业粉尘及化学物质（如烟雾、变应原、工业废气及室内空气污染等）浓度过高或时间过长，均可导致 COPD 的发生。

（3）空气污染。大气中的二氧化硫、二氧化氮、氯气等有害气体及微小颗粒物可损伤气道黏膜上皮，使纤毛清除功能下降，黏液分泌增加，并为细菌感染创造条件。

（4）呼吸道感染。感染是 COPD 发生与发展的重要因素之一。

此外，还包括遗传因素、气道反应性增高等因素。

知识链接

1. 发病机制

（1）蛋白酶－抗蛋白酶失衡机制。蛋白酶增多或抗蛋白酶不足均可导致组织结构破坏，导致肺气肿。吸入有害气体等物质可以导致蛋白酶产生增多或活性增强，而抗蛋白酶产生减少或灭活加快；氧化应激、吸烟等危险因素也可以降低抗蛋白酶的活性。

（2）氧化应激机制。COPD 患者的氧化应激增加，氧化物可直接作用并破坏许多生化大分子，导致细胞功能障碍或细胞死亡。氧化应激还可以破坏细胞外基质、引起蛋白酶抗蛋白酶失衡、促进炎症反应。

(3) 炎症机制。气道、肺实质及肺血管的慢性炎症是COPD的特征性改变，中性粒细胞、巨噬细胞、T淋巴细胞等炎症细胞均参与了COPD发病过程。中性粒细胞的活化和聚集是COPD炎症过程的一个重要环节。

(4) 其他机制。如自主神经功能失调、营养不良、气温变化等都有可能参与COPD的发生、发展。

2. 病理生理特点

持续气流受限导致肺通气功能障碍。

(二) 疾病表现

1. 症状

(1) 慢性咳嗽：为最早出现的症状，随病程发展可终身不愈，晨间咳嗽明显，夜间有阵咳或排痰。当气道严重阻塞，通常仅有呼吸困难而不表现出咳嗽。

(2) 咳痰：一般为白色黏液或浆液性泡沫痰，偶可带血丝，清晨排痰较多。急性发作期痰量增多，可有脓性痰。

(3) 气短或呼吸困难：早期在劳力时出现，后逐渐加重，以致在日常生活甚至休息时也感到气短。但由于个体差异常，部分人可耐受。

(4) 喘息：部分患者特别是重度患者或急性加重时出现。

(5) 其他：疲乏、消瘦、焦虑等常在COPD病情严重时出现。

2. 体征

(1) 视诊：胸廓前后径增大，肋间隙增宽，剑突下胸骨下角增宽，称为桶状胸，部分患者呼吸变浅，频率增快，严重者可有缩唇呼吸等。

(2) 触诊：双侧语颤减弱。

(3) 叩诊：肺部过清音，心浊音界缩小，肺下界和肝浊音界下降。

(4) 听诊：双肺呼吸音减弱，呼气延长，部分患者可闻及湿啰音和（或）干啰音。

(三) 辅助检查

1. 肺功能检查

肺功能检查是判断气流受限的主要客观指标。第一秒用力呼气容积占用力肺活量百分比（FEV1/FVC）是评价气流受限的一项敏感指标。第一秒用力呼气容积占预计值百分比，是评估COPD严重程度的良好指标，其变异性较小，易于操作。吸入支气管扩张剂后FEV1/FVC小于70%者，可确定为不能完全可逆的气流受限。肺总量（TLC）、功能残气量（FRC）和残气量（RV）增高，肺活量（VC）降低，深吸气量（IC）降低，IC/TLC值下降，一氧化碳弥散量（DLCO）及DLCO与肺泡通气量（VA）比值（DLCO/VA）下降。

2. 胸部X线检查

COPD早期胸片可能无变化，以后可出现肺纹理增粗、紊乱等非特异性改变，也可出现肺气肿改变。X线胸片改变对COPD诊断意义不大，主要作为确定肺部并发症及与其他肺疾病鉴别之用。

3. 胸部CT检查

CT（computed tomography，计算机断层扫描）检查不应作为COPD的常规检查。高分辨率CT，对有疑问病例的鉴别诊断有一定意义。

4. 血气检查

血气检查能确定发生低氧血症、高碳酸血症及酸碱平衡紊乱，并有助提示当前病情的严重程度。

5. 其他

病情急性加重常因微生物感染诱发，当合并细菌感染时，血白细胞计数增多，中性粒细胞核左移；痰细菌培养可能检出病原菌；常见病原菌为肺炎链球菌、流感嗜血杆菌、卡他莫拉菌等，病程较长，而且出现肺结构损伤者易合并铜绿假单孢菌感染，长期吸入糖皮质激素者易合并真菌感染。

二、疾病诊断

1. 诊断标准

具有慢性咳嗽、咳痰、进行性加重的呼吸困难及有COPD危险因素的接触史（即使无呼吸困难症状）的患者应该考虑COPD诊断。确诊需要肺功能检查，使用支气管扩张剂后FEV1/FVC值小于70%，即可以确认存在不可逆的气流受阻。

2. 肺功能分级

根据FEV1占预计值的百分比进行COPD肺功能分级如下。

Ⅰ级（轻度）：FEV1 ≥ 80%预计值。

Ⅱ级（中度）：50% ≤ FEV1 < 80%预计值。

Ⅲ级（重度）：30% ≤ FEV1 < 50%预计值。

Ⅳ级（极重度）：FEV1 < 30%预计值或FEV1 < 50%预计值伴呼吸衰竭。

三、疾病治疗

1. 稳定期治疗

（1）非药物治疗：戒烟，运动或肺康复训练，接种流感疫苗与肺炎疫苗。

（2）康复治疗：如理疗、高压负离子氧疗等对COPD患者肺功能的康复有利。

（3）心理调适：良好的心情会帮助患者积极面对疾病，增加治疗的顺从性，有利于疾病的恢复。

（4）饮食调节：多吃水果和蔬菜，可以吃肉、鱼、鸡蛋、牛奶、豆类、荞麦。吃饭时少说话，呼吸费力吃得慢些。胖的要减肥，瘦的要加强营养，少食多餐。

（5）长期家庭氧疗：如果有呼吸衰竭，建议长期低流量吸氧，每天超过 15 h。

（6）药物治疗：现有药物治疗可以减少或消除患者的症状，提高活动耐力，减少急性发作次数和严重程度，以改善患者健康状态。吸入治疗为首选，指导患者正确使用各种吸入器，向患者解释治疗的目的和效果，有助于患者坚持治疗。

①使用支气管扩张剂。临床常用的支气管扩张剂有 3 类：β_2 受体激动剂、胆碱能受体阻断剂和甲基黄嘌呤，联合应用有协同作用。

②吸入糖皮质激素。有反复病情恶化史和严重气道阻塞、FEV1 小于 50% 预计值的患者可吸入糖皮质激素。

③使用祛痰和镇咳祛痰剂。祛痰和镇咳祛痰剂仅用于痰黏难咳者，不推荐规则使用。镇咳药可能不利于痰液引流，应慎用。

④使用抗氧化剂。应用抗氧化剂（如 N- 乙酰半胱氨酸、羧甲司坦等）可稀化痰液，使痰液容易咳出，并降低疾病反复加重的频率。

2. 急性加重期治疗

（1）吸氧。目标是维持血氧饱和度达 88%～92%。

（2）使用支气管扩张剂。吸入短效的支气管扩张剂，如异丙托溴铵、沙丁胺醇。

（3）使用全身糖皮质激素。以甲强龙，连续用药 5 天。

（4）以下三种情况需要使用抗感染药物：呼吸困难加重，痰量增多，咳脓痰；脓痰增多，并有其他症状；需要机械通气。

任务实施

一、照护措施

（一）病情观察

观察患者咳嗽、咳痰及呼吸困难的程度，监测动脉血气分析和水、电解质、酸碱平衡情况。

（二）生活照护

1. 戒烟

吸烟是导致 COPD 的主要危险因素。烟草中有 300 多种致癌物质，烟草依赖是一种疾病，严重危害 COPD 患者的生命安全。

2. 避免接触有毒物质

减少吸入职业性粉尘和化学物质，对于从事接触职业粉尘的人群（如煤矿、金属矿、棉纺织业、化工行业及某些机械加工等工作人员）应做好劳动保护。避免在通风不良的空间燃烧生物燃料，如烧柴做饭、在室内生炉火取暖、被动吸烟等。

3. 饮食与营养

应少食多餐，避免过饱。以清淡易消化饮食为主，多吃水果和蔬菜，保持大便通畅。为患者提供安静、避免打扰的进食环境，吃饭时少说话，细嚼慢咽。对于应用无创机械通气患者，为避免发生胃肠胀气，应避免进食产气的食物，如碳酸饮料等。多饮水可以稀释痰液，利于咳痰。

4. 防治呼吸道感染

保持病区和病房的干净整洁、空气新鲜，室内每日通风 2 次，严格限制探视人员及探视时间，避免交叉感染；秋冬季节注射流感疫苗；指导患者避免到人群密集的地方；发生上呼吸道感染时应积极治疗。

（三）对症照护

1. 保持呼吸道通畅

保持合适体位以利于痰液排出，多采取侧卧位或头高足低位，要防止枕头过高而加大呼吸阻力。长期卧床患者要定时翻身，促进痰液排出，防止肺泡萎缩及肺不张，利于肺部炎症好转。老年 COPD 患者因长期缺氧以及慢性疾病消耗，体质虚弱，往往有痰却无力咳出，可采用胸部叩击、有效的咳痰训练、体位引流等方式助其将痰液有效排出。必要时给予雾化吸入治疗，每天 2～3 次，以利于患者咳痰顺利。对于痰多、痰阻严重的患者，应备好吸痰器，必要时立即吸痰。

（1）有效咳嗽排痰：患者采取舒适体位，如能耐受，尽可能取坐位或半坐位，以增加腹压。进行深呼吸（收缩腹部），在吸气末屏气片刻，然后进行咳嗽，使痰液从气道深部向大气道移动，最后被咳出。

（2）体位引流：利用重力作用，促使肺叶特别是肺段气道内的分泌物引流排出。此方法适用于神志清楚、体力好、分泌物较多的患者。

2. 长期家庭氧疗的照护

长期氧疗（long term oxygen therapy，LTOT）可以纠正慢性缺氧而不会增加患者二氧化碳潴留，减缓肺功能恶化，提高患者的生活质量和生存率。照护人员应在保证患者准确、安全、有效的氧疗照护中，增加患者舒适感，提高安全氧疗的依从性。一般采取鼻导管吸氧，氧流量为 1～2 L/min，氧浓度为 28%～30% 即可，每日吸氧时间在 15 h 以上，且夜间应持续吸氧。目的是使患者在静息状态下动脉血氧分压不小于 60 mmHg 或动脉血氧饱和度升至 90%。

3. 积极进行康复训练

（1）呼吸康复锻炼：呼吸康复锻炼是治疗 COPD 的有效手段，可以有效提高患者的运动能力和运动耐力，提高患者生活质量。可指导患者进行简单有效的呼吸康复方法，如进行呼吸体操锻炼、呼吸功能锻炼（腹式呼吸、缩唇呼吸等）以及上下肢体功能的锻炼，以利于肺功能的改善，提高患者运动能力。

①腹式呼吸训练方法：可增加肺泡有效通气量，改善肺功能。患者取舒适体位，

体弱者可取卧位或半卧位，一手放于腹部，另一手放于胸部；吸气时尽力挺腹，胸部不动；呼气时腹部内陷，尽量将气呼尽；一般吸气 2 s，呼气 4～6 s，吸气与呼气之比为 1∶2 或 1∶3，速度为每分钟呼吸 7～8 次。要求用鼻吸气，用口呼气，深吸缓呼，每天练习 3～4 次，每次 10～15 min，熟练后慢慢增加次数和时间，逐渐成为自然的呼吸习惯。

②缩唇呼吸训练方法：可配合腹式呼吸一起进行。通过缩唇徐徐呼气，可增加气道内压，延缓气道塌陷。具体方法为：患者闭嘴经鼻吸气，然后口唇聚拢成吹口哨状缓慢呼气，同时收缩腹部，将气呼尽；吸气 2 s，呼气 4～6 s，吸气与呼气时间比为 1∶2 或 1∶3；缩唇大小程度与呼气流量，以能使距口唇 15～20 cm 的蜡烛火焰随气流倾斜又不致熄灭为宜，可逐渐延长蜡烛距口唇的距离直至 90 cm；每天练习 3 次，每次 20～30 min，并逐渐延长练习时间。

（2）耐寒能力锻炼：患者可采取从夏天开始用冷水洗脸、每天坚持户外活动等方式锻炼耐寒能力。

（四）药物治疗照护

遵医嘱应用止咳祛痰药、抗生素、支气管舒张药，注意观察疗效及不良反应。

（五）心理照护

1. 帮助患者缓解焦虑

COPD 患者因长期患病、社会活动减少、经济收入降低等因素易失去自信，形成焦虑和抑郁的心理状态，部分患者因此不愿意配合治疗，照护人员应帮助患者缓解焦虑。

2. 帮助患者树立信心

照护人员应针对患者及其家属对疾病的认知和态度以及由此引起的心理、性格、生活方式等方面的改变，与患者和家属共同制订和实施康复计划，消除诱因，定期进行呼吸肌功能锻炼，坚持合理用药，减轻症状，增强战胜疾病的信心。

3. 指导患者放松技巧

照护人员可以教会患者缓解焦虑的方法，如听轻音乐、下棋、做游戏等娱乐活动，以分散注意力，减轻焦虑。

二、健康指导

1. 疾病预防指导

戒烟是预防 COPD 的重要措施，应对吸烟者采取多种宣教措施劝导戒烟。避免或减少有害粉尘烟雾或气体的吸入，防治呼吸道感染对预防 COPD 也十分重要。对于患有慢性支气管炎的患者应指导其进行肺通气功能的监测，及早发现慢性气流阻塞，及时采取措施。

2. 疾病知识指导

教会患者和家属依据呼吸困难与活动之间的关系，判断呼吸困难的严重程度，以便合理安排工作和生活，使患者理解康复锻炼的意义，发挥患者的主观能动性，制定个体化锻炼计划，进行腹式呼吸或缩唇呼吸训练，以及步行慢跑、气功等体育锻炼。指导患者识别使病情恶化的因素，如吸烟者戒烟能有效延缓肺功能进行性下降。在呼吸道传染病流行期间，尽量避免到人群密集的公共场所。潮湿、大风、严寒气候时避免室外活动，根据气候变化及时增减衣物，避免受凉感冒。

3. 饮食指导

呼吸耗能的增加可使热量和蛋白质消耗增多，导致营养不良，应制订高热量、高蛋白、高维生素的饮食计划。正餐进食量不足时，应安排少量多餐。腹胀的患者应进软食，避免进食产气食物，如汽水、啤酒、豆类、马铃薯和胡萝卜等；避免进食易引起便秘的食物，如油煎食物、干果、坚果等。

4. 家庭氧疗指导

指导患者和家属做到：①了解氧疗的目的、必要性及注意事项；②注意安全，供氧装置周围严禁烟火，防止氧气燃烧爆炸；③氧疗装置应定期更换、清洁、消毒。

任务评价

（1）老年 COPD 患者呼吸困难是否减轻或消失，咳嗽、咳痰有无减轻或消失，疲劳、食欲是否恢复正常。

（2）老年 COPD 患者是否了解并执行家庭氧疗计划。

（3）老年 COPD 患者是否学会掌握腹式呼吸或缩唇呼吸训练方法。

病例分析

患者男性，74 岁。主要症状为咳嗽，咳黄色脓痰，痰液黏稠不易咳出，伴发热、气促不能平卧、乏力。体检：体温 39.0℃，脉搏 120 次 /min，呼吸 32 次 /min，血压 130/80 mmHg。口唇发绀，浅表淋巴结未触及，颈静脉怒张，气管居中，桶状胸，语颤减弱，两肺叩诊过清音，右肺底可闻及湿啰音，心浊音界略大，心率 120 次 /min，心律齐，肝肋下 3 cm，双下肢可见凹陷性水肿。

分析：该患者发病的诱因是什么？给予该患者的照护措施有哪些？

任务三 老年慢性肺源性心脏病患者的照护

任务情境

患者男性，70 岁。慢性咳嗽、咳痰 30 余年，心悸、气促 5 年并伴有口唇发绀，双下肢水肿，剧烈咳嗽后突然感到呼吸困难、右胸刺痛 1 天。春季或"感冒"易诱发，吸烟史 30 余年。体检：神志清楚，皮肤黏膜发绀，桶状胸，气管向左侧移位，左胸叩诊呈过清音，可闻及散在哮鸣音，右胸语颤减弱、叩诊呈鼓音、呼吸音消失。剑突下搏动明显，双下肢凹陷性水肿。

思考：目前患者的主要护理问题是什么？应该如何进行照护？

任务描述

慢性肺源性心脏病又称肺心病，是由肺组织、肺动脉血管或胸廓的慢性病变引起肺组织结构和功能异常，致肺血管阻力增加，肺动脉压力增高，使右心扩张、肥大，伴或不伴有右心衰竭的心脏病。我国绝大多数肺心病患者是在慢性支气管炎或肺气肿基础上发生的。由于 COPD 引起肺血管减少及缺氧，导致肺动脉痉挛，血管重塑导致肺动脉高压，右心室肥厚扩大，最终发生右心功能不全，引起肺心病。

知识链接

慢性肺源性心脏病流行病学调查显示：肺源性心脏病在我国是常见病、多发病，平均患病率为 0.48%，病死率在 15% 左右。估计全国有 800 万人罹患此病，该病与吸烟密切相关，但约有 30% 患者为非吸烟人群，且以农村女性多见。本病的发病与个体易感因素、遗传、气道高反应性、环境因素、职业粉尘和化学物质、空气污染等因素相关。冬春季节和气候骤然变化时，易出现肺心病急性加重。

一、疾病评估

（一）发病因素

（1）慢性支气管、肺部疾病最常见。COPD 是我国肺心病最主要的病因。支气管哮喘、重症肺结核、支气管扩张、尘肺、间质性肺疾病等疾病晚期也可继发慢性肺心病。

（2）严重的胸廓畸形。如严重的脊椎后、侧凸，脊椎结核，胸廓成形术，严重的胸膜肥厚等。

（3）肺血管病变。如肺栓塞、特发性肺动脉高压等。

（4）其他。神经肌肉疾病，如脊髓灰质炎、肌营养不良和肥胖伴肺通气不足，睡眠呼吸障碍等。

知识链接

发病机制和病理生理改变

1. 肺动脉高压的形成

（1）肺血管阻力增加的功能性因素。缺氧、高碳酸血症和呼吸性酸中毒使肺血管收缩痉挛，其中缺氧是肺动脉高压形成最重要的因素。

（2）肺血管阻力增加的解剖学因素。长期反复发作的COPD及支气管周围炎，可累及邻近肺小动脉，引起血管炎，使肺血管阻力增加；肺气肿导致肺泡内压增高，压迫肺泡毛细血管；肺血管重构。

（3）血液黏稠度增加和血容量增多。慢性缺氧产生继发性红细胞增多，血液黏稠度增加。缺氧可使醛固酮增加，导致水、钠潴留；缺氧又使肾小动脉收缩，肾血流减少也会加重水、钠潴留，血容量增多。

2. 心脏病变和心力衰竭

肺循环阻力增加导致肺动脉高压，右心发挥其代偿功能，以克服升高的肺动脉阻力而发生右心室肥厚。肺动脉高压早期，右心室尚能代偿。随着病情的进展，肺动脉压持续升高，超过右心室的代偿能力，右心室失代偿，右心室排出量下降，舒张末期压增高，促使右心室扩大和右心衰竭。

3. 其他重要脏器的损害

缺氧和高碳酸血症除影响心脏外，还会导致其他重要脏器如脑、肝、肾、胃肠及内分泌系统、血液系统等发生病理改变，引起多脏器的功能损害。

（二）疾病表现

本病为长期慢性病程，逐步出现肺、心功能衰竭以及其他器官损害的征象。

1. 肺、心功能代偿期（包括缓解期）

本期临床表现主要为慢性阻塞性肺气肿。表现为咳嗽、咳痰、喘息、活动后感心悸、气短、乏力和劳动耐力下降。体检：有明显肺气肿体征，由于胸膜腔内压升高，阻碍腔静脉回流，可见颈静脉充盈，桶状胸，呼吸运动减弱，语音震颤减弱，呼吸音减低，呼气延长，肺底听到哮鸣音及湿啰音，心浊音界缩小，心音遥远，肝浊音界下降，肝大伴压痛，肝颈静脉反流阳性，水肿和腹腔积液等，常见下肢水肿，午后明显，次晨消失。肺动脉瓣区可有第二心音亢进，提示肺动脉高压。三尖瓣区出现收缩期杂音或剑突下示心脏搏动，提示有右心室肥大。膈下降，使肝上界及下缘明显地下移，应与右心衰竭的肝瘀血鉴别。

2. 肺、心功能失代偿期（包括急性加重期）

本期临床主要表现以呼吸衰竭为主，或有心力衰竭。

（1）呼吸衰竭。常见诱因为急性呼吸道感染，多为通气障碍型呼吸衰竭（Ⅱ型呼吸衰竭），低氧血症与高碳酸血症同时存在。低氧血症表现为胸闷、心慌、气短、头痛、乏力及腹胀等。当动脉血氧饱和度低于 90% 时，出现明显发绀。缺氧严重者出现躁动不安、昏迷或抽搐，此时忌用镇静或催眠药，以免加重二氧化碳潴留，发生肺性脑病。高碳酸血症表现为皮肤温湿多汗、浅表静脉扩张、洪脉、球结膜充血水肿、瞳孔缩小，甚至眼球突出、两手扑翼样震颤、头昏、头痛、嗜睡及昏迷。这是因二氧化碳潴留引起血管扩张、毛细血管通透性增加的结果。当严重呼吸衰竭伴有精神神经障碍，排除其他原因引起者称为肺性脑病。

（2）心力衰竭。肺心病在功能代偿期只有肺动脉高压及右室肥厚等征象，而无心力衰竭表现。失代偿期出现右心衰竭、心慌、气短、颈静脉怒张、肝大、下肢水肿，甚至全身水肿及腹腔积液，少数患者还可伴有左心衰竭，也可出现心律失常。

肺心病常见并发症有上消化道出血、肾功能不全、肺性脑病、弥漫性血管内凝血（DIC）等。

（三）辅助检查

1. 动脉血气分析

肺心病肺功能代偿期可出现低氧血症或合并高碳酸血症。当动脉血氧分压（PaO_2）$<$ 8 kPa（60 mmHg）、动脉二氧化碳分压（$PaCO_2$）$>$ 6.66 kPa（50 mmHg），多见于 COPD 所致肺病。

2. 血液检查

缺氧的肺心病患者，红细胞及血红蛋白可升高，血细胞比容高达 50% 以上。合并感染时，白细胞总数增多，中性粒细胞增加，出现核左移现象。血清学检查可有肾功能或肝功能改变，也可出现高钾、低钠、低氯、低钙、低镁等改变。

3. X 线检查

除肺、胸基础疾病及急性肺部感染的特征外，尚可有肺动脉高压症：①右下肺动脉干扩张，其横径大于或等于 15 mm；其横径与气管横径之比值大于或等于 1.07。②肺动脉段突出或其高度大于或等于 3 mm。③中心肺动脉扩张和外周分支纤细，两者形成鲜明对比。④圆锥部显著凸出（右前斜位 45°）或“锥高”大于或等于 7 mm。⑤右心室肥大征。以上 5 项标准，具有 1 项即可诊断为肺心病。

4. 心电图检查

表现为右心房、右心室肥大的改变，如电轴右偏，额面平均电轴大于或等于 +90°，重度顺钟向转位（V5：R/S $\leqslant$ 1），Rv1+Sv5 $\geqslant$ 1.05 mV，aVR 呈 QR 型及肺型 P 波。也可见右束支传导阻滞及低电压图形，可作为诊断肺心病的参考条件。

5. 心电向量图检查

表现为右心房、右心室肥大的图形。随右心室肥大的程度加重，QRS 方位由正常的左下前或后逐渐演变为向右、再向下、最后转向右前，但终末部仍在右后。QRS 环自逆钟向运行或“8”字形发展至重度时之顺钟向运行。P 环多狭窄，左侧与前额面 P 环振幅增大，最大向量向前下、左或右。右心房肥大越明显，则 P 环向量越向右。

6. 超声心动图检查

测定右心室流出道内径（≥ 30 mm），右心室内径（≥ 20 mm），右心室前壁的厚度（≥ 5 mm），左、右心室内径的比值（< 2），右肺动脉内径或肺动脉干及右心房肥大等指标，以诊断肺心病。

7. 其他

肺功能检查对早期或缓解期肺心病有意义。痰细菌学检查对急性加重期肺心病可以指导抗菌药物的选用。

二、疾病诊断

根据病史、临床表现、有关检查证实有肺动脉高压或右心室肥厚增大，失代偿以呼吸衰竭和右心衰竭为主，可做出临床诊断。老年肺心病合并肺性脑病时应与老年性痴呆、脑血管意外、高血压脑病、肝性脑病、糖尿病昏迷、中毒性脑病等相鉴别。

三、疾病治疗

肺心病的治疗除了治疗肺、胸基础疾病，改善肺心功能外，还需维护各系统器官的功能，采取措施予以救治。控制感染，通畅呼吸道，改善呼吸功能，纠正缺氧和二氧化碳潴留，纠正呼吸和心力衰竭。

1. 积极控制肺部感染

肺部感染是肺心病急性加重常见的原因，控制肺部感染才能使病情好转。在应用抗生素之前做痰培养及药物敏感实验，找到感染病原菌，作为选用抗生素的依据。在结果出来前，根据感染环境及痰涂片革兰染色选用抗菌药物。院外感染以革兰阳性菌占多数，院内感染则以革兰阴性菌为主；或选用二者兼顾的抗菌药物。选用广谱抗菌药时必须注意可能继发的真菌感染。培养结果出来后，根据病原微生物的种类，选用针对性强的抗生素。以 10～14 天为一疗程，但主要是根据患者情况而定。

2. 通畅呼吸道

为改善通气功能，应清除口咽部分泌物，防止胃内容物反流至气管，经常变换体位，鼓励用力咳嗽以利排痰。久病体弱、无力咳痰者，咳嗽时用手轻拍患者背部协助排痰。如通气严重不足、神志不清、咳嗽反射迟钝且痰多、黏稠、阻塞呼吸道者，应建立人工气道，定期吸痰。湿化气道及痰液，可用黏液溶解剂和祛痰剂，同时应用扩张支气管改善通气的药物。

（1）支气管舒张药：①选择性 β_2 受体兴奋药；②茶碱类药物。

（2）消除气道非特异性炎症：常用泼尼松，吸入药物有倍氯米松（必可酮）。皮质激素类药物的剂量因人而异，不宜过大，以免引起不良的后果。

3. 纠正缺氧和二氧化碳潴留

（1）氧疗：缺氧不伴二氧化碳潴留（Ⅰ型呼吸衰竭）的氧疗应给予高流量吸氧（> 35%），使 PaO_2 提高到 8 kPa（60 mmHg）或 SaO_2（血氧饱和度）达 90% 以上。吸高浓度氧的时间不宜过长，以免发生氧中毒。缺氧伴二氧化碳潴留（Ⅱ型呼吸衰竭）的氧疗应予以低流量持续吸氧。氧疗可采用双腔鼻管、鼻导管或面罩进行吸氧，以 1～2 L/min 的氧流量吸入。

（2）呼吸兴奋药：包括尼可刹米、洛贝林、多沙普仑、都可喜等。嗜睡的患者可先静脉缓慢推注。密切观察患者的睫毛反应、意识状态、呼吸频率、动脉血气的变化，以便调节剂量。

（3）机械通气：严重呼吸衰竭患者，应及早进行机械通气。

4. 纠正酸碱失衡和电解质紊乱

肺心病急性加重期容易出现酸碱失衡和电解质紊乱，常见呼吸性酸中毒、呼吸性酸中毒合并代谢性酸中毒或代谢性碱中毒。呼吸性酸中毒的治疗，在于改善通气，呼吸性酸中毒合并代谢性酸中毒时，pH 明显降低，当 pH < 7.2 时，治疗上除注意改善通气外，还应根据情况静脉滴注碳酸氢钠溶液，边治疗边观察。呼吸性酸中毒合并代谢性碱中毒时，大多与低血钾、低血氯有关，应注意补充氯化钾。危重患者可能出现三重性酸碱失衡。电解质紊乱应连续监测，针对性治疗。除对钾、钠、氯、钙及镁等电解质监测外，还应重视低磷血症问题。

5. 降低肺动脉压

氧疗是治疗肺动脉高压的措施之一。肺动脉高压靶向药物治疗应根据肺动脉高压类型而定。

6. 控制心力衰竭

肺心病心力衰竭的治疗与其他心脏病心力衰竭的治疗有其不同之处，因为肺心病患者通常在积极控制感染、改善呼吸功能后心力衰竭便能得到改善。但对治疗后无效或较重患者，可适当选用利尿、正性肌力药。

（1）利尿药：可消除水肿，减少血容量和减轻右心负荷。应用原则是少量顿服法应用。

（2）正性肌力药：用药前纠正缺氧，防治低钾血症，以免发生洋地黄药物毒性反应。应用指征是：①感染得到控制，低氧血症已纠正，使用利尿药不能得到良好的疗效而反复水肿的心力衰竭者；②无明显感染的以右心衰竭为主要表现者；③出现急性左心衰竭者；④合并室上性快速性心律失常（如室上性心动过速、心房颤动伴快速心室率）者。

7. 脑水肿

肺心病因严重低氧血症和高碳酸血症常合并肺性脑病，临床上出现神经精神症状和颅内高压、脑水肿等表现。应尽快降低颅内压，减轻脑水肿，并控制其神经精神症状。

（1）脱水药：选用 20% 甘露醇快速静脉滴注，1～2 次 / 天。用药期间密切注意血电解质改变。

（2）糖皮质激素：必须与有效抗生素及保护胃黏膜药物［如枸橼酸铋钾（得乐）、复方铝酸铋等］配合使用，以免发生呼吸道感染恶化和诱发上消化道出血。大多采用地塞米松、氨茶碱及尼可刹米加于 5% 葡萄糖液中静脉滴注，视病情轻重每天给予 1～3 剂，待肺性脑病症状缓解、脑水肿减轻后，可减量而至停用。

8. 加强护理

严密观察病情变化，宜加强心肺功能的监护。翻身、拍背排除呼吸道分泌物是改善通气功能的一项有效措施。

任务实施

一、照护措施

（一）病情观察

观察患者的生命体征及意识状态；注意有无发绀和呼吸困难及其严重程度；定期监测动脉血气分析，观察有无右心衰竭的表现；密切观察患者有无头痛、烦躁不安、神志改变等。

（二）生活照护

1. 休息与活动

让患者了解充分休息有助于心肺功能的恢复，在心肺功能失代偿期，应绝对卧床休息，协助采取舒适体位，如半卧位或坐位，以减少机体耗氧量，促进心肺功能的恢复，减慢心率和减轻呼吸困难。代偿期以量力而行、循序渐进为原则鼓励患者进行适量活动，活动量以不引起疲劳、不加重症状为度。对于卧床患者，应协助定时翻身、更换姿势。依据患者的耐受能力指导患者在床上进行缓慢的肌肉松弛活动，如上肢交替前伸、握拳，下肢交替抬离床面，使肌肉保持紧张 5 天后，松弛平放床上。鼓励患者进行呼吸功能锻炼，提高活动耐力。

指导患者采取既有利于气体交换又能节省能量的姿势。如站立时背倚墙，使膈肌和胸廓松弛，全身放松；坐位时，凳高合适，两足正好平放在地，身体稍向前倾，两手摆在双腿上或趴在小桌上，桌上放软枕，使患者胸椎与腰椎尽可能在一条直线上；卧位时抬高床头，并略抬高床尾，使下肢关节轻度屈曲。

2. 饮食照护

提供高纤维素、易消化的清淡饮食，防止因便秘、腹胀而加重呼吸困难。避免含糖高的食物，以免引起痰液黏稠。如患者出现水肿、腹水或尿少时，应限制钠、水摄入，每天摄入钠盐少于 3 g、水分少于 1 500 mL、蛋白质 1.0～1.5 g/kg，因碳水化合物可增加二氧化碳生成量，增加呼吸负担，故一般碳水化合物摄入量应少于 60%。少食多餐，减少用餐时的疲劳，进餐前后漱口，保持口腔清洁，促进食欲。必要时遵医嘱静脉补充营养。

（三）对症照护

因肺心病患者常有营养不良和身体下垂部位水肿，若长期卧床，极易形成压疮，故应注意观察全身水肿情况、有无压疮发生，指导患者穿宽松柔软的衣服，定时更换体位，受压处垫上气圈、海绵垫或使用气垫床。

（四）药物治疗照护

（1）对二氧化碳潴留、呼吸道分泌物多的重症患者慎用镇静剂、麻醉药、催眠药，如必须用药，使用后注意观察是否有抑制呼吸和咳嗽反射减弱的情况。

（2）应用利尿剂后易出现低钾、低氯性碱中毒而加重缺氧，过度脱水引起血液浓缩、痰液黏稠不易排出等不良反应，应注意观察及预防。使用排钾利尿剂时，督促患者遵医嘱补钾。利尿剂尽可能在白天给药，避免夜间频繁排尿而影响患者睡眠。

（3）使用洋地黄类药物时，应询问有无洋地黄用药史，遵医嘱准确用药，注意观察药物毒性反应。

（4）应用血管扩张剂时，注意观察患者心率及血压情况。血管扩张药在扩张肺动脉的同时也扩张体循环动脉，往往造成血压下降，反射性心率增快、氧分压下降、二氧化碳分压上升等不良反应。

（5）使用抗生素时，注意观察感染控制的效果有无继发性感染。

（五）心理照护

1. 建立良好的护患关系，深入心理沟通

良好的护患关系本身就具有治疗意义。多与患者交谈，了解其心理状态，以优良的态度、娴熟的技术，赢得患者的信赖，使他们主动地配合治疗和护理。

2. 对患者要高度负责，处处为其着想

照护人员的各种操作须果断、利索，如遇紧急情况要沉着、冷静，不能流露出不利于患者病情的言语和表情等。

3. 要有把患者当亲人的同情心

依赖心理增强的患者，急需得到亲人的照料与医护人员的关怀，然而亲人照料只能在患者心理上起一定的安慰作用，而医护人员的关怀同情却可减轻或消除痛苦。

二、健康指导

1. 疾病预防指导

由于慢性肺心病是各种原发肺、胸疾病晚期的并发症，应对高危人群进行宣传教育，劝导戒烟，积极防治 COPD 等慢性支气管肺疾病，以降低发病率。

2. 疾病知识指导

对患者和家属进行疾病知识指导，使其了解疾病发生、发展过程，减少反复发作的次数。积极防治原发病，避免和防治各种可能导致病情急性加重的诱因，坚持家庭氧疗等。加强饮食营养，以保证机体康复的需要。病情缓解期应根据肺、心功能及体力情况进行适当的体育锻炼和呼吸功能锻炼，如散步、气功、太极拳、腹式呼吸、缩唇呼吸等，改善呼吸功能，提高机体免疫功能。

3. 病情监测指导

告知患者及家属病情变化的征象，如体温升高、呼吸困难加重、咳嗽剧烈咳痰不畅、尿量减少、水肿明显或发现患者神志淡漠、嗜睡、躁动、口唇发绀加重等，均提示病情变化或加重，需及时就诊。

任务评价

（1）老年肺源性心脏病患者呼吸困难、水肿是否减轻或消失。

（2）老年肺源性心脏病患者是否了解坚持家庭氧疗的重要性。

（3）老年肺源性心脏病患者是否学会适当的体育锻炼和呼吸功能训练。

病例分析

患者男性，72 岁。反复咳嗽、咳痰 10 年，发热、咳黄色黏液痰、喘息 3 天入院。体检：身高 171 cm，体重 49 kg，神志清楚，咳嗽无力，桶状胸，两肺叩诊呈过清音，肺底散在干湿性啰音，X 线片显示两下肺有片状阴影。血常规：白细胞 10×10^9/L，血气分析 pH 7.38，$PaCO_2$ 60 mmHg，PaO_2 45 mmHg。患者吸烟史 30 年，医生告知戒烟，但患者戒烟两次均未成功，妻子对其吸烟默许，患者疾病缓解期能坚持每日户外活动，来往朋友中有吸烟者。

分析：该患者的照护措施有哪些？给予该患者的健康指导要点是什么？

任务四 老年肺炎患者的照护

任务情境

患者男性，83 岁。10 年前患脑梗死，瘫痪在床；近 1 年出现饮水呛咳，1 周前出现发热，体温最高达到 38.7℃，咳嗽，咳黄白黏痰。入院治疗检查血常规，白细胞 14.75×10^9/L；胸部 CT 显示，右肺中叶可见淡片状密度增高影。

思考： 目前患者主要存在什么问题？应如何进行照护？

任务描述

肺炎是指终末呼吸道、肺泡和肺间质的急性炎症，可由病原微生物、理化因素、免疫损伤、过敏及药物所致。临床上由病原微生物尤其是细菌引起的肺炎（即细菌性肺炎）较为多见。与年轻人比较，老年肺炎的发病率和死亡率均显著增加的原因是多方面的。客观原因是，机体老化，呼吸系统解剖和功能的改变导致全身和呼吸道局部的防御和免疫功能降低，心肺肝肾等重要脏器的功能储备减弱或罹患多种慢性严重疾病、营养不良等；主观原因则是医生或患者自己对老年肺炎的不典型临床表现认识不足，诊断延误和治疗措施不当。

知识链接

流行病学特点显示，老年人的肺炎发病率与死亡率都远高于青年，并随着年龄增加几乎呈直线上升。有资料表明，老年人的肺炎发病率是 10～15 岁的人的 5.4 倍，死亡率则是 6.2 倍。肺炎占 65 位以上老人死因的第四位，占 80 岁以上老人死因的第一位。

一、疾病评估

（一）发病因素

老年人肺炎的病因复杂，绝大多数是感染性的，也有非感染性的。在社区获得性肺炎中，肺炎链球菌是老年人肺炎最常见的致病原，嗜血流感杆菌占第 2 位，革兰阴性杆菌较少见。而在医院获得性肺炎中，致病原较常见的有克雷伯肺炎杆菌、铜绿假单胞杆菌、大肠杆菌属、变形杆菌和其他革兰阴性杆菌。厌氧菌感染多见于有误吸倾向的患者，常伴有神经系统疾病，有神志改变、吞咽障碍或应用镇静安定剂等情况。老年人是军团菌肺炎的高危易患者，60 岁以上老年人感染的危险性是年轻人的 2 倍。可引起老年人肺炎的病毒有流感病毒、副流感病毒、呼吸道合胞病毒和腺病毒，其中，最主要的是流感病毒。

知识链接

发病机制及病理改变

在人体抵抗力下降时，少量细菌得以吸入肺泡，生长繁殖并释放毒素，引起肺泡毛细血管扩张、充血、肺泡内水肿和浆液渗出。继而呈现早期实变，肺泡内有大量中性粒细胞、吞噬细胞渗出。然后，充血实变，肺泡内充满白细胞、红细胞、白细胞碎片和纤维蛋白。最后，渗出的纤维蛋白被白细胞破裂释放出的蛋白溶酶溶解后吸收或被咳出，细胞碎片被巨噬细胞吞噬或咳出，肺泡重新充气，肺组织逐渐恢复正常。

（二）疾病表现

老年人肺炎常不典型，如起病隐匿，常无咳嗽、咳痰、发热、胸痛等症状。老年人基础体温较低，对感染的发热反应能力较差。即使是肺炎链球菌肺炎也很少有典型的寒战、高热、铁锈色痰和大片肺实变体征。有文献报道，老年肺炎存活者只有 28%，非存活者仅 13% 病程中有发热。老年人咳嗽无力，痰多为白色或黄色脓性，易与慢性支气管炎和上呼吸道感染混淆。较常见的是呼吸频率增加，呼吸急促或呼吸困难。与呼吸道症状轻微或缺如相比，全身中毒症状则较常见并可早期出现，表现为精神萎靡、乏力、食欲不振、恶心呕吐、心率增快、心律失常、谵妄、意识模糊，重者血压下降，昏迷。查体：典型肺实变体征少见。

（三）辅助检查

1. 血液检查

血常规检查白细胞总数可增多或不多，但半数以上可见核左移、C- 反应蛋白增多、血沉加快等。

2. 动脉血气分析

可出现 PaO_2 下降，但合并 COPD 时，因肺泡换气不良，$PaCO_2$ 升高。

3. 胸部 X 线片

胸部 X 线片呈支气管肺炎影像学表现。

4. 水、电解质

老年肺炎易发生水、电解质紊乱及酸中毒。

5. 确定病原体

明确病原体有助于临床治疗。痰涂片镜检及痰培养具有简便无创等优点，但由于口咽部存在大量定植菌，必要时可经人工气道吸引或经纤维支气管镜获取标本。有胸腔积液时应做胸水培养，疑有菌血症时应采血做血培养。此外还可通过血清学方法检测某些肺炎病原的抗体以得出病原学诊断。

二、疾病诊断

依据病史及临床表现特点，结合血常规检查及胸部 X 线检查有助诊断，痰培养连续 2 次分离出相同病原菌可确诊。诊断老年肺炎时，还需与可发生肺部阴影的其他疾病，如肺栓塞、肺肿瘤、肺结核和肺不张等相鉴别。

老年肺炎的临床特点：①临床表现不典型，大多起病隐匿。常无咳嗽、咳痰、发热、胸痛等症状，较常见的是呼吸频率增加、呼吸急促或呼吸困难；②全身中毒症状重，白细胞总数不多，中性粒细胞增多，需体检和进行肺部 X 线检查才能确诊；③症状和体征容易被患者的基础疾病所掩盖，以肺外表现为主，易误诊；④并发症多，容易出现呼吸衰竭、胸腔积液、上消化道出血、心力衰竭、心律失常等并发症。

三、疾病治疗

一旦确诊，应住院治疗，重视全身综合治疗措施。

1. 抗菌治疗

正确选用抗生素是治疗老年细菌性肺炎的关键。一旦确诊肺炎，宜尽早足量应用抗生素，必要时联合用药，并适当延长疗程。开始时可进行经验性治疗，待病原明确后有针对性地选药或参考药敏结果来选择抗生素。

（1）老年人口服吸收不稳定，宜注射给药。

（2）肝肾功能减退者，可根据抗菌药物代谢和排泄途径，酌情减量。若老年人的肾功能已有明显减退，应慎重用氨基糖苷类药。

（3）老年肺炎抗生素的选择还需根据患者的病情，用药个体化。若患者不是高龄，平时的健康状态尚好，没有严重的慢性疾病和重要脏器功能不全，则可选用较一般的抗生素。若患者高龄，基础状况差，伴有严重慢性病和肺炎并发症，或肺炎中毒症状很重，则可选用强效广谱抗生素，或联合用药，力争尽早控制感染。

（4）疗程应适当延长，在体温、血象和痰液正常 5～7 天后再考虑停药。

（5）肺炎治疗过程中应复查胸片，原则上抗菌药物应用到肺阴影基本或完全吸收，至少应大部分吸收。但部分老年人，尤其是患有 COPD 或长期卧床者，两肺底常可闻及细湿啰音，不必为此长期应用抗生素。

治疗注意事项：①老年人的基础疾病和伴随的医疗问题显然比年轻人要多，治疗时应全面考虑，多方兼顾；②药物的选择和剂量的调整应根据药物代谢动力学增龄后的改变；③药物副作用的发生率和严重性增加，用药后应密切观察，并尽力保护各重要脏器已老化的功能。

2．一般治疗

卧床休息，室内保持空气新鲜和适宜的温度和湿度。改善患者营养，纠正贫血和低蛋白血症有利于病情恢复。鼓励进行适当的活动，注意通便和避免用力，减少肢体静脉血栓形成或肺栓塞的发生。积极治疗伴发的基础疾病如糖尿病、冠心病等。

3．对症治疗

（1）发热和呼吸急促的患者不显性失水增加，应给予补液并维持水电解质和酸碱平衡，以利排痰和减少并发症。

（2）如伴胸痛可用少量止痛剂。

（3）体温过高者应给予降温，以免诱发或加剧心力衰竭或急性冠状动脉供血不足，但要避免大量给予解热止痛剂致使患者大汗淋漓而虚脱。

（4）止咳平喘和祛痰剂的应用有利于解除支气管痉挛和痰液的稀释排出，但应避免应用强效镇咳剂。

（5）痰液黏稠，咳痰困难者可给予湿化治疗、翻身叩背或体位引流，保持呼吸道通畅。

（6）低氧血症者给予氧疗。

（7）治疗并发症。提高重症肺炎的救治水平合并呼吸衰竭时需给予氧疗，酌情应用呼吸兴奋剂，必要时行气管插管，机械通气。心力衰竭者给予强心利尿或扩血管药物。并发肝肾功能不全或胃肠出血、抗生素相关性腹泻等症时均应及时给予恰当治疗。

任务实施

一、照护措施

（一）病情观察

监测并记录生命体征，重点观察病情变化。密切观察发热、咳嗽、咳痰、胸痛等情况，详细记录体温变化以及痰液的颜色、量和性质。

（二）生活照护

1．休息与环境

高热患者应卧床休息，以减少氧耗量，缓解头痛、肌肉酸痛等症状。病室应尽可能保持安静并维持适宜的温度、湿度。

2. 饮食照护

肺炎常伴有高热，机体消耗大，故应进食高蛋白且易于消化的食物。老年人应尽量多饮水，吃易消化或半流质食物，以湿化痰液，利于排痰；多吃水果，以增加水分和维生素摄入；忌烟忌酒，慎用辛辣刺激性食品，以避免产生过度的咳嗽。吞咽困难或饮水呛咳的老年肺炎患者，必要时给予鼻饲流质饮食，避免呛咳及误吸，加重肺部感染。

3. 口腔照护

做好口腔护理，鼓励患者经常漱口，口唇疱疹者局部涂抗病毒软膏，防止继发感染。

（三）对症照护

1. 高热照护

可采用温水擦浴、冰袋、冰帽等物理降温措施，以逐渐降温为宜，防止虚脱。患者大汗时，及时协助擦拭和更换衣服，避免受凉。必要时遵医嘱使用退烧药。必要时遵医嘱静脉补液，补充因发热而丢失的较多水分和盐，加快毒素排泄和热量散发。心脏病患者或老年人应注意补液速度，避免补液过快导致急性肺水肿。

2. 胸痛照护

胸痛者可用少量止痛剂，止咳平喘和祛痰剂的应用有利于解除支气管痉挛和痰液的稀释排出，但应避免应用强效镇咳剂。

3. 排痰照护

痰液黏稠、咳痰困难者可给予湿化治疗、深呼吸、有效咳嗽、胸部叩击、体位引流和机械吸痰等一组胸部物理治疗措施，保持呼吸道通畅。

4. 重症肺炎的照护

重症肺炎合并呼吸衰竭时需给予氧疗，必要时行气管插管，进行机械通气，改善患者全身缺氧状况。根据医嘱酌情应用呼吸兴奋剂，心力衰竭者可给予强心利尿或扩血管药物，照护人员应注意观察药物的作用，静脉输液速度不可过快以免加重心衰。应用机械通气的老年患者，应及时清除患者口咽部的分泌物，充分引流痰液。纠正贫血和低蛋白血症有利于病情恢复，要鼓励患者进行适当的活动，卧床患者在床上进行主动或被动的肢体活动，减少肢体静脉血栓的形成或肺栓塞的发生。

（四）药物治疗照护

遵医嘱使用抗生素，观察疗效和不良反应。应用头孢类抗生素可出现发热、皮疹、胃肠道不适等不良反应；喹诺酮类药物偶见皮疹、恶心等不良反应；氨基糖苷类抗生素有肾、耳毒性，老年人或肾功能减退者应特别注意有无耳鸣头晕、唇舌发麻等不良反应，患者一旦出现严重不良反应，应及时与医生沟通，并做相应处理。

（五）心理照护

1. 帮助患者缓解焦虑

COPD 患者因长期患病、社会活动减少、经济收入降低等因素易失去自信，形成焦虑和抑郁的心理状态，部分患者因此不愿意配合治疗，照护人员应帮助患者缓解焦虑。

2. 帮助患者树立信心

照护人员应针对患者及其家属对疾病的认知和态度以及由此引起的心理、性格、生活方式等方面的改变，与患者和家属共同制订和实施康复计划，消除诱因，定期进行呼吸肌功能锻炼，坚持合理用药，减轻症状，增强战胜疾病的信心。

3. 指导患者放松技巧

教会患者缓解焦虑的方法，如听轻音乐、下棋、做游戏等娱乐活动，以分散注意力，减轻焦虑。

二、健康指导

1. 疾病预防指导

避免上呼吸道感染、淋雨受寒、过度疲劳、醉酒等诱因。加强体育锻炼，增加营养。长期卧床者应注意经常改变体位、翻身、拍背，随时咳出气道内痰液。可接种流感疫苗、肺炎疫苗等，以预防发病。

2. 疾病知识指导

对患者及家属进行有关肺炎知识的教育，使其了解肺炎的病因和诱因。指导患者遵医嘱按疗程用药，出院后定期随访。出现高热、心率增快、咳嗽、咳痰胸痛等症状及时就诊。

任务评价

（1）老年肺炎患者体温是否恢复正常。

（2）老年肺炎患者是否能进行有效咳嗽，痰易咳出，显示咳嗽次数减少或消失，痰量减少。

（3）老年肺炎患者发生休克时，照护人员是否能及时发现并配合医生给予有效的处理。

病例分析

患者男性，65 岁。2 天前受凉后出现高热、寒战、咳嗽、咳痰，左胸疼痛，呼吸困难加重。体检：体温 40 ℃，脉搏 110 次 /min，呼吸 24 次 /min，血压 100/65 mmHg，左下肺叩诊浊音，触觉语颤增强，双肺均可听到中小水泡音，左肺较明显。

分析：该患者宜采取的体位是什么卧位？给予该患者的照护措施有哪些？

任务五 老年睡眠呼吸暂停低通气综合征患者的照护

任务情境

王爷爷，72 岁。因睡觉时打鼾 10 年，加重伴憋气 1 年而入院。患者 10 年前始出现睡时打鼾，一直未行处理，近 1 年来睡时打鼾症状明显加重，鼾声响，严重影响他人休息，伴有呼吸暂停情况，每晚有 30～40 次呼吸暂停，每次持续 30～60 s，晨起头痛，全身乏力，白天嗜睡，记忆力明显下降。2 年前患者体检时发现血压偏高，一直口服降压药物治疗。体检：身高 172 cm，体重 95 kg，双侧扁桃体 I 度肿大，无充血，双侧舌腭弓、咽腭弓及咽侧索肥厚，悬雍垂肥大，鼻中隔居中，双下鼻甲肥大。

思考：对该患者应如何进行照护？给予该患者的健康指导要点是什么？

任务描述

睡眠呼吸暂停低通气综合征（sleep apnea hypopnea syndrome，SAHS）指各种原因导致的睡眠状态下反复出现呼吸暂停（每晚 30 次以上）或低通气（AHI 指数≥ 5 次 /h），引起低氧血症、高碳酸血症、睡眠中断，从而使机体发生一系列病理生理改变的临床综合征。病情逐渐发展可导致肺动脉高压、肺心病、呼吸衰竭、高血压心律失常、脑血管意外等严重并发症。呼吸暂停指睡眠过程中口鼻呼吸气流完全停止 10 s 以上。低通气指睡眠过程中呼吸气流强度（幅度）较基础水平降低 50% 以上，并伴有血氧饱和度较基础水平下降≥ 4% 或微醒觉。睡眠呼吸暂停低通气指数指每小时睡眠时间内呼吸暂停加低通气的次数。

根据睡眠过程中呼吸暂停时胸腹呼吸运动的情况，临床上将睡眠呼吸暂停综合征分为中枢型、阻塞型和混合型。中枢型指呼吸暂停过程中呼吸动力消失；阻塞型指呼吸暂停过程中呼吸动力仍然存在；混合型指一次呼吸暂停过程中前半部分为中枢型特点，后半部分为阻塞型特点。三种类型中以阻塞型最常见，目前把阻塞型和混合型两种类型统称为阻塞型睡眠呼吸暂停低通气综合征。

一、疾病评估

（一）发病因素

（1）阻塞型睡眠呼吸暂停低通气综合征（obstructive sleep apnea hypopnea syndrome，OSAHS）较为常见，主要病因是睡眠时上呼吸道狭窄。此外与阻塞型睡眠呼吸暂停有关的上气道病变还有鼻部结构的异常、咽壁肥厚、扁桃体肥大、肢端肥大症、巨舌、先天性小颌畸形、咽部和喉的结构异常等。

（2）中枢型睡眠呼吸暂停综合征（central sleep apnea syndrome，CSAS）较为少见，一般不超过10%，主要由呼吸调节紊乱的异常所致。下列疾病均可出现呼吸调节异常：脑血管意外、神经系统的病变、脊髓前侧切断术、血管栓塞或变性病变引起的双侧脊髓病变、家族性自主神经异常以及与胰岛素相关的糖尿病、脑炎。其他还有如肌肉的疾患、枕骨大孔发育畸形、脊髓灰质炎、充血性心力衰竭等。

知识链接

发病机制

（1）中枢型睡眠呼吸暂停综合征（CSAS）可能与以下因素有关：①睡眠时呼吸中枢对各种不同刺激的反应性减低；②中枢神经系统对低氧血症特别是CO_2浓度改变引起的呼吸反馈调节的不稳定性；③呼气与吸气转换机制异常等。

（2）阻塞型睡眠呼吸暂停低通气综合征（OSAHS）可能与睡眠状态下上气道软组织、肌肉的塌陷性增加、睡眠期间上气道肌肉对低氧和二氧化碳的刺激反应性降低有关。此外，还与神经、体液、内分泌等因素的综合作用有关。

（二）疾病表现

1. 白天表现

（1）嗜睡：这是最常见的症状，轻者表现为日间工作或学习时间困倦、嗜睡，严重时吃饭、与人谈话时即可入睡，甚至发生严重的后果，如驾车时打瞌睡导致交通事故。

（2）头晕、乏力：由于夜间反复呼吸暂停、低氧血症，使睡眠连续性中断，醒觉次数增多，睡眠质量下降，常有轻度不同的头晕、疲倦、乏力。

（3）精神行为异常：注意力不集中、精细操作能力下降、记忆力和判断力下降，症状严重时不能胜任工作，老年人可表现为痴呆。夜间低氧血症对大脑的损害以及睡眠结构的改变，尤其是深睡眠时间减少是主要的原因。

（4）头痛：常在清晨或夜间出现，隐痛多见，不剧烈，可持续 1～2 h，有时需服止痛药才能缓解，与血压升高、颅内压及脑血流的变化有关。

（5）个性变化：烦躁、易激动、焦虑等，家庭和社会生活均受一定影响，由于与家庭成员和朋友情感逐渐疏远，可能出现抑郁症。

（6）性功能减退：约有 10% 的患者可出现性欲减退，甚至阳痿。

2. 夜间临床表现

（1）打鼾：这是主要症状，鼾声不规则，高低不等，往往是鼾声—气流停止—喘气—鼾声交替出现，一般气流中断的时间为 20～30 s，个别长达 2 min 以上，此时患者可出现明显的发绀。

（2）呼吸暂停：75% 的同室或同床睡眠者发现患者有呼吸暂停，往往担心呼吸不能恢复而推醒患者，呼吸暂停多随着喘气、憋醒或响亮的鼾声而终止。OSAHS 患者有明显的胸腹矛盾呼吸。

（3）憋醒：呼吸暂停后忽然憋醒，常伴有翻身，四肢不自主运动甚至抽搐，或忽然坐起，感觉心慌、胸闷或心前区不适。

（4）多动不安：因低氧血症，患者夜间翻身、转动较频繁。

（5）多汗：出汗较多，以颈部、上胸部明显，与气道阻塞后呼吸用力和呼吸暂停导致的高碳酸血症有关。

（6）夜尿：部分患者诉夜间小便次数增多，个别出现遗尿。

（7）睡眠行为异常：表现为恐惧、惊叫、呓语、夜游、幻听等。

3. 全身器官损害表现

OSAHS 患者常以心血管系统异常表现为首发症状和体征，可以是高血压、冠心病的独立危险因素。

（1）高血压：OSAHS 患者高血压的发病率为 45%，且降压药物的治疗效果不佳。

（2）冠心病：表现为各种类型心律失常、夜间心绞痛和心肌梗死。由于缺氧引起冠状动脉内皮损伤，脂质在血管内膜沉积，以及红细胞增多血黏度增加所致。

此外，还可出现各种类型的心律失常、肺心病、呼吸衰竭、脑血管病、精神异常和糖尿病等。

（三）辅助检查

1. 血液检查

病情时间长，低氧血症严重者，血红细胞计数和血红蛋白可能有不同程度的增加。

2. 动脉血气分析

病情严重或合并肺心病、呼吸衰竭者，可能有低氧血症、高碳酸血症和呼吸性酸中毒。

3. 胸部 X 线检查

并发肺动脉高压、高血压、冠心病时，可能有心影增大、肺动脉段突出等相应症状。

4. 肺功能检查

病情严重有肺心病、呼吸衰竭时，会有不同程度的通气功能障碍。

5. 心电图

患有高血压、冠心病时，会出现心室肥厚、心肌缺血或心律失常等变化。

二、疾病诊断

根据典型临床症状和体征，诊断 SAHS 并不困难，确诊并了解病情的严重程度和类型，则需进行相应的检查。

（1）临床诊断。根据患者睡眠时打鼾伴呼吸暂停、白天嗜睡、身体肥胖、颈围增粗及其他症状可做出初步诊断。

（2）多导睡眠图。PSG 监测是确诊 SAHS 的金标准，可确定其类型及病情轻重。

（3）病因诊断。对确诊的 SAHS 常规进行耳鼻喉及口腔检查，了解有无局部解剖和发育异常、增生和肿瘤等。头颅、颈部 X 线片、CT 和 MRI 测定口咽横截面积，可做狭窄的定位判断。对部分患者可进行内分泌系统的测定。

三、疾病治疗

（一）中枢型睡眠呼吸暂停综合征的治疗

（1）原发病的治疗。如神经系统疾病、充血性心力衰竭的治疗等。

（2）呼吸兴奋药物。主要是增加呼吸中枢的驱动力，改善呼吸暂停和低氧血症。阿米三嗪 50 mg，2～3 次 / 日；乙酰唑胺 125～250 mg，3～4 次 /min 或 250 mg 睡前服用；茶碱 100～200 mg，2～3 次 / 日。

（3）氧疗。可以纠正低氧血症，对继发于充血性心力衰竭的患者，可降低呼吸暂停和低通气的次数，对神经肌肉疾病有可能加重高碳酸血症，但是若合并 OSAHS 则可能加重阻塞型呼吸暂停。

（4）辅助通气治疗。对于严重患者，应用机械通气可增强自主呼吸，可选用无创正压通气和有创机械通气。

（二）阻塞型睡眠呼吸暂停低通气综合征的治疗

1. 一般治疗

（1）减肥：饮食控制、药物和手术。

（2）睡眠体位改变：侧位睡眠，抬高床头。

（3）戒烟酒，避免服用镇静剂。

2. 药物治疗

效果不肯定。可试用乙酰唑胺、莫达非尼，对改善白天嗜睡作用，应用于接受持续气道正压通气（CPAP）治疗后嗜睡症状改善不明显的患者，有一定效果。

3. 气道正压通气（PAP）

（1）经鼻持续气道内正压通气治疗。适应证包括：① AHI ≥ 15 次 /h 的患者；② AHI<15 次 /h，但白天嗜睡等症状明显者；③手术治疗失败或复发患者；④不能耐受其他治疗方法者。禁忌证有昏迷、肺大疱、咯血、气胸和血压不稳定者。

（2）双水平气道内正压（BiPAP）治疗。

（3）自动调压智能（Auto-CPAP）呼吸机治疗。

4. 口腔矫治器治疗

适应证包括：①单纯性鼾症；②轻、中度 OSAHS 患者；③不能耐受其他治疗方法者。禁忌证有颞颌关节炎或功能障碍者。

5. 手术治疗

包括：①鼻手术；②腭垂软腭咽成形术；③激光辅助咽成形术；④低温射频消融术；⑤正颌手术。

任务实施

一、照护措施

（一）病情观察

注意观察患者是否因通气障碍出现憋醒、精神行为异常、惊恐，以及 PAP 治疗过程的适应与配合情况。

（二）生活照护

（1）协助患者采取有效措施维持侧卧位睡眠，可使用安眠枕或睡衣后缝制小球的办法，有利于保证患者头向一侧或保持侧卧位。

（2）戒烟、酒。吸烟可引起咽喉炎，增加上呼吸道狭窄。饮酒可加重打鼾及睡眠呼吸暂停，患者睡前 3～5 h 应避免饮酒。

（3）减少危险因素。避免服用安眠药，适当减肥，防治上呼吸道感染等。

（4）减少噪声。采取带耳塞、隔音玻璃罩或将 PAP 呼吸机置于壁橱内等方法可减少噪声的影响。

（三）对症照护

1. 保证夜间治疗时间

指导患者进行 PAP 治疗的关键在于长期佩戴 PAP 呼吸机，每晚使用 4 h 以上。当患者体型肥胖、病情重，需要的 PAP 压力较高时，有些患者会在睡梦中将鼻罩扯掉中断治疗，则应调整合适的 PAP 压力，或使用 BiPAP 呼吸机增加舒适度。

2. 选择合适的面罩

鼻罩比口鼻全面罩更为舒适，可选择鼻枕来进行 PAP 治疗，其不良反应小、漏气少、对睡眠干扰小，经口漏气者可采用全面罩治疗。

3. 气道湿化

PAP 治疗时使用湿化器可减轻口咽鼻部的不适症状（鼻塞、通气不畅、鼻内干燥），从而提高患者对 PAP 治疗的依从性。

4. 防止皮肤破损

在每次用鼻罩之前应洗脸、清洗鼻罩，可防止皮肤过敏。使用气泡型鼻罩、额部垫海绵垫等可防止鼻背溃疡。

（四）心理照护

PAP 呼吸机只是一种呼吸辅助装置，呼吸的节律完全由患者自己控制，尽力加深加快呼吸与其配合，反而会加重不适感觉，患者应努力调整自己的心态，使心情平静、按平常的节律呼吸。

二、健康指导

1. 疾病知识指导

使患者了解 OSAHS 的相关知识，识别加重病情的因素，指导其戒烟、戒酒。通过讲座、宣传手册和个别指导，帮助患者学会正确使用 PAP 呼吸机，并定期随访评价和提高 PAP 治疗的依从性，保证治疗效果。

2. 运动指导

肥胖是引起睡眠呼吸暂停的原因之一，鼓励患者进行有效的体育锻炼，减轻体重，增加有效通气。

任务评价

（1）老年 SAHS 患者睡眠通气障碍是否减轻或消失，咳嗽、咳痰有无减轻或消失，疲劳、食欲是否恢复正常。

（2）老年 SAHS 患者是否了解 OSAHS 的相关知识。

（3）老年 SAHS 患者是否学会掌握佩戴、使用 PAP 呼吸机的方法。

病例分析

患者女性，65 岁。因反复打鼾、白天嗜睡 10 余年，气促 2 月余，咳嗽咳痰 5 天入院。体检：身高 158 cm，体重 125 kg，脉搏 142 次 /min，呼吸 25 次 /min，血氧饱和度 85%，满月脸，重度肥胖体型，全身水肿，双肺呼吸音粗糙，可闻及少量干性啰音。血气分析：pH 7.23，$PaCO_2$ 75 mmHg，PaO_2 52 mmHg。

分析：目前患者的主要护理问题是什么？给予该患者的照护措施有哪些？

任务六 老年肺癌患者的照护

任务情境

王叔叔，76 岁，两月前无明显诱因出现右侧胸痛，咳嗽咳痰，痰中带有少量血丝。无胸闷，无发热及盗汗，大小便正常，体重无明显减轻。CT 提示左肺门区占位病变，经相关病理检查及病理结果，明确诊断为：小细胞肺癌晚期，肝内、肺内、脑、骨以及左锁骨上淋巴结转移。

思考：你应如何对王叔叔进行照护？

任务描述

肺癌（lung cancer）又称支气管肺癌，其肿瘤细胞源于支气管黏膜或腺体，常有区域性淋巴结和血行转移。病情进展速度与细胞的生物特性有关。肺癌按解剖学部位可分为中央型肺癌和周围型肺癌，以中央型多见。按组织病理学可分为非小细胞肺癌和小细胞肺癌。非小细胞肺癌主要包括鳞癌、腺癌、大细胞癌等，其中鳞癌最常见，约占原发性肺癌的 50%；小细胞肺癌是肺癌中恶性程度最高的一种，占原发性肺癌的 10%～15%。在世界范围内，肺癌是发病率和死亡率最高的癌症，超过 50% 的肺癌患者年龄在 65 岁以上，70 岁以上的占 30%～40%。

知识链接

依据美国流行病学资料，在发达国家诊断肺癌时的中位年龄男性是69岁，女性是67岁。老年肺癌的病理类型以腺癌最多，鳞癌其次。其原因可能为：①女性肺癌人数明显增加，而女性肺癌以腺癌为主。②男性肺癌腺癌比例明显增加，可能与低焦油含量香烟的使用和空气污染有关。

一、疾病评估

（一）发病因素

（1）吸烟：80%～90%的男性肺癌与吸烟有关，19.3%～40%的女性肺癌与吸烟有关，被动吸烟也会增加引起肺癌的概率。肺癌的危险性与吸烟年限、开始吸烟年龄、吸烟量、吸入深度、香烟中焦油和尼古丁的含量有关。

（2）职业暴露：国际癌症研究机构公布的工业致癌物中，被列为肺癌致癌物的有石棉、砷、二氯甲醚、镍、氡、氯乙烯，很可能是肺癌致癌物的有柴油废气、丙烯腈和甲醛。大约9%的男性肺癌和2%的女性肺癌由职业暴露引起，其中50%与石棉有关。

（3）空气污染：室内污染包括被动吸烟、烧煤和烹调产生的致癌物。室外污染包括城市中的汽车废气、工业废气、公路沥青等所含的致癌物。

（4）饮食与营养：蔬菜和水果中富含抗氧化的营养物质，可以抑制DNA氧化，减少肿瘤发生。经大量研究发现，西红柿及十字花科蔬菜可以减少肺癌的发生概率，饮酒会增加肺癌发生的概率，且低体重指数者易发生肺癌。

（5）其他：有结核病者患肺癌的危险性是正常人群的10倍，此外，辐射、病毒感染、黄曲霉素、机体免疫力低下、内分泌失调及家族遗传等对肺癌的发生也起一定的综合作用。

（二）疾病表现

肺癌的临床表现与肿瘤发生部位、大小、类型、发展阶段、有无并发症或转移有密切关系。老年肺癌缺乏特异性症状和体征，尤其在早期可能无症状，一旦出现症状，肺部病变多已发展到比较严重或已出现远处转移。

1. 原发肿瘤的临床表现及体征

（1）咳嗽：主要是由于肿瘤或它的分泌物刺激支气管黏膜所引起，通常为肺癌的首发症状，中心型肺癌更为突出，表现为刺激性干咳或出现少量黏液痰。肿瘤在支气管管壁呈浸润性生长时即出现阵发性刺激性干咳，无痰或存有少量白色泡沫样黏痰，发生混合感染后痰液可呈脓性，痰量也可增加。

（2）咯血和血痰：咯血为肺癌首发症状之一，患者中以咯血为首发症状者占35.9%，多见于中央型肺癌，癌组织血管丰富，局部组织坏死常引起咯血。多为痰中带血或间断血痰。侵蚀大血管时，可引起大咯血。

（3）发热：肿瘤组织坏死引起发热，多数发热是继发性肺炎所致。

（4）胸闷、气急：肿瘤导致支气管狭窄，肺门淋巴结转移时肿大的淋巴结压迫主支气管或隆突，转移至胸膜及心包引起大量胸腔积液和心包积液，或有上腔静脉阻塞、隔麻痹及肺部广泛受累，均可引起胸闷、气急。

2. 肺癌的外侵和转移的常见表现

（1）胸膜侵犯和转移。表现为胸痛、胸腔积液，胸液增长迅速。

（2）心包侵犯和转移。表现为胸闷和气急，胸部 CT 及心动超声均可显示心包积液。

（3）压迫喉返神经及上腔静脉综合征。压迫喉返神经引起声音嘶哑，压迫上腔静脉，使静脉回流受阻，导致颜面浮肿，颈静脉、胸壁静脉怒张。

（4）肝转移、骨转移、淋巴转移及脑转移。

（三）辅助检查

1. 影像学检查

胸部 X 线检查是肺癌普查最重要的方法之一；CT 可以发现普通 X 线检查所不能发现的病变，并能识别肿瘤有无侵犯邻近器官；磁共振成像（MRI）在明确肿瘤与大血管之间的关系时优于 CT；单光子发射计算机断层显像（SPECT）可诊断肺癌骨转移。

2. 细胞学检查

常采用痰脱落细胞检查，非小细胞肺癌痰脱落细胞检查阳性率可达 70%～80%。

3. 其他

纤维支气管镜检查可获取组织供组织学诊断。其他辅助检查有胸壁细针穿刺活检、胸腔镜检查、肿瘤标记物检查、肺活检等。

二、疾病诊断

一般依靠详细询问病史、体格检查和有关辅助检查进行综合判断，80%～90% 的患者可以确诊。影像学检查是发现肺癌常用而有价值的方法，细胞学和病理学检查是确诊肺癌的必要手段。

三、疾病治疗

1. 模式改变

从寻找、破坏、根治肿瘤到控制肿瘤进展，从消灭肿瘤到带瘤生存，从单一治疗到个体化的综合治疗，肺癌治疗的概念已有根本性转变。

2. 治疗要点

肺癌的治疗是根据患者的机体状况、肿瘤的病理类型、侵犯的范围和发展趋势，合理地、有计划地应用现有的治疗手段。

（1）手术治疗。非小细胞癌早期患者以手术治疗为主，辅以化疗。

（2）化学治疗。小细胞癌以化疗为主。

（3）放射治疗。放射治疗对小细胞癌效果较好，其次为鳞癌和腺癌；对控制骨转移性疼痛、脊髓压迫、上腔静脉阻塞综合征、支气管阻塞及脑转移引起的症状有较好的疗效。放射治疗分为根治性和姑息性两种。

（4）生物反应调节剂。生物反应调节剂一般作为辅助治疗，如干扰素、转移因子左旋咪唑等。

（5）其他治疗。如中医治疗、冷冻治疗、热疗、支气管动脉灌注及栓塞治疗等。

任务实施

一、照护措施

（一）病情观察

1. 呼吸困难

观察呼吸频率、节律、深度的变化，有无发绀以及动脉血气分析结果情况。

2. 疼痛

观察疼痛的部位、性质、持续时间、程度等。

（二）生活照护

1. 休息与活动

创造安静、安全、舒适的环境，温湿度适宜；定期开窗通风、消毒。帮助患者取舒适的体位，防止压疮。病情允许的情况下可进行有氧运动，一方面可以加快血液循环促进新陈代谢，另一方面有氧运动可刺激垂体分泌 β－内啡肽，缓解肌肉紧张和精神压力，改善睡眠和情绪。

2. 饮食照护

评估患者的饮食习惯、营养状况、饮食摄入的情况以及疾病的饮食要求，以制订合理的饮食计划。指导患者进食高蛋白、低盐、低脂、低糖、低热量的清淡饮食，多吃新鲜蔬菜、优质蛋白食物（鸡、鱼和豆类）；少量多餐，戒烟。创造清洁、舒适的进餐环境；有吞咽困难者给予流质饮食，进食宜慢，取半卧位。患者化疗期间避免空腹和化疗前 1～2 h 内进食，建议给药前 2～3 h 进餐，此时胃内压较低，发生呕吐的概率较低；早餐进食量约为平时的 1/2，中、晚餐进食量可控制在平时的 2/3；因化疗引起胃肠道反应而影响进食者，根据情况做相应处理。必要时采用静脉营养支持，补充氨基酸和白蛋白。

3. 排便照护

指导患者养成定时排便的习惯，防止便秘。多饮水，多吃蔬菜、水果及含纤维多的食物（如芹菜、菠菜、西兰花、卷心菜、青菜、芦笋、茄子、胡萝卜等）；多运动，促进肠蠕动；指导患者在腹部依结肠走行方向做环形按摩，做深呼吸、锻炼肌肉，增加排便动力。必要时可使用缓泄剂（如蜂蜜、香油）以润滑肠道，或服用麻仁丸、四磨汤等，或者使用开塞露、甘油灌肠剂。

（三）对症照护

1. 疼痛

（1）评估疼痛：①胸痛的部位、性质、程度及止痛效果；②疼痛加重或减轻的因素；③影响患者表达疼痛的因素；④疼痛对进食、睡眠、活动等日常生活的影响程度。

（2）避免加重疼痛的因素：①预防上呼吸道感染，尽量避免咳嗽，必要时给予止咳剂；②指导和协助胸痛患者用手或枕头护住胸部，以减轻深呼吸、咳嗽和变换体位引起的疼痛；③进行护理操作时动作轻柔，避免给患者带来痛苦。

（3）用药护理：①疼痛明显时，口服止痛药物；②给药时遵循 WHO（世界卫生组织）推荐，按阶梯给药；③患者自控镇痛（PCA）：晚期患者疼痛严重而持续时可采用，并指导患者掌握操作的方法；④注意观察用药的效果，预防药物的不良反应。

（4）心理护理：①倾听患者的诉说，教会患者转移疼痛注意力的方法和技巧；②与患者家属配合做好患者的心理护理，调整患者情绪。

2. 胸闷、气促

一般给予中等流量持续性吸氧，卧床休息，避免疲劳，减少氧耗，病情稳定时指导进行呼吸锻炼，如指导进行腹式呼吸；有胸水者取半卧或患侧卧位，减少胸水对健侧的压迫。

（四）药物治疗照护

1. 化疗药

肺癌化疗方案中常用的药物包括紫杉醇、长春瑞滨、足叶乙甙、吉西他滨、培美曲塞、顺铂、卡铂、奈达铂等。常见的不良反应有恶心、呕吐、便秘、肾毒性、乏力、骨髓抑制等。化疗当天一定要多喝温开水，最好每日喝水量为 3 000～4 000 mL，即 6～8 杯水。多喝水可以增加尿量，帮助肾脏尽早排泄化疗药物，以减少肾毒性。使用化疗药时应合理选用静脉，通常使用中心静脉或深静脉或选用粗直的浅静脉置管；用药过程中严密观察，避免药液外渗，一旦出现外渗时应停止注入，范围大的渗漏区遵医嘱使用相应拮抗剂；发生静脉炎的血管禁止静脉滴注，避免受压。化疗过程中遵医嘱定期查血象，如果出现骨髓抑制，需加强贫血、感染和出血的预防和护理。化疗引起白细胞数下降时应注意减少外出，避免去公共场所，减少探望人员，保持室内空气流通、新鲜，避免交叉感染。

2. 止痛药

止痛药分阿片类与非阿片类。常用的阿片类药物有吗啡、可待因、芬太尼、哌替啶等，其常见不良反应有恶心、呕吐、便秘、呼吸抑制及精神错乱等。患者应在医生的指导下服用阿片类药物，切不可随意服用，以免发生意外。在服药过程中，如出现严重不良反应，应及时停药并就诊。

（五）心理照护

当患者得知自己患肺癌时，会面临巨大的身心应激，而心理应对结果会对疾病产生明显的积极或消极影响，应通过多种途径给患者及家属提供心理与社会支持，帮助患者正确面对疾病，鼓励患者及家属积极参与治疗和护理计划的制订。让患者了解疾病知识及治疗措施，介绍治疗成功的病例，以增强患者的治疗信心；帮助患者建立良好、有效的社会支持系统，安排家庭成员和朋友定期看望患者，使患者感受到关爱，克服恐惧、绝望心理，保持积极的情绪，对抗疾病。

二、健康指导

（1）向老年肺癌患者及家属介绍本病的相关知识，保持积极、乐观的心态。改善生活环境，减少或避免吸入被致癌物质污染的空气和粉尘。指导患者加强营养支持，多食高蛋白、高热量、高维生素、高纤维、易消化的饮食，尽可能改善患者的食欲。避免呼吸道感染，调整机体免疫力，增强抗病能力。按时复查。

（2）根据病情，合理安排休息与活动。合理锻炼不仅使患者恢复体力，更重要的是使其精神上有寄托，消除、抑制悲观情绪。可根据自己的爱好、体质、环境选择太极拳、五禽戏、八段锦等。

任务评价

（1）老年肺癌患者呼吸功能改善情况，有无气促、发绀等缺氧征象，动脉血气分析结果是否正常。

（2）老年肺癌患者是否了解营养支持的重要性并能执行饮食计划，营养状态是否维持良好，体重是否下降。

（3）老年肺癌患者焦虑、恐惧是否减轻或消失。

病例分析

李伯伯，67 岁，2 周前无明显诱因出现干咳，增强 CT 提示左肺上叶占位病变，肺癌可能。体检：体温 36.9 ℃，脉搏 87 次 /min，呼吸 22 次 /min，血压 150/86 mmHg。此次住院以来患者唉声叹气、茶饭不思。

分析：该患者如需确诊还要做什么检查？给予该患者的照护措施有哪些？

任务七 老年呼吸衰竭患者的照护

任务情境

某患者，男性，80 岁，3 天前因受凉感冒，而致发热、剧咳、咯多量黄痰、气急、发绀，今晨出现神志模糊，躁动不安，急诊来院。体查：体温 39.0 ℃，呼吸 30 次 /min，血压 160/90 mmHg，半卧位，唇颊发绀，球结膜充血，皮肤湿暖，杵状指，桶状胸，双侧语颤减弱，叩诊过清音，双肺闻及哮鸣音及湿啰音。动脉血气分析：PaO_2 50 mmHg，$PaCO_2$ 60 mmHg。

思考：你应该如何对该患者进行照护？

任务描述

呼吸衰竭（respiratory failure），是指各种原因引起的肺通气和（或）换气功能障碍，以致在静息状态下也不能维持足够的气体交换，导致低氧血症伴（或不伴）高碳酸血症，进而引起一系列病理生理改变和相应临床表现的综合征。按动脉血气分析分为两类：Ⅰ型呼吸衰竭，即有缺氧，不伴有二氧化碳潴留或伴二氧化碳降低；Ⅱ型呼吸衰竭，既有缺氧，又有二氧化碳潴留。按病变部位分为中枢性呼吸衰竭和周期性呼吸衰竭。按有无原肺功能损害和发生的缓急分为急性呼吸衰竭和慢性呼吸衰竭。老年性呼吸衰竭是老年患者的常见病、多发病，是内科危重症之一，此病预后不良，病死率高。

知识链接

流行病学特点显示，老年慢性呼吸衰竭多发于66～75岁患者，发病原因大多是患者长期患有慢性支气管炎、肺气肿、支气管哮喘、肺心病，以COPD多见，其次为肺炎。

一、疾病评估

（一）发病因素

（1）气道阻塞性病变：COPD、重症哮喘等引起气道阻塞和肺通气不足，或伴有通气/血流比例失调，导致缺氧和二氧化碳潴留，发生呼吸衰竭。

（2）肺组织病变：肺炎、肺气肿、肺水肿等因肺泡减少，有效弥散面积减少，肺顺应性降低，通气/血流比例失调，导致缺氧或合并二氧化碳潴留。

（3）肺血管疾病：肺栓塞、肺血管炎等都可引起通气/血流比例失调，或部分静脉血未经氧合直接流入肺静脉，导致呼吸衰竭。

（4）其他：胸廓与胸膜病变、神经肌肉疾病均为呼吸衰竭的主要病因。

（二）疾病表现

除呼吸衰竭原发疾病的症状、体征外，主要表现为缺氧和二氧化碳潴留所致的呼吸困难和多脏器功能障碍。

（1）呼吸困难。急性呼吸衰竭早期呼吸频率增加，严重时可出现三凹征。慢性呼吸衰竭表现为呼吸费力伴呼气延长，呼吸浅快；二氧化碳麻醉时，浅慢呼吸或潮式呼吸。

（2）发绀。这是缺氧的典型表现。

（3）精神—神经症状。急性呼吸衰竭表现为精神错乱、狂躁、昏迷、抽搐。慢性呼吸衰竭表现为先兴奋后抑制症状。肺性脑病表现为表情淡漠、肌肉震颤、间歇抽搐、嗜睡甚至昏迷。

（4）循环系统表现一般为心动过速、循环衰竭、血压下降、心肌损害、心律失常甚至心脏骤停。

（5）消化和泌尿系统表现为损害肝、肾功能、应激性溃疡。

（三）辅助检查

（1）动脉血气分析。$PaO_2 < 60$ mmHg，伴或不伴 $PaCO_2 > 50$ mmHg。

（2）影像学检查。如X线胸片、胸部CT和放射性核素肺通气/灌注扫描等。

（3）其他。

二、疾病诊断

呼吸衰竭的病因或诱因：有低氧血症或伴高碳酸血症的临床表现为，在海平面大气压下，静息状态呼吸空气时，$PaO_2 < 60$ mmHg（8 kPa）或伴 $PaCO_2 > 50$ mmHg（6.65 kPa），并排除心内解剖分流或原发性心排血量降低时，呼吸衰竭的诊断即可成立。

三、疾病治疗

治疗原则：在保持呼吸道通畅条件下，迅速纠正缺氧、二氧化碳潴留、酸碱失衡和代谢紊乱，防治多器官功能受损，积极治疗原发病，消除诱因，预防和治疗并发症。

1. 保持呼吸道通畅

（1）清除呼吸道分泌物及异物。

（2）缓解支气管痉挛：用支气管舒张药，必要时给予糖皮质激素以缓解支气管痉挛。

（3）建立人工气道：简易人工气道、气管插管或气管切开。

2. 氧疗

Ⅱ型呼吸衰竭应给予低浓度（< 35%）持续吸氧；Ⅰ型呼吸衰竭则可给予较高浓度（> 35%）吸氧。

3. 增加通气量、减少二氧化碳潴留

（1）呼吸兴奋剂：保持气道通畅。用于以中枢抑制为主所致的呼吸衰竭，不宜用于以换气功能障碍为主所致的呼吸衰竭。常用药物有尼可刹米、洛贝林、多沙普仑等。

（2）机械通气。

4. 其他

抗感染；纠正酸碱平衡失调；一般支持治疗；等等。

任务实施

一、照护措施

（一）病情观察

1. 观察生命体征的变化

老年呼吸衰竭常在感染、受凉、劳累等多诱因下急性加重，危及生命。临床密切观察病情变化，及早发现病情加重，早期诊断，早期治疗，可直接影响预后。老年人症状多不典型，一旦出现，病情即急剧恶化。应严密观察老人精神反应，警惕肺性脑病的发生，并持续动态观察心率、呼吸、血压、血氧饱和度、血气等。还应观察患者皮肤弹性，有无脱水表现。

2. 观察呼吸困难的改变

呼吸困难是呼吸衰竭出现最早的症状，并随呼吸功能减退程度而加重。老年人的呼吸困难，呼吸频率一般不快，呈点头或提肩状呼吸，多表现为呼气延长、呼气长而粗，可伴有哮鸣音。若患者突然出现呼吸困难、颜面发绀、大汗淋漓、心率加快、血压升高，则提示有痰液阻塞呼吸道，应立即清除痰液。

（二）生活照护

1. 休息与活动

创造安静、安全、舒适的住院环境，保持病室温度 18～20 ℃，湿度 50%～70%；保持口腔、头发和皮肤清洁，协助并鼓励患者翻身，保持床单清洁、平整，铺气垫床，防压疮。一般呼吸衰竭患者取半卧位可促进肺膨胀，呼吸困难者绝对卧床休息，减少自理活动，病情稳定后可适当下床活动；指导患者进行缩唇呼吸训练及腹式呼吸训练，以改善通气功能。

2. 饮食照护

老年呼吸衰竭患者由于咀嚼运动差，胃肠功能弱，如果营养不良，可使患者迅速消瘦，机体抵抗力明显降低，故应加强支持治疗，以防并发症发生。饮食上给予高蛋白、高热量、高纤维素、易消化的清淡饮食，少量多餐，进食应细嚼慢咽，避免过烫，防止因便秘、腹胀而加重呼吸困难。对气管插管或气管切开不能进食者给予鼻饲，以保证足够的热量。

3. 排便照护

指导患者养成定时排便的习惯，防止便秘。多饮水，多吃蔬菜、水果及含纤维多的食物；指导患者在腹部依结肠走行方向做环形按摩，促进肠蠕动，必要时使用缓泄剂（如蜂蜜、香油）以润滑肠道，或使用开塞露。

（三）对症照护

1. 咳嗽咳痰

促进排痰，保持呼吸道通畅，鼓励老人多喝热开水以减少痰的黏稠，鼓励患者咳痰，变换体位，用手轻拍背部或用双手随呼吸运动挤压双侧肺部，促进排痰，拍背时要两手手指并拢拱成杯状，腕部放松，迅速而规律地叩击胸部各肺叶，每一肺叶要反复叩击 1～3 min。老人咯痰无力时咳嗽反射迟钝，可给予患者超声雾化吸入，根据病情可每日进行数次，每次半小时，有条件时，可在病室内配置空气湿化器，以增加湿度。必要时实施电动吸痰，痰堵严重危及生命时给予气管插管或气管切开建立人工气道。

2. 呼吸困难

合理氧疗，Ⅰ型呼吸衰竭采用较高氧浓度（> 35%）给氧，使 PaO_2 提高到 60 mmHg 或 SaO_2 在 90% 以上。对于Ⅱ型呼吸衰竭患者予低浓度（< 35%）低流量持续给氧。吸氧导管、面罩、气管导管应妥善固定，保持其清洁通畅，定时更换消毒，防止交叉感染。向患者及家属说明氧疗的重要性，嘱其不要擅自停止吸氧或变动氧流量。用氧期间观察患者的焦虑状态、皮肤颜色、呼吸情况、动脉血气分析结果等。

（四）药物治疗照护

1. 呼吸兴奋剂

使用呼吸兴奋剂时，保持呼吸道通畅，并适当提高吸入氧浓度，静脉滴注时速度不宜过快，按医嘱及时准确给药，并观察疗效及不良反应。

2. 镇静药

镇静类药物多对心血管及呼吸有抑制作用，遵医嘱严格控制输液速度，尽可能使用最小剂量持续泵入，严格观察生命体征尤其是呼吸、血压、瞳孔、神志，血气中 CO_2 分压的变化，如有异常立即报告医生处理。

（五）心理照护

护理人员应了解老年患者的心理状态，对待老年患者态度要亲切、诚恳、尊重。老年呼吸衰竭患者常有病史长、体质虚弱、反复发作住院等特点，加之年龄大、各器官生理功能的变化，普遍出现消极悲观心理。或因呼吸困难、烦躁而耐受不了长时间的静脉给药，对疾病的治疗失去信心，常表现出对治疗不合作的态度。病情易变，反复住院，身心痛苦长期困扰老人，故照护人员既要理解患者的痛苦，给予热情的护理，又要耐心细致地向患者及家属讲解有关知识，并介绍治愈或好转的病例，以取得患者的配合，使其处于接受治疗和护理的最佳生理和心理状态。

二、健康指导

（1）向老年呼吸衰竭患者及家属介绍本病的发生、发展和转归。教会患者有效咳嗽、咳痰技术，如缩唇呼吸、腹式呼吸、体位引流、拍背等方法。若有气急、发绀加重等变化，应尽早就医。

（2）根据病情，合理安排休息与活动。①鼓励患者进行耐寒锻炼和呼吸功能锻炼。②指导患者合理安排膳食，加强营养。③避免吸入刺激性气体，劝告吸烟患者戒烟。④避免劳累、情绪激动等不良因素刺激。⑤尽量少去人群拥挤的地方，避免与呼吸道感染者接触，减少感染的机会。

任务评价

（1）老年呼吸衰竭患者呼吸困难改善情况，有无气促、发绀等缺氧征象。动脉血气分析结果是否正常，能否掌握有效咳嗽咳痰的方法。

（2）老年呼吸衰竭患者是否了解呼吸功能锻炼的重要性，并能执行康复锻炼计划。

病例分析

张伯伯，77 岁，因受凉后咳痰、喘息 1 周，加重 1 天入院，既往有慢性阻塞性肺疾病 10 余年，入院后给予抗感染、化痰、平喘治疗未见好转，且喘息明显，不能平卧，血气分析示 pH 7.28，$PaCO_2$ 70 mmHg，PaO_2 50 mmHg，诊断为：慢性呼吸衰竭。

分析：张伯伯发病的诱因是什么？你如何对他进行照护？

项目总结

呼吸系统疾病是我国的常见病、多发病。近年来，呼吸系统疾病患者明显增加，慢性阻塞性肺疾病的发病率居高不下，老年人群发病率超过 8%，严重威胁老年人的身体健康。随着人口的老龄化，呼吸系统疾病的发生率有逐渐增高的趋势。人到老年，呼吸系统形态学和功能方面都发生了一系列变化，加之肺脏长期吸入化学物质、粉尘、病毒和细菌，更加重了老年人呼吸功能的丧失和各种疾病的发生。为了有效地照护老年呼吸系统疾病患者，照护人员必须了解老年人呼吸系统的变化、常见病症，以便对老年人进行正确照护，去除疾病造成的痛苦，促进老年患者健康生活。本项目主要介绍了对老年慢性阻塞性肺疾病、老年慢性肺源性心脏病、老年肺炎、老年睡眠呼吸暂停低通气综合征、老年肺癌、老年呼吸衰竭等呼吸系统疾病患者的照护。在学习以上内容时，大家应学会对老年呼吸系统疾病的评估、照护的措施，关心和爱护老人，取得患者信任，给予相关疾病知识的宣传和健康教育，提高患者的生活质量。

思考与练习

一、选择题

1. 慢性支气管炎急性发作的最常见原因是（　　）。

A. 吸烟　B. 感染　C. 大气污染　D. 气温下降　E. 过敏

2. 慢性支气管炎并发肺气肿时，除慢性支气管炎症状外，主要症状为（　　）。

A. 突发性呼吸困难，伴胸痛　B. 夜间阵发性呼吸困难，伴哮鸣

C. 逐渐加重的呼吸困难，伴肺部过清音　D. 逐渐加重的呼吸困难，伴肺部实音

E. 逐渐加重的呼吸困难，伴胸痛、消瘦

3. 慢性阻塞性肺疾病，进行腹式呼吸的目的是（　　）。

A. 增加腹肌力量，有利于痰液排出　B. 增加肺泡张力，有利于二氧化碳弥散

C. 使呼吸幅度扩大，增加肺泡通气量　D. 增加肋间肌力量，有利于痰液排出

E. 使支气管舒张，增加氧气进入

4. 患者女性，69 岁。被人用轮椅推入医院，接诊护士发现其面色发绀、呼吸困难，询问病史得知其有慢性阻塞性肺疾病史，给予吸氧流量应是（　　）。

A. 1～2 L/min　B. 3～4 L/min　C. 5～6 L/min

D. 7～8 L/min　E. 9～10 L/min

5. 患者男性，75 岁。慢性咳嗽咳痰，40 年，加重 3 天伴气促、痰多黄稠。应避免使用（　　）。

A. 祛痰药　B. 抗生素　C. 解痉药　D. 平喘药　E. 镇咳药

6. 慢性肺源性心脏病，功能失代偿期最突出的表现是（　　）。

A. 休克　B. 出血　C. 昏迷　D. 呼吸衰竭　E. 肝衰竭

7. 引起慢性肺源性心脏病症状加重的最常见原因是（　　）。

A. 呼吸道感染　B. 过度劳累　C. 摄入钠盐过多

D. 心律失常　E. 停用洋地黄类制剂

8. 患者女性，68 岁。因肺心病导致呼吸困难，采用半坐卧位的原因是（　　）。

A. 使患者逐渐适应体位变化　B. 减轻腹部切口疼痛　C. 防止感染向上蔓延

D. 减少局部出血　E. 减轻心脏负担

9. 肺炎链球菌肺炎最具特征性的痰液特点是（　　）。

A. 粉红色泡沫痰　B. 铁锈色痰　C. 黄色脓性痰

D. 少量白色黏痰　E. 胶冻样痰

10．患者男性，67 岁。因寒战、高热、咳嗽 1 天以“肺炎球菌肺炎”入院。次日体温骤降，伴四肢厥冷，大汗及意识模糊，血压 80/58 mmHg，护理措施不妥的是（　　）。

A．去枕平卧位　　B．热水袋保暖　　C．迅速建立静脉通道

D．快速滴入低分子右旋糖酐　　E．氧气吸入

11．社区获得性肺炎最常见的病原菌是（　　）。

A．立克次体　　B．葡萄球菌　　C．溶血性链球菌

D．衣原体　　E．肺炎链球菌

12．患者男性，74 岁。淋雨后出现寒战高热、全身肌肉酸痛、干咳、胸痛 4 天，尿少。体检：面色苍白、口唇发绀、表情淡漠。体温 39.8 ℃，呼吸 28 次 /min，血压 90/60 mmHg。为及时发现患者病情恶化，应特别注意观察（　　）。

A．体温变化　　B．心率改变　　C．血压改变

D．呼吸形式改变　　E．肺部体征改变

13．阻塞型睡眠呼吸暂停低通气综合征患者，夜间 7 h 的睡眠时间内出现呼吸暂停次数至少为（　　）。

A．5 次　　B．10 次　　C．20 次　　D．30 次　　E．50 次

14．OSAS 患者睡眠时采用鼻腔持续正压通气，应将空气流速调至（　　）。

A．10 L/min　　B．50 L/min　　C．100 L/min　　D．200 L/min　　E．尽可能最大

15．Ⅱ型呼吸衰竭患者予氧疗正确的是（　　）。

A．低浓度低流量给氧　　B．高浓度给氧　　C．高流量给氧

D．4～5 L/min　　E．氧浓度＞35%

二、思考题

1．你应如何指导老年呼吸系统疾病患者预防呼吸衰竭的发生？

2．应如何指导老年 COPD 患者进行家庭长期氧疗和呼吸功能锻炼？

3．处理老年重症肺炎患者时，照护者应如何实施急救措施？

项目二 老年循环系统疾病的照护

心脏和血管疾病是导致老年人病残和死亡的主要原因。随着年龄增长，心包变厚、僵硬，心肌顺应性随之下降，冠状动脉发生硬化、扭曲，血流量逐渐减少，心肌缺血、缺氧。动脉血管常出现纤维化、钙化、粥样硬化，使得动脉管壁增厚、弹性降低，高血压发病率增高，血压波动范围广。心脏、血管结构和功能改变致使老年人活动缓慢，活动能力下降，而老年人循环系统疾病的发生与正常老化、生活方式的改变和环境的影响有关。老年循环系统疾病主要包括老年心力衰竭、老年高血压、老年缺血性心脏病、老年心脏瓣膜病、老年心律失常、老年感染性心内膜炎、老年心肌疾病、老年下肢动脉硬化闭塞症等。

学习目标

知识目标	1. 掌握老年循环系统疾病的照护评估资料 2. 熟悉老年循环系统疾病的照护措施、健康指导 3. 了解老年循环系统的疾病处理措施
能力目标	1. 能对循环系统疾病患者进行疾病评估 2. 能对循环系统疾病患者进行照护 3. 能对循环系统疾病患者进行健康教育
素养目标	1. 具有良好的沟通能力 2. 工作认真、服务态度良好

在线预习

扫描二维码，学习心脏的外形与血管、心脏的传导系统知识。

心脏的外形与血管　　心脏的传导系统

任务一　老年循环系统的病理生理变化

在人类老化进程中，心血管系统表现出一系列解剖组织学退行性改变和生理功能的下降，这些改变是老年人心血管疾病的重要基础和病因之一，在疾病的发生发展中起重要作用。

一、心脏老化的表现

（一）心脏解剖学特征

1. 心肌

心肌细胞及其间质的退行性改变随着年龄增长，老年人心肌细胞数量减少，体积增大，细胞核增大而不规则。心肌细胞老化典型的表现为脂褐素沉积。脂褐素是一种消耗性颗粒，会引起细胞内蛋白质合成障碍，随着年龄增长而增多，且存在于所有老年人心脏中，占据高龄老人心肌 10%，引起心脏棕色萎缩。

心肌间质易发生结缔组织增生、脂肪浸润以及淀粉样变，出现左心室、室间隔增厚，但左心室腔容积变化不明显，甚至相对变小。超声心动图显示 80 岁左右健康老人较 30 岁成人左心室后壁厚度增加 25%。另外，老年人心肌淀粉样变性发生率可达 40%～70%，90 岁以上的老人可达 100%，心肌淀粉样变性以弥漫性病变为主，主要累及心房、心室、心脏传导系统和冠状动脉。老年人心力衰竭和心律失常应考虑心脏发生淀粉样变可能。

2. 心包膜

老年人心包膜下脂肪沉着增加且分布不均匀，而心包增厚、僵硬使老年人左室舒张期顺应性降低。老年人心内膜（主要发生在主动脉瓣基底部、二尖瓣）包括瓣叶、瓣环及其纤维支架发生进行性增厚、钙化，而影响瓣膜功能。器质性心脏瓣膜病或伴有心脏负荷突然增加时，易诱发老年心力衰竭。

3. 心脏传导系统

老年人心脏传导系统细胞成分随年龄增加而减少，伴脂肪浸润、纤维组织增生。研究显示，窦房结起搏细胞 40 岁前占 70%，70 岁后减少至 10%～30%；房室束细胞 10～19 岁占 57%，70～79 岁降至 43%。以上是老年人病态窦房结综合征发生的重要原因之一。

老年人房室结老化、房室瓣瓣环钙化，易引起房室传导阻滞、室内传导阻滞、窦性停搏及心动过缓。心室内传导系统与心脏纤维支架间的纤维化、钙化和退行性改变所引起的心脏传导障碍，称为原发性传导束退化症。

（二）心脏生理病理特征

随着年龄的增长，老年人心功能的改变表现为心室舒张期顺应性下降，但不伴有静息状态下心室收缩功能的改变。

1. 心排血量

心排血量是评定心功能的基本指标。心排血量取决于心搏出量和心率，而心搏出量受心肌收缩力、压力负荷、容量负荷和冠状动脉血流量等因素的影响。大多数老年人心排血量减少，每搏输出量每年约减少 1%，当每搏输出量减少一半左右时，可严重威胁生命。老年人的心肌收缩力进行性减退，心肌收缩时间延长，周围血管阻力增加；老年人二尖瓣硬化和心室肥厚，心室舒张期充盈阻力增加，舒张期储备能力下降，心肌收缩力恢复延缓；老年人心脏纤维组织增多、心肌顺应性下降，左心室舒张早期的充盈速度减慢，且由于老年人心室壁顺应性降低，心室舒张末期压力明显高于年轻人，这是老年人心排血量减少的原因之一。老年人的静脉壁弹性纤维和平滑肌构成发生改变，静脉血管周围肌群收缩力减弱，导致静脉管腔变大，血流缓慢，回心血量减少，从而影响心排血量。左心室发生心肌梗死时，可出现心脏收缩力减弱、顺应性降低、心肌收缩不协调、左心室舒张末期压力升高、舒张末期容积增加，心搏出量和心排血量降低，冠状动脉血流灌注进一步减少，可形成恶性循环。右心室发生心肌梗死时可出现右心衰竭的血流动力学改变。

2. 心脏传导功能

老年人窦房结的自律性降低，表现在最大心率和固有心率（交感和副交感神经封闭后的心率）随年龄增长而降低。窦房结恢复时间随年龄增长而延长。由于窦房结自律性降低，减弱了窦房结对其他起搏点的控制，从而容易发生心律失常。老年人心房扩大、心房肌纤维化及淀粉样变，导致房性心律失常较常见。

3. 心肌代谢功能

老年人心肌细胞的线粒体老化、萎缩，心肌收缩所需要的酶类减少，心肌细胞内 K^+ 含量降低，儿茶酚胺的效能降低，从而影响心脏收缩功能。老年人主动脉弹性降低，左心室充盈和排空发生障碍。老年人由于心肌细胞 Ca^{2+} 自肌质网释放和重返肌质网的速度变慢，心肌的等张收缩和舒张时间延长，即心脏最大收缩时间和舒张时间显著延长。因心肌细胞膜上的交感神经受体减少，故老年人应激时心率往往不能相应地增快。老年人心脏受体密度下降，尤其是 β_1 肾上腺素能受体密度减少，导致心肌收缩力降低。

4. 神经内分泌功能

老年人易发生神经内分泌异常，交感神经兴奋性增高，缩血管物质如去甲肾上腺素、血管紧张素Ⅱ、内皮素、精氨酸加压素和神经肽 Y 等分泌增加，可直接或间接影响心脏功能。

二、血管老化的表现

（一）血管解剖学特征

老年人血管中弹力纤维逐渐变僵直、脆弱，甚至断裂，导致血管内腔逐渐扩大，血管管壁硬化、伸展性减低，血管功能低下。

1. 动脉老化特征

主动脉周径随年龄增长而增大；主动脉弹性及伸展性随增龄而降低；主动脉等大血管管壁增厚、迂曲、延长；主动脉中层细胞数减少，平滑肌变性；间质中基质样沉着物随年龄增长而增加；硬化的血管内壁所承受的负荷增加，易诱发管壁内膜损伤，导致血管内膜脂质沉积，管腔变窄。

2. 静脉老化特征

静脉内膜增厚、弹性减退、管腔增大，使血管床扩大，全身静脉压降低。老年人大动脉阻力升高，静脉压降低，使心脏维持血液循环的耗能增加，引起左心室代偿性肥大。老年人静脉瓣萎缩，易引起静脉曲张。

3. 毛细血管老化特征

老年人随着年龄增加，单位面积功能毛细血管数目减少；部分毛细血管闭塞，可出现毛细血管袢区消失；毛细血管弹性减退、脆性增加，通透性降低，代谢率降低，可导致血流缓慢，外周组织供氧不足。

（二）血管生理病理特征

1. 血压调节

老年人血压随年龄增长有增高趋势，尤其是收缩压。运动时老年人收缩压升高幅度大于中青年人，而恢复至静息血压所需时间比中青年人延长。老年人动脉弹性随年龄增长逐渐降低、顺应性下降，动脉扩张度差，导致收缩压升高明显，脉压差大，使老年人常表现为单纯收缩期高血压或以收缩压升高为主的高血压。

老年人参与血压调节的神经内分泌功能有变化，表现为压力感受器敏感性降低，易发生直立性低血压；肾素－血管紧张素－醛固酮系统活性降低；加压素水平增高；老年人左心房扩大及肾脏对心钠素反应降低、清除减缓，心房钠尿肽水平增高。

2. 中心静脉压调节

老年人中心静脉压调节功能随增龄减退，表现为进餐后、热水浴后血压降低。在感染、脱水、血容量丢失等情况下，因中心静脉压调节障碍，可导致心排血量急剧降低、组织灌注不足，易出现意识障碍及衰弱状态。

3. 冠脉循环变化

随着年龄增加，冠状动脉血流量减少，应激状态下出现明显的冠状动脉灌注不足现象；冠状动脉灌注速度减慢，由于心肌顺应性降低，射血时间延长，舒张期充盈延长、速度减慢，当心率加快时，心脏舒张期缩短，加重冠状动脉灌注不足；老年人心肌纤维化、硬化及小冠状动脉硬化致血管床减少，冠状动脉储备能力降低，应激时会产生明显缺血、缺氧。

任务二 老年心力衰竭患者的照护

任务情境

王阿姨，66 岁，2 周前因受凉后出现咳嗽、咳痰，未在意。今日来咳嗽加重，咳白色泡沫样痰，痰中带血丝，并有活动后气短、乏力，夜间睡眠不能平卧。体检：两肺底可闻及湿啰音，心率 112 次 /min，心尖部第一心音减弱，并可闻及舒张期奔马律。20 年前患高血压，未正规治疗。

思考：你判断目前王阿姨心功能是几级？应该如何对王阿姨进行照护？

任务描述

心力衰竭（heart failure，HF），简称心衰，是由于各种心脏结构和功能异常导致心室充盈和（或）射血能力低下而引起的一组临床综合征，主要表现为肺循环和（或）体循环瘀血引起的呼吸困难、疲乏无力及液体潴留。心衰按发病缓急可分为慢性心衰和急性心衰，以慢性多见；按发生部位可分为左心衰、右心衰和全心衰；按生理功能分为收缩性心衰和舒张性心衰。研究显示，老年人心衰发病率随年龄增高，65 岁以上老年人心衰发病率为 6%～10%，而住院的心衰患者中 80% 为 65 岁以上老人。因此，心衰是一种严重危害人类健康的疾病，更是老年人死亡的主要原因之一。

知识链接

据流行病学特点显示，老年慢性心衰多发于 66～75 岁患者，以男性居多，且冠心病为主要发病因素，其次为高血压性心脏病、心脏瓣膜病。

一、疾病评估

（一）发病因素

1. 基本病因

（1）原发性心肌损害：冠心病、糖尿病性心肌病、心肌淀粉样变性等。

（2）心脏负荷过重：高血压病、瓣膜性心脏病、慢性贫血性心脏病等。

2. 诱发因素

（1）全身感染：各种感染均可诱发心衰，以呼吸道感染为最多见。

（2）心肌缺血：心绞痛或无痛性心肌缺血可诱发心衰。

（3）心律失常：以心房纤颤等快速性心律失常较为多见。

（4）长期卧床：产生深静脉血栓，发生慢性肺栓塞，加重右心衰。

（5）药物影响：β受体拮抗剂、钙通道阻滞剂、某些抗心律失常药等。

知识链接

1. 发病机制

当心脏功能下降时，机体主要通过以下途径进行代偿：①心肌病理性重塑；②激活神经内分泌，交感神经系统（SNS）的兴奋性增强、肾素－血管紧张素－醛固酮系统（RAAS）活性；③心脏老化等因素导致代偿性心脏肥大和扩张。但这些代偿机制是有一定限度的，如长期的心脏扩大使心肌耗氧量增加而加重心肌的损害，或心肌肥厚到一定程度发生心肌变性，甚至坏死，或RAAS长期增高使钠、水潴留和外周血管阻力增加而加重心脏前、后负荷，从而使心功能进一步恶化，失去代偿能力，造成失代偿，出现心衰的症状和体征。

2. 病理生理特点

心排血量明显降低；较易发生低氧血症；对运动、发热等负荷的心率反应低下；舒张型心功能不全更加常见。

（二）疾病表现

1. 症状不典型

老年心衰患者一般会出现活动后气促、夜间阵发性呼吸困难、端坐呼吸等症状，但因为老年人解剖和生理功能的改变及某些特殊病因，故有自己的特点。

（1）无症状：老年人已为中度心衰也可无夜间阵发性呼吸困难、端坐呼吸等症状，一旦存在某种诱因，则可能发生重度心衰而危及生命。

（2）常有非特异性症状：①疲乏无力：表现为极度疲倦、虚弱、行走困难。②大汗淋漓：尤其在面颈部出现。③慢性咳嗽：某些左心衰老人主要表现为干咳，站立或坐位时较轻，夜间卧床时加重。④胃肠道症状明显：出现恶心、呕吐、腹痛、腹胀等表现，较成年心衰患者多见。⑤口腔异味：随心衰的控制而消失。⑥白天尿量减少，夜尿增多：为部分患者的首发症状。⑦精神神经症状突出：可有病史描述不清、失眠、意识障碍，主要表现为神志不清、反应迟钝、嗜睡和烦躁不安。

2. 体征

基本与成年心衰患者相同，可有颈静脉怒张、肝肿大、肺部湿啰音等，但因并存疾病掩盖而较隐匿，易混淆。

（1）心浊音界缩小：见于并发老年性或阻塞性肺气肿的患者。

（2）心尖搏动移位：老年人由于脊柱后凸，胸廓畸形，心尖搏动出现移位。

（3）心率正常或心动过缓：因伴有窦房结功能低下或病态窦房结综合征，患者心率不快，甚至出现心动过缓。

（4）肺部湿啰音：同时伴心动过速及心尖部奔马律；呼吸困难时肺部湿啰音增多或范围扩大。

（5）骶部水肿：见于长期卧床的老年右心衰患者。老年患者出现踝部水肿多见于心衰，但也可见于活动少、慢性静脉功能不全、低蛋白血症等。

3. 并发症

（1）心律失常：以窦性心动过缓和房颤最多见，亦常出现室性心律失常、房室传导阻滞。

（2）肾功能不全：引起少尿、氮质血症。

（3）水、电解质及酸碱平衡失调：因食欲减退、限制钠盐、利尿剂使用等因素，患者可出现低钾、低钠、低氯、低镁、代谢性碱中毒和代谢性酸中毒，使病情恶化。

（三）辅助检查

1. X 射线检查

心影大小及外形改变可为病因提供诊断依据。

2. 超声心动图

准确反映心腔大小的变化、心瓣膜结构及血流动力学状况，能较好反映心室的收缩和舒张功能。

3. 有创血流动力学检查

测定肺毛细血管楔压、心排血量、心脏指数及中心静脉压，了解血流动力学状况、左心功能、右心衰等情况。

二、疾病诊断

1. 诊断标准

老年人心衰诊断标准与其他成年人基本相同。见表 3–1。

表 3-1 Framingham 心力衰竭诊断标准

主要指标	次要指标
夜间阵发性呼吸困难或端坐呼吸	踝部水肿
颈静脉怒张	夜间咳嗽
肺部湿啰音	劳力性呼吸困难
心脏扩大	肝大
急性肺水肿	胸腔积液
S3 奔马律	肺活量较最大值降低 1/3
颈静脉压力＞16 cm H_2O	心动过速（心率＞120 次 /min）
循环时间＞25 s	—
主要或次要指标	
肝颈静脉反流征	治疗后体重减轻≥4.5 kg（5 天内）

注：诊断心力衰竭，2 个主要指标或 1 个主要指标加 2 个次要指标。

2. 心功能分级

根据老年心衰患者对不同程度体力活动的耐受情况分为四级。

Ⅰ级：日常活动不受限制，一般活动不引起疲乏无力、心悸、呼吸困难等症状。

Ⅱ级：体力活动轻度受限制，一般活动出现疲乏无力、心悸、呼吸困难等症状。

Ⅲ级：体力活动明显受限制，低于一般活动量时出现疲乏无力、心悸、呼吸困难等症状。

Ⅳ级：体力活动完全受限制，休息时亦出现疲乏无力、心悸、呼吸困难等症状。

三、疾病治疗

（一）模式改变

从改善血流动力学到预防甚至逆转生物学进展，从短期药理学改善措施到新技术心室机械辅助装置的长期应用性策略，心衰治疗的概念已有根本性转变。醛固酮拮抗剂、肾素－血管紧张素转换酶抑制剂、β 受体拮抗剂成为心衰治疗的基石。

（二）治疗要点

1. 病因治疗

去除或减缓基础病因，如药物或冠状动脉血管重建抗缺血、控制高血压、纠正贫血、甲状腺功能亢进者治疗等。去除诱发因素，如积极控制感染、去除心律失常、纠正电解质紊乱等。

2. 一般治疗

包括休息与活动、饮食指导，给予氧气吸入，恰当的心理疏导，干预心理和精神异常。

3. 药物治疗

给予利尿剂、血管紧张素转换酶抑制剂（ACEI）、β 受体拮抗剂、醛固酮拮抗剂、洋地黄制剂、窦房结电流抑制剂等治疗。

4. 其他

心脏再同步化及除颤器治疗；植入式心律转复除颤器治疗；干细胞移植技术；心室机械辅助装置。

任务实施

一、照护措施

（一）病情观察

1. 呼吸困难

观察呼吸频率、节律、深度的变化，发绀有无减轻，肺部啰音有无消失，动脉血气分析结果情况。

2. 水肿

消长情况，定期测量体重、腹围，记录 24 h 液体出入量。

3. 活动情况

有无活动时或活动后出现心悸、呼吸困难、出汗等表现。

（二）生活照护

1. 休息与活动

休息可减轻心脏负荷，可根据心功能分级决定活动量。心功能Ⅰ级，不限制日常体力活动，避免重体力活动、剧烈运动；心功能Ⅱ级，限制日常体力活动，进行轻度活动；心功能Ⅲ级，严格限制日常体力活动，可进行或在他人协助下进行轻度活动；心功能Ⅳ级，卧床休息，生活由他人照顾。但注意避免不必要的长时间休息，以免引起血栓栓塞、关节和肌肉萎缩等并发症。长时间的休息易造成心脏神经官能症，不利于康复。对于重度心衰可采用床边坐立法，坐于床边椅子上，每天 2 次，依据病情改善的情况逐渐增加次数，直至步行每次 3～5 min。病情稳定，心功能较好者，在专业人员监护下逐渐恢复相关有氧运动，如步行每周 3～5 次，每次 20～30 min。

2. 饮食照护

给予易消化、低盐（< 5 g/ 日）食物，少量多餐，保证足量蛋白质及钾盐的摄入，根据病情给予适当的限制钠盐（各种腌制品、罐头、干海货等）和水摄入。严重低钠

血症（血钠＜130 mmol/L）和重度心衰患者，液体量宜控制在每天1.5～2 L，在出汗、呕吐、腹泻时可增加摄入量或减少利尿剂用量。在应用利尿剂，尿量增加时，不必过严限制钠盐饮食。

3. 排便照护

对长期卧床者训练其床上大小便，指导患者养成定时排便的习惯，防止便秘。告知患者在食物中加蜂蜜水、多食粗纤维食物、顺时针按摩腹部、床上主动或被打运动等防止便秘的方法，便秘时勿强行用力排便，遵医嘱使用开塞露。

（三）对症照护

1. 水肿皮肤

保持皮肤清洁、干燥，尤其是皮肤皱褶处、会阴部、肛周皮肤的清洁，及时更换内衣。保持床铺整洁，被褥柔软。协助患者经常变换体位，防止压疮。水肿皮肤变薄，照护动作要轻柔，勿过分用力，避免皮肤破损而不易愈合。

2. 呼吸困难

一般给予中等流量持续性吸氧，肺心病宜给予1～2 L/min。给氧过程中注意鼻导管通畅，防止脱落。注意倾听患者主诉，观察呼吸、发绀等情况，及时调整氧流量。

（四）药物治疗照护

1. 利尿剂

老年心衰患者使用利尿剂不良反应较多，应严格掌握适应证。小剂量开始，缓慢利尿，使老年心衰患者每天利尿量在1 500 mL左右为宜。尽量选择口服利尿剂，保钾排钾利尿剂联合应用。注意利尿剂治疗的副反应，在用药前及用药期间监测生化指标，有助于避免发生尿毒症、低钾血症和低钠血症。除非有禁忌证或不能耐受，利尿剂必须与ACEI、β受体拮抗剂合用，以减少由利尿剂激活的肾素－血管紧张素－醛固酮系统和交感神经系统的不良反应。

2. 血管紧张素转换酶抑制剂/血管紧张素受体拮抗剂（ACEI/ARB）

此类药具有扩张动静脉，减轻心脏前后负荷，抑制神经内分泌的作用，可逆转左心室肥厚，防止心室重塑，不仅能缓解心力衰竭的症状，而且可降低心力衰竭的死亡率和提高生存力。老年人应以最小剂量开始，逐步递增至最大耐受量，应以耐受量为依据，而不以患者治疗来决定。应告知患者，症状改善常在用药后2～3个月才出现。但在双侧肾动脉狭窄、高血钾、血肌酐大于265.2 μmol/L、严重低血压及左心室流出道梗阻等情况应慎用。

3. β受体拮抗剂

包括美托洛尔、比索洛尔和兼有$\beta_1/\beta_2\ \alpha_1$拮抗作用的卡维地洛是具有降低心衰病死率和再住院率的有效药物，适用于所有慢性收缩性心力衰竭，心功能Ⅱ、Ⅲ级患者，病情稳定者。除非有禁忌证或不能耐受，不能应用于“抢救”急性心衰者，包括难治性心衰需静脉给药者。应在ACEI、利尿剂、洋地黄基础上加用β受体拮抗剂，必须从小剂量开始，逐渐调整剂量，用药体现个体化，用药后应密切观察有无低血压。应告知患者，症状改善常在治疗2～3个月后出现，不良反应发生在早期，但一般不妨碍应用，长期应用可防止疾病进展。

4. 醛固酮受体拮抗剂

包括螺内酯、依普利酮，可降低心衰患者心源性猝死率，改善心衰预后。

5. 洋地黄制剂

慢性心衰患者使用的洋地黄为地高辛，目前地高辛已不属于常规用药，应用的目的在于改善症状。老年心衰患者易发生洋地黄中毒，其原因为：①老年人肝功能减退，肾清除率降低；②随着年龄增长心脏对洋地黄敏感性增加；③老年心衰患者常常同时患有多种疾病，服用多种药物，药物间的相互作用可使地高辛的浓度升高致洋地黄中毒。老年人洋地黄中毒与青年人中毒的表现基本相似，但不以恶心、呕吐等胃肠道症状开始，而是以头晕、头痛、色视、肌无力、神志改变等神经症状先出现，故应注意认真识别，及时处理。出现中毒症状，立即停用洋地黄制剂和排钾利尿剂，给予对症处理。

6. 窦房结电流抑制剂

伊伐布雷定是一种心脏窦房结起搏电流的选择性特异性抑制剂，能降低窦房结发放冲动的频率，从而减慢心率。对减少心肌耗氧、改善冠脉血流有一定作用。适用于已使用ACEI/ARB、β受体拮抗剂、醛固酮受体拮抗剂充分治疗，心率≥70次/min，并持续有症状的患者。

（五）心理照护

与老年人沟通、交流，帮助老年人了解相关疾病知识及预防措施，与他们共同制订活动及康复计划，树立战胜疾病的信心。指导老年患者进行自我心理调节，保持乐观精神，减轻焦虑。

二、健康指导

（1）向老年心衰患者及家属介绍本病的病因和诱因，积极预防呼吸道感染；提醒老年人注意气候变化，适当保暖。

（2）根据心功能状况，合理安排休息与活动；鼓励老年人进行适当的活动，以不感疲劳、不加重症状为宜。

（3）饮食宜清淡富有营养，限制钠盐，少量多餐，避免便秘及用力排便；指导肥胖老人限制脂肪饮食，以减轻体重。

（4）指导患者严格遵医嘱服药，注意药物的不良反应，及时给予处理；不得随意增减或撤换药物。

（5）定期门诊随访。教会患者自我监测病情，一旦病情加重，及时送医院就诊。

任务评价

（1）老年心衰患者呼吸困难是否减轻或消失，发绀有无减轻，肺部啰音有无消失，动脉血气分析结果是否恢复正常。

（2）老年心衰患者是否了解并执行低盐饮食计划，水肿是否减轻或消失。

（3）老年患者活动耐力是否增加，活动时有无不适，如疲乏、气急、心悸等。

（4）老年患者情绪是否稳定，焦虑 / 恐惧感是否减轻，是否愿意配合治疗和照护。

（5）老年患者有无药物不良反应的发生，不良反应是否被及时发现和处理。

病例分析

李老师，女性，67 岁，30 年来反复于劳累或受凉后出现胸闷、心悸、气急，休息后缓解。曾多次在当地医院诊疗，诊断为“风湿性心脏瓣膜病，二尖瓣狭窄伴关闭不全”，长期服用地高辛、氢氯噻嗪等药物。两天前受凉感冒后出现极度疲倦、虚弱，白天尿量减少而夜尿增多，出现双下肢明显水肿。

分析：该患者发病的诱因是什么？给予该患者的照护措施有哪些？

任务三 老年高血压患者的照护

任务情境

陈先生，65 岁，头晕、乏力 1 年多，曾测量并发现血压升高，血压 155/100 mmHg 左右，但未遵医嘱坚持服药治疗。今晨因情绪激动出现头晕不能站立，但四肢活动自如，急送医院就医。体检：血压 170/120 mmHg，神志清，心肺（–）。

思考：你判断目前陈先生高血压属于几级？你认为应该如何对陈先生进行健康教育？

任务描述

高血压（hypertension）是以体循环动脉血压持续升高为特征的临床综合征，是最常见的心血管疾病。据世界卫生组织预测，至 2020 年，非传染性疾病将占我国死亡原因 79%，其中心血管疾病将占首位，而高血压作为重要的危险因素参与心血管病的发生。

高血压病随年龄增加而发病率升高，在大于 60 岁老年人群中，高血压、单纯收缩期高血压患者超过半数，根据 2012—2015 年的调查，我们国家老年高血压的患病率为 53.2%，且呈上升的趋势，农村的增长速度大于城市，而我国老年人高血压治疗率及达标率仅为 32.2% 和 7.6%。老年人高血压在发病机制、临床表现、治疗与预后等方面有其特殊性，是老年人致残致死的原因之一。因此老年人高血压的研究与防治应该得到更大的重视。

一、疾病评估

（一）发病因素

老年高血压的病因目前尚未明了，可能是在具有一定的遗传易感基础上，再由多种后天环境因素所导致。

1. 遗传

高血压有很明显的家族聚集性，大部分老年高血压患者的家族中都有其他的患病史。

2. 年龄

老年高血压的一个主要病因是年龄的增长，其会导致大动脉管腔的变窄、变硬以及血管弹性的降低，从而无法有效缓冲血液冲击动脉壁的压力，导致血压的增高。

3. 不良的饮食习惯

膳食中饱和脂肪酸的增加有升压的作用，并且钠盐的摄入也与血压升高有关系。

4. 血管疾病

如果老年人患有动脉硬化、狭窄、阻塞等疾病都会导致血管壁所受到的压力增大，从而引起高血压。

5. 诱发因素

常见的诱因与爱吃高盐、高蛋白等饮食习惯有关系，从事精神高度紧张的工作也可能发生高血压。

知识链接

发病机制

老年人衰老改变在高血压病发病中起一定作用。①大动脉顺应性减退。正常时主动脉壁承受收缩时的冲击力，舒张时弹回并维持末梢动脉树的压力，因此收缩压和舒张压之间的差别不大，脉压较小。年龄老化使之动脉壁的可膨胀性在心脏收缩时下降，不能缓冲冲击力的压力；心脏舒张时又无足够的弹性回缩，舒张压正常或降低，从而使脉压增大；血管内的高血压进一步增加动脉的僵硬度，使老年人收缩压增高比舒张压增高更明显。②外周血管阻力显著升高。老年人随年龄增长，小动脉粥样硬化的程度加重、管腔缩小甚至闭塞，导致血管阻力增加。③内分泌激素变化。老年人 RAAS（肾素－血管紧张素－醛固酮系统）反应降低，血浆肾素活性和血管紧张素Ⅱ水平及醛固酮水平减低；β 受体反应性减弱，α 受体功能亢进；血浆去甲肾上腺素浓度上升；血脂代谢异常，易发生动脉粥样硬化。④压力感受器敏感性降低。对血压突然升高或降低反应减弱，使人体对血压波动的缓冲能力降低，易导致老年人直立性低血压。

（二）疾病表现

1. 典型症状

（1）收缩期压增高，脉压增大：老年高血压为收缩压增高，舒张压一般正常。而且收缩压会随着年龄的增大而增高，但舒张压在 60 岁后会缓慢下降，导致脉压差增大。

（2）血压波动大：随着年龄的增大，人体内调节血压的机制会变得不灵敏，加之动脉血管的硬化，顺应性降低，会随着情绪、体位等的变化，血压出现明显的波动。如出现老年人餐后低血压、“白大衣”高血压等。部分患者在长时间站立或者突然站起来的时候，可能会出现体位性低血压，表现为站立不稳、头晕目眩、视力模糊、软弱无力等症状，在饭后也会出现嗜睡、头晕、心绞痛等症状。

（3）血压昼夜节律异常：表现为夜间血压下降幅度大于 10%～20%，导致心、脑、肾等靶器官损害的危险增加。

（4）假性高血压：由于老年人动脉硬化，袖带间接测量血压时，测量值比有创直接法偏高。如果老年患者有持续性血压偏高，但无靶器官损害，且周围动脉触诊缺乏弹性，上臂 X 线或超声检查有血管钙化影，则应该高度怀疑假性高血压。

2. 高血压急症

在某些诱因作用下血压突然和显著升高，一般超过 180/120 mmHg，同时伴有进行性心、脑、肾等重要靶器官功能不全的表现。

3. 并发症

（1）冠心病：高血压时，冠状动脉所承受的压力会增大，导致血管内皮受损，血液中的脂质会进入动脉的内膜而进行沉积，而中膜的平滑肌细胞就会增殖迁移到内膜，最终导致冠状动脉的硬化，易发生冠状动脉粥样硬化性心脏病。

（2）脑血管病：老年高血压的病程长，所以动脉粥样硬化的情况比较严重，斑块破裂以后会引起血小板的凝聚，形成了血栓，导致脑梗死。在长期的高血压的作用下，老年患者颅内的血管易发生微动脉瘤以及血管壁的玻璃样变，在血压突然升高后，脑血管破裂，导致脑出血的发生。脑出血是最常见的死亡原因。

（3）心力衰竭：是老年高血压比较严重的并发症。出现高血压时，左心室后负荷增加，导致左心室的肥大，最终会导致左心衰竭。

（4）肾功能不全：高血压导致肾小球动脉硬化，出现肾功能不全。

（三）辅助检查

1. 常规检查

尿常规、血糖、血脂、血电解质、肾功能、胸片及心电图等。这些检查有助于发现相关的危险因素和高血压对靶器官的损害情况。

2. 推荐项目

为进一步了解老年高血压患者病理生理状况及靶器官结构和功能的变化，还可选择如 24 h 动态血压监测、超声心动图、踝 / 臂血压比值、颈动脉内膜中层厚度、动脉弹性功能测定。

二、疾病诊断

1. 诊断步骤

在确定老年人高血压前，需多次在不同时间测量血压。

（1）具体步骤：①确定血压水平；②识别高血压的继发病因；③判断其他危险因素、靶器官损害情况及并发症。

（2）注意以下几点。①听诊间歇：有时听诊血压时，在动脉声音刚出现的压力水平以下 10～50 mmHg 出现一个无声音的听诊间歇，由于不能确认听诊间歇，可能低估收缩压的水平。②"白大衣"现象：老年患者在面对医务人员时出现反应性血压升高。即在家测量血压正常，在医院诊室测量血压升高（10～15 mmHg 或 5～10 mmHg）。可以无创性动态血压检测或多次在家测量血压来明确诊断。③假性高血压：由于肱动脉严重硬化时可能出现假性高血压，如有怀疑应测量卧位血压与立位血压。

2. 诊断标准

（1）高血压分类。

卫生部于 2005 年制订了《中国高血压防治指南》，2010 年出台修订版，有关定义及分类见表 3–2。

表 3–2　我国高血压水平的定义或分类

分类	收缩压 /mmHg	分级条件	舒张压 /mmHg
正常血压	≤ 120	和	≤ 80
正常高值	120 ~ 139	和（或）	80 ~ 89
高血压	≥ 140	和（或）	≥ 90
1 级	140 ~ 159	和（或）	90 ~ 99
2 级	160 ~ 179	和（或）	100 ~ 109
3 级	≥ 180	和（或）	≥ 110
单纯收缩期高血压	≥ 140	和	＜ 90

注：当收缩压与舒张压属不同级别时，应取较高的级别分类。

（2）老年高血压病诊断标准。

在排除假性高血压和继发性高血压前提下，老年高血压诊断标准为：①年龄≥ 65 岁。②连续 3 次非同日血压坐位测量，收缩压≥ 140 mmHg 和（或）舒张压≥ 90 mmHg；老年单纯收缩期高血压诊断标准为收缩压≥ 140 mmHg，舒张压＜ 90 mmHg。

（3）高血压的危险程度分层。

根据高血压分级、心血管危险因素、靶器官受损害情况及临床并发症或糖尿病，2010 版《中国高血压防治指南》将原发性高血压分为低危组、中危组、高危组、很高危组四层（见表 3–3）。

表 3–3　原发性高血压危险性分层

其他危险因素和病史	血压 /mmHg		
	1 级高血压	2 级高血压	3 级高血压
无其他危险因素	低危	中危	高危
1 ～ 2 个危险因素	中危	中危	很高危
≥ 3 个危险因素或靶器官损害	高危	高危	很高危
临床并发症或糖尿病	很高危	很高危	很高危

注：心血管危险因素包括高血压 1～3 级；男性＞ 55 岁，女性＞ 65 岁；吸烟；糖耐量异常受损；血脂异常（TC ≥ 5.7 mmol/L 或 LDL–C ＞ 3.3 mmol/L 或 HDL–C1.0 mmol/L）；早发心血管疾病家族史；腹型肥胖（腰围男性≥ 90 cm，女性≥ 85 cm）。靶器官损害包括左心室肥厚；微量蛋白尿和（或）血浆肌酐浓度轻度升高；证实有动脉粥样硬化斑块。临床并发症包括脑血管疾病；心脏疾病；肾脏疾病；外周血管疾病；视网膜病变；糖尿病。

三、疾病治疗

1. 治疗目标

老年高血压治疗的主要目的是将血压调整至适宜水平，最大限度地防止和降低心脑血管病的发病率、病残率和病死率，延长老年患者生命，提高老年患者生活质量。

老年高血压降压目标是：年龄≥ 65 岁，应降至 150/90 mmHg 以下，如能耐受可降至 140/90 mmHg 以下；年龄≥ 80 岁，血压不宜降至 130/60 mmHg 以下；如果合并冠心病、心力衰竭、肾功能不全和糖尿病，应将血压降至 140/90 mmHg 以下。如果老年单纯收缩期高血压患者收缩压＜ 150 mmHg，可不用药，继续监测；收缩压在 150～179 mmHg，给予小剂量降压药；收缩压≥ 180 mmHg，则给予小剂量利尿剂、钙通道阻滞剂、血管紧张素转化酶抑制剂（ACEI）或血管紧张素Ⅱ受体拮抗剂（ARB）等治疗。

2. 治疗要点

（1）非药物治疗。改变生活方式，如减轻体重、合理膳食、适当体力活动和运动，保持心理平衡，戒烟。

（2）降压药治疗。目前一线降压药物主要包括利尿剂、β受体拮抗剂、钙通道阻滞剂、血管紧张素转换酶抑制剂、血管紧张素Ⅱ受体拮抗剂和α受体拮抗剂六大类。

（3）并发症治疗。遵医嘱防治脑血管疾病，治疗心绞痛、心肌梗死，控制心力衰竭、肾功能衰竭等。

（4）对症治疗。高血压急症者给予卧床休息、吸氧、快速降压（首选硝普钠），脑水肿者给予脱水剂，躁动或抽搐者使用镇静剂。

任务实施

一、照护措施

（一）病情观察

（1）血压。每天测血压 2 次，必要时 24 h 动态监测血压，注意观察血压变化及治疗后血压的变动和用药反应。

（2）眼底。动静脉分布情况，视乳头有无水肿、渗出，有无出血。

（3）并发症情况。有无剧烈头痛、喷射性呕吐、烦躁不安、视力模糊等脑血管意外表现；有无心悸、气短、夜间阵咳、不能平卧等心力衰竭表现。

（二）生活照护

（1）休息与活动。指导老年高血压患者做适量的运动，如散步、做操、打太极拳等，运动量及运动方式的选择以运动后自我感觉良好、体重保持理想为标准，运动注意要量力而行，持之以恒，循序渐进。

（2）饮食照护。给予易消化、低盐（＜ 6 g/ 日，重度高血压＜ 2 g/ 日）、低脂、低胆固醇、低热能食物，以植物油为主，少吃或不吃胆固醇高的食物，多吃新鲜蔬菜、水果、乳类。忌饮浓茶、咖啡、烟酒等刺激性食物，我国建议老年人乙醇每日的限制量为：男性＜ 20～30 g，女性＜ 15～20 g。

（三）对症照护

（1）直立性低血压。指导老年高血压患者改变体位时动作要慢，避免洗热水澡，服药后几小时避免长时间站立，指导患者服药后休息一段时间再下床活动。同时指导患者预防便秘，避免过量饮酒。一旦发生直立性低血压症状，让患者取平卧位，下肢抬高位，或取头低足高位以促进下肢血液回流。

（2）高血压急症照护。指导老年高血压患者避免情绪激动、停药或药物自行减量和寒冷刺激等诱因。一旦发现血压急剧升高、剧烈头痛、呕吐、视物模糊、神志改变或肢体运动障碍，应立即就诊。给予吸氧、镇静剂及硝普钠降压等治疗措施。

（四）药物治疗照护

（1）用药注意事项。老年高血压患者注意：①定时服药，长期坚持服药。②避免快速降压。选择对合并症有益的药物，为使降压效果增强而不增加不良反应，多采用小剂量两种或两种以上降压药联合治疗。③利尿剂为理想降压药，但需小剂量使用。④老年人慢性支气管炎者较多，且多伴有心动过缓，应用β受体拮抗剂时应谨慎。⑤α受体拮抗剂易发生直立性低血压，故多不适宜老年患者。⑥观察药物治疗效果的周期应稍长，一般2周左右再调整药物剂量，随诊周期应缩短，以便随时观察药物治疗效果。⑦注意观察不明显的药物不良反应（如虚脱、眩晕、抑郁），注意监测血压，以免血压降得过低。

（2）利尿剂。为老年高血压基础降压药和首选药，能显著减少各种心脑血管事件发病率和总病死率。其适用于单纯收缩期高血压（ISH）患者，尤其是合并心力衰竭、水肿的患者。小剂量利尿剂能避免低血钾、糖耐量降低和心律失常等不良反应。可选择应用氢氯噻嗪、吲达帕胺，并发肾衰竭时可应用呋塞米，在服用利尿剂的同时限制盐的摄入可更有效地降压，且能减少钾的丢失。

（3）钙通道阻滞药。通过降低周围血管阻力起到降压作用，无明显血糖、血脂代谢紊乱，对老年高血压患者特别有效，可作为一线降压药物。可选择长效制剂如非洛地平、硝苯地平控释片、氨氯地平以及缓释维拉帕米，主要的不良反应有下肢水肿、头晕、心动过速、头痛等。心脏传导阻滞和心力衰竭者禁用非二氢吡啶类钙通道阻滞药。

（4）血管紧张素转换酶抑制剂（ACEI）。可扩张血管、降低周围血管阻力，能显著降低心力衰竭患者的总病死率，对心肌梗死后心功能的改善、2型糖尿病、糖尿病肾病具有良好的效果，用于老年高血压治疗更有降低心脏前后负荷、不增加心率、不降低心脑肾血流、对心肾有保护作用、不引起直立性低血压、无停药及反跳等特点。常用药物包括：卡托普利、培哚普利、西拉普利和福辛普利。ACEI不良反应有：皮疹、咳嗽、血管性水肿、味觉异常等。肾动脉狭窄者禁用。

（5）血管紧张素Ⅱ受体拮抗药（ARB）。作用效果与ACEI相近，不良反应少，绝少发生咳嗽，此类药物显示出独特的强效降压作用和可靠的耐受性，具有高效、长效、平稳降压等特点。ARB制剂有：氯沙坦、缬沙坦。

（6）β受体拮抗剂。其降压疗效和减少并发症的发生程度作用较差，且可减少心排血量，增加外周血管阻力，故不适于作为治疗老年高血压患者的一线用药。但由于治疗心绞痛、心律失常有效，可减少心肌梗死的复发，故适用于老年高血压并有心绞痛、心肌梗死者二级预防，防止猝死和再梗死。常用制剂有：美托洛尔、比索洛尔和卡维地洛。其主要不良反应有疲乏、耐力降低等。对有心脏传导阻滞、周围血管病、呼吸道阻塞性疾病者慎用或禁用。

（7）α受体拮抗剂。通过降低周围阻力，显著降低收缩压与舒张压，适用于老年高血压合并前列腺肥大、排尿障碍的患者。但由于会出现严重的直立性低血压、眩晕、晕厥、心悸等（即“首剂效应”），因此应从小剂量开始，睡前服用，不适合作为治疗老年人高血压的一线药物。

（五）心理照护

老年高血压患者多有焦虑、抑郁、易激动等特点，鼓励患者说出焦虑、抑郁的原因，评估焦虑、抑郁的程度，识别问题的来源。多与患者交流、沟通，建立老年人与家人、朋友间的良好关系。营造一个安静、舒适的生活环境，保证老年患者充足优质的睡眠，促使老年人保持愉快的情绪。提供相应的心理疏导，指导患者使用放松术。对易激动的老年患者，做好家属工作，减少不良刺激。

二、健康指导

（1）向老年高血压患者及家属解释本病的病因及高血压对机体的危害，避免诱发血压升高的因素，正确掌握血压测量方法，养成定时、定体位、定部位、定血压计测量血压的习惯。

（2）指导老年患者改变不良生活方式，注意合理膳食，避免过饱，戒烟限酒，防止便秘。指导老年患者适当运动，选择慢跑、步行、打太极拳、练气功等运动方式，有助于控制血压，控制体重。保持乐观心态，学会心理调适。

（3）指导老年患者遵医嘱服药，强调长期、终身服药治疗的重要性，注意药物的不良反应，学会自我观察；不得随意增减或停服药物。

（4）指导老年患者定期随访，做必要的体格检查和实验室检查。随访时间依据心血管危险分层，低危、中危者，每 1～3 个月随诊一次，高危者至少 1 个月随诊一次。

任务评价

（1）老年高血压患者血压是否维持在正常范围，是否懂得血压升高的诱因，是否学会血压正确测量的方法。

（2）老年高血压患者是否学会判断直立性低血压的发生，是否掌握防止摔倒、晕厥等措施。

（3）老年高血压患者是否认识到按时服药、坚持服药的重要性，能否遵医嘱服药，是否学会观察药物不良反应。

（4）患者是否坚持合理膳食，是否执行低盐、低脂、低胆固醇、适量蛋白质饮食原则，是否坚持适量的运动。

（5）患者是否能够自觉避免高血压急症的诱发因素，未发生高血压急症或高血压急症被及时发现并得到有效的处理。

病例分析

王先生，65 岁。近 2 年来常常感头晕，时有失眠。近几天老伴生病，心情急躁，感头晕明显，随即到医院就诊，测量血压为 170/90 mmHg，医生告诉王先生患有高血压病。王先生向医生咨询："高血压平时注意哪些方面？这个病严重吗？吃哪些药可以控制？"

分析：你如果是他的照护者，你应该如何回答患者提出的问题？

任务四　老年缺血性心脏病患者的照护

任务情境

陈工程师，男性，62 岁。因胸骨后压榨性疼痛伴恶心、呕吐 3 h 入院。患者 3 h 前与家人发生争吵时突然感到胸骨后疼痛，呈压榨性，伴有濒死感，休息与含服硝酸甘油均不能缓解，出现大汗、呕吐 3 次，为胃内容物。患者心情焦虑，急诊收治心内科。既往无高血压和心绞痛病史，无药物过敏史。吸烟 40 年，每周 3 包。

思考：你判断患者可能患有何病，如何确诊？你认为应该如何对陈工程师进行照护？

任务描述

缺血性心脏病与冠状动脉粥样硬化性心脏病同义。冠状动脉粥样硬化性心脏病（coronary atherosclerotic heart disease，CAD）简称冠心病，是冠状动脉粥样硬化性阻塞或痉挛使心肌缺血、缺氧而引起的心脏病。根据冠状动脉病变部位、范围、血管阻塞程度和心肌缺血、缺氧发生速度、范围和程度不同而有不同的临床类型。1979 年 WHO 将本病分为五个类型：心绞痛型、心肌梗死型、隐匿型、猝死型、心力衰竭与心律失常型。临床以心绞痛型和心肌梗死型多见。本任务介绍心绞痛和心肌梗死。

亚太地区 60 岁以上老年人患缺血性心脏病称为老年缺血性心脏病。

知识链接

近年根据心肌缺血发生机制和治疗原则不同将冠心病分为稳定型心绞痛和急性冠状动脉综合征（ACS）两大类，ACS 包括不稳定型心绞痛（UA）、非 ST 段抬高型心肌梗死（NSTEMI）和 ST 段抬高型心肌梗死（STEMI）。

一、疾病评估

（一）发病因素

1. 病因

（1）血脂异常：表现为总胆固醇三酰甘油、低密度脂蛋白（LDL）和极低密度脂蛋白（VLDL）增高，高密度脂蛋白胆固醇（HDL-ch）、载脂蛋白 A（ApoA）降低。

（2）高血压：老年高血压患者，冠心病的患病率明显高于无高血压的患者。

（3）糖尿病：糖尿病多伴有血脂代谢紊乱。

（4）肥胖：易并发高胆固醇血症、高血压病、糖尿病。如体重超过正常的 20%，尤其在短期内明显增加者，动脉硬化可急剧加重。

（5）吸烟：吸烟量越大、烟龄越长，冠心病发病率越高。

（6）家族史：有高血压、冠心病、糖尿病家族史者，动脉硬化的发病率比无相应疾病家族史者明显增高。

（7）其他：年龄在 40 岁以上或女性绝经期后，性情急躁，好强的 A 型性格者等易患冠心病。

2. 诱发因素

心绞痛常见的诱因有以下方面，心肌梗死有时诱因不明显。

（1）体力活动过度和情绪激动：老年人心绞痛和心肌梗死最常见的诱因。

（2）寒冷刺激和酷热：心肌需氧量增加。

（3）饱餐和顶风行走：心肌需氧量增加。

（4）感染发热：多为呼吸道感染，是高龄老人常见诱因，易诱发心肌梗死。

知识链接

1. 发病机制

冠状动脉粥样硬化使管腔形成固定狭窄，在此基础上诱因出现致心肌需氧量增加，冠状动脉供血却不能相应增加以满足心肌对血液的需求，心肌缺血缺氧，心肌无氧代谢产生的缓激肽、5-羟色胺或组胺等物质刺激心脏内传入神经末梢而引起疼痛，表现为心绞痛。

在冠状动脉粥样硬化基础上斑块破溃出血、并发血栓，导致冠状动脉急性闭塞，是心肌梗死的主要原因。另外，老年患者神经调节及体液调节功能障碍，儿茶酚胺分泌增加，血小板释放，血栓素 A2（TXA2）- 前列环素平衡失调，血管紧张素和（或）其他致血管收缩物质释放相应增多，诱发冠状动脉强烈痉挛，进而使原已存在的粥样硬化病变狭窄的部位发展为完全闭塞，发生心肌梗死。

2. 病理生理特点

冠状动脉粥样硬化病变的检出率和严重程度随年龄增长而增加。老年人粥样硬化斑块破裂出血、血栓形成和钙化等复合病变多，因而临床症状重、并发症多、死亡率高。老年冠心病患者多支病变多见。病变血管依次为：左前降支、右冠状动脉、左回旋支。老年人冠心病患者侧支循环丰富。老年人由于病程冗长，长期慢性心肌缺血有助于侧支循环的建立，故相对而言老年人易发生 NSTEMI 和无痛性心肌梗死。

（二）疾病表现

1. 心绞痛

老年心绞痛（elderly stable angina pectoris）是冠状动脉机械性或动力性狭窄致冠状动脉供血不足，心肌急剧地、暂时地缺血、缺氧所引起的以短暂胸痛为主要表现的临床综合征。其分为稳定型和不稳定型（静息型、初发型、恶化型心绞痛）。临床表现为：

（1）疼痛部位不典型：老年人心绞痛可发生在下颌部到上腹部任何部位，如咽喉部疼痛、牙痛、颈部疼痛、肩背部疼痛、上腹部疼痛、上肢疼痛不适。稳定型心绞痛的特点是每次发作多在同一部位，由同样原因诱发。

（2）疼痛性质不典型：由于老年人心脏储备功能下降，且多合并有自主神经病变、糖尿病，当发生心肌缺血时可表现为气促、胸部不适、心悸、呼吸困难、咽喉部不适、全身乏力、上肢酸胀、上腹部不适等非特异症状，而出现典型的发作性胸痛的机会相对较低。

（3）疼痛程度较轻：老年人多合并自主神经病变，对疼痛敏感性降低，痛觉迟钝，心绞痛程度常较年轻人低，常有无症状心肌缺血发生。不稳定型心绞痛疼痛程度更重，持续时间更长，可达 10 min，休息时也可发生。

（4）体征少：心绞痛发作时常见体征有心率增快、血压升高、出汗等，有时可闻及心尖部收缩期杂音，是乳头肌缺血所致功能失调引起二尖瓣关闭不全所致。部分老年心绞痛患者可无阳性体征。

2. 心肌梗死

老年人急性心肌梗死是在冠状动脉粥样硬化基础上，冠状动脉内斑块破裂出血、血栓形成或冠状动脉严重持久地痉挛，发生冠状动脉急性阻塞、冠脉血供急剧减少或中断，相应心肌发生持续而严重的缺血导致部分心肌缺血性坏死。

（1）临床特点：约 60% 的老年人发生心肌梗死与成年人一样，表现为持久的胸骨后疼痛、对组织坏死的一些全身反应以及反映心肌急性缺血损伤和坏死的一系列特征性心电图改变和血清心肌标志物水平的动态变化。约 40% 的老年人为非典型表现，可表现为无痛性，部分患者以心衰、晕厥、呼吸困难、胃肠道症状起病，可合并心源性休克、心衰甚至猝死。

首发症状中，胸痛随年龄增长而减少，气促、意识障碍随年龄增长而增多。老年心肌梗死常以其他症状为首发症状，如突然出现不明原因且难以解释的心力衰竭、呼吸困难、血压明显下降、休克、脑卒中、意识障碍、全身倦怠、表情淡漠等临床表现时，应跟踪观察心电图及心肌标志物的检查，以免误诊、漏诊。

（2）体征：老年心肌梗死患者根据梗死面积的大小和有无并发症，体征差异很大。梗死范围不大，无并发症者常无特异体征，而有体征者常缺乏特异性。血压偏低、血压下降程度是衡量心肌梗死轻重的重要标志之一。老年患者心肌梗死后 1～2 天内常可闻及肺部少许湿啰音，左侧多见，并非左心功能不全，发病 24 h 内可闻及第四心音及房性奔马律。

3. 合并症

（1）心律失常：以室性心律失常最多见。

（2）心源性休克：心肌广泛坏死，心排血量急剧下降。表现为疼痛缓解而收缩压仍低于 80 mmHg，伴有烦躁不安、皮肤湿冷、脉搏细数、少尿甚至晕厥。

（3）急性左心衰：表现为呼吸困难、咳嗽、发绀等。

（三）辅助检查

1. 心绞痛

（1）心电图检查：是诊断心绞痛最常用的方法。心绞痛发作时最常见的是 ST 段压低（≥ 0.1 mV）（变异型心绞痛心电图改变为 ST 段抬高），症状缓解后心电图恢复，有时也可出现 T 波倒置。老年人最常见的心电图异常是非特异性的 ST–T 改变，一过性的完全性左束支传导阻滞常提示有多支冠状动脉病变或左心功能不全，有一定的诊断意义。

（2）动态心电图（Holter）检查：监测患者 24 h 心电图，可观察胸痛时心肌缺血发生，也可发现无痛性心肌缺血，还可观察到日常生活中心肌缺血发生的频率、持续时间以及并发的各种心律失常，若发现伴随心绞痛发作而出现的 ST–T 改变则有重要的诊断价值。

（3）冠状动脉造影：可对冠脉狭窄部位及严重程度做出准确判断，对判断患者是否需做冠状动脉血运重建也是必不可少的检查手段。老年人做冠状动脉造影及介入治疗是安全可靠、切实可行的。

（4）超声心动图检查：如发现节段性室壁运动异常，可根据其部位及异常程度判断受累的冠状动脉，结合其他临床资料辅助诊断心绞痛。还可测定左心室射血分数以反映左心室功能，射血分数降低者预后差。

2. 心肌梗死

（1）心电图检查：特征性动态心电图改变对心肌梗死的诊断、定位、梗死范围的估计及预后判断有重要意义。特征性心电图表现如下。①宽而深的病理性 Q 波，弓背向上型损伤性 ST 段抬高和缺血性 T 波倒置。②心电图的动态演变：超急性期的异常高大不对称 T 波出现于起病数小时内，随后的 2 天内出现 ST 段弓背向上抬高，然后出现病理性 Q 波，此为急性期改变；在数日至 2 周左右 ST 段逐渐回到基线水平且 T 波变平坦或倒置，为亚急性期；数周至数月后 T 波加深倒置，为慢性期。③在特定的导联组合出现上述改变反映了相应部位的心肌梗死，梗死部位以下壁、前间壁、前壁较多见。老年人心肌梗死无 Q 波检出率较高。

（2）血清心肌损伤标志物检查：肌钙蛋白（cTn）出现和升高是心肌坏死标志，其水平与心肌坏死范围和预后密切相关。cTnI 和 cTnT 起病 3～4 h 后升高。cTnI 在 12～24 h 达高峰，7～10 天降至正常；cTnT 24～48 h 达高峰，10～14 天降至正常。肌钙蛋白诊断心肌梗死的敏感性和特异性均高，目前已取代以往的心肌酶如肌酸激酶、丙氨酸氨基转移酶、乳酸脱氢酶用于诊断心肌梗死。肌红蛋白出现早、恢复快，但特异性差。老年心肌梗死患者心肌损伤标志物变化无特有模式，一般峰值较低，且达高峰时间比成年人晚。

（3）冠状动脉及左心室造影：对准确判断冠状动脉病变部位、程度及侧支循环建立情况及选择治疗方案具有重要价值，用于准备行介入治疗的患者。

二、疾病诊断

1. 心绞痛

根据典型心绞痛发作特点和存在的冠心病危险因素一般可以做出诊断；但非典型老年心绞痛的诊断依赖于对老年人独特临床特点的认识并结合心电图等检查做出诊断。

2. 心肌梗死

根据典型的临床表现、特征性心电图变化以及心肌坏死标志物的动态改变，诊断心肌梗死并不困难。如老年人突然发生原因不明的胸闷、恶心、呕吐、大汗淋漓，突然出现严重的心律失常、休克、心力衰竭或者原发性高血压患者血压突然显著下降，或者手术后出现无原因解释的心率快、血压下降、出汗，都应考虑心肌梗死的可能，应密切观察临床症状、体征，动态观察心电图及心肌标志物变化，以免漏诊和误诊。

三、疾病治疗

（一）治疗目的

心绞痛主要是缓解症状、减少缺血发作，预防心肌梗死和死亡；给予生活方式干预和危险因素控制，药物治疗和冠状动脉血运重建更要注重改善远期预后。

（二）治疗要点

1. 心绞痛

（1）发作期：休息，使用硝酸甘油。

（2）病因治疗：控制高血压；控制糖尿病；去除诱发因素，如积极控制感染；去除心律失常；改变不良嗜好如抽烟、嗜酒等。

（3）药物治疗：给予 β 受体拮抗剂、硝酸酯类药物、血小板抑制剂、他汀类药物、ACEI/ARB 等治疗。

（4）冠状动脉血管重建治疗：冠状动脉介入治疗和外科手术治疗，即经皮冠状动脉介入治疗（PCI）和冠状动脉旁路移植术（CABG）。

2. 心肌梗死

（1）一般治疗：包括卧床休息、生命体征监护、吸氧、镇静、缓解疼痛（吗啡、硝酸酯类及 β 受体拮抗剂）等。

（2）药物治疗：给予抗血小板治疗、抗凝治疗、ACEI/ARB、他汀类药物等治疗。

（3）再灌注治疗：发病 3～6 h 最多不超过 12 h，开通闭塞的冠状动脉可以挽救濒临坏死的心肌、缩小梗死范围，促使梗死后心肌重塑以改善预后。给予经皮冠状动脉介入治疗（PCI）或溶栓治疗。

（4）并发症治疗：治疗心律失常、心源性休克、心力衰竭、心室破裂等。

任务实施

一、照护措施

（一）病情观察

（1）疼痛。密切观察疼痛的部位、性质、程度、持续时间，严格监测心电图、血压、心率、呼吸、血氧饱和度。

（2）并发症。有无呼吸困难、咳嗽咳痰等心力衰竭先兆。有无气急、烦躁、乏力、胸部不适等心肌梗死前驱症状。

（3）用药情况。硝酸甘油含服后的表现。

（二）生活照护

（1）休息与活动。心绞痛发作时应立即休息，缓解期应根据患者的活动能力制订合理的活动计划，活动量以不发生心绞痛为度，但应避免竞赛活动和屏气用力动作。心肌梗死患者急性期绝对卧床休息至少 12 h，进食、排便、洗漱、翻身等均由他人协助完成，出现并发症者可适当延长卧床休息时间。无并发症者 24 h 内可在床上他人协助下进行肢体被动活动，如足部旋转、伸展等。如无低血压，可开始由床上坐起，逐渐过渡到坐在床边或椅子上，第 3 天可室内走动，第 4～5 天可逐渐增加活动至每天 3 次步行 100～150 m，之后根据患者病情和对活动反应，逐渐增加活动量和活动时间，训练洗漱、如厕、室外行走、上下楼梯等活动。

（2）饮食照护。心肌梗死发生后 4～12 h 内可进流质饮食，随后用半流食，2～3 天以后改为软食，食物给予低盐、低脂、低胆固醇、易消化的食物，多吃蔬菜、水果，少量多餐，禁烟酒，避免浓茶、过冷、过热、辛辣等刺激性食物。在出汗、呕吐、腹泻时可增加摄入量或减少利尿剂用量。在应用利尿剂，尿量增加时，不必过严限制钠盐饮食。

（3）排便照护。对卧床、进食少、使用吗啡者，了解其日常的排便习惯，训练其床上大小便，指导患者养成定时排便的习惯，防止便秘。告知患者在食物中加蜂蜜水、多食粗纤维食物、顺时针按摩腹部等防止便秘的方法，便秘时勿强行用力排便，遵医嘱使用开塞露。

（三）对症照护

（1）疼痛照护。遵医嘱使用吗啡皮下注射或哌替啶肌内注射，硝酸甘油或硝酸异山梨酯静脉滴注。注意用药后有无呼吸抑制、脉搏加快、血压下降等表现。

（2）呼吸困难。一般给予中等流量 2～5 L/min、鼻导管或面罩吸氧，以增加心肌氧的供应，减轻心肌缺血、缺氧。

（3）心电监护。急性心肌梗死患者立即送入 CCU，密切监测血压、呼吸、神志、24 h 出入量、心电图和血流动力学监测，准备好抢救设备和急救药物。

（四）药物治疗照护

（1）硝酸酯类药物。可直接扩张冠状动脉以缓解心肌缺血，还可扩张静脉降低心脏前负荷、降低左室舒张末压从而降低心肌耗氧量。可舌下含服、口服或静脉给药。硝酸甘油片应放于棕色瓶内，置于干燥处，注意药物有效期，到期更换。含服硝酸甘油后最好平卧，以防出现直立性低血压。部分患者出现面部潮红、头部胀痛、头晕、心悸等不适。静脉滴注时应监测心率、血压的变化。青光眼、低血压者忌用或慎用。

（2）β 受体拮抗剂。因其负性频率和负性肌力作用而降低心肌耗氧量以减少心绞痛的发作并增加患者的运动耐量。应遵循剂量个体化的原则，从小剂量开始。对于所有无禁忌证（如心动过缓、心脏传导阻滞、支气管哮喘）的不稳定型心绞痛患者应尽早使用 β 受体拮抗剂，可减少心肌缺血的发作和心肌梗死的发生，对改善近远期预后均有重要作用。常用美托洛尔和比索洛尔，主要采用口服给药，患者安静时心率可调整到 50～60 次 /min。β 受体拮抗剂不宜突然停药，以免引起反跳。

（3）抗血小板治疗。是不稳定型心绞痛药物治疗的基石，可改变其自然病程，降低心肌梗死率及死亡率。常用阿司匹林、腺苷二磷酸（ADP）受体拮抗剂（氯吡格雷、替格瑞洛），老年人用药期间应密切观察有无出血。

（4）他汀类药物。能降低血脂外尚具有抗炎、稳定斑块作用。常用药物有阿托伐他汀、辛伐他汀、瑞舒伐他汀等。老年人、低体重、肾功能损害者应警惕他汀类药物的不良反应，如肝肾损害、肌病。

（5）ACEI/ARB。ACEI 可以使冠心病患者的心血管死亡和非致死性心肌梗死等主要终点事件的相对危险性显著降低，故对于合并高血压、糖尿病、心功能不全的稳定型心绞痛患者建议使用 ACEI，不能耐受者以 ARB 替代。心肌梗死患者能从 ACEI/ARB 及他汀类药物获益，若无禁忌证均应使用。常用的有雷米普利、培哚普利、依那普利等。

（6）抗凝治疗。对于心肌梗死患者无论其是否接受再灌注治疗，均应给予抗凝血酶类药物，以阻止纤维蛋白的形成和血小板的激活。常用有肝素、低分子肝素，老年心肌梗死患者常伴有多种内科和脑血管严重疾病，抗凝治疗应严密观察重要脏器如颅内和消化道出血等不良反应。

（7）溶栓治疗。心肌梗死患者不能行经皮冠状动脉介入治疗（PCI）又无禁忌证时可考虑溶栓治疗。溶栓治疗的临床适应证与PCI基本相同，但对75岁以上的老年人需慎重权衡利弊再做是否溶栓的决定。溶栓禁忌证包括出血性脑卒中病史、近期缺血性脑卒中、内脏出血，以及未控制的高血压、外伤、大手术、主动脉夹层等。溶栓常用药物有尿激酶、链激酶、重组组织型纤维蛋白溶酶原激活剂（rt-PA）。溶栓再通判断标准，直接指征：冠脉造影TIMI血流分级达到2、3级者表明血管再通。间接指征：抬高的ST段2 h内回降大于50%、胸痛2 h内基本消失、2 h内出现再灌注心律失常。

（五）介入治疗照护

（1）经皮冠状动脉介入治疗（PCI）。所有确诊的心肌梗死患者均应尽快转至具备实施介入治疗条件的医院，对符合下列条件的患者施行直接PCI：发病小于12 h伴新出现的完全性左束支阻滞者或发病12～24 h但仍有临床和（或）心电图进行性缺血证据、伴心源性休克或心衰者。但对于发病超过24 h、无心肌缺血、血流动力学和心电稳定的患者不宜行直接PCI。

（2）急诊冠状动脉旁路移植术（CABG）。急性心肌梗死患者出现持续或反复缺血、心源性休克、严重心衰，而冠脉解剖特点不适合行PCI或出现心肌梗死机械并发症需外科修复时考虑行急诊CABG。

（六）合并症照护

（1）心律失常。老年心肌梗死的心律失常发生率约为77.2%，窦性心动过缓发生率高于成年人。但老年人多患有前列腺肥大或青光眼，用阿托品治疗心动过缓时易发生尿潴留、排尿困难和青光眼急性发作，用异丙肾上腺素治疗心动过缓可导致室性心律失常甚至扩大梗死面积，故应十分慎重使用。老年人心肌及传导系统有退行性改变，逸搏点频率低，并发高度和Ⅰ度房室传导阻滞时，心脏破裂的机会比成人高，若药物治疗不理想、血压低、HR小于50次/min，应及时安置人工心脏起搏器治疗。

（2）心力衰竭。老年人一旦发生心力衰竭，往往病情复杂、治疗困难、死亡率高。心肌梗死伴中度心衰时对利尿剂有较好的疗效，但老年人切忌过度利尿，一般情况下尽量口服给药。洋地黄中毒多见于老年人，必须应用洋地黄制剂时，应选用快速制剂毛花苷C并严格控制其用量在常规剂量的1/3～1/2，应动态观察肾功能和电解质，防止洋地黄中毒。

（3）心源性休克。既往有心肌梗死、心衰史或前壁心肌梗死的患者在心肌梗死过程中发生休克，意味着梗死面积扩展，死亡率高达70%以上。应在血流动力学监测下，用升压药、正性肌力药或扩血管药物治疗。老年患者对多巴胺的治疗易产生依赖性，应用不当或剂量过大可诱发严重心律失常，加重心肌缺血，故不宜长期应用。对有适应证者立即给予溶栓、PCI 或 CABG 治疗，恢复冠状动脉灌注。行 PCI 术，对改善预后有重要意义，是抢救心肌梗死患者心源性休克的主要手段，住院存活率为 69.3%，死亡率下降 35%。药物治疗无效时，应尽早应用主动脉内气囊反搏（IABP）治疗，虽不能提高患者存活率，但也是老年人心肌梗死出现心源性休克的一种抢救方法。

（七）心理照护

给予专人照护，减少探视。当老年患者疼痛剧烈时，陪伴在身旁，以握手、抚摸的方式增加其安全感。患者出现焦虑、恐惧等心理反应时，加强心理照护，解释不良情绪对疾病的影响，介绍监护室的环境，有条不紊地进行照护，稳定患者的情绪。

二、健康指导

（1）向老年冠心病患者及家属介绍本病的危险因素和发病诱因，积极治疗高血压、糖尿病、高血脂等疾病；避免情绪激动、过度体力活动、吸烟、饱餐等因素。

（2）根据疾病状况和自身条件，合理安排力所能及的活动；选择适当的运动方式，如散步、做操、打太极拳等。

（3）调整和改变以往的生活方式，指导低盐、低脂、低胆固醇饮食，限制热能摄入，戒烟、酒，忌浓茶、咖啡，保持乐观、平和的心态。保持大便通畅，便秘时勿用力排便，必要时遵医嘱用缓泻剂。

（4）指导老年患者随身携带硝酸甘油片或速效救心丸以备急用，需用时可以重复使用。药品放置点应告知患者和家属，注意防止药品受潮、受热、失效。指导老年患者坚持按医嘱服药，告知不良反应。

（5）定期到医院复查，有危急征兆时立即就诊。

任务评价

（1）老年心绞痛、心肌梗死患者疼痛是否减轻或消失。

（2）老年冠心病患者是否了解并执行低盐、低脂、低胆固醇饮食计划，能否描述预防便秘的措施，排便是否通畅。

（3）老年冠心病患者自理能力是否恢复正常或得到改善，活动耐力是否增加。

（4）老年心肌梗死患者有无合并症和并发症发生。

病例分析

肖老师，男性，66 岁，既往有心绞痛史。近半月来常于过度疲劳后出现心前区疼痛，疼痛持续时间较长，休息和口服药物不能缓解。入院诊断为冠心病、心绞痛。患者吸烟史 40 年，血脂偏高，平时喜进甜食，喝浓茶，血糖高。

分析：该患者发生冠心病的危险因素有哪些？应该给予该患者的照护措施有哪些？

任务五 老年心律失常患者的照护

任务情境

张大爷，82 岁，以病态窦房结综合征收入院。主诉胸闷、心慌感，以夜间为主。体检：体温 37.2℃，脉搏 53 次 /min，呼吸 15 次 /min，血压 130/95 mmHg，神清，心界不大、律齐、第一心音减弱，余无异常。心电图示：窦性心动过缓。24 h Holter 示：阵发性心动过缓，时有窦性停搏，最慢心率为 40 次 /min。给予阿托品治疗后，患者出现快速性心律失常。

思考：目前张大爷有效的治疗措施是什么？你应该如何对张大爷进行照护？

任务描述

心律失常（cardiac arrhythmias）发生率随年龄增长而增高。随着我国人口老龄化，老年人心律失常发病率将增高，发患者数也将明显增多。老年人心律失常往往为多病因性，如心肌缺血、心肌梗死、心肌病、心力衰竭、内分泌疾病、肺心病等；诱发因素也多种多样，如应激、感染、酸碱失衡、电解质紊乱、药物等。

增龄所引起的退行性改变使得老年人窦性心率下降，老年人缓慢性心律失常的发生率比年轻人高，尤其是各种阻滞性心律失常比年轻人多见。从心律失常的发生机制来说，老年人心律失常自律性、折返性与触发性三种机制常常共存并相互渗透、相互影响。从心律失常发生部位与类型来说，老年人多部位、多类型心律失常共存的情况更为多见，甚至快速性心律失是常与缓慢性心律失常共存。老年人心律失常发生时症状不典型，常被其他疾病所掩盖，易发生漏诊与误诊。老年人往往患有多种疾病、全身多器官功能减退甚至衰竭，药物治疗矛盾多，抗心律失常药物的致心律失常作用比中青年人发生率高。因此，对老年人的心律失常及其治疗必须给予足够的重视。

病态窦房结综合征

病态窦房结综合征（sick sinus syndrome）是由于窦房结冲动的形成障碍或窦性冲动向心房的传导受阻，从而引起严重心动过缓、窦房阻滞或窦性停搏，导致重要器官供血不足的临床综合征。患者可在显著的心动过缓基础上，合并多种心律失常，如快速性房性心律失常和房室传导阻滞。病态窦房结综合征最典型、最严重的症状是晕厥，为老年人晕厥的常见原因。

一、疾病评估

（一）发病因素

老年人病态窦房结综合征最常见原因是窦房结及其邻近组织的硬化性退行性改变。随着年龄增长，老年人窦房结 P 细胞逐渐减少，而弹性纤维、网状胶原纤维增加，同时伴脂肪浸润与钙化，成为老年人发生病态窦房结综合征的病理基础。缺血性心脏病是老年病态窦房结综合征的第二位原因。引起老年人病态窦房结综合征的其他原因包括甲状腺功能减退、心肌病、高血压、心肌淀粉样变性、心包炎、心肌炎、风湿性心脏病、二尖瓣脱垂、系统性红斑狼疮、肌萎缩、恶性肿瘤、创伤等。

（二）疾病表现

病态窦房结综合征在 70 岁以上人群中发病率明显增加。通常起病隐匿，进展缓慢，临床表现多样。老年病态窦房结综合征患者早期临床表现不典型，症状轻微，表现为胸闷、心悸、头晕、乏力等。随着病程进展，因严重心动过缓或长时间窦性停搏而出现心、脑肾等重要器官供血不足的表现，如黑矇、晕厥先兆或晕厥，也可表现为原有心脏病恶化，如心绞痛或心力衰竭加重，极严重者可因长时间的心脏停搏而猝死。

（三）辅助检查

1. 心电图检查

（1）心电图特征：持久而显著的窦性心动过缓是最早出现也是最常见的表现，心率小于 50 次 /min，甚至小于 40 次 /min。

（2）窦房阻滞：窦房结冲动向心房的传导发生延缓或阻滞。一度窦房阻滞，心电图无法诊断；三度室房阻滞时所有的窦性冲动均不能传导到心房，心电图上见不到 P 波，为交界性或室性逸搏心律，与窦性停搏难以鉴别。心电图仅能诊断二度窦房阻滞。二度Ⅰ型窦房阻滞表现为 PP 间期逐次缩短直至出现长间歇，长 PP 间期短于短 PP 间期的 2 倍；二度Ⅱ型窦房阻滞表现为显著延长的 PP 间期，长 PP 间期为短 PP 间期的整数倍。

（3）窦性停搏：窦房结冲动形成障碍，又称窦性静止。心电图表现为一个或多个PP间距延长，长PP间距与短PP间距无整数倍关系。长PP间距常超过1.5 s，长间歇后可出现交界性或室性逸搏，亦可出现交界性或室性自主节律。

2. 动态心电图检查

有助于发现短阵和间歇性的窦性心动过缓、窦房阻滞和窦性停搏。由于病变程度和累及范围不同，病态窦房结综合征心电图表现多样。

（1）病变主要局限于窦房结及其周围组织，心电图表现为显著而持久的窦性心动过缓、窦性停搏与窦房传导阻滞。

（2）心动过缓－心动过速综合征：又称慢－快综合征，病变范围包括窦房结、心房肌及房内传导系统。在显著的窦性心动过缓基础上，出现阵发性快速房性心律失常，如阵发性房性心动过速、心房扑动或心房颤动。

（3）病变范围广泛，除窦房结外，同时累及房室结，又称双结病变，是病态窦房结综合征最严重的类型。其特点是窦性心动过缓与房室传导阻滞并存。

3. 窦房结功能测定

可疑病态窦房结综合征者，经心电图和动态心电图检查不能确诊者，可行窦房结功能测定。

（1）固有心率（IHR）测定：IHR是指窦房结在没有自主神经的作用下，表现出的自身节律的频率。IHR随着年龄增长而下降，故正常值需用年龄加以较正，预测的IHR正常值=118.1-（0.57×年龄）。病态窦房结综合征患者IHR值低于正常值。

（2）窦房结恢复时间（SNRT）：以食管内心脏电生理检查技术或心内电生理检查技术检测，SNRT正常值低于1 500 ms，老年人高于1 600 ms为异常。SNRT受心率的影响，为消除基础心率快慢对其的影响，采用校正的窦房结恢复时间高于550 ms为异常。

（3）窦房传导时间：受多种因素如窦房阻滞和窦性心律不齐的影响，重复性较差，对病态窦房结综合征的诊断价值较窦房结恢复时间小，高于200 ms有诊断意义。

4. 药物试验

（1）阿托品试验：静脉注射阿托品0.02～0.04 mg/kg，于注射前，注射后1 min、3 min、5 min、10 min、20 min、30 min描记心电图，心率小于90次/min为阳性或诱发心律失常如窦房阻滞、窦性停搏、交界性逸搏、心房颤动等也支持诊断。阿托品对于青光眼患者禁用，并可能引起尿潴留，故在老年患者的应用受到限制。

（2）异丙肾上腺素试验：将异丙肾上腺素0.5 mg加入250 mL液体中，以1～2 μg/min速度静脉滴注，心率小于90次/min为阳性。老年人常合并器质性心脏病，异丙肾上腺素可能加重心肌缺血与诱发心律失常，已很少应用。

二、疾病诊断

老年人心率缓慢时均应考虑病态窦房结综合征的可能。排除其他疾病或药物所致，具备以下三项中的一项即可诊断：①窦房阻滞；②窦性停搏≥ 2 s；③严重而持久的窦性心动过缓，24 h 内多数时间心率不大于 50 次 /min。

应注意的是，老年人心动过缓常见，部分老年人夜间 HR 最慢可低于 30 次 /min，但如果最快心率达 90 次 /min 以上，无窦房阻滞、房室阻滞及窦性停搏大于 2 s 等严重心律失常，可能属于正常范围，可密切观察。

三、疾病治疗

（1）病因治疗。对心肌缺血、心肌炎症和退行性改变等基本疾病进行治疗，如防治心肌缺血、改善心肌代谢、调脂、控制高血压等。甲状腺功能减退、酸碱失衡、电解质紊乱、药物影响等所致者，可通过病因治疗恢复窦房结功能。

（2）药物治疗。治疗病态窦房结综合征的药物，如阿托品、异丙肾上腺素及氨茶碱等，无肯定疗效，且在老年患者中易诱发不良反应，仅在紧急情况或无起搏条件时应用。

（3）起搏治疗。循证医学研究表明，病态窦房结综合征患者植入永久心脏起搏器可显著改善临床症状和提高生活质量。是否植入起搏器主要取决于患者的临床症状是否与心动过缓相关。若患者的临床症状和心动过缓相关，可以考虑植入永久起搏器。首选适应性双腔起搏，以减少起搏器综合征的发生率，降低诱发心房颤动和心功能不全的风险。病态窦房结综合征合并快速性心律失常，应在植入起搏器基础上使用抗心律失常药物。

随着人均寿命的延长，接受起搏治疗的老年人日趋增多，在接受起搏治疗的患者中，老年人所占的比例逐渐升高，病态窦房结综合征则是老年人植入起搏器的主要适应证。即使是高龄老人，只要充分做好术前准备、术中谨慎操作，起搏治疗依然是安全的。

心房颤动

心房颤动（atrial fibrillation）简称房颤。心房因快速无序的电活动而失去有效收缩，房室结对心房激动呈现递减传导，造成极不规则的心室率，导致心脏泵血功能下降，心房内附壁血栓形成。房颤是老年人最常见的持续性心律失常，房颤发病率随增龄而增高。房颤在总体人群中的患病率为 0.4%～1.0%；小于 55 岁组的患病率为 0.1%，大于 80 岁组的患病率则高达 9%；各年龄组男性患病率均高于女性；房颤显著增加老年人心脑血管并发症和死亡率。

一、疾病评估

（一）发病因素

房颤多发生于老年器质性心脏病患者，也常见于无器质性疾病的老年人。高龄所致心脏的退行性改变可能是房颤的首位危险因素。房颤的病因多种多样，能够对心房肌产生影响并引起心房压力升高、心房扩大、缺血、纤维化或炎性浸润等改变的疾病均为房颤的病因。与房颤相关的常见疾病有高血压、冠心病、心力衰竭、风湿性心脏瓣膜病、肺源性心脏病、预激综合征、缩窄性心包炎、甲状腺功能亢进、糖尿病等。某些因素（如情绪激动、感染、急性酒精中毒、酸碱失衡、电解质紊乱、手术等）可为房颤的诱因。

房颤发生需触发因素和维持基质。心房或其特殊部位的异常电活动触发或驱动心房肌并伴颤动样传导是房颤的发生机制，心房内复杂的多子波折返可能是其维持机制。目前尚没有一种学说能够完全解释房颤的发生，在一个患者中可能多种电生理机制并存。

（二）疾病表现

房颤临床表现轻重不一，老年人房颤的临床表现主要取决于心室率的快慢、原发疾病的轻重、心脏结构和功能有无异常以及并发症的有无。

1. 分类

房颤的分类方法很多，根据房颤发作的持续时间将心房颤动分为阵发性房颤、持续性房颤、长程持续性房颤和永久性房颤。急性房颤发作指首发房颤、阵发性房颤的发作期或长程持续性房颤的加重期。

2. 症状

最常见心悸、胸闷、运动耐量下降险部分老年人房颤时心室率慢，无明显症状，往往体检时发现。房颤时每搏心排血量下降 25% 以上，在已有心功能损害患者，如心室肥厚和扩张、心脏瓣膜损害、陈旧性心肌梗死等，房颤常是诱发和加重心力衰竭的主要原因。

老年人因心脏储备功能差或同时伴器质性心脏病，对快速房颤的耐受性更差，严重者诱发或加重心功能不全、心绞痛，甚至急性肺水肿。心力衰竭并发房颤时，房颤是引起心源性死亡和全因死亡增加的重要危险因素。阵发性房颤终止时的窦性静止是心脏停搏的重要原因，心脏停搏达 3 s 或以上常引起黑矇，甚至晕厥，老年人可因晕倒发生脑外伤或骨折。

3. 体征

（1）原有心脏病体征：如心脏增大、心脏杂音等。

（2）房颤征：心率快慢不一，节律绝对不规整，心音强弱不等，脉搏短绌。

（3）栓塞征：房颤持续 48 h 以上，左心房血栓形成的风险增加。左心房血栓脱落即造成体循环栓塞，其中以脑动脉栓塞发生率高、危害大，是致残和致死的重要原因。其中，90% 是脑动脉栓塞，10% 是外周动脉栓塞或者肠系膜动脉栓塞等。脑卒中的发生率，非心脏瓣膜病房颤患者是对照组的 5.6 倍，心脏瓣膜病房颤患者是对照组的 17.6 倍；非心脏瓣膜病房颤患者每年栓塞事件的发生率为 5% 左右，是非房颤患者的 2～7 倍。老年房颤患者血栓栓塞的发生率高于年轻患者。

（三）辅助检查

1. 心电图与动态心电图检查

房颤典型心电图表现是：① P 波消失，代之以形态、振幅、间距绝对不等的颤动波（f 波），通常 V1 导联最明显，f 波的频率为 350～600 次 /min。② RR 间距绝对不规则：QRS 波的形态多正常，也可因发生室内差异传导而致 QRS 波宽大畸形。心电图检查还有助于发现其他异常，如左心室高电压或左心室肥大、心肌缺血或心肌梗死。动态心电图检查有助于发现阵发性房颤及无症状的房颤以及有无其他心律失常。

如在应用抗心律失常药物过程中，房颤患者的心室律突然变得规整，应考虑以下情况：①转复为窦性心律；②演变为房性心动过速或心房扑动，呈 2∶1 或 4∶1 的固定房室比例下传；③发生完全性房室传导阻滞或非阵发性交界区性心动过速，最常见的原因为洋地黄中毒。

2. 检验

肝功能、肾功能、甲状腺功能、血电解质、出凝血时间等检测。甲状腺功能亢进是房颤的重要原因之一。老年人甲状腺功能亢进时症状往往不典型，房颤可能为主要临床表现。

3. 超声心动图检查

所有房颤者初始评估时都应行超声心动图检查，以明确心脏结构和功能有无异常，心房有无扩大及有无附壁血栓。左心房血栓敏感性和特异性最高，检测方法是经食管超声心动图检查，可用于指导房颤复律和射频消融。

4. 影像学检查

胸部正侧位片或肺部 CT 检查，必要时进行肺动脉 CTA 检查。

5. 其他

必要时肺功能测定。睡眠呼吸暂停是老年人房颤的高危因素之一，对于可疑患者行睡眠呼吸监测。

二、疾病治疗

老年房颤治疗应从老年人病理生理特点、基础疾病、心功能状态等综合考虑。由于老年人常存在窦房结、房室结功能低下，老年人房颤的治疗常优先选择控制心室率。在应用抗心律失常药物之前，应仔细查找并针对房颤的急性、可逆性病因和诱因进行治疗和纠正。

1. 控制心室率

对于老年房颤患者有重要意义，是最常采用的治疗措施。充分的心室率控制可使左心室射血分数明显增加。老年房颤患者选择室率控制药物前需充分评估心肺功能，将心室率控制在安静状态下小于 80 次 /min，轻度活动后 90～100 次 /min。静脉给药用于急性期，口服给药用于长期维持治疗。老年房颤患者用药剂量应充分注意个体化，避免发生心动过缓和房室阻滞。

控制心室率药物包括 β 受体拮抗剂、洋地黄类、非二氢吡啶类钙通道阻滞药及胺碘酮等。β 受体拮抗剂是无禁忌证患者的首选药物；洋地黄类适用于心力衰竭或低血压的患者；COPD 和哮喘者首选非二氢吡啶类钙通道阻滞药；胺碘酮用于左心功能不全患者。预激并房颤的患者，禁用洋地黄类、非二氢吡啶类钙通道阻滞药及胺碘酮。

2. 转复和维持窦性心律

不管采用何种复律方式，复律前都应依据房颤持续时间而采用恰当的抗凝。对老年持续性房颤心室率不快者，一般不进行复律治疗。

3. 抗凝治疗

（1）华法林在老年房颤患者预防脑卒中的有效性和安全性已被多项研究的证实。2011 年 ACCF/AHA/HRS 房颤指南建议，大于 75 岁人群用华法林预防栓塞的 INR 为 1.6～2.5。华法林的抗凝效果肯定，但应注意不同个体的有效剂量差异较大。

（2）抗血小板药物：阿司匹林预防房颤卒中的有效性远不如华法林，氯吡格雷不需监测 INR，但预防卒中的效益不如华法林。二者合用，与单用阿司匹林相比可减少卒中，但大出血风险增加，预防卒中的作用也不如华法林。

（3）新型口服抗凝药：近年研究证实新型口服抗凝药物明显减少卒中和血栓栓塞并发症，同时显著降低颅内出血风险。代表药物有直接凝血酶抑制剂达比加群酯，直接 Xa 因子抑制剂利伐沙班、阿哌沙班与依度沙班。终末期肾病或透析患者禁用新型抗凝药，仍用华法林抗凝。

（4）普通肝素和低分子量肝素：静脉或皮下应用普通肝素或低分子量肝素，通常用于华法林开始前或停用华法林期间的短期替代抗凝治疗。

4. 预防新发房颤或房颤复发的上游治疗

房颤的二级预防中，ACEI 和 ARB 可减少房颤复发风险 45%～50%。作为新发房颤的一级预防，对左心室射血分数减低的心衰患者、高血压患者，推荐应用一种 ACEI 或 ARB 治疗；对冠状动脉移植术后患者，推荐应用他汀类药物治疗。不建议将 ACEI、ARB 和他汀类药物应用于无基础心脏病患者房颤的一级预防。

5. 房颤其他治疗方法

（1）射频消融：目前主张年龄小于 75 岁的阵发性房颤或持续性房颤患者，如症状明显、抗心律失常药无效或不能耐受，可以考虑射频消融；当射频消融无法耐受时，可选择房室结消融联合永久性心室起搏治疗控制心室率。

（2）左心耳干预：左心耳是房颤患者血栓的主要形成部位，57% 的瓣膜性房颤血栓和 90% 的非瓣膜性房颤血栓均来自左心耳。行其他心脏手术的老年患者，在不增加手术风险的情况下可谨慎考虑行左心耳切除术。

任务实施

一、照护措施

（一）病情观察

定时测量生命体征，观察老年人的变化，如胸闷心悸乏力、气促、晕厥及神志的变化等。且出现意识丧失、抽搐大动脉搏动消失呼吸停止，立即配合医生进行抢救。有器质性心脏病患者，出现严重心律失常时必须进行心电监护，严密监测心率、心律的变化，以及早发现危险征兆。一旦发现频发、多源性室性期前收缩、RonT 现象、阵发性心动过速、二度Ⅱ型及三度房室传导阻滞等有潜在猝死危险的心律失常时，应及时报告医生，并紧急配合治疗。

（二）生活照护

1. 休息与活动

对于偶发、无器质性心脏病的心律失常患者，应注意劳逸结合，不需要卧床休息。但对于心律失常发作时有胸闷、心悸和头晕等症状者，应采取高枕卧位、半卧位或其他舒适体位，避免左侧卧位，以防止患者感觉到心脏搏动而加重不适。对严重心律失常的患者应卧床休息，加强生活护理，保持情绪稳定，以减少心肌耗氧量和对交感神经的刺激。

2. 饮食照护

给予易消化、清淡、多纤维素食物，少量多餐，避免吸烟、饮酒、食刺激性食物，以免诱发心律失常。

3. 排便照护

勿用力排便，尤其是心动过缓者应避免排便时屏气，以免兴奋迷走神经而加重病情。

（三）对症照护

心电图或心电监护中发现任何异常时应及时与医师联系，并做好急救处理。听 HR、测 P 1 min 以上发现心音、脉搏消失，HR 低于 40 次 /min 或大于 160 次 /min 的情况时应及时报告医师并立即处理。

（四）药物治疗照护

（1）用药前告知患者抗心律失常药物的名称、剂量和用法，遵医嘱按时、按量、按一定的给药途径正确给药。

（2）用药过程中注意询问患者的反应，检查心率、心律，测脉搏、血压，观察呼吸变化，必要时进行心电监测，以及时发现药物的不良反应。

（3）奎尼丁一般在白天给药，避免夜间给药。利多卡因应注意给药的剂量和速度；在治疗快速性室性心律失常时，一般先静脉推注 50～100 mg，可遵医嘱重复，有效后再以 1～3 mg/min 的速度静脉滴注维持；肌内注射多用于室性心律失常的预防。普罗帕酮在餐时或餐后服用可减少胃肠道反应。使用 β－受体阻滞药时，HR 低于 50 次 / min，应及时停药。

（五）心理照护

告诉老年人尽管心律失常是种病态，但是是可治愈的。除了严重者外，避免不良刺激，保持乐观、稳定的情绪，积极配合治疗，能同健康人一样生活、学习和工作。

二、健康指导

（1）向老年人讲解心律失常的常见病因、诱因及防治知识。叮嘱老年人合理安排休息与活动，注意劳逸结合，避免劳累，生活规律，预防感冒，保证充足的睡眠，防止心律失常的发生。

（2）遵医嘱用药，不可随意增减药量、停药或擅用其他药物，并教会患者观察药物疗效和不良反应，发现异常及时就诊。

（3）指导老年人摄入易消化、清淡、富含纤维素的食物，少食多餐，避免饱餐和刺激性食物如咖啡、浓茶等的摄入，戒烟酒，以减轻心脏负担。

（4）教会老年人监测脉搏的方法；定期复查心电图和随访，发现异常及时就医；有晕厥和阿斯综合征发作危险的老人，随身携带急救药物，并掌握正确的使用方法。

任务评价

（1）老年人生命体征是否稳定，心悸、乏力、呼吸困难等心律失常症状及紧张不安等心理反应是否减轻或消失。

（2）老年人心律失常是否得到控制，活动耐力是否增加，是否获取相关知识。

病例分析

李阿姨，71 岁，胸闷、心悸 2 天入院。自服“速效救心丸”无效。体检：体温 37.6 ℃，脉搏 74 次 /min，呼吸 22 次 /min，血压 140/95 mmHg，神清，心界不大、律齐、第一心音减弱，余无异常。心电图示：室性期前收缩。

分析：照护员应该给予李阿姨的照护措施有哪些？目前对李阿姨的健康教育有什么？

任务六 老年心肌疾病患者的照护

任务情境

王阿姨，62岁。因活动后心悸、气短2年，双下肢水肿1个月入院。护理查体：体温36.6℃，脉搏108次/min，血压90/60 mmHg，口唇轻度发绀，心界向两侧扩大，心音低钝，心律不齐。胸部X线提示心脏呈普大形，有肺瘀血征象。心电图示：频发室性期前收缩。医生诊断：原发性心肌病。

思考：目前王阿姨存在哪些照护问题？应该如何合理安排王阿姨的休息与活动？

任务描述

心肌病是非冠心病、高血压、瓣膜病和先天性心脏病等原因所引起的心肌结构及功能异常，曾命名为原发性心肌病。目前分类强调了遗传和基因致病作用，并根据形态学特异性和功能表现，分为肥厚型心肌病、扩张型心肌病、公限制型心肌病、致心律失常性右室心肌病、未分类心肌病五类。其病因分为家族性心肌病和非家族性心肌病。以下介绍肥厚型心肌病和扩张型心肌病。

肥厚型心肌病

肥厚型心肌病（hypertrophic cardiomyopathy，HCM）是一种原发于心肌的遗传性疾病，以心室壁不对称性肥厚并累及室间隔，心室腔缩小，左心室血液充盈受阻，左心室舒张期顺应性下降为特征的心肌疾病。根据左心室流出道有无梗阻可分为梗阻型和非梗阻型两型。本病多见于年轻人，近年由于诊断技术发展和人口老龄化，在老年人中有逐渐增多趋势。肥厚型心肌病呈家族性发病占1/3，散发性发病占2/3。

一、疾病评估

（一）发病因素

肥厚型心肌病常有家族史，是常染色体显性遗传的家族遗传性疾病。目前已鉴定出18个致病基因，约400个点突变。50%～85%的患者的基因突变存在于β肌球蛋白重链基因（MYH）、肌钙蛋白I基因（cTnT）和肌球蛋白结合蛋白-C基因（MYBPC），其中MYBPC见于老年患者。这些基因突变造成的肌节收缩和（或）调节异常是肥厚型心肌病的主要原因。此外，儿茶酚胺活性增强、原癌基因表达异常、钙调节异常等机制被认为参与散发病例的发病。

肥厚型心肌病主要病理特征是左心室心肌肥厚，心肌肥厚呈对称性或非对称性。组织学特征为心肌细胞肥大、形态特异、排列紊乱，尤以左心室室间隔改变明显。其主要病理生理改变为：①左心室流出道梗阻；②舒张功能异常；③心肌缺血。

（二）疾病表现

部分患者无自觉症状，可因猝死或在体检中发现。

1. 症状

（1）呼吸困难：多于劳累后出现，是由于左心室顺应性减低，舒张末期压升高，进而肺静脉压升高，肺瘀血所致。与室间隔肥厚伴存的二尖瓣反流可加重肺瘀血。

（2）胸痛：多于劳累后出现，疼痛性质与心绞痛相似，但可不典型，是由于肥厚的心肌需氧增加而冠状动脉供血相对不足所致。

（3）乏力、头晕与晕厥：多在活动时发生，活动或情绪激动时由于交感神经作用使肥厚的心肌收缩加强，加重流出道梗阻，心排血量骤减而引起症状。

（4）心悸：可能与心功能减退和并发心律失常有关。

（5）心力衰竭和猝死：多见于晚期患者，由于心肌顺应性减低，心室舒张末期压显著增高，继而心房压升高，且常合并心房颤动。晚期患者心肌纤维化广泛，心室收缩功能也减弱，易发生心力衰竭与猝死。

2. 体征

（1）可有心浊音界扩大，心尖冲动向左下移位，有抬举性冲动。

（2）有流出道梗阻时，可于胸骨左缘下段第 3、4 肋间心尖区内侧闻及较粗糙的喷射性收缩期杂音，广泛传导至胸骨缘下端、腋部及心底部，但不传导至颈部血管，可伴有收缩期震颤。凡能减低心肌收缩力或增加心脏负荷的措施，均能使流出道阻塞程度减轻，而使杂音强度减弱，如使用 β 受体拮抗剂、取下蹲位、举腿等。凡能增强心肌收缩力或减轻心脏负荷的措施如含服硝酸甘油或做 Valsalva（瓦氏）动作，均能使流出道阻塞程度加重，因而使杂音强度增强。

（3）约半数患者心尖部可闻及收缩期杂音，此杂音可随流出道阻塞程度加重而增强，随流出道阻塞程度减轻而减弱。

（4）部分患者最终出现左侧心力衰竭症状和体征。个别累及右心室者，可出现肝大、水肿、颈静脉充盈等右侧心力衰竭体征。

（三）辅助检查

1. 心电图检查

因心肌肥厚的类型不同而有不同的表现：①左心室肥厚或高电压；②胸前导联常出现巨大倒置 T 波（T ＞ 1.0 mV），心尖肥厚型心肌病者常表现为以 V3 和 V4 为中心的巨大的倒置 T 波；③ I、aVL、I、I、aVF 或左胸导联（V1～V6）可出现深而不宽病理性 Q 波；④有时 V 见 R 波增高，且 R/S 比值增大；⑤可有各种心律失常。

2. 超声心动图

可显示心室壁与室间隔均肥厚、室间隔的非对称性肥厚及心尖部心肌肥厚，非对称性室间隔肥厚者舒张期室间隔的厚度与左心室后壁之比≥ 1.3 和（或）室间隔厚度≥ 18 mm，心尖肥厚型者前侧壁最厚处可达 14～34 mm。心室腔明显变小，收缩期甚至呈闭塞状。左心室舒张功能减退。多普勒超声测定或负荷时左心室流出道阶差≥ 30 mmHg 伴左心室腔内压力升高，表明流出道阻力增加。

3. 磁共振心肌显像检查

可动态观察肥厚心肌收缩和血流的关系，也能够更好地了解肥厚心肌的分布。对于肥厚型非梗阻性心肌病，磁共振心肌显像可能更有诊断价值。

4. X 线胸片

可见左心室增大。

5. 其他检查

左心室造影、核素心肌造影和心肌灌注显像可显示心室形态或结构异常，心导管检查可显示左心室流出道压力阶差，冠状动脉造影有助于确定是否同时存在冠状动脉病变，心内膜心肌活检、基因诊断和筛选对肥厚型心肌病确诊有重要参考价值。

二、疾病诊断

1. 诊断

左心室后壁厚度≥ 15 mm 诊断左心室肥厚。对临床或心电图表现类似冠心病的患者，结合心电图、超声心动图、磁共振心肌显像及心导管的检查即可做出诊断。如有阳性家族史更有助于诊断。左心室流出道压力阶差达到或超过 30 mmHg 可作为肥厚型心肌病患者猝死、严重心力衰竭、脑卒中的独立预后因素。

2. 分型

通常肥厚型心肌病分为三种类型：①梗阻型，安静时压力阶差高于 30 mmHg；②隐匿型梗阻，负荷运动后压力阶差高于 30 mmHg；③无梗阻型，安静和负荷后压力阶差均低于 30 mmHg。肥厚型心肌病压力阶差高于 50 mmHg 可作为外科手术或酒精消融指征。

3. 鉴别诊断

本病主要与高血压性心脏病、主动脉瓣狭窄等相鉴别。

三、疾病治疗

治疗原则：弛缓肥厚的心肌，防止心动过速及维持正常窦性心律，减轻左心室流出道狭窄和抗室性心律失常。

1. 药物治疗

①有或无梗阻成年肥厚型心肌病患者均应服用 β 受体拮抗剂。窦性心动过缓或严

重传导异常者慎用。可逐步滴定至最大剂量，静息心室率在 60～65 次 /min。②也可考虑维拉帕米，自低剂量开始，滴定至 480 mg/ 日，严重心力衰竭或窦性心动过缓者慎用。③单用 β 受体拮抗剂或维拉帕米无效者，可考虑联合应用丙吡胺。④ ACEI 或 ARB 对改善收缩功能正常的肥厚型心肌病临床症状效果不明，梗阻患者应慎用。

肥厚型心肌病合并房颤：①无论是阵发性、持续性还是用华法林抗凝，维持国际标准化比值（INR）在 2～3。②新型抗凝药物可减低血栓风险，但无肥厚型心肌病治疗的证据。③房颤控制心室率用 β 受体拮抗剂和非二氢啶类钙通道阻滞药；抗心律失常药物用丙吡胺和胺碘酮。④症状顽固或不宜服用抗心律失常药物者可考虑进行射频消融术。

2. 手术治疗

对药物治疗无效、症状严重、左心室流出道梗阻的患者，可考虑外科室间隔切除术或酒精间隔消融术。

3. 双腔起搏

若患者不能或不愿意手术治疗，可植入起搏器，房室顺序起搏，可缓解左心室流出道梗阻症状。

扩张型心肌病

扩张型心肌病（dilated cardiomyopathy，DCM）是一类既有遗传原因又有非遗传原因造成的复合型心肌病。出现左心室或双室扩大、收缩功能障碍，却没有其他负荷异常因素或冠脉病变造成的整体收缩功能损害。扩张型心肌病是心肌疾病的常见类型。扩张型心肌病导致左心室收缩功能降低、进行性心力衰竭、室性和室上性心律失常、传导系统异常、血栓栓塞和猝死。扩张型心肌病是心力衰竭第三位原因。

遗传倾向可与外部因素相互作用导致发病。西方扩张型心肌病患者 25% 有家族史，且多为常染色体显性遗传。有家族性早发心源性死亡、传导系统疾病或骨骼肌疾病者应高度怀疑家族性扩张型心肌病。我国扩张型心肌病患病率约为 19/10 万。

一、疾病评估

（一）发病因素

扩张型心肌病病因分遗传性、家族性和非遗传性、非家族性。

目前扩张型心肌病家系中采用候选基因筛查和连锁分析策略，已定位 26 个染色体位点与该病相关，并从中成功找出 22 个致病基因。不同基因产生突变和同一基因不同突变都可引起扩张型心肌病并伴随不同临床表型。一般情况下，遗传倾向可与外部因素或环境因素相互作用。

非遗传因素包括：抗肿瘤、抗精神病等药物使用，乙醇、可卡因、兴奋剂等中毒或过量，硒、锌、维生素 B 等营养素缺乏，与电解质障碍以及内分泌疾病和自身免疫疾病等也有关。病毒性心肌炎是公认致病因素。

（二）疾病表现

起病隐匿，多数老年人因慢性心衰、心律失常而就诊。心衰多为渐进性，早期因心排血量降低表现为活动后疲乏无力、活动耐量下降、心悸等。因不同程度的肺瘀血可逐渐出现呼吸困难、端坐呼吸、夜间阵发性呼吸困难等症状，甚至出现肺水肿。病程晚期出现右侧心力衰竭症状。听诊心尖部可闻及收缩期杂音、S3 和（或）S4 奔马律，并随心功能改善减轻或消失；可伴有心律失常，以房颤多见。随病情进展，逐渐出现肝脏增大、压痛、下肢水肿及多浆膜腔积液等症状及体征。

（三）辅助检查

（1）X 线检查及心血管造影。心影呈普大型，多为中至重度增大，有肺瘀血表现。心室造影可见心室腔明显扩大，左心室收缩及舒张功能均明显降低，射血分数明显下降。

（2）放射性核素检查。心腔明显扩大，以左心室扩大为著，室壁运动普遍减弱。该检查具有无创伤、简便、安全等优点，适用于老年患者。

（3）超声心动图。心室内径增大，以左室为主，弥漫性室壁收缩运动减弱，左室壁厚度正常或稍薄。

（4）心电图。可出现异常 Q 波及 ST–T 改变，但无特异性。

二、疾病诊断

1. 诊断

老年人有心脏扩大，伴或不伴有心力衰竭或心律失常，而无明显病因可寻者，应警惕本病可能。扩张型心肌病诊断时，需排除其他特异性心肌病。

2. 鉴别诊断

包括其他疾病所导致的心肌病。

（1）冠心病晚期缺血性心肌病：①冠心病患者大多有心肌梗死或长期心绞痛病史；②冠心病常伴有高血压、糖尿病、高脂血症等危险因素；③超声心动图、核素及心室造影示 CHD 为局限性室壁运动障碍，扩张型心肌病为弥漫性运动减弱。

（2）酒精性心肌病：长期过量饮酒（WHO 标准：女性＞ 40 g/ 日，男性＞ 80 g/ 日，饮酒 5 年以上）；既往无其他心脏病病史；早期发现戒酒 6 个月后临床状态得到缓解。饮酒是导致心功能损害的独立原因，建议戒酒 6 个月后再做临床状态评价。

（3）糖尿病心肌病：①糖尿病病史。②症状与体征：早期表现为劳力性呼吸困难、不典型胸痛等。当心肌病进展时，表现为疲乏、呼吸困难、端坐呼吸、胸痛、心悸等。③超声心动图：晚期心室腔明显扩大，室壁运动减弱，收缩功能降低。④ X 线胸片：晚期心脏明显扩大。

（4）心动过速性心肌病：慢性心动过速发作时间超过每天总时间的 12%～15%，心室率多在 160 次 /min 以上，少数可能只有 110～120 次 /min。

三、疾病治疗

（1）积极防治诱发心力衰竭因素，如感染、劳累、情绪激动等。

（2）用药。个体化、小剂量联合用药，不同作用类药物可以联合选用。

①正性肌力药物：洋地黄类、多巴酚丁胺、米力农等。

②利尿剂常用配伍为呋塞米、螺内酯或氨苯蝶啶，间歇使用，注意电解质平衡。

③血管扩张剂可减轻前后负荷，如硝酸甘油、硝酸异山梨酯、ACEI 等。

④抗凝剂防治血栓和栓塞，使用中注意出血倾向。

⑤ β 受体拮抗剂：比索洛尔、美托洛尔等。从小剂量开始，重度心衰者禁用。

⑥辅助药物：磷酸肌酸钠、左卡尼汀、曲美他嗪、ATP、CoQ10 等改善心肌代谢。

（3）心脏移植。扩张型心肌病晚期患者可延长寿命，但老年人不予采纳。

任务实施

一、照护措施

（一）病情观察

监测心率、心律及生命征变化；危重者应进行心电监护，以及时发现危险心律失常；注意观察有无心力衰竭表现及其程度；肥厚型心肌病患者应注意观察有无既表现由于本病发生心源性猝死较多见，在病情观察的同时应备好抢救物品及药品；另外还应注意观察有无偏瘫、失语等血栓栓塞表现等。

（二）生活照护

1. 休息与活动

心肌病患者应限制体力活动，以减轻心脏负荷从而改善心脏功能。心力衰竭症状明显者应绝对卧床休息，加强生活护理，心力衰竭控制后仍应适当限制活动量。肥厚型心肌病患者体力活动后有晕厥和猝死的危险，应避免剧烈运动情绪激动、持重或屏气等。有晕厥史患者应避免独自外出活动，避免发生意外。

2. 饮食照护

指导患者进食高蛋白、高维生素、易消化饮食，多食蔬菜水果；少食多餐，不宜过饱；长期卧床者宜进食含纤维素丰富的食物；心力衰竭患者应注意避免摄入过多水分。

（三）药物治疗照护

按医嘱用药控制心力衰竭和心律失常等，由于本病对洋地黄的耐受性差，给药应慎重，注意给药剂量及观察毒性反应；应用 β 受体阻滞剂和钙通道阻滞剂时，应注意观察有无心动过缓等不良反应；肥厚型心肌病应避免使用洋地黄和硝酸酯类药物。

（四）心理照护

要了解老年人的性格特征和心理社会因素，根据不同的性格特征给予指导，训练自我控制的能力，保持心态平和。帮助患者正确认识本病，以良好心态配合治疗和康复，避免焦虑不安等不良情绪。

二、健康指导

（1）向老人介绍本病的病因及诱发因素；提醒肥厚型心肌病患者避免剧烈运动、情绪激动、持重或屏气等。防止发生晕厥甚至心源性猝死；指导老人遵医嘱用药以纠正心力衰竭和心律失常，了解所用药物的剂量、用法、疗效及不良反应等，不要随意增减药量或突然撤换药物。

（2）指导老人摄入高蛋白、高维生素、易消化饮食，多食蔬菜水果，保证充足的休息和睡眠，避免受凉、劳累。

任务评价

（1）老年人呼吸困难是否缓解，活动耐力是否提高，胸痛是否缓解。

（2）老年人情绪是否稳定，能否以良好的心态配合治疗和护理，有无并发症发生。

病例分析

周老师，男性，65 岁，2 个月来下肢浮肿、尿少、气短来院就诊。体检发现颈静脉怒张，肺底少许湿性啰音。心脏扩大，心率 100 次 /min，律整，可闻及 S1，心尖部 2/6 级收缩期吹风样杂音。肝肋下 3 cm，下肢浮肿（+），超声心动图示心扩大，室壁运动呈弥漫性减弱，尿蛋白（+）。诊断为扩张性心肌病伴心力衰竭。

分析：照护员应给予周老师哪些健康教育？目前可以进行哪些照护措施？

项目总结

循环系统疾病是威胁老年人健康的首要敌人，大部分属于慢性病，具有病程长、急性反复发作、重复住院率高、治疗周期长、疗效较差的特点。随着我国进入人口老龄化，心血管疾病在老年人群中的发病率呈上升趋势。老年照护人员需要认真分析造成循环系统疾病的病因，及时判断疾病的发生发展，能够给予正确的照护措施，去除疾病造成的痛苦，促进老年患者健康生活。本项目主要介绍了老年心力衰竭、老年高血压、老年缺血性心脏病、老年心律失常、老年心肌疾病等循环系统疾病患者的照护。在学习以上内容时，大家可学会对老年循环系统疾病的评估、照护的措施，关心和爱护老人，取得患者信任，给予相关疾病知识的宣传和健康教育，提高患者的生活质量。

思考与练习

一、选择题

1. 老年心衰患者出现最常见的心律失常是（　　）。

A. 心动过速　　B. 室性期前收缩　　C. 房颤
D. 房室传导阻滞　　E. 室上性阵发性心动过速

2. 老王，67 岁，患慢性心力衰竭，在治疗期间出现头痛、头晕、黄视，心率 50 次 /min，应考虑（　　）。

A. 螺内酯中毒　　B. 洋地黄中毒　　C. 氨茶碱中毒
D. 卡托普利中毒　　E. 氯沙坦中毒

3. 某老年心功能不全患者，不能从事任何体力活动，休息时也乏力、心悸、气急。其心功能属于（　　）。

A. Ⅰ级　　B. Ⅱ级　　C. Ⅲ级　　D. Ⅳ级　　E. 代偿期

4. 慢性心力衰竭最常见的诱因是（　　）。

A. 呼吸道感染　　B. 快速性心律失常　　C. 体力劳动
D. 摄入钠及体液过多　　E. 贫血

5. 老年高血压急症患者首选的降压药是（　　）。

A. 美托洛尔　　B. 硝苯地平控释片　　C. 卡托普利
D. 硝普钠　　E. 氯沙坦

6．老年高血压患者死亡的最常见原因是（　　）。
A．心力衰竭　　B．肾衰竭　　C．脑出血　　D．冠心病　　E．糖尿病
7．患者女性，62 岁。高血压 1 年，使用降压药时应注意（　　）。
A．一周测量血压一次　　B．从小剂量开始　　C．最好睡前服用
D．血压正常后即可停药　　E．短期内将血压降至正常
8．心肌梗死最常见的合并症是（　　）。
A．心源性休克　　B．肺部感染　　C．左心衰竭
D．室性心律失常　　E．心室破裂
9．诊断老年心肌梗死下列哪项检查敏感性和特异性均高（　　）。
A．肌红蛋白　　B．肌钙蛋白（cTn）　　C．肌酸激酶
D．丙氨酸氨基转移酶　　E．乳酸脱氢酶
10．急性心肌梗死绝对卧床时间是（　　）。
A．12 h　　B．24 h　　C．36 h　　D．48 h　　E．72 h
11．频发性室性期前收缩的定义是（　　）。
A．室性期前收缩＞60 次 /min　　B．室性期前收缩＞30 次 /min
C．室性期前收缩＞20 次 /min　　D．室性期前收缩＞10 次 /min
E．室性期前收缩＞5 次 /min
12．心电图诊断心房颤动最重要的证据是（　　）。
A．出现异常 P 波　　B．P 波消失，代之以 f 波　　C．R–R 间期不规则
D．QRS 波群形态不一致　　E．心室率快
13．有关肥厚型心肌病描述不正确的是（　　）。
A．病因不明，与很多遗传因素有关
B．超声心动图是本病临床上诊断的主要手段
C．其主要病变表现为不均等的室间隔增厚
D．洋地黄可减轻症状，降低左心室流出道梗阻
E．药物治疗主张应用受体阻滞剂和钙通道阻滞剂
14．导致扩张型心肌病最重要的原因之一是（　　）。
A．病毒性心肌炎　　B．遗传　　C．中毒　　D．代谢异常　　E．药物作用
15．下列哪项检查对诊断肥厚型心肌病有重要的意义（　　）。
A．心电图　　B．超声心动图　　C．胸部 X 线检查
D．心导管　　E．心血管造影

二、思考题

1．你如何指导老年心脏病患者预防心力衰竭的发生？
2．对老年高血压患者应该如何指导饮食和药物治疗措施？
3．应对老年心绞痛患者时，照护者应该如何实施急救措施呢？

项目三 老年消化系统疾病的照护

消化系统疾病是老年人疾病谱中的常见病、多发病之一。随着年龄的增长，老年人消化器官的形态结构进行性衰退，从而影响消化系统器官的生理功能发挥。它严重影响患者的身心健康和生活质量，照护人员应从老年人病情的实际出发，采取有效的针对性护理措施，才能使老年消化系统疾病患者真正摆脱疾病的困扰，提高其生活质量，预防复发及防止并发症发生。

老年消化系统疾病主要包括老年胃食管反流病、老年慢性胃炎、老年消化性溃疡、老年肝硬化、老年消化道肿瘤等。

学习目标

知识目标	1. 掌握老年消化系统疾病的照护评估资料 2. 熟悉老年消化系统疾病照护措施、健康指导 3. 了解老年消化系统疾病处理措施
能力目标	1. 能对消化系统疾病患者进行疾病评估 2. 能对消化系统疾病患者进行照护 3. 能对消化系统疾病患者进行健康教育
素养目标	1. 具有良好的沟通能力 2. 工作认真，服务态度良好

在线预习

扫描二维码，学习消化系统解剖、胃的外形、肝脏知识。

消化系统解剖　　胃的外形　　肝脏

任务一　老年消化系统的病理生理变化

随着年龄的增长，老年人消化器官的形态结构也在进行性地衰退，从而影响消化系统器官的生理功能的发挥。老年患者以消化系统为主诉的就诊人员约占 18%，几乎所有的老年人都出现过轻重不同程度的消化系统症状。老年人易发生消化系统疾病，同时老年消化系统疾病也有其各自特点。了解和掌握老年人消化系统病理生理变化特点与易发疾病的特点，对于老年照护人员是非常必要的。

一、老年人消化系统病理生理变化

老化是人体正常的生理现象，随着年龄的增长，消化系统器官会出现退化，功能减退。

（1）分泌功能减弱。老年人唾液腺、胃、肠、胰腺分泌功能减弱，从而影响消化与吸收功能。

（2）动力功能减弱。老年人消化道系统胃肠蠕动减慢，从而造成消化道食物通过时间延长，导致粪便排空延迟。

（3）括约肌功能减弱。老年人食管下端括约肌与幽门括约肌压力降低，会增加食道反流的发生，而肛门括约肌松弛会产生大便失禁。

（4）抵抗损伤因素能力下降。老年人消化道黏膜屏障功能降低，极易产生黏膜破损；屏障功能降低，易导致肠道细菌和内毒素易位；肝脏实质细胞减少，药物代谢与解毒作用降低。

二、老年人消化系统疾病的特点

老年人消化系统的疾病谱与临床表现有其自身的特点。

（1）消化系统器官功能减弱，相关疾病多见。如胃食道反流病、萎缩性胃炎、慢性便秘等。

（2）器质性疾病较功能性疾病多见。如消化系统肿瘤等。

（3）并发症与危重症者多见。如消化性溃疡，常表现为出血穿孔或恶变。

（4）伴发多脏器功能受损者多见。容易诱发其他脏器功能损伤，或老年人同时并发多个脏器疾病。

（5）临床症状不典型多见。老年人患病常以不典型症状为主出现。如急腹症无明显腹痛，感染时白细胞计数升高不明显。

（6）精神心理症状多见。社会与家庭对老年人关爱和照护不够，老年人常疑病、恐病；心理调节和适应能力较差，易产生抑郁、焦虑情绪。

三、老年人口腔与咽部病理生理变化

老年人牙齿咬合面的釉质和牙本质逐渐磨损，牙龈萎缩。咀嚼功能明显减退，影响机械性消化功能。唾液腺萎缩，唾液分泌量减少，影响了口腔的自洁作用和对淀粉的消化作用，导致口干和说话不畅，甚至出现吞咽困难。

四、老年人食管病理生理变化

老年人食管黏膜逐渐萎缩，黏膜固有层的弹力纤维增加而发生不同程度的咽下困难。食管括约肌功能减弱，下食管括约肌压力下降，导致胃内容物反流至食管，甚至反流至食管上段，使老年人反流性食管炎、食管癌的发病率增高。由于食管平滑肌的萎缩，使食管裂孔增宽，从而使老年人食管裂孔疝的发生率也增高。

五、老年人胃病理生理变化

老年人胃黏膜变薄，平滑肌萎缩，弹性降低，胃腔扩大，易出现胃下垂。胃蛋白酶原分泌减少，使胃消化作用减退，影响蛋白质、维生素、铁等营养物质的吸收，可导致老年人出现营养不良、缺铁性贫血。老年人胃蠕动减慢，胃排空时间延长，容易发生消化不良、慢性胃炎、胃溃疡等。

六、老年人肝、胆病理生理变化

老年人肝脏实质细胞减少、变性，肝脏萎缩，使肝脏重量逐渐减少，胆汁生成减少，老年人消化不良的发生率增高；随着肝脏细胞数量、血流量的减少，老年肝脏在营养物质的合成、分解代谢方面呈现不同程度的减退，易发生脂质代谢紊乱、蛋白质与维生素缺乏相关疾病，如高脂血症、非酒精性脂肪肝、低蛋白血症、脂溶性维生素缺乏症等。同时老年人常伴有多种疾病，服用药物种类多，肝脏的解毒功能随着年龄的增长而减退，容易发生药物性肝炎。长期的肝脏慢性炎症或有害物质暴露，肝硬化、肝癌的发病率在老年人群中明显升高。

老年人胆囊黏膜皱壁增厚，胆管内腺体数量、弹力纤维数量和厚度增加，胆囊不易排空。胆固醇分泌量增加，胆酸生成减少，胆汁淤积而容易诱发胆结石形成。

七、老年人结肠与直肠病理生理变化

结肠有吸收、分泌、细菌消化与协助排便的作用，直肠主要是参与排便过程。老年人肠黏膜萎缩，肠上皮细胞数减少，加上老年人活动减少，使肠内容物通过时间延长、水分回吸收增加，粪便干硬，向前推进粪便的动力不足，直肠对扩张的敏感性降低，故老年人易发生便秘；结肠内压上升，易形成结肠憩室。常见的疾病有结肠憩室、慢性便秘，缺血性肠病、肠息肉与消化道恶性肿瘤。

任务二 老年胃食管反流病患者的照护

任务情境

王爷爷，76 岁，餐后烧心、反酸，且有间歇性吞咽困难。尤其在进食固体食物时，吞咽困难明显，伴有咳嗽气喘。X 线钡餐检查有食管裂孔疝的表现，患者因餐后不适而恐惧进食，形体消瘦，神情紧张不安。

思考：应该如何做好老人的心理护理？如何对老年胃食管反流病患者开展健康照护？

任务描述

胃食管反流病（gastroesophageal reflux disease，GERD）是指由于过多胃、十二指肠内容物反流入食管引起胃灼热、反流、胸骨后疼痛等症状或食管黏膜损伤的疾病，包括反流性食管炎和内镜阴性胃食管反流病，是老年人在临床上常见的消化系统疾病之一。老年人由于自身的生理功能变化和长期胃酸腐蚀的累积作用，其发生胃食管反流病的病理生理、临床表现及治疗与普通人群有一定区别。

一、疾病评估

（一）发病因素

（1）食管下括约肌（LES）功能降低。

（2）胃及十二指肠功能障碍，致使胃排空受阻，反流物质量增加。

（3）食管黏膜的屏障功能破坏，廓清能力降低。

知识链接

1. 发病机制

目前认为胃食管反流病是多种原因促成的，其发病过程是食管抗反流防御机制下降和反流物对食管黏膜攻击作用的结果，食管防御机制下降起主导作用。主要为：①胃食管交界的解剖结构抗反流作用削弱；②食管廓清作用减弱；③食管黏膜屏障作用；④反流攻击因子增强。

2. 病理生理特点

病变主要位于食管下段，亦可累及食管中段。轻度炎症黏膜弥漫性或区域性充血水肿，血管模糊，黏膜可呈颗粒状，触之易出血。中重度炎症可出现糜烂或溃疡，炎性渗出物。病变晚期可因纤维结缔组织增生，瘢痕形成，导致食管狭窄。

（二）疾病表现

胃食管反流病临床表现多样，轻重不一，有些症状较典型，如烧心和反胃，有些症状则容易混淆，无特征性，从而忽略了对本病的诊治。多数患者呈慢性复发过程。胃食管反流病的临床表现分为典型症状、不典型症状和消化道外症状三类。

1. 胃灼热和反酸

胃灼热和反酸是胃食管反流病的典型反流症状。胃内容物在无恶心和不用力的情况下涌入口腔统称为反胃，反流物中偶含少量食物，多呈酸性或带苦味，此时称为反酸。反酸常伴有烧心。烧心指胸骨后烧灼感或不适，常由胸骨下段向上伸延。常在餐后 1h 出现，尤其在饱餐后。平卧、弯腰俯拾姿势或用力屏气时加重。

2. 胸骨后痛

常有位于胸骨后的烧灼样不适或疼痛，严重时可为剧烈刺痛，可向剑突下、肩胛区、颈部、耳部及臂部放散，酷似心绞痛。多数患者由烧心发展而来，但仍有部分胃食管反流病患者无烧心反酸等典型症状，尤应注意鉴别。

3. 咽下疼痛与咽下困难

炎症加重或并发食管溃疡时，可出现咽下疼痛，多在摄入酸性或过烫食物时发生。部分患者有咽下困难，呈间歇性，进食固体或液体食物均可发生，每发生在开始进餐时，呈胸骨后梗塞感，可能是由于食管痉挛或功能紊乱所致。少部分患者发生食管狭窄时则呈持续性咽下困难，进行性加重，对干食尤为明显。

4. 其他

有的患者表现为咽部不适有堵塞感，但无真正的吞咽困难，称为癔球症，是酸反流引起上食管括约肌压力升高的缘故。重症反流性食管炎因反流物吸入，可导致慢性咽炎、声带炎嘶哑、哮喘发作或吸入性肺炎。

（三）辅助检查

1. 内镜与活组织检查

内镜检查是诊断反流性食管炎的主要方法，能直接察见黏膜病变，可判定反流性食管炎的严重程度和有无并发症。结合活组织检查可与其他原因引起的食管炎相鉴别，有利于明确病变性质。

2. 24 h 食管 pH 测定

食管 pH 测定可了解食管内的 pH 情况，是诊断胃食管反流病的重要方法。将 pH 电极放置在 LES 上方 5 cm 处保留 24 h，食管一般呈中性（pH=5.5～7.0），当 pH 迅速降低时，可提示有食管酸性胃液反流。目前普遍认为 24 h 监测胃食管流最可靠，该检测方法和内镜结合是诊断胃食管反流病的“金标准”。

3. 食管吞钡 X 线检查

钡 X 线检查可了解有无器质性的损伤，如食管狭窄、溃疡和伴随的胃肠疾病。还可了解有无食管裂孔疝，排除食管癌、食管憩室等其他疾病引起的食管炎。

二、疾病诊断

（1）经常发作与体位改变有关的胃灼热、反酸、胸骨后疼痛以及咽下困难或吞咽困难症状。

（2）内镜和活组织学检查可了解有无食管黏膜病变，并可排除其他器质性疾病。

（3）通过 24 h 食管 pH 监测或核素检查，证实有无病理性反流的客观依据。

三、疾病治疗

胃食管反流病的治疗原则：①祛除病因，控制病状；②改善 LES 抗反流功能；③积极治愈食管炎、减少复发和防止并发症。

1. 一般治疗

主要为生活方式的改变。为减少卧位及夜间反流，可抬高床头 15～20 cm，以患者感觉舒适为度，以增强食管的清除力，加快胃的排空；不穿紧身衣裤，避免便秘和紧束腰带等增加腹压的生活习惯；避免疲劳和精神压力过大；饮食以低脂低糖清淡饮食为主，禁烟酒，避免睡前进食。此外应避免服用降低 LES 压力的药物及影响胃排空延迟的药物。如一些老年患者因 LES 功能减退易出现胃食管反流，如同时合并有心血管疾病而服用硝酸甘油制剂或钙通道阻滞药可加重反流症状，应适当避免，必要时应在医生指导下用药。

2. 药物治疗

（1）促胃肠动力药。胃食管反流是胃肠动力疾病，因而首先要改善动力。促动力药的作用是增加 LES 压力，改善食管蠕动功能，促进胃排空，从而达到减少胃内容物食管反流及缩短食管酸性物质暴露的时间。多潘立酮、西沙必利（cisapride）是此类药中经大量临床研究获得公认的理想用药。

（2）抑酸药物。可通过抑制胃酸分泌和酸反流对食管黏膜的刺激而改善症状，因此抑酸药物仍是治疗胃食管反流病的重要手段。西咪替丁、雷尼替丁和奥美拉唑是抑酸类常用药物。

3. 手术治疗

经内科正规治疗无效或者有严重并发症者，可考虑手术治疗，一般采用腹腔镜下胃底折叠术或内镜下贲门黏膜缝扎术。

任务实施

一、照护措施

（一）生活照护

（1）饮食照护。指导患者进食营养丰富的清淡饮食，少量多餐，细嚼慢咽；专心用餐，忌烟、酒；避免过饱及喝浓茶、咖啡，忌食过热、过辣、过酸的食物。

（2）休息与活动。餐后不宜立即平卧，可适当散步 15～30 min，睡前 3～4 h 不再进食，可有效地增加排空，减少反流发生和减少食物对消化道黏膜的刺激。

（二）对症照护

教会患者降低胃内压或腹腔内压的方法，嘱患者不宜穿过紧的内衣和系过硬过紧的腰带；避免经常弯腰和举重物；保持大便通畅，便秘时不要用力排便，可根据医嘱用缓泻剂帮助排便，必要时可在睡前按摩腹部，从上到下缓缓按摩，每日 3～4 次，每次约 5 min，以缓解便秘。夜间睡眠时垫高床头 20～30 cm，可减少反流发生。

3. 药物治疗照护

老年胃食管反流病患者经常采取促胃食管排空的动力药、抑酸药和黏膜保护剂等联合用药，照护人员应指导患者正确的服药时间和方法，如：口服药应在餐后直立吞服，有利充分吸收；胃肠动力药和黏膜保护剂应在餐前服用；抑酸药在睡前服效果更好；凝胶类药物服后不宜立即喝水；等等。要认真观察用药效果及毒副作用。若病情需要必须使用其他对消化道有刺激的药物时，宜餐后服，避免刺激黏膜，加重副作用。

4. 心理照护

老年胃食管反流病患者因长期受病痛的折磨而感到紧张、焦虑和恐惧，甚至感到无助和绝望，照护人员应仔细观察、认真评估、耐心劝导、主动给予关心和帮助，做好健康教育，使其处于接受治疗护理的最佳心理状态，积极配合治疗。

二、健康指导

做好康复期宣教，劳逸结合，避免复发。指导患者改变生活方式，劳逸结合，注意自我管理和自我减压，积极参加一些有益的文体活动，保证充足的睡眠，劳逸结合。

任务评价

（1）老年胃食管反流病患者胃灼热、反酸、胸骨后疼痛以及咽下困难或吞咽困难症状是否减轻或消失，食管黏膜病变是否改善发绀，24 h 食管 pH 测定结果是否恢复正常。

（2）老年胃食管反流病患者是否了解并执行营养丰富的清淡饮食计划，胃灼热、反酸是否减轻或消失。

病例分析

王爷爷，72 岁。既往有胃食管反流病病史，近 5 年经常感到反酸、烧心、嗳气，偶有恶心、呕吐。

分析： 应该如何制订适合该老年患者的饮食计划？给予该老年患者的照护措施有哪些？

任务三　老年慢性胃炎患者的照护

任务情境

张爷爷，72 岁。因“食欲不振、饭后饱胀不适半年”入院。患者 6 个月前出现食欲不振、饭后饱胀，1 个月前感到饭后上腹部疼痛，伴有乏力、体重略有减轻，大便有时呈黑便，有烟酒嗜好。入院查体：轻度贫血貌，神清，血压正常，心肺（－）；腹软，上腹轻压痛，肝脾未触及。实验室检查：血色素 90 g/L，余正常；大便潜血试验（＋）；尿素酶测定阳性，拟行胃镜检查。

思考： 你判断目前张爷爷的主要健康问题是什么？应该如何对张爷爷进行照护？

任务描述

慢性胃炎（chronic gastritis）指不同病因反复作用于易感人体引起的胃黏膜慢性炎症或萎缩性病变。其实质是胃黏膜上皮遭受反复损害后，由于黏膜的特异再生能力，以致黏膜发生改建，且最终导致不可逆的固有胃腺体的萎缩甚至消失。老年人常患有胃炎，其病程漫长并反复发作，而老年人也常患有高血压、脑血栓和糖尿病等疾病，也可能加重自身胃炎的病情。老年人慢性胃炎没有特异性的临床表现，一般症状较少，老年人慢性胃炎临床症状较少的原因可能与老年人各器官的机能减退反应较差有关。

知识链接

病理生理特点

各种病因所致的胃黏膜炎症反应称为胃炎。以慢性炎性细胞，主要是淋巴细胞、浆细胞浸润为主时称为慢性胃炎。慢性炎症过程中出现胃黏膜萎缩，主要表现为胃黏膜固有腺体数量减少甚至消失，并伴纤维组织增生，黏膜肌增厚，严重者胃黏膜变薄，当发生萎缩特别是伴有肠化生改变时，则称为慢性萎缩性胃炎。胃上皮或化生的肠上皮在再生过程中发生发育异常，形成异形增生，又称为不典型增生。大多数慢性胃炎由幽门螺杆菌引起，病理组织学检查多可发现幽门螺杆菌，其多见于黏液层和胃黏膜上皮表面及小凹间。

在慢性胃炎向胃癌的进程中，化生、萎缩及异形增生都被视为胃癌前状态。

一、疾病评估

（一）发病因素

（1）幽门螺杆菌感染。现已确认幽门螺杆菌（helicobacter pylori，HP）是慢性胃炎的主要致病因子之一。

（2）刺激性食物。老年人味觉下降，食管胃黏膜逐渐萎缩，蠕动力差，喜欢吃刺激性食物或长期饮浓茶、喝酒、喝咖啡、过度吸烟等可引起胃黏膜的慢性炎症性改变。

（3）药物。老年人由于身体功能的衰退，常患多种疾病，如冠心病、高血压、糖尿病、痛风、关节炎等，需长期服药，尤其是长期服用阿司匹林类等非类固醇消炎药、洋地黄等药物均可引起胃黏膜损害。

（4）自身免疫反应。老年人自身免疫调节功能低下，调节自身抗体产生的抑制功能减退，体内出现多种自身抗体，如抗胃壁细胞抗体（PCA）、抗促胃泌素分泌细胞抗体（GCA）及抗内因子抗体（IFA），这些抗体与相应抗原结合，激活补体或调节 T 细胞、巨噬细胞而破坏胃黏膜腺体而导致慢性胃炎。

（二）疾病表现

慢性胃炎无特异的临床症状，且病变程度与临床症状亦不相一致。

1. 无特异性症状

老年慢性胃炎病程迁延，大多无明显典型的临床症状。最常见的临床表现是上腹部饱胀不适，以进餐后症状较重。无明显规律隐痛、嗳气、反酸、烧灼感、食欲不振、恶心、呕吐。常见于进食冷、硬、辛辣或其他刺激性食物时可诱发症状加重。部分患者可出现食欲不振、头晕、乏力、消瘦、贫血，可出现舌炎、舌萎缩和周围神经病变，如四肢感觉异常。

2. 并发症与伴发疾病较多

慢性胃炎合并有胃黏膜糜烂者可出现少量或大量上消化道出血，出现黑便，一般在 3～4 天后停止。如长期出血可引发贫血，其中 A 型胃炎食欲减退、体重减轻、贫血、乏力、周围神经病变的临床表现较重。老年人慢性胃炎并发出血，且因胃黏膜血管硬化，不易止血，又由于血容量减少，致使心、脑、肝、肾等重要脏器血液灌流不足，发生功能障碍。老年人体内水、电解质和酸碱平衡调节功能障碍，在慢性胃炎活动期或饮食不洁时引起呕吐与腹泻，易导致水、电解质和酸碱平衡紊乱，同时老年人慢性胃炎常常伴发慢性支气管炎、肺气肿、高血压、冠心病和糖尿病等。

（三）辅助检查

（1）胃镜与活组织学检查。这是慢性胃炎最可靠的诊断方法。

（2）钡餐透视检查。利用口服钡剂后在 X 线下检测钡剂通过胃内时间，特点是方法简便易行，在临床上可以普遍开展。

（3）HP 检测。HP 感染的诊断已成为慢性胃炎的常规检查。

（4）血清学检查。自身免疫性胃炎患者血清促胃液素水平常明显升高，有恶性贫血时尤甚；血清中多数可测得抗胃壁细胞抗体和抗内因子抗体，维生素 B_{12} 水平低下。

（5）胃液分析。自身免疫性胃炎均有胃酸的缺乏。

二、疾病诊断

（1）慢性胃炎。症状不典型。

（2）胃镜和胃黏膜活组织学检查。目前是诊断慢性胃炎最直接、最可靠的方法。

（3）明确有无 HP 感染及可能的病因或诱因。HP 感染是慢性胃炎的主要病因。

三、疾病治疗

1. 一般治疗

保持身心健康愉快，饮食生活规律，戒烟戒酒，不要暴饮暴食，不要喝浓茶，进食定时、定量。抑郁、焦虑、精神紧张、失眠的患者，应给予适当的对症治疗，恢复其积极健康的生活态度，安度晚年。

2. 药物治疗

给予质子泵抑制剂加两种抗生素加铋剂清除 HP 感染，进行胃黏膜保护药物、胃肠动力药物等治疗。

任务实施

一、照护措施

（一）生活照护

（1）饮食照护。向老年人说明胃病护理过程中合理饮食的重要性，选用营养丰富、温度适宜、易消化、清淡的食物，遵循少量多餐原则。同时应注意饮食规律、卫生，忌暴饮暴食。

（2）休息与活动。老年慢性胃炎患者要注意劳逸结合、生活作息有规律，避免精神紧张、忧郁和焦虑等。

（二）对症照护

老年慢性胃炎患者平时要注意上腹部保暖，避免受凉，有利于胃病康复。如有胃病急性发作时要卧床休息，可以局部热敷或按摩，要合理使用药物，做好对症照护。

（三）药物治疗照护

（1）清除 HP 感染。HP 感染被认为是引起慢性胃炎的一个主要病因，伴有 HP 感染的慢性胃炎，患者应积极配合药物根除 HP 感染，以促进慢性胃炎的恢复、症状的缓解。根除 HP，目前主流的治疗方案是四联疗法，即质子泵抑制剂加两种抗生素加铋剂，质子泵抑制剂常用的有雷贝拉唑、奥美拉唑、泮托拉唑、兰索拉唑等，常用的抗生素有阿莫西林、甲硝唑、克拉霉素、呋喃唑酮等，常用的铋剂有胶体果胶铋、枸橼酸铋钾等。

（2）胃黏膜保护药物。可以促进胃黏膜屏障的防御功能，以及胃黏膜上皮的生长。常用的此类药物有铝碳酸镁片、硫糖铝、前列腺素 E、替普瑞酮等，在一定程度上缓解胃部不适作用，但是高血压，心脏病以及肾病的老年患者需慎用。

（3）胃黏膜保护药物。慢性胃炎可以出现高胃酸，也可以出现低胃酸，使用抑酸药物可降低胃腔内氢离子浓度，减轻氢离子对胃黏膜的腐蚀作用，从而促进胃黏膜的修复和炎症的消除。常用的抑制胃酸分泌的药物有 H_2 受体阻断剂和质子泵抑制剂。前者常用药物有雷尼替丁、法莫替丁、尼扎替丁等，后者常用药物有兰索拉唑、奥美拉唑、雷贝拉唑等。

（4）胃肠动力药物。慢性胃炎患者常有胃肠动力功能异常，因此在老年慢性胃炎治疗中，胃肠动力药是经常使用的一类药物，此类药物常用的有胃复安、莫沙必利、多潘立酮、伊托必利等。

（5）其他治疗方法。现在发现某些胃肠激素有增强胃黏膜防御功能的作用，如神经降压素、生长抑素、表皮生长因子、转化生长因子等。因此老年慢性胃炎患者可以使用一些胃肠激素药物治疗，如施他宁和奥曲肽等。缺铁性贫血患者可补充铁剂治疗，恶性贫血患者可用维生素 B_{12}、叶酸治疗。

向老年患者交代各种药物使用方法，并解释合理使用药物的相关知识。如预防胆汁反流，中和胆盐，常用硫糖铝。指导老年人在服用前先将药片嚼碎成粉末，这样能使硫糖铝与胃黏膜中的黏蛋白有效结合，形成有效保护膜，有利于慢性胃炎康复。阿莫西林和甲硝唑服用后可出现全身乏力、恶心、呕吐以及腹泻等胃肠道反应。服药前可先告知老年患者了解药物的不良反应，停药后这些现象可自行消失，不要引起精神紧张，必须按疗程要求进行治疗。

（四）心理照护

如老年患者出现反复呕血、黑便等症状时，会出现情绪紧张和恐惧心理。照护人员要及时与患者沟通，解除紧张情绪，给予关心和安慰，多沟通、多开导、多解释，帮助患者树立战胜疾病的自信心，有利于疾病的康复。

二、健康指导

向老年患者讲清胃炎的病因及各种诱发因素，避免食用刺激性食物，戒烟戒酒，坚持药物治疗，保护好胃黏膜，注意合理使用药物，以免损伤胃黏膜；如果发生不典型增生者，应该定期随诊、复查；加强饮食卫生，规律饮食，保持良好的心态，积极配合治疗，早日康复。

任务评价

（1）老年慢性胃炎患者上腹部饱胀不适，嗳气、反酸、食欲不振、恶心、呕吐症状是否减轻或消失，胃镜检查黏膜病变是否改善，HP 检测结果是否恢复正常。

（2）老年慢性胃炎患者是否了解并执行营养丰富的清淡易消化饮食计划，上腹部饱胀不适感是否减轻或消失。

病例分析

王伯伯，68 岁，间歇性上腹部不适 5 年，近 1 周因受凉自觉纳差、恶心、反酸，上腹部时有隐痛，大便正常。

分析：应该指导王伯伯做哪项检查才能确诊疾病？

任务四 老年消化性溃疡患者的照护

任务情境

曹奶奶，66岁，十二指肠溃疡患者，系腹痛腹胀伴呕吐半月入院，来时生命体征平稳，神志清楚，精神欠佳，营养一般，全身皮肤黏膜无黄染，腹平，腹式呼吸存在，未见肠型，蠕动波，肝脾肋下未及，胆囊未触及，墨菲征阴性，腹部无压痛、反跳痛，未扪及包快，移动性浊音阴性，肠鸣音正常。现遵医嘱给予保守治疗与观察。

思考：你判断曹奶奶目前主要的健康问题是什么？你如何对她进行照护？

任务描述

消化性溃疡（peptic ulcer disease，PUD）主要是指发生在胃和十二指肠球部的慢性溃疡，因溃疡的形成与胃酸、胃蛋白酶的消化作用有关，因此得名。溃疡是指黏膜缺损超过黏膜肌层者而言，故不同于糜烂。一般指胃溃疡（gastric ulcer，GU）和十二指肠溃疡（duodenal ulcer，DU）。老年人消化性溃疡病情较年轻人严重，但临床症状往往不典型，易发生并发症，传统治疗方法疗效较差，而侵袭治疗因伴发疾病受到限制。尽管近年消化性溃疡的诊疗取得了进步，但老年人消化性溃疡的死亡率反而有增高的趋势，因而应予以足够的重视。

知识链接

1. 发病机制

胃和十二指肠黏膜具有一系列防御和修复机制。消化性溃疡的发生是由于对胃和十二指肠黏膜有损害作用的侵袭因素与黏膜自身防御－修复因素之间失去平衡的结果。这种平衡可能是由于侵袭因素增强，也可能是防御－修复因素减弱或两者兼而有之。

2. 病理生理特点

十二指肠溃疡多发于球部，前壁较常见。胃溃疡多在胃角和胃窦小弯。老年人胃溃疡发生部位较高，多位于胃体上部、胃底。因此胃溃疡并发梗阻在老年消化性溃疡不多见，如出现幽门梗阻，应首先考虑胃癌可能。

一、疾病评估

（一）发病因素

（1）HP 感染。HP 感染是消化性溃疡的主要病因。

（2）胃酸和胃蛋白酶。消化性溃疡最终形成是由于胃酸胃蛋白酶自身消化所致。

（3）药物。长期服用非甾体抗炎药、糖皮质激素、氯吡格雷等药物可以发生溃疡。

（4）排空障碍。胃排空延缓和十二指肠—胃反流可导致胃黏膜损伤。

（5）应激和心理因素。急性应激可引起溃疡；长期精神紧张、焦虑易引起溃疡。

（6）其他危险因素。吸烟、饮酒、饮浓茶、喝咖啡、高盐饮食易增加溃疡发生率。

（二）疾病表现

本病的临床表现不一，部分老年患者可无症状或以出血、穿孔等并发症为首发症状。一般表现为以下三方面。

1. 上腹痛症状

（1）慢性病程呈反复发作，病史可达几年或几十年。

（2）呈周期性、季节性发作，与缓解期相互交替，多在秋冬和冬春之交发病，可因心理因素或服用非甾体类抗炎药而诱发。

（3）呈节律性发作。十二指肠溃疡表现为饥饿痛、夜间痛，进食后缓解；胃溃疡于餐后 0.5～1 h 发生饱胀痛、灼痛等。老年患者症状多不典型，无症状或症状不明显者较多。上腹痛为主要表现，可为钝痛、灼痛或胀痛，多无节律性。腹胀、食欲缺乏、体重减轻、贫血较常见。

2. 并发症

出血最常见，并发大出血率占老年消化性溃疡 20% 以上，但出血量与临床表现不一致，突发眩晕、乏力、面色苍白，考虑发生了溃疡出血。穿孔居并发症第二位，其病死率也随年龄增长而上升。老年患者疼痛加剧而部位固定，放射至背部，且不为抗酸剂缓解，常提示后壁慢性穿孔；突发上腹剧痛并延及全腹部，可能为急性穿孔。幽门梗阻主要由十二指肠溃疡或幽门管溃疡引起。少数胃溃疡可发生癌变（1% 以下）。

3. 体征

缺乏特异性。在溃疡活动期，多数患者有上腹部局限性轻压痛，十二指肠溃疡压痛点多偏右，缓解期多无体征。少数老年溃疡患者可有贫血、消瘦。

（三）辅助检查

（1）胃镜与活组织学检查。这是消化性溃疡的首选方法。

（2）钡餐透视检查。利用口服钡剂后在 X 线下检测钡剂通过胃内时间，特点是方法简便易行，在临床上可以普遍开展。

（3）HP 检测。HP 感染的诊断已成为消化性溃疡的常规检查。

（4）大便潜血试验。活动性十二指肠溃疡或胃溃疡常有少量渗血，使粪便隐血试验阳性，但一般短暂，经治疗 1～2 周内转阴。如果胃溃疡患者持续阳性，应怀疑有癌肿可能。

（5）胃液分析。胃溃疡患者胃酸分泌正常或稍低于正常；十二指肠溃疡患者常有胃酸分泌过高，但也只见于 1/4～1/3 病例，以基础分泌（BAO）和夜间分泌（MAO）为明显。

二、疾病诊断

（1）典型的周期性和节律性上腹痛是诊断消化性溃疡的主要依据。但老年人消化性溃疡的患者症状常不典型，更有一部分患者可无疼痛症状。因此需结合内镜或 X 线胃肠钡餐检查。

（2）胃镜和胃黏膜活组织学检查目前是诊断消化性溃疡最直接、最可靠的方法。

（3）明确有无 HP 感染。HP 感染的诊断已成为消化性溃疡的常规检查。

三、疾病治疗

1. 一般治疗

规律生活，劳逸结合，避免过度劳累紧张，必要时可给镇静药。定时进餐，避免进食辛辣过咸食物以及浓茶、咖啡等饮料。戒烟戒酒，纠正不良生活习惯。

2. 药物治疗

（1）根除 HP 治疗。根除 HP 可治愈大多数 HP 相关性溃疡。

（2）胃黏膜保护药物和止血药物。可以促进胃黏膜屏障的防御功能，以及胃黏膜上皮的生长。常用的此类药物有铝碳酸镁片、硫糖铝、前列腺素 E、替普瑞酮等，在一定程度上缓解胃部不适作用，但是高血压、心脏病以及肾病的老年患者需慎用。如果老年患者出现消化道出血，则需使用止血药物。

（3）抑制胃酸分泌的药物。使用抑酸药物可降低胃肠腔内氢离子浓度，减轻氢离子对胃肠黏膜的腐蚀作用，从而促进胃肠黏膜的修复和溃疡愈合。

任务实施

一、照护措施

（一）病情观察

多数情况下，老年消化性溃疡患者疾病发作时，所呈现的临床症状不具有典型性、明显性，这常常不容易被识别。对于具有消化性溃疡高危因素的老年人，尤其是存在诸如慢性阻塞性肺气肿、肝硬化等疾病的老年人，要对其是否存在胃部不舒适、是否存在嗳气等临床症状进行密切的观察。同时对患者用药期间反应严密观察，如发现副作用，及时对症处理。

（二）生活照护

（1）饮食照护。根据老年人的饮食习惯、饮食喜好，指导其合理饮食，饮食应清淡、易消化且不会对溃疡造成刺激，要保证饮食富含营养，禁食生冷、刺激性食物，主要摄入食物以面食为主。为对胃酸起到稀释作用，牛奶可适量饮用，但饮用量不可过多。

（2）休息与活动。当处于溃疡活动期时，要保持休息状态或者进行 4～6 周的住院治疗。

（三）对症照护

考虑到老年消化性溃疡患者或多或少会存在疼痛，故需加强对症照护。要对消化性溃疡患者疼痛的诱因加以了解，尽可能减少或者避免诱发因素，患者有疼痛症状后，对患者疼痛的性质、程度、部位以及规律进行评估，安抚患者不要过于担心，指导其进行深呼吸，和患者说一些他们感兴趣的话题等，以转移其集中在疼痛上的注意力；按照医嘱合理给药，要求患者定时定量用药，用药期间对患者的反应进行密切的观察。

（四）药物治疗照护

向老年患者交代各种药物使用方法，并解释合理使用药物的相关知识，了解使用药物的剂量、所产生的作用、可能会产生的副作用。如氢氧化铝和磷酸盐的结合会对其吸收造成影响，老年患者长时间应用有出现骨质疏松的可能性。H_2 受体阻滞剂应用后会使一些患者出现副作用，常见的副作用有头晕、乏力、皮疹等，若患者长时间有 H_2 受体阻滞剂使用史，则要对其血象、肝功能情况进行定期的检查。随着年龄的增长，老年患者的记忆力有所衰退，他们不是出现漏服药物，就是错服药物，遵医服药行为差。故为了促使老年患者遵医嘱合理用药，应加强与患者的沟通，将合理用药的重要性解释清楚，提高遵医依从性，引导其定时定量合理用药，给药时确保患者服药到口。同时，告诉老年患者一些药物可能会产生一些副作用，叮嘱患者不要过于紧张，一些副作用会在停药后自行消失，鼓励患者及其家属在发现出现副作用后及时汇报。

（五）心理照护

心理因素是消化性溃疡复发的重要因素。故对老年消化性溃疡患者，要加强心理护理，多与患者交流，将消化性溃疡相关知识介绍给患者，安抚患者不要对疾病过于担心，保持良好心态。对疾病转归的重要性解释清楚，引导患者形成乐观向上的情绪，指导其掌握一些放松的技巧，使其学会对自身情绪进行调整。与此同时，加强和患者家属的沟通，提醒家属多留意患者的情绪，多对患者进行开导，以引导患者保持良好心态。患者焦虑、紧张以及失眠等症状过于严重时，可遵医嘱让患者短期应用少量的镇静安眠药。

二、健康指导

吸烟者最好戒烟，告诉其香烟中的尼古丁会对胃黏膜造成一定的损伤，会使乙醇或阿司匹林消炎药对胃黏膜造成的损伤加大，同时要尽可能避免饮用茶、咖啡等，对胃黏膜造成损害的药物尽量不要长时间应用。对有损害胃黏膜药物长时间应用史者，要强化随访力度，有需要时适当给予胃黏膜保护剂。

任务评价

（1）老年消化性溃疡患者上腹部饱胀不适，嗳气、反酸、食欲不振、恶心、呕吐症状是否减轻或消失，胃镜检查黏膜病变是否改善，HP 检测结果是否恢复正常。

（2）老年消化性溃疡患者是否了解并执行营养丰富的清淡易消化饮食计划，上腹部饱胀不适感是否减轻或消失。

病例分析

李老师，男性，65 岁，3 年来周期性发作上腹痛，疼痛多在餐后 3～4 h 及夜间出现，进食可缓解。2 天来解柏油样便 6 次，患者自觉心慌，家人发现患者面色苍白，四肢湿冷，即测血压为 80/50 mmHg，脉搏 120 次 /min，急送急诊室。

分析：李老师可能为何病？目前发生了什么情况？应该如何照护？

任务五　老年肝硬化患者的照护

任务情境

王爷爷，75 岁。有慢性乙型肝炎病史 20 年，肝功能检查：反复有异常。乏力、纳差 2 个月，腹胀、少尿半月。体检：生命体征无异常。消瘦，神志清楚，肝病面容，巩膜轻度黄染，肝掌（－），右侧面部和颈部可见蜘蛛痣，腹部明显膨隆，未见腹壁静脉曲张，移动性浊音（+），双下肢轻度水肿。

思考：你判断目前王爷爷的主要健康问题是什么？你认为应该如何对张爷爷进行照护？

任务描述

肝硬化是一种以肝组织弥漫性纤维化，假小叶和再生结节形成为特征的慢性肝病。临床上有多系统受累，以肝功能损害和门静脉高压为主要表现，晚期常出现消化道出血、肝性脑病、继发感染等严重并发症。老年人肝硬化起病隐匿，并发症和伴发疾病多，易出现多器官功能衰竭，病死率较高。

知识链接

1. 发病机制

①病毒性肝炎与病毒抗原持续存在，反复发生肝损害及胶原刺激因子持续存在所致肝纤维化不断进展有关；②乙醇及其中间代谢产物对肝脏直接损害；③循环障碍致肝脏长期瘀血、肝细胞变性及纤维化；④长期服用损害肝脏药物或接触化学毒物致中毒性肝炎，肝细胞变性、坏死。

2. 病理生理特点

肝细胞广泛性坏死，正常肝小叶结构破坏，肝组织弥漫性纤维化，假小叶和再生结节形成，导致肝内血管扭曲、受压、闭塞，血管床缩小，肝内血液循环紊乱，门脉高压形成。

一、疾病评估

1. 发病因素

（1）病毒性肝炎。主要为乙型、丙型和丁型病毒重叠感染。

（2）酒精中毒。主要由于长期大量酗酒和慢性酒精中毒导致肝硬化。

（3）非酒精性脂肪性肝炎。年龄大于 50 岁伴有 2 型糖尿病，体重指数明显增加，谷丙转氨酶异常的非酒精性脂肪性肝炎易发展为肝硬化。

（4）循环障碍。肝静脉和（或）下腔静脉阻塞、慢性心功能不全以及缩窄型心包炎可致肝脏长期瘀血肝细胞变性及纤维化，最终导致瘀血性肝硬化。

（5）长期胆汁淤积。任何原因引起肝内、外胆管梗阻，持续胆汁淤积，皆可发展为胆汁性肝硬化。

（6）免疫疾病。自身免疫性肝炎及累及肝脏的多种风湿免疫性疾病可进展为肝硬化。

（7）药物或化学毒物。长期服用损伤肝脏的药物及接触四氯化碳、磷、砷等化学毒物可引起中毒性肝炎，最终演变为肝硬化。

2. 疾病表现

通常肝硬化起病隐匿，病程发展缓慢，病情较轻微可潜伏 3～5 年或 10 年以上，少数因短期大片肝坏死，3～6 个月便发展成肝硬化，常分为代偿期和失代偿期。

（1）代偿期。可无症状或症状不典型，缺乏特异性。以乏力、食欲减退出现较早，且较突出，可伴有腹胀不适、恶心、上腹隐痛、轻微腹泻等。上述症状多呈现间歇性，因劳累或伴发病而出现，经休息或治疗可以缓解。患者营养状态一般，肝轻度大，质地结实或偏硬，无或有轻度压痛，脾轻或中度大，肝功能检查结果正常或轻度异常。

（2）失代偿期。症状典型，主要表现为肝功能减退或门静脉高压症两大类临床表现。同时可有全身多系统症状。

3. 辅助检查

（1）超声波检查。肝硬化时显示均匀的、弥散的密集点状回声，晚期回声增强，肝脏缩小，门静脉增宽，脾脏增厚等。

（2）食管 X 线钡餐检查。观察有无食管、胃静脉曲张。有静脉曲张时，钡剂于黏膜上分布不均，出现虫蚀样充盈缺损。胃底静脉曲张时，钡剂呈菊花样充盈缺损。

（3）CT 扫描。对于晚期肝硬化，认为 CT 诊断可以代替腹腔镜和肝活检。

（4）磁共振成像（MRI）。磁共振成像与 CT 相似，能看到肝脏形态、脂肪浸润、腹水及血管是否通畅。两者各有优缺点。

（5）肝穿刺活组织检查。可以确定诊断，了解肝硬化的组织血类型及肝细胞受损和结缔组织形成的程度。

二、疾病诊断

1. 诊断标准

（1）有乙型、丙型和丁型病毒感染史。

（2）肝脏质地与皮肤的改变。触诊时肝脏质地坚硬坚实或坚硬，边缘锐利不规则，表面不平有结节感。蜘蛛痣、肝掌常见于肝硬化，对诊断具有相对参考意义。

（3）门静脉高压。包括脾肿大、腹水、腹壁静脉曲张及食管胃底静脉曲张出血等。

（4）影像学检查。超声、CT 或 MRI 检查，发现肝脏缩小、表面不光滑甚至凹凸不平，门静脉及脾静脉内径增宽、脾肿大、腹水等。

（5）肝脏储备功能受损。血清白蛋白低，凝血酶原时间延长，伴有或不伴血清胆红素及氨基转移酶水平升高。

2. 诊断依据

具备上述诊断标准 5 项中的任意 4 项可确定诊断，具备 1 项者为可能诊断，对疑诊病例、隐源性肝硬化需借助活检组织学检查确诊。

三、疾病治疗

目前医疗不能逆转已发生的肝硬化，老年人肝硬化治疗的主要原则是加强护肝和支持治疗，积极防治并发症，改善预后。老年患者用药剂量要适当，以免造成药物性肝损害。

1. 一般治疗

代偿期应适当减少活动，失代偿期则应卧床休息，以利于肝细胞修复和再生。饮食上应给予高热量、高蛋白、高维生素、易消化的食物。肝功能显著损害或有肝性脑病先兆时应限制或禁食蛋白质，有腹水时应限制钠的摄入，老年人常有习惯性便秘，注意保持大便通畅，禁用损害肝脏的药物。

2. 药物治疗

（1）抗病毒治疗。复制活跃的 HBV、HCV 可用抗病毒药物，针对病因治疗。

（2）门静脉高压的药物治疗。降低门静脉压力的药物主要有肾上腺素受体拮抗剂和血管扩张剂，常用药物有普萘洛尔、硝酸酯类、硝苯地平等。

（3）护肝治疗。护肝药物种类很多，其共同特点是促进损伤的肝细胞再生，保护肝细胞减轻损伤。如维生素 C、肌苷、护肝片等。

（4）腹腔积液的治疗。首先去除加重腹水的诱因，如过量水钠摄入、低钾血症感染。老年腹水患者广泛使用利尿剂，应从小剂量开始，间歇给药，主张排钾与保钾利尿剂联合使用。病情严重者可采用少量放腹水时加输注白蛋白，提高血浆胶体渗透压，经颈静脉肝内门体分流术等方法处理。

（5）手术治疗。门静脉高压症者可考虑手术治疗。

任务实施

一、照护措施

（一）病情观察

1. 出血倾向

老年人各种生理机能减退，染上肝炎后凝血机能减退，血管脆性大，易引起消化道大出血。因此应严格注意出血倾向，注意观察皮肤有无出血点，注射处有无瘀斑；有无牙龈出血、鼻衄。

2. 黄疸

注意观察皮肤巩膜黄染的程度及大小便的颜色，因为黄疸的深浅及其发展的速度是肝细胞功能障碍程度的一个指标，观察黄疸的深浅度可掌握肝细胞损害程度，为治疗提供依据。

3. 继发感染

老年性肝病患者机体抵抗力与免疫力下降，最易引起继发感染，因此在观察病情中若发现有长期腹痛并有肌紧张、压痛、反跳痛时应注意原发性腹膜炎。若咳嗽、咳脓痰应注意肺部感染。

4. 神经精神症状

若出现兴奋、忧郁、恐惧不安、烦躁易怒、抓空及无意识的举动和性格意识的改变，则均为肝昏迷的前驱症状，肝昏迷前期有扑翼样震颤，此时应嘱患者禁食蛋白类食品，及时报告医生采取措施防止肝昏迷发生。

（二）生活照护

1. 饮食照护

根据老年人的饮食习惯指导和合理配置饮食，以高热量、高蛋白、高维生素和适量脂肪饮食为主。食材应新鲜、可口，软、易消化、无刺激性，要禁酒。

2. 休息与活动

代偿期老年患者为减轻肝脏代谢负担，改善肝脏血液循环，可适当活动或劳动，但避免劳累。失代偿期则应卧床休息，以利于肝细胞修复和再生。

（三）对症照护

对于腹胀患者，由于胃酸及消化酶减少，肠蠕动减慢为腹胀的主要原因。腹胀患者应嘱其不食产气类食物如牛奶、土豆等，同时进行腹部松节油湿热敷和肛管排气，以促进肠蠕动，消除肠腔积气或减轻腹胀。对于顽固性腹胀而且伴尿量减少者应考虑是否有腹水形成，若有腹水，在药物治疗的基础上同时限制钠盐，每日氯化钠的摄入不超过 0.5 g，注意观察应用利尿剂后的尿量并准确记录 24 h 出入量。对于老年肝硬化患者，要给予特别重视，重点护理，除了做好消毒隔离常规护理外，还要多巡视，深入了解病情，生活上给予重点关照，精神上给予安慰，防止继发感染和院内交叉感染。经常检测肝功能，注意昏迷前驱症状，以早期发现重症倾向并加以制止。

（四）心理照护

肝硬化病程较长，症状不易改善，预后差，尤其是失代偿期患者常有悲观绝望的情绪，应多给患者以同情、关心、支持与鼓励，使患者树立战胜疾病的信心。

二、健康指导

帮助老年患者及家属了解疾病的相关知识，预防并发症。介绍引起疾病的有害因素，保证患者身心休息与合理饮食，指导患者了解内、外科治疗，减轻患者精神紧张、不安和恐惧等，使患者和家属掌握合理用药和观察药物疗效及不良反应，参与护理与配合治疗，预防并发症发生。

任务评价

（1）老年肝硬化患者腹胀、腹水、黄疸、食欲不振等症状是否减轻或消失，肝功能和门静脉高压是否改善。

（2）老年肝硬化患者是否了解并执行营养丰富的清淡易消化饮食计划，生活照护、对症照护、心理照护执行情况如何。

病例分析

李爷爷，75岁，肝硬化4年未治疗。主诉乏力，食欲缺乏。护理体检：消瘦，轻度黄疸，肝脾轻度肿大，移动性浊音（+）。X线钡餐检查示食管胃底静脉曲张。

分析：应该如何制订适合该老年患者的饮食计划？给予该老年患者的照护措施有哪些？

任务六　老年消化道肿瘤患者的照护

任务情境

李奶奶，69岁，近日来反复出现上腹饱胀、反酸、烧心、纳差等不适，并有解黑便，量不多，伴头昏乏力，无呕血和腹痛，无进食梗阻。胃镜检查结果：胃癌、胃潴留。

思考：你判断目前李奶奶的主要健康问题是什么？你应该如何对李奶奶进行照护？

老年人食管癌

任务描述

食管癌是发生在食管上皮组织的恶性肿瘤，也是老年人常见的消化道恶性肿瘤之一。中国是食管癌的高发国家，也是世界上食管癌死亡率最高的国家之一。

知识链接

1. 发病机制

各种有害因素对食管黏膜造成慢性刺激，可引起食管上皮增生，导致癌变。

2. 病理生理特点

食管癌好发于食管中段，其次为食管下段，上段少见。早期食管癌是指原位癌和早期浸润癌。病理类型90%以上为鳞状上皮细胞癌，起源于食管黏膜；少数为腺癌，来自Barrett食管；还有少数为未分化癌和肉瘤。老年人食管癌组织以中高分化者为多，低分化者少见。一般认为食管癌的发生存在于炎症、异形增生、癌的发展序贯过程。

一、疾病评估

（一）发病因素

食管癌的病因不完全清楚，一般认为是多因素综合作用的结果。

（1）饮食因素与慢性食管刺激。吸烟、饮酒，进食过快、过烫，食用粗糙食物，以及某些食管的病变，都可导致癌变。

（2）营养因素和微量元素。

（3）亚硝胺类化合物。亚硝胺类化合物是很强的致癌物质，亚硝胺及其前体可通过饮水和食物摄入人体。

（4）真菌与病毒的致癌作用。各种霉变食物能产生致癌物质，此外人乳头瘤病毒（human papilloma virus，HPV）和EB病毒（epstein-barr virus，EBV）与食管癌的发生有关。

（5）遗传因素。食管癌常表现为家族聚集现象，提示食管癌存在遗传倾向。

（二）疾病表现

1. 症状

（1）早期：主要症状为胸骨后不适、烧灼感或疼痛，食物通过时局部有异物感或摩擦感，有时吞咽食物在某一部位有停滞感或轻度梗阻感。

（2）进行性吞咽困难是食管癌的典型症状。

（3）疼痛胸骨后或背部肩胛间区持续性疼痛常提示食管癌已向外浸润，引起食管周围炎、纵隔炎，疼痛也可由肿瘤导致的食管深层溃疡引起；下胸段或贲门部肿瘤引起的疼痛可位于上腹部。

（4）其他：其他肿瘤侵犯大血管，特别是胸主动脉而造成致死性大出血；肿瘤压迫喉返神经可致声音嘶哑，侵犯膈神经可致呃逆；压迫气管或支气管可致气急或干咳；并发食管－气管或食管－支气管瘘或肿瘤位于食管上段时，吞咽食物时常可产生呼吸困难或呛咳。

2. 体征

早期体征不明显。晚期，因患者进食困难，营养状况日趋恶化，患者可出现消瘦、贫血、营养不良、失水和恶病质。当肿瘤有转移时，可有大量腹水形成。

（三）辅助检查

1. 内镜检查

内镜检查是诊断食管癌的主要手段，可直接观察癌肿形态，并可在直视下做活组织学检查，明确病理类型。

2. 食管 X 线检查

早期食管 X 线钡餐造影的真相。

3. 食管黏膜脱落细胞学检查

常采用食管拉网法进行细胞学检查，方法简便，诊断阳性率可达 90%，适用于大规模的人群普查。

4. CT 检查

CT 检查可显示癌症大小、浸润范围以及与综合器官的关系，可以判断淋巴结有无肿大及远处脏器有无转移。

二、疾病诊断

老年人食管癌的诊断主要依靠内镜活组织学检查、刷检和细胞学检查。超声内镜和 CT 检查有助于临床病理分期。凡出现进食后停滞感或吞咽不适者，应尽快做相应检查以明确诊断。

三、疾病治疗

食管癌的治疗方法主要是外科手术，辅以放疗、化疗、经内镜治疗等在内的非手术治疗。目前仍推崇手术与放疗、化疗相结合的综合治疗方法。

1. 手术治疗

手术切除是食管癌治疗的首选方法，早期切除常可达到根治效果。

2. 放射治疗

主要适用于手术难度大的上段食管癌，不能切除的中下段食管癌。严重心肺疾病，不宜手术者。或手术前进行放射治疗，可使癌块缩小，提高切除存活率。

3. 化疗

目前仍采用手术结合、化疗与放疗或三者相结合的综合治疗。

任务实施

一、照护措施

（一）病情观察

密切观察病情，掌握老年患者的思想动态，注意有无呕吐、吞咽困难、消化道出血及悲观绝望情绪反应，备好抢救药物及器械。

（二）生活照护

1. 饮食照护

给予老年食管癌患者高热量、高蛋白、高维生素、易消化的饮食，少量多餐，不宜进食生冷、辛辣刺激性及带骨刺的食物，以免加重病情。

2. 休息与活动

给老年患者创造安静舒适的环境，有利于睡眠和休息。早期或轻症患者可适当活动及锻炼，注意劳逸结合。中晚期患者需卧床休息，减少体力消耗。

（三）对症照护

1. 呼吸功能训练

手术前照护人员应积极引导患者进行呼吸锻炼，让其掌握腹部呼吸的正确方法，保持呼吸通畅，以提高其手术的耐受性和适应性，确保手术顺利进行。

2. 咳嗽训练

手术前进行咳嗽训练照护，帮助老年患者掌握咳嗽的正确方法，将患者的双腿盘住，弯腰，身体微微前倾，避免因咳嗽导致的肺部感染。

3. 疼痛照护

保持病房环境安静，有利于休息，告诉患者深呼吸、转移注意力有利于缓解疼痛，咳嗽时用小枕捂住伤口轻咳，使用腹带、术后行半坐卧位都可以减轻疼痛，常规使用镇痛泵和镇痛剂。

4. 营养供给照护

术后患者禁食、禁饮，行肠内营养者注意鼻饲液的温度，定时回抽胃液，避免腹胀。

（四）心理照护

照护人员加强老年患者的心理安抚，引导树立正确的观念，积极面对病魔，增强患者信心。照护人员应该注重服务态度，微笑面对患者，态度和蔼可亲，给予其充分的鼓励和安慰。

二、健康指导

养成良好的生活习惯，禁烟酒，多吃新鲜蔬菜水果及食物；多补充维生素，尤其是维生素 A、维生素 B_2、维生素 C、维生素 E 等。保持情绪乐观，注意身体，锻炼身体，增强机体抗病能力。

任务评价

（1）老年食管癌患者吞咽困难、吞咽疼痛、呕吐等症状是否减轻或消失。

（2）老年食管癌患者术后恢复情况以及生活照护、对症照护、心理照护执行情况是否良好。

老年人胃癌

任务描述

胃癌（gastric cancer）是最常见的胃肿瘤，系源于上皮的恶性肿瘤，即胃腺癌，其死亡人数在我国居恶性肿瘤的首位。老年人的胃癌病程短，进展快，以淋巴转移为主，易出血，以黑便为主，早期诊断对于提高胃癌患者的生存率起重要作用。

知识链接

病理生理特点

胃的任何部分均可发生胃癌，通常以胃窦部最多见。老年人胃癌除胃窦多见外，胃底贲门及胃体也较多见。根据侵犯胃壁的深度，可将胃癌分为早期胃癌和进展期胃癌。早期胃癌不超过黏膜下层，中期胃癌一般侵及肌层，穿破肌层及浆膜及浆膜外者称为晚期胃癌，临床上将中晚期胃癌合称为进展期胃癌。

转移途径有直接蔓延、淋巴转移、血行播散、种植转移。其中淋巴转移是最常见的转移途径。

一、疾病评估

（一）发病因素

（1）环境因素。我国属于胃癌高发区，高发区的发病可能与地质土壤及水源中的盐类和微量元素的含量有关。

（2）食物因素。胃癌高发区居民普遍喜食腌制食品。

（3）HP 感染。HP 感染率高的地区及人群也同时是胃癌的高发地区及人群。

（4）遗传因素。胃癌发病率有一定的家族聚集性。

（5）癌前疾病与癌前病变。临床上所指的胃癌癌前疾病，通常包括萎缩性胃炎、胃溃疡、胃息肉及肠胃等。癌前病变主要指病理组织学的肠上皮化生及异形增生，这些癌症疾病对老年性患者尤其需注意。

（二）疾病表现

1. 早期胃癌

胃癌早期无特异症状，甚至无症状。早期无消化道症状者可占 1/4。

2. 进展期胃癌

患者病情至进展期，发展加速，症状于数月内逐渐加重。一般胃部症状出现上腹部持续性疼痛、饱胀、厌食、恶心、呕吐、黑便等，还可出现与肿瘤部位相关的症状。胃窦癌多在小弯侧，上腹痛出现早，程度轻重不一。当进一步发展时可触及腹部包块，发现腹水、黄疸，以及发生明显消瘦、体重下降、乏力、水肿、贫血及恶病质等。

3. 体征

早期胃癌腹部检查无阳性体征，故查体对早期诊断没有帮助。当进入进展期（中晚期）可有上腹压痛、饱满或胃区包块，质硬，较固定，表面不平呈结节状。位于幽门部癌出现梗阻时可见扩张的胃型，蠕动波，可并可闻及震水音。

（三）辅助检查

1. 实验室检查

实验室常规检查对于早期诊断与确诊是不重要的，但对于了解病情状况与决定治疗方案，观察检测化疗毒性反应，定期检查血常规中白细胞总数、血红蛋白及血小板计数，尿常规以及大便潜血，肝、肾功能有无异常是非常必要的。

2. 钡餐透视检查

可清楚地显示胃轮廓、蠕动情况、黏膜形态、排空时间、有无充盈缺损和龛影等。

3. 胃镜与活组织学检查

胃镜与活组织学检查是诊断胃癌最直接准确有效的诊断方法。检查准确率达 80%。

4. CT 检查

可了解胃肿瘤侵犯情况与周围脏器关系，有无切除可能。

二、疾病诊断

早期诊断是根治胃癌的关键，但早期胃癌并无特殊临床表现，容易被忽视。对老年患者要重点警惕。

（1）近期出现上腹不适、疼痛、食欲减退、不明原因贫血、消瘦、粪便潜血持续阳性者。

（2）原有胃病患者近期症状加重。

（3）胃镜活检发现有肠上皮化生或不典型增生者。

（4）胃息肉特别是多发性腺瘤样息肉，慢性胃溃疡、肠胃和糜烂性胃炎患者。

（5）老年人突然出现不明原因的上消化道大出血患者。

（6）有胃癌家族史者。

对于以上的老年患者应进行全面的体检，必要时要进行 X 线钡餐检查或胃镜活检等，以便及时得到确诊。纤维胃镜并活体组织检查是目前确诊胃癌最有效、最可靠的方法。

三、疾病治疗

外科手术仍是治疗胃癌的主要手段。因老年患者症状不典型，患者住院时已处于病情中晚期，加上全身状况不佳，外科治疗的疗效不够满意，可辅以适当的化疗、放射治疗。多数还可适当考虑免疫治疗或中医药治疗，以提高患者的免疫能力及抗病能力。随着内镜技术的进展，早期胃癌如高级别瘤变或黏膜内癌，可以通过内镜治疗，行内镜下黏膜剥离。

任务实施

一、照护措施

（一）病情观察

密切观察患者，掌握病情进展及治疗效果，定期测体重，注意有无呕血、黑便，以了解有无消化道出血情况，观察有无黄疸、腹水等癌症转移征象，疼痛与否，并给予处理以减轻痛苦。

（二）生活照护

1. 饮食照护

给予老年胃癌患者高热量、高蛋白、高维生素、易消化的饮食，以保证患者体力和营养的需要。若患者因化疗反应致食欲缺乏、厌食时，应尽量做些适合老年人胃口的多样化的膳食，少量多餐。必要时可给营养素、要素饮食。忌辛辣及烟酒，如有合并症，需禁食或进行胃肠减压、静脉输液以维持老年人营养需要。

2. 休息与活动

给老年患者创造安静舒适的环境，有利于睡眠和休息。对于早期或轻症患者应注意劳逸结合，可从事一些轻的活动及锻炼；中晚期胃癌患者需卧床休息，以减少体力消耗。

（三）对症照护

患者因癌症浸润、进食少、化疗等原因引起机体抵抗力下降，使身体各部位易发生感染，因此要做好口腔、呼吸道、消化道、泌尿道等清洁卫生照护，对长期卧床老年人应定期翻身按摩，预防压疮的发生。

（四）心理照护

老年胃癌患者精神压力大，应根据患者心理承受能力，让其不同程度地了解自己的病情。病情加重时，患者备受疾病折磨，会产生悲观、失望甚至绝望情绪，因此要更加关心、帮助老年患者，多做心理疏导，介绍治疗的知识，使其积极配合治疗，稳定老年患者情绪。

（五）安宁照护

老年胃癌患者出现恶病质，应尽量保持其良好的外表，维持其尊严，室内环境保持安静，床铺清洁整齐，身体干净无味，满足患者的愿望和要求，如见想见的亲人、朋友，写遗嘱，等等。

二、健康指导

多食新鲜蔬菜水果，增加维生素 A、维生素 C 的摄入量，少进食烟熏食品，防止高盐饮食。积极治疗慢性萎缩性胃炎、胃溃疡、胃息肉等癌前病变，根治 HP，对伴有肠上皮化生及不典型增生者要定期进行内镜检查及活检随访，及时治疗。定期对高发区人群进行筛查，找出高危人群，对其进行密切追踪，一旦发现癌变病例及早治疗。

任务评价

（1）老年胃癌患者上腹部疼痛、呕吐、消化道出血等症状是否减轻或消失。

（2）老年胃癌患者术后恢复情况以及生活照护、对症照护、心理照护执行情况是否良好。

老年人大肠癌

任务描述

老年人大肠癌是原发于直肠和结肠的消化道恶性肿瘤。大肠癌发病部位依次为直肠、乙状结肠、盲肠、升结肠、降结肠、横结肠。随着年龄的增长，发病率有所提高。

由于人类寿命延长，老龄患者越来越多，大肠癌的发病率和病死率在我国乃至全世界有逐渐上升的趋势，是常见的十大恶性肿瘤之一。

知识链接

病理生理特点

大肠癌多位于左半结肠和直肠，但目前大多数老年人右半结肠癌的发病率也在增加。大体形态分为隆起型、溃疡型和浸润型。老年人以腺癌多发，其主要转移至局部淋巴结和肝脏，也可转移至远处淋巴结、肺、脑等部位。

一、疾病评估

（一）发病因素

大肠癌的病因未完全阐明。主要是环境因素与遗传因素的综合作用，其发生涉及多个癌基因和抑癌基因的改变，表现为多基因、多步骤的协同累积作用。

（1）环境因素。饮食中缺乏纤维，高脂肪、高蛋白饮食是大肠癌的高危因素。

（2）遗传因素。

（3）疾病与其他危险因素。腺瘤性息肉是癌前病变，老年是腺瘤好发的年龄段。同时溃疡性结肠炎和克罗恩病都可发生癌变，其中溃疡性结肠炎的癌变率更高。

（4）年龄。年龄是公认的大肠癌的危险因素，其机制可能与老年人致癌或抑癌基因突变，致癌因素的长期积累或激素代谢改变等有关。

（二）疾病表现

1. 症状

大肠癌的临床症状由于左右两侧结肠以及直肠在解剖及生理功能上有所不同，因此发生肿瘤后疾病表现也不相同。右侧结肠癌依次以腹部肿块、腹痛及贫血最为多见，左侧结肠癌依次以便血、腹痛及便频最为多见，直肠癌依次以便血、大便次数增多及大便变形多见。

（1）便血：大肠癌便血多为持续少量，侵犯大血管也可大出血。出血性状与肿瘤部位有关，直肠癌多为鲜血，附着在粪便表面；右半结肠癌表现为黑便或暗红色血便。

（2）腹痛：多为隐痛，如发生肠穿孔、肠梗阻则为剧烈腹痛。

（3）排便习惯的改变：最早出现的症状，排便前可有轻度腹痛，患者的症状常被误诊为肠炎及痢疾而延误治疗。随着病变的发展而引起轻度肠梗阻时，则可稀便和便秘交替出现。

（4）贫血：贫血的原因主要是癌肿出血、慢性失血所致。

2. 体征

右半结肠癌可触及腹部包块。直肠癌患者直肠指诊可触及直肠壁肿块，并有触痛，指套常染有血迹。

（三）辅助检查

（1）直肠指诊。直肠指诊是目前最常用的筛检手段。

（2）内镜检查。包括直肠镜、乙状结肠镜及纤维结肠镜检查。检查可窥见肿瘤大小、形状部位，可以直接取活组织做病检。

（3）癌胚抗原测定。癌胚抗原（carcinoembryonic antigen，CEA）测定已普遍开展。

（4）粪便潜血试验。肠道不显性出血是大肠癌及大肠腺瘤最常见的早期症状，其经济、简便、安全，一直是应用最为广泛的大肠癌筛检手段。

二、疾病诊断

老年人不明原因的便血，大便习惯改变或贫血，都应考虑大肠癌的可能。直肠指诊是直肠癌确诊手段之一，如触及直肠肿块，指套染有血迹，脱落细胞检查发现癌细胞即可确诊。粪便潜血实验检查可作为普查方法，如持续阳性，应进一步做结肠镜检查或钡剂灌肠检查。结肠镜检查同时可取活组织检查可以确诊。

三、疾病治疗

大肠癌的治疗是以手术为主的综合治疗，大肠癌早期可行手术切除，预后好。同时内镜技术现已发展成熟，早期大肠癌如高级别瘤变或黏膜内癌，可以通过内镜治疗，行内镜下黏膜剥脱术同样具有良好治疗效果。

1. 手术治疗

手术切除是大肠癌治疗的首选方法，早期切除常可达到根治效果。

2. 放射治疗

结直肠癌对放射治疗不敏感，但放射治疗可用于减轻癌性疼痛，预防复发，术前放疗可提高手术切除率。

3. 化疗

直肠癌对化疗不敏感，故不能作为根治手段。

4. 内镜治疗

内镜治疗以创伤小、术后恢复快、全身和局部并发症少等优点更适用于老年人。

5. 基因治疗

基因治疗为大肠癌的防治开辟了新的途径，主要包括细胞因子基因治疗，针对抑癌基因和癌基因治疗、肿瘤靶向抗原基因治疗等。随着分子生物技术的不断发展，基因治疗将成为治疗肿瘤的有效手段。

任务实施

一、照护措施

（一）病情观察

观察老年患者的生命体征及病情变化，观察伤口的渗血情况和引流管通畅情况，术后禁食、胃肠减压至肠蠕动恢复后可进食。

（二）生活照护

1. 饮食照护

加强营养，纠正贫血，增强机体抵抗力。尽量给予高蛋白、高热量、高维生素、易于消化的少渣饮食，以增加对手术的耐受力。

2. 休息与活动

给老年患者创造安静舒适的环境，有利于睡眠和休息。对于早期或轻症患者应注意劳逸结合，可从事一些轻的活动及锻炼；中晚期大肠癌患者需卧床休息，以减少体力消耗。

（三）对症照护

1. 术前照护

术前要进行充分的肠道准备以增加手术的成功率与安全性。术前三天给肠道抗生素，抑制肠道细菌，预防术后感染。术前三天给流质，前一天进食以减少粪便使肠道容易清理。术前一天根据病情进行全肠道灌洗，同时应观察灌洗效果。

2. 术后照护

长期置尿管者，应每日清洗尿道口，预防尿路感染。保持造瘘口皮肤清洁干燥，可涂用氧化锌软膏。做好人工肛门的照护。

（四）心理照护

应关心体贴老年患者，及时解答老年患者提出的问题，尽量满足其提出的合理要求。对于需做结肠造口的患者，要让其了解手术后对消化功能并无影响，并解释造口的部位及有关照护的知识。同时应争取社会、家庭的积极配合，从多方面给老年患者以关怀和心理支持。

二、健康指导

老年人作为大肠癌的高危人群，预防具有十分重要意义。应指导其建立良好的饮食习惯。饮食应富含纤维、维生素，动物脂肪和肉类不易摄取过多。对于患有结肠直肠腺瘤、炎症性肠病等癌前病变的患者，应及时给予相应处理。老年人应每年定期做粪便潜血试验筛查，持续阳性者行结肠镜检查，以其发现早期病例。

任务评价

（1）老年大肠癌患者腹痛、肠梗阻、便血等症状是否减轻或消失。

（2）老年大肠癌患者术后恢复情况以及造口照护、生活照护、对症照护、心理照护执行情况是否良好。

病例分析

李爷爷，75岁，出现大便带血1月余，5天前出血加重，呈喷射状便血。后医院门诊就诊收治入院。住院诊断：直肠癌。体格检查：直肠指检，距肛门5 cm处触到包块有出血。辅助检查：大肠潜血试验阳性，直肠镜检查发现肿块。医疗诊断：直肠癌。准备行腹会阴联合直肠癌根治术。

分析：应该如何进行术前肠道照护？应该如何进行造口照护？应该如何开展老年患者健康指导？

项目总结

消化系统疾病是威胁老年人健康的常见疾病，大多数属于慢性病，相对难治，具有病程长、体征不典型、并发症多等特点。随着我国老龄化社会的到来，消化系统疾病在老年人群中的发病率呈上升趋势。照护人员需要认真分析造成消化系统疾病的病因，及时判断疾病的发生发展，能够给予正确的照护措施，减轻因疾病造成的生活不便和痛苦，加强脾胃养护，从饮食、劳逸、生活起居上做好养生防病照护。本项目主要介绍了老年胃食管反流、老年慢性胃炎、老年消化性溃疡、老年肝硬化、老年消化道肿瘤患者的照护。通过以上内容的学习，大家可以学会对老年消化系统疾病的评估、照护措施，关心和爱护老人，取得老年患者信任，给予相关疾病知识的宣传和健康教育，提高老年患者生活质量。

思考与练习

一、选择题

1. 以下哪项不属于消化不良的报警征象（　　）。

A. 消瘦、贫血　　B. 频繁呕吐　　C. 嗳气反酸

D. 便血或黑便　　E. 烦躁不安

2. 患者男性，58岁。反酸、烧心5个月。胃镜检查：反流性食管炎伴溃疡形成。最佳的治疗药物是（　　）。

A. 硫糖铝　　B. 枸橼酸铋钾　　C. 奥美拉唑

D. 铝碳酸镁　　E. 雷尼替丁

3. 减少胃食管反流病，患者出现反流和夜间反流的措施，不包括（　　）。

A. 将床头抬高15～20 cm　　B. 睡前2 h内禁食

C. 进餐后不易立即卧床　　D. 将腿垫高30 cm　　E. 避免进食刺激性食物

4. 确诊慢性胃炎的主要依据是（　　）。

A. 消化道症状　　B. 胃液分析　　C. 纤维胃镜检查

D. 胃脱落细胞检查　　E. 钡餐X线检查

5. 下列对慢性胃炎患者的饮食指导，不恰当的是（　　）。

A. 戒烟　　B. 戒酒　　C. 注意饮食卫生

D. 常规使用抗生素　　E. 避免服用刺激胃黏膜的药物

6. 诊断慢性胃炎价值最大的方法是（　　）。

A. 胃液分析　　B. 胃镜及黏膜活检

C. 血清抗胃壁细胞抗体测定　　D. 血清胃泌素测定　　E. 胃蛋白酶测定

7. 消化性溃疡活动期大便隐血试验阳性，提示每日出血量为（　　）。

A. ＜1 mL　　B. 1～2 mL　　C. 2～3 mL　　D. 3～4 mL　　E. ＞5 mL

8. 治疗十二指肠球部溃疡的最重要措施是（　　）。

A. 少食多餐　　B. 保护胃黏膜　　C. 制止胃酸

D. 中枢镇静　　E. 早期手术

9. 消化性溃疡患者饮食护理错误的一项是（　　）。

A. 少量多餐　　B. 面食为主　　C. 忌酸辣、油煎食物

D. 少量出血时可进食热流质　　E. 定时进餐，可进食低脂肪饮食

10. 下列消化系统疾病的护理不妥的是（　　）。

A. 呕吐后应漱口　　B. 便秘时可多吃蔬菜水果　　C. 腹泻时可多吃高蛋白、高脂饮食　　D. 腹胀时可用肛管排气　　E. 消化道出血后不宜立即灌肠

11．对腹水患者的护理，错误的是（　　）。
A．安排舒适半卧位　　B．臀部下肢有水肿时用海绵垫托起
C．长期用利尿剂应注意水电解质平衡失调　　D．准确记录每日出入液量
E．每天食盐量 5 g 以上
12．对肝硬化的患者进行健康教育，不正确的是（　　）。
A．低盐、高蛋白饮食　　B．可以饮啤酒　　C．避免刺激性食物
D．血氨偏高限蛋白质　　E．高热量、高维生素饮食
13．我国肝硬化最常见的病因为（　　）。
A．酒精中毒　　B．饮水污染　　C．血吸虫
D．病毒性肝炎　　E．黄曲霉素
14．食管癌的早期表现是（　　）。
A．声音嘶哑　　B．锁骨上淋巴结肿大　　C．进行性吞咽困难
D．大口进食时有哽噎感　　E．呕血
15．食管癌术前准备阶段对能吞咽的给用（　　）。
A．高热量、低蛋白、高维生素半流食　　B．低热量、低蛋白半流食
C．低热量、高蛋白半流食　　D．高热量、高蛋白、高维生素半流食
E．禁食
16．直肠癌切除术能否保留肛门，主要取决于（　　）。
A．肿瘤距肛门的距离　　B．肿瘤的病理类型
C．肿瘤是否已侵犯肠管周围　　D．肿瘤有无远处转移
E．左半结肠的长度

二、思考题

1．你应该如何指导和安排老年慢性胃炎患者的日常饮食？
2．对于老年消化性溃疡患者你应该如何指导饮食和药物治疗措施？

项目四 老年精神神经系统疾病的照护

人口老龄化不仅是国家面临的一项新的重大社会问题，同时也是家庭和医务工作者面临的一项健康新问题。与老龄化相关的精神神经系统疾病更是危害老年人群健康的主要杀手。人体中最容易老化的是神经系统，随着年龄增长，神经系统结构和功能的改变致使老年人脑循环缓慢，氧和葡萄糖代谢率下降，认知功能和肢体反射均减退，而老年人精神神经系统疾病的发生与正常老化、生活方式的改变和环境的影响有关。老年精神神经系统疾病主要包括老年人的脑血管疾病、帕金森病、阿尔茨海默病、抑郁症等。

学习目标

知识目标	1. 掌握老年精神神经系统疾病的照护评估资料 2. 熟悉老年精神神经系统疾病的照护措施、健康指导 3. 了解老年精神神经系统疾病的处理措施
能力目标	1. 能对精神神经系统疾病患者进行疾病评估 2. 能对精神神经系统疾病患者进行照护 3. 能对精神神经系统疾病患者进行健康教育
素养目标	1. 具有高度的责任心，关爱、尊重和爱护患者 2. 具有严谨求实的工作作风以及爱岗敬业的职业素养

在线预习

扫描二维码，学习神经系统、脑的解剖、脑的机能定位知识。

神经系统　　脑的解剖　　脑的机能定位

任务一　老年神经系统的病理生理变化

一、神经系统老化的表现

1. 大脑

脑的老化主要表现为脑萎缩，尤以额叶及颞叶明显，表现为脑沟、脑裂增宽，脑回缩窄，脑室扩大，脑的体积逐渐缩小，重量逐渐减轻。同时脑神经细胞数量减少，尤以大脑及小脑皮质更为明显，神经细胞突起明显减少，特别是与皮质间联络有关的基树突更为明显。有资料显示，人类脑神经细胞总数为 140 亿～200 亿个，30 岁以后平均每天损失 10 万个左右，77 岁减少到出生时的 2/3，90 岁仅剩 20 岁时的 1/2。

2. 脊髓

脊髓的形态学改变以后索较为明显，据研究显示，人们从 50 岁以后开始后索脱髓鞘改变，以后发生率进一步增高，与后索变性同时并行的还有薄束核、楔束核、脊髓后根和后根神经节变性。60 岁以后脊髓运动神经元细胞数量进行性减少、树突减少和突触变性，淀粉样小体和细胞内脂褐素沉积也随年龄而增加。

3. 周围神经

表现为有髓及无髓神经纤维数量减少，轴索肿胀或萎缩，节段性脱髓鞘，亦可见有神经纤维再生和髓鞘化，50 岁以后可见神经营养血管狭窄，神经鞘内膜肥厚，结缔组织增生，胶原纤维增加并侵入神经束内。

4. 脑血管

表现为动脉粥样硬化和血脑屏障退化。脑动脉粥样硬化常导致脑供血不足、脑梗死或脑血管破裂出血，导致脑组织软化、坏死。老年人血脑屏障功能减弱，容易发生神经系统的感染性疾病。

二、老年人认知功能的变化

随着老年人年龄的增长，脑部神经和血管的退行性改变，出现一系列退行性行为，主要表现在视力下降、听力减退、记忆力下降、思维判断能力降低、反应迟钝等，通常不会严重影响日常生活，但痴呆患者的记忆力下降常是不可逆的，且呈进行性加重。

由于注意分配不足，对于信息的编码精细程度及深度均下降，老年人的记忆易出现干扰或抑制。尤其是在信息的主动提取方面，老年人的记忆障碍表现得尤为明显，甚至有时会出现错构与虚构的情况。

神经系统的生理性老化，常表现为精细动作变慢、步态不稳、关节位置觉下降、内脏感觉减退、痛阈值升高等，很容易转化为病理性改变，进而出现一系列的神经精神疾病。常见的疾病有老年性痴呆、震颤麻痹、脑血管疾病等。

三、老年人性格与情绪的变化

受多种因素的影响，比如年龄、退休、感知客观事物能力、智能习得能力、伴侣去世、性格、身体健康等，老年人难以适应生活的改变，不愿接受新事物，容易与子女关系紧张，出现无能感甚至无助感，易焦虑、空虚、寂寞，无被需求感，认为生活没有意义，惧怕死亡。在情绪上也会出现脾气暴躁、易动怒、心情烦躁不安，也有可能会出现情感麻木、表情淡漠、抑郁等不良情绪。

任务二 老年脑血管疾病患者的照护

任务情境

文爷爷，70 岁，有高血压病史 15 年，患者 2 h 前无明显诱因出现左侧肢体乏力，伴言语不清，急诊轮椅入院。入院查：左侧肢体肌力 2 级、右侧肢体肌力 4 级，两侧肌张力正常，左侧肢体痛觉、温觉、触觉减退，下肢无浮肿；左侧巴氏征阳性，右侧巴氏，双侧克，布氏征阴性。头颅核磁共振示：左侧大脑半球多发性急性 - 亚急性脑梗死。

思考：你应该如何对文爷爷进行照护？

任务描述

脑血管疾病（cerebral vascular diseases，CVD）是指各种原因引起脑部血管病变导致颅内血液循环障碍而引起脑功能障碍的一组疾病。其主要表现为神经功能缺失引起的语言感受和表达能力缺失、认知功能下降和意识水平降低等。脑血管疾病依据神经功能缺失症状持续时间可分为短暂性脑缺血发作和脑卒中。据病理性质可分为缺血性卒中和出血性卒中，前者包括脑血栓形成和脑栓塞，统称为脑梗死，后者包括脑出血和蛛网膜下腔出血。依据发病急缓，可分为急性脑血管疾病和慢性脑血管疾病。本节主要讨论脑血栓形成的脑梗死和脑出血。随着我国人口老龄化趋势进一步加重，老年脑血管疾病的患者数持续增加，脑血管疾病已成为危害老年人健康的一种常见病、多发病，占老年人病死率和致残率的第一位。脑梗死发病略高于脑出血。

知识链接

据报道，在55岁以上的人群中，每10年脑血管疾病的发生率就会翻一番，研究发现由于年龄增长伴有不同程度的脑组织萎缩、神经发生减少、脑血管硬化和脑血流减慢等，使脑组织在缺血环境中更易发生脑卒中，并加重脑卒中症状，造成脑卒中后神经功能恢复困难。

老年人有不同程度的脑萎缩，脑细胞代偿能力也差，所以脑出血时，即使出血范围同中青年，但临床表现远比中青年重，并且易出现并发症，病情复杂，死亡率高。

一、疾病评估

（一）发病因素

1. 基本病因

（1）血管壁病变：高血压及动脉粥样硬化（最常见）、先天性血管异常等。

（2）血液成分及血液成分异常：各种原因所致血液黏滞度增高及凝血机制异常。

（3）心脏病及血流动力学异常：各种心脏病及血压的急骤波动等。

2. 危险因素

（1）不可干预因素：包括高龄、性别、种族、遗传等。

（2）可干预因素：高血压、高血脂、心脏病、糖尿病、吸烟、酗酒、超重等。

（二）疾病表现

1. 脑梗死

其临床表现与梗死部位、受损区侧支循环等情况有关。起病较缓，常在安静或休息状态下发病，以偏瘫、失语、偏身感觉障碍和共济失调等局灶定位症状为主，除脑干梗死及大面积梗死外，大多数患者意识清楚或轻度意识障碍。常见类型为脑血栓形成，占脑梗死的 70%。

2. 脑出血

起病较急，常在活动或情绪激动时发病，表现为剧烈头痛、喷射性呕吐、意识障碍、偏瘫、失语等。临床表现的轻重主要取决于出血量和出血部位。以壳核出血最常见，约占脑出血的 50%～60%。壳核出血常累及内囊而出现偏瘫、偏身感觉障碍和同向性偏盲（三偏征）。

知识链接

1. 脑出血发病机制

高血压致脑细、小动脉发生玻璃样变及纤维素性坏死，管壁弹性减弱，血管壁向外膨出形成微小动脉瘤，当情绪激动、用力过度等使血压骤然升高时，血管、微小动脉瘤易破裂出血，血液进入脑组织形成血肿，造成局部神经功能障碍。

2. 脑出血的好发部位

高血压脑出血的发病部位以基底核区多见，是因为供应此处的豆纹动脉从大脑中动脉呈直角发出，在原有血管病变的基础上，承受压力较高的血流冲击，易导致血管破裂出血。

（三）辅助检查

1. 头颅 CT

CT 检查可确定梗死部位与范围，但一般于 24 h 后梗死区呈低密度影像。CT 是确诊脑出血的首选检查方法，可清晰、准确显示出血部位、出血量大小，呈高密度影像。

2. 头颅 MRI

MRI 检查可早期发现梗死灶。对检出脑干、小脑的出血灶和监测脑出血的演进过程优于 CT。

3. 其他检查

血常规、血生化、经颅多普勒超声检查（TCD）等。

二、疾病诊断

脑梗死与脑出血的诊断要点见表 4-1。

表 4-1　脑梗死与脑出血的诊断要点

项目	发病时机	临床特点	影像检查
脑梗死	安静或休息状态下发病	偏瘫、失语、感觉障碍等局灶性神经功能缺损的症状和体征在数小时或数日内达高峰，多无意识障碍	发病 24 h 后 CT 呈低密度影像
脑出血	情绪激动或体力活动时突然发病	迅速出现头痛、呕吐等颅内压增高的表现和偏瘫、失语等局灶性神经功能缺损的症状，常伴意识障碍	CT 呈高密度影像

三、疾病治疗

1. 急性期治疗

（1）脑梗死：早期溶栓（发病后 3～4 h 内）行溶栓使血管再通，从而恢复梗死区的血液灌注、减轻神经元损伤、挽救梗死周围仅功能改变的缺血半暗带非常重要。调整血压，以保证脑部灌注，防止梗死面积扩大；积极消除脑水肿，减轻脑组织损伤，防止并发症。

（2）脑出血：积极控制脑水肿，减轻颅内压是急性期治疗的重要环节，可采用 20% 甘露醇、甘油果糖静脉滴注。调整血压，一般使血压维持在略高于发病前水平或 180/105 mmHg 左右，过高易再出血，过低影响脑灌注。同时防止继续出血，防止并发症。

2. 恢复期治疗

一旦病情稳定，尽早利用各种康复手段（如物理疗法、针灸、言语训练、认知训练、吞咽功能训练等）促进神经功能的康复，以便患者能早日回归家庭和社会。

任务实施

一、照护措施

（一）病情观察

1. 生命体征

观察并记录生命体征、神志、意识、瞳孔等变化，如患者出现剧烈头痛、喷射性呕吐、烦躁不安、血压升高、脉搏减慢、意识障碍进行性加重、双侧瞳孔不等大、呼吸不规则等脑血管疾病的先兆表现时，应立即报告医生并配合处理。

2. 并发症

观察有无感染、压疮、上消化道出血等并发症的发生。

（二）生活照护

1. 休息与活动

急性期应绝对卧床休息，保持环境安静，避免各种刺激。脑梗死患者可将头部抬高，以利脑血流灌注，头部禁用冷敷和冰敷，以免血管收缩，血流量减少。脑出血患者将床头抬高 15°～30°，头置冰袋或冰帽，以减轻脑水肿，除进食、排泄外，禁止其他活动，所有护理操作动作轻柔，集中进行，翻身时应保护头部，以免加重出血。

当病情稳定时，应尽早在专业人员的指导下循序渐进地进行早期康复训练，如健侧和患侧的翻身训练、桥式运动、关节被动运动等。进入恢复期，利用综合康复治疗技术，在康复师指导下由易到难，循序渐进，持之以恒地进行平衡共济训练、日常生活活动训练等。

2. 饮食照护

①给予高蛋白、高维生素、低盐、低脂、易消化、无刺激性的食物，少量多餐；食物应柔软，密度与性状均一，不易松散，能够变形，利于吞咽，且不易粘在黏膜上；避免粗糙干硬食物。②能坐起的患者坐位下进食，头略前屈，不能坐起的患者取仰卧位将床头摇起 30°，头下垫枕使头部前屈。此种体位，既能使食物不易从口腔中漏出，又有利于食团向舌根运送，还可以减少向鼻腔逆流及误吸的危险。偏瘫的患者，吞咽时头侧向健侧肩部，防止食物残留在患侧梨状隐窝内；可空吞咽和吞咽食物交替进行；也可吞咽时，配合头前屈、下颌内收如点头样的动作，加强对气道的保护，利于食物进入食管。③进食时需防止误吸及窒息，如进食前患者充分休息，进餐时环境安静，避免干扰；不可用吸管饮水、饮茶，用杯子饮水时，保持水量在半杯以上，以防患者低头饮水的体位增加误吸的危险；床旁备吸引装置，如果患者呛咳、误吸或呕吐，应立即指导其取头侧位，及时清理口、鼻腔内分泌物和呕吐物，保持呼吸道通畅，预防窒息和吸入性肺炎。④当患者有意识障碍、吞咽困难、饮水呛咳等原因不能进食时，给予鼻饲流质并给予相应护理。

3. 排便照护

对尿失禁的患者，可用成人纸尿裤、储尿袋等，但需勤更换，保持会阴部清洁舒适；必要时予留置导尿，留置导尿期间应加强护理，防止泌尿道感染及压疮；患者意识恢复拔除导尿管后，诱导自主排尿。昏迷患者出现便意时，可能有烦躁表现，应及时提供便器。便秘 3 天以上者要及时处理，可用缓泻剂，排便时勿屏气用力，以免颅内压增高加重病情。大便失禁者应及时用温水清洗并做好肛门及会阴部清洁，以防感染。

（三）对症照护

1. 感觉障碍

保持床单整洁、干燥、无渣屑，防止感觉障碍的身体部位受压或机械性刺激。避免高温或过冷刺激，慎用热水袋或冰袋，防止烫伤、冻伤。预防压疮和下肢静脉血栓形成。

2. 运动障碍

协助患者洗漱、进食、如厕、沐浴和穿脱衣服等；偏瘫患者更衣时，先穿患侧再穿健侧，脱衣时顺序相反。重点要防止坠床和跌倒，确保安全。床铺高度适中，两边均有保护性床栏；走廊、厕所要装扶手，以方便患者起坐、扶行；地面要保持平整干燥，防滑，患者最好穿防滑软橡胶底鞋，呼叫器和经常使用的物品应置于床头患者伸手可及处；患者在行走时不要在其身旁擦过或在其面前穿过，同时避免突然呼唤患者，以免分散其注意力；上肢肌力下降的患者不要自行打开水或用热水瓶倒水，防止烫伤；步态不稳者，选用三角手杖等合适的辅助具，并有人陪伴，防止受伤。

3. 意识障碍

协助患者取平卧头侧位或侧卧位，开放气道，取下活动性义齿，及时清除口鼻分泌物和吸痰，防止舌根后坠、窒息、误吸和肺部感染。卧气垫床，加保护性床栏，保持床单整洁、干燥，减少对皮肤的机械性刺激，保持肢体功能位，定时给予翻身、拍背，按摩骨突受压处，注意被动活动和抬高肢体，预防下肢深静脉血栓形成；注意口腔卫生，不能经口进食者应每天口腔护理 2～3 次。

（四）药物治疗照护

观察药物的疗效与副作用。使用甘露醇要快速静脉滴注，一般在 30 min 内滴完，注意观察用药后患者的尿量和尿液颜色；使用重组组织型纤溶酶原激活剂溶栓时，其中 10% 在最初 1 min 内静脉推注，其余持续滴注 1 h；溶栓及抗凝治疗期间应严密观察有无出血倾向。

（五）心理照护

因偏瘫、失语及肢体和语言功能恢复速度慢、需时长，日常生活需依赖他人照顾，可使患者产生焦虑、抑郁等心理问题，进而影响疾病的康复和患者生活质量。应关心、尊重患者，鼓励其表达自己的感受，避免任何刺激和伤害患者的言行。多与患者和家属沟通，耐心解答患者和家属提出的问题，解除患者思想顾虑。鼓励患者和家属主动参与治疗、护理活动。此外护理人员还应该积极发动患者家属以及社会力量给予患者更多的爱护和支持，帮助他们树立战胜疾病的信心。

二、健康指导

（1）向老年脑血管疾病患者及家属介绍本病的基本病因和主要危险因素，指导进食高蛋白、高维生素、低盐、低脂、低热量的食品，清淡饮食，多食新鲜蔬菜、水果、谷类、鱼类等，预防便秘。戒烟酒，应遵医嘱规则用药，控制血压、血糖、血脂和抗血小板聚集；告知改变不良生活方式，坚持每天适当运动，促进血液循环。起床坐起或低头系鞋带等体位变换时应缓慢，避免突然转头；洗澡时间不宜过长，水温不宜过高；避免单独外出且要防跌倒；气候变化时注意防寒保暖。同时保持情绪稳定和心态平和。

（2）鼓励患者从事力所能及的家务劳动，日常生活不过度依赖他人；使患者和家属认识坚持康复治疗的意义，并掌握康复知识和功能锻炼的方法，帮助落实康复计划，在康复治疗师的指导下及时调整康复训练方案。如吞咽障碍的康复方法包括：唇、舌、颜面肌和颈部屈肌的主动运动和肌力训练；先进食糊状或胶冻状食物，少量多餐，逐步过渡到普通食物等。

任务评价

（1）老年脑血管疾病患者是否了解该病的基本病因和主要危险因素，能否合理饮食、适当运动以及遵医嘱用药。

（2）老年脑血管疾病患者在院期间是否发生安全事故，身心是否得到良好的照护。

（3）已发生脑卒中的患者病情稳定后能否认识到康复的意义并执行康复计划。

病例分析

王阿姨，77岁，因头痛、恶心、呕吐、意识不清半小时由120急诊送入院。患者半小时前与女儿吵架，突然出现头痛、恶心，呕吐1次为胃内容物，随后意识不清，家属拨打120，急诊入院，既往有高血压病史10年。体检：体温36.9℃，脉搏87次/min，呼吸21次/min，血压185/110 mmHg。CT提示：右侧额颞叶血肿，伴中量出血。

分析：该患者发病的原因是什么？应该给予该患者的照护措施有哪些？

任务三 老年帕金森病患者的照护

任务情境

刘叔叔，72 岁，因双上肢震颤 2 年伴活动障碍半年入院。2 年前患者无明显诱因出现左侧上肢手指震颤，当时未在意，后逐步发展至双侧上肢，半年前感活动障碍。查体：表情呆滞，双上肢肌张力呈“齿轮样”张力明显增高，指关节活动欠佳，双手指鼻较准确，但动作缓慢。头颅 MRI 无异常。

思考：你判断目前刘叔叔最可能患的疾病是什么？应该如何对刘叔叔进行照护？

任务描述

帕金森病（Parkinson's disease，PD）又称震颤麻痹（paralysis agitans），是多巴胺能神经元变性而引发的一种慢性神经系统变性疾病，临床以静止性震颤、运动迟缓、肌强直和姿势步态异常为主要特征。本病多见于中老年人，60 岁以上人群的患病率高达 10%，70 岁以上患病率高达 20%，男性多于女性。因此，帕金森病是一种增龄性疾病，亦是老年人群发生运动障碍的最常见神经变性疾病。

知识链接

随着年龄的增长和疾病的渐进性加重，帕金森病患者在生理功能、心理健康及社会适应等方面都呈下降趋势，容易产生心理及情绪障碍。一项针对康复医院康复病房住院的 60 例帕金森病患者的研究显示：74.1% 的老年帕金森病患者有睡眠障碍，81.5% 的患者有抑郁症状，64.8% 的患者有焦虑症状。

一、疾病评估

（一）发病因素

本病病因未明，发病机制复杂，可能与以下因素有关。

（1）环境因素。环境中的某些物质，如杀虫剂、除草剂或某些工业化学品等与 1-甲基 -4- 苯基 -1,2,3,6- 四氢吡啶（MPTP）结构类似，并通过类似的机制致病，可能是帕金森病的病因之一。

（2）遗传因素。有报道10%左右的帕金森病患者有家族史，包括常染色体显性遗传或常染色体隐性遗传。

（3）神经系统老化。本病多见于中老年人，60岁以上人群的患病率高达10%，而40岁以前发病者甚少，提示神经系统老化与发病有关。

知识链接

1. 发病机制

主要机理是：中脑的黑质多巴胺能神经元变性导致纹状体多巴胺含量减少，黑质－纹状体多巴胺递质系统活性降低，造成纹状体胆碱能活性相对亢进所致。

2. 病理生理特征

除黑质－纹状体系统变性外，脑干中缝核、脑桥蓝斑、延髓迷走神经背核、外周交感神经节，以及心脏和胃肠自主神经丛均存在不同程度的神经元缺失和路易小体、路易轴索变性。黑质－纹状体系统外的结构性病变与帕金森病的非运动症状存在密切关联性。

（二）疾病表现

常为60岁以后发病，男性稍多，起病缓慢，进行性发展。典型的表现为静止性震颤、肌强直、运动减少和姿势不稳。

1. 运动症状

（1）静止性震颤：常为首发症状，多始于一侧上肢远端（手指），随病程进展，震颤可逐步涉及下颌、唇、面和四肢。典型的表现为“静止性震颤”，拇指与屈曲的食指呈现有规律的“搓丸”样动作，具有静止时明显震颤，动作时减轻，入睡后消失等特征。

（2）肌强直：为本病的重要症状之一。多从一侧的上肢或下肢近端开始，逐渐蔓延至远端、对侧和全身的肌肉。屈肌和伸肌肌张力均增高，被动运动关节时始终保持阻力增高，类似弯曲软铅管的感觉，故称“铅管样肌强直”。多数患者因伴有震颤，检查时可感到均匀的阻力中出现断续停顿，如同转动齿轮感，称为“齿轮样肌强直”。

（3）运动迟缓：随意动作减少、减慢。多表现为开始的动作困难和缓慢，如行走时起动和终止均有困难。面肌强直使面部表情呆板，双眼凝视和瞬目动作减少，造成“面具脸”。手指精细动作很难完成，系裤带、鞋带等很难进行；有书写时字越写越小的倾向，称为“写字过小征”。

（4）姿势步态异常：早期走路时下肢拖拽，随病情进展，步伐逐渐变小变慢，启动、转弯时步态障碍尤为明显。晚期有坐位、卧位起立困难，有时行走中全身僵住，不能动弹，称为“冻结”现象；有时迈步后碎步、往前冲，越走越快，不能及时止步，称为“慌张步态”。

2. 非运动症状

非运动症状也是其临床表现的重要组成部分，包括认知损害、情感心理障碍、躯体感觉障碍等。疾病早期可存在人面再认困难，随着运动症状和病情的进展，可出现不同程度的记忆力障碍，表现为工作记忆下降、短时回想困难、顺序数字排列或空间组合困难；在疾病中晚期和药物治疗期间，还可有精神行为症状，表现为谵妄、幻视、焦躁不安、脾气暴躁、易怒和冲动行为等。

（三）辅助检查

（1）头颅 CT、MRI。均无明显异常。

（2）功能显像检测。单光子发射断层扫描（SPECT）或正电子发射断层扫描（PET）对帕金森早期诊断及监测病情进展有一定的价值。

（3）其他检查。血常规、血生化、脑脊液检查等。

二、疾病诊断

进行性加重的静止性震颤、肌强直、运动迟缓和体位不稳等典型症状和体征，结合对多巴胺治疗敏感即可诊断。

三、疾病治疗

（1）药物治疗。常选用复方多巴制剂、抗胆碱药、多巴胺受体（DR）激动药等来治疗，其中复方左旋多巴是治疗帕金森病最基本、最有效的药物。

（2）外科治疗。对药物治疗失效，同时出现异动症的患者可以考虑手术治疗。

（3）康复治疗。心理疏导与疾病教育是帕金森病的重要综合治疗措施。如进行肢体运动、语言、进食等训练和指导，可改善患者生活质量，减少并发症。

任务实施

一、照护措施

（一）病情观察

仔细观察震颤、肌强直和其他运动功能、语言功能的改善程度，生活自理能力如何；对长期卧床者要注意观察皮肤黏膜完整性、肺部有无啰音，检测体温、呼吸、脉搏等，及时发现有无肺部感染、压疮等并发症发生。

（二）生活照护

1. 休息与活动

环境宽敞明亮无障碍物，床铺有护栏，走廊、厕所有扶手，地面要保持平整干燥，防滑，呼叫器置于床头患者伸手可及处。对于起病初期的患者，指导患者坚持适当运动锻炼，如养花、下棋、散步、打太极拳等，注意保持身体各关节的活动强度与最大活动范围。对于已出现某些功能障碍或起坐已感到困难的患者要在专业人员的指导下有计划、有目的地锻炼，如每日练习起坐和走路等。

2. 饮食照护

给予高热量、高维生素、高纤维素、低盐、低脂、适量优质蛋白且易消化、易吞咽饮食；多食新鲜蔬菜、水果防止便秘，多食富含络氨酸的食物可促进脑内多巴胺的合成。进食或饮水时抬高床头，保持坐位或半坐位，并给予患者充足的时间和安静的环境，不催促患者进食。对于咀嚼能力和消化功能减退的患者应给予易消化、易咀嚼的细软、无刺激性的软食或半流质食物，少量多餐；对于咀嚼和吞咽功能障碍者应选用稀粥、面片、蒸蛋等精细制作的小块食物或黏稠不易反流的食物，并指导患者少量分次吞咽，避免吃坚硬、滑溜及圆形的食物如果冻等；对于流涎过多的患者可使用吸管吸食流质；对于进食困难、饮水反呛的患者予鼻饲流食。

3. 保持大小便通畅

对于顽固性便秘者，鼓励患者多吃新鲜蔬菜、水果，多喝水，每天双手顺时针按摩腹部，促进肠蠕动；还可指导适量服食蜂蜜、麻油等帮助通便；必要时可服用缓泻药或给予开塞露、灌肠、人工排便等。对于排尿困难的患者可指导患者放松、腹部按摩、热敷以刺激排尿；膀胱充盈无法排尿时在无菌操作下给予导尿和留置尿管。

（三）对症照护

协助运动障碍患者进行日常生活照护和安全防护。对于上肢震颤未能控制、日常生活动作笨拙的患者，避免拿热水、热汤，谨防烧伤、烫伤等；端碗持筷困难者应选用不易打碎的不锈钢饭碗、水杯、汤勺和带有大把手的餐具，避免玻璃和陶瓷制品等。对有幻觉、错觉、抑郁或智能障碍的患者应专人陪护；药物代为保管，每次送服到口；严格交接班制度，禁止患者自行使用锐利器械和危险品；避免自伤、坠床、坠楼、走失、伤人等意外发生。告知患者运动锻炼有助于防止和推迟关节强直与肢体挛缩，有助于维持身体的灵活性，增加肺活量，防止便秘，保持并增强自我照顾能力。锻炼过程中应与患者和家属共同制订切实可行的具体锻炼计划。

（四）药物治疗照护

帕金森病患者需长期或终身服药，告知患者遵医嘱，从小剂量开始逐步缓慢加量直至有效维持，不宜突然停药或随意更换药；服药期间尽量避免使用维生素 B_6、利血平、氯丙嗪等，以免降低药物疗效或导致直立性低血压。常用药为多巴丝肼，其作用机制主要是补充黑质－纹状体内多巴胺的不足，服用时应避免嚼碎药片，避免与高蛋白食物一起服用，以免影响疗效；常见的副作用为恶心、呕吐、便秘、眩晕、幻觉、异动症、开关现象。抗胆碱能药物主要副作用有视力模糊、口干、便秘等。

（五）心理照护

患者往往有自卑、忧郁心理，回避人际交往，表现为沉默寡言，闷闷不乐；随着病程延长，病情进行性加重，患者丧失劳动能力，生活自理能力也逐渐下降，会产生焦虑、恐惧甚至绝望心理。在与患者沟通的过程中要态度和蔼、诚恳，尊重患者，鼓励其表达心理感受并耐心倾听，收集患者的需求，并给予足够的信息和情感等支持；鼓励患者积极参加社交活动，指导患者采用手势、纸笔、画板等沟通方式与他人交流；指导家属多关心体贴患者，帮助患者保持个人卫生和着装整洁以尽量维护自我形象，多鼓励、少指责和念叨，提供良好的家庭支持，减轻患者的心理压力。告知患者疾病与精神情绪的关系，鼓励他们保持良好心态。

二、健康指导

1. 向老年帕金森病患者及家属介绍日常生活注意事项

注意个人卫生、勤洗勤换、防止皮肤感染；对于卧床多的患者应勤翻身、勤擦洗，防止局部皮肤受压，改善全身血液循环，预防压疮。鼓励患者加强日常生活动作训练，进食、洗漱、穿脱衣服等应尽量自理；坚持适当的运动和体育锻炼，做简单的家务；卧床患者协助被动活动关节和按摩肢体。不要单独外出，以防跌倒损伤，外出有人陪伴，尤其是精神智能障碍者其衣服口袋内要放置写有患者姓名、住址和联系电话的“安全卡片”。

2. 向老年帕金森病患者的照顾者提供各方面的指导

本病为一种无法根治的疾病，病程长达数年或数十年，家庭成员身心疲惫，经济负担加重，容易产生无助感。医护人员应关心照顾者及家属，倾听他们的感受，理解他们的处境，尽力帮他们解决困难、走出困境，以便给患者更好的家庭支持。指导照顾者关心体贴患者，协助进食、服药和日常生活的照顾。督促患者遵医嘱正确服药，防止错服、漏服。细心观察，积极预防并发症和及时识别病情变化。

任务评价

（1）老年帕金森病患者是否能执行合理饮食、坚持适当运动与社会交往、遵医嘱用药。

（2）老年帕金森病患者在院期间是否发生安全事故，身心是否得到良好的照护。

病例分析

张某，男性，70 岁。因四肢活动障碍伴加重 1 年入院。患者于 2 年前无明显诱因出现四肢活动障碍。查体：表情呆滞，慌张步态，四肢呈“齿轮样”张力增高，双手指鼻试验正常。头颅 MRI 无异常。

分析：该患者最可能的诊断是什么？应该给予该患者的照护措施有哪些？

任务四 老年阿尔茨海默病患者的照护

任务情境

李奶奶，76 岁，小学学历。3 年前无明显诱因出现记忆力减退，经常丢三落四，性格敏感多疑，喜怒无常，后逐渐发展定向力障碍，曾在自己小区迷路被保安送回，行为紊乱，自理能力下降，不修边幅，记忆障碍更加明显，不认识以前的同事。既往无高血压、脑血管病史。体检：CT 提示轻度脑萎缩，精神状态量表（MMSE）得分 12 分。

思考：你判断目前李奶奶最可能患有什么疾病？你应该如何对李奶奶进行照护？

任务描述

阿尔茨海默病（alzheimer disease，AD）是一组病因不明的中枢神经系统原发性退行性改变性疾病。多起病于老年期或老年前期，隐匿起病，病程缓慢且不可逆，主要临床表现是痴呆综合征。阿尔茨海默病是继心脏病、肿瘤和中风之后，排在第四位的导致死亡的疾病。流行病学调查表明，阿尔茨海默病已成为老年人群常见的神经精神疾病，60 岁以上人群痴呆患病率约为 3.46%，65 岁以上人群患病率达 4.61%，80 岁以上人群患病率可高达 20%。因此，阿尔茨海默病已成为导致老年人智力障碍和生活质量下降的主要疾病。

知识链接

研究显示，年老、女性、痴呆家族史、脑外伤史、抑郁病史、低教育水平是阿尔茨海默病的发病危险因素。出现症状后通常可存活 7～10 年。由于老年期痴呆病程缓慢，不容易被患者及家属发现，造成诊断和护理困难。

一、疾病评估

（一）发病因素

（1）遗传因素。约 15% 阿尔茨海默病患者发病与遗传因素有关，有痴呆家族史者患病率为普通人群的 3 倍。

（2）生理因素。随着年龄的增长，脑代谢率下降，脑血流、氧耗量显著减少，脑重量逐渐减轻，神经细胞数目大量减少，导致脑功能减退。

（3）疾病因素。某些疾病加速中枢神经系统的退行性改变，如高血压、高血脂、糖尿病、心脏病等。

（4）社会文化因素。社交活动减少、文化水平低、精神刺激、家庭矛盾等因素均可加速老年人脑的衰老，向阿尔茨海默病发展。

（5）其他因素。长期烟酒过度，药物中毒，铝在大脑中的积蓄，免疫系统功能障碍，慢性病毒感染等，都可以加速人体的衰老过程，导致大脑皮质萎缩，增加老年人阿尔茨海默病发生。

知识链接

1. 发病机制

引起阿尔茨海默病的确切病因不明确。现有的尸解证据表明，该病主要与大脑皮层及边缘系统的神经元弥漫性缺失、细胞内神经元纤维缠结、老年斑形成、细胞外淀粉样改变及神经末梢变形有关。

2. 病理生理特征

①细胞外 β 淀粉样蛋白沉积，形成大量炎性斑块及老年斑；②细胞内高度磷酸化的脱蛋白聚集，导致神经元纤维缠结；③大脑皮层及边缘系统的神经元，主要元和突触进行性丧失以及星形胶质细胞增生。

（二）疾病表现

根据临床进展和相关体征症状，阿尔茨海默病大致分为三个阶段。

1. 早期（遗忘期）

由于病程缓慢，早期常常被家人忽略，一般可持续 1～3 年。

（1）记忆力减退：首发症状，尤其是近期记忆明显减退。

（2）情绪不稳，情感幼稚：无故出现抑郁、哀伤，坐卧不安、易激怒，偏执、急躁，缺乏耐心等。

（3）语言能力下降：不能用合适的词汇表达思维内容，甚至出现孤立性失语。

（4）计算力下降：购物、存取款等简单账目计算费力，甚至不能计算。

（5）人格改变：主动活动减少，对环境兴趣下降，对人缺乏热情，敏感、多疑、孤僻自私，多疑，部分患者可有幻听、妄想等。

（6）空间定向障碍：在熟悉环境中会迷路；时间观念淡漠，甚至完全没有时间感。

2. 中期（混乱期）

随着病程进展，症状持续加重，对健康和生活质量影响更大，多在起病后2～8年。主要表现为：

（1）记忆力障碍：完全不能学习和回忆新信息，远事记忆力受损但未完全丧失。

（2）定向力进一步丧失：对时间、人物、地点的定向判断发生障碍，在家中迷路，经常去向不明，甚至走失。

（3）沟通障碍：言语单调，失语、失读、失写等。

（4）人格改变：主动动作渐少，端坐发呆；对人冷漠，言语粗俗，不修边幅，随地便溺，当众裸体，甚至出现违法行为。

（5）行为改变：行为退缩或紊乱，情感淡漠，无主动性和缺乏注意力，收藏废物视作珍宝，出现攻击性行为。

（6）认知障碍：不能对日常生活进行理解和判断，日常生活能力下降，难以自理，衣食住行等需要他人帮助。

3. 晚期（极度痴呆期）

患者生活近乎完全依赖他人照顾，出现严重记忆障碍，体征和症状更加明显，严重影响患者的健康和生活质量。多在起病后8～12年。主要症状：

（1）不能感知时间和地点。

（2）辨认亲朋好友存在困难。

（3）日常生活完全不能自理，二便失禁。

（4）行走困难。

（5）具有进攻性行为或无自主运动，缄默不语，呈植物人状态。

（6）智力基本丧失。

（三）辅助检查

（1）影像学检查。CT或MRI显示有脑萎缩，且进行性加重。

（2）神经心理学检查。常用简易智力状态检查量表（MMSE）、长谷川痴呆量表筛查老年期痴呆；韦氏记忆量表、临床记忆量表测查患者记忆能力，韦氏成人智力量表测试患者智力水平；采用汉密尔顿抑郁量表（HAMD）、画钟测验、日常生活能力量表（ADL）等协助临床诊断。

二、疾病诊断

由于阿尔茨海默病病因未明，诊断主要根据临床表现与心理学检查，结合病史、病程特点、体格检查及神经系统检查、辅助检查资料进行综合分析，排除其他原因引起的痴呆，才能诊断为阿尔茨海默病。

三、疾病治疗

本病目前尚无特效的药物治疗方法，早期发现、早期诊断、早期治疗，可延缓某些患者的病情进展，改善认知功能。但在疾病的中、晚期应用任何药物均不见好转，亦无任何药物能肯定控制疾病的发展。

1. 促智药或改善认知功能的药物

（1）乙酰胆碱酯酶抑制剂（AchE）。此类药物可改善患者的记忆，对轻、中度痴呆有一定的疗效，对重症痴呆无效。①多奈哌齐（安理申）：改善认知功能，服用6个月治疗期间，可见到症状无进一步恶化，主要不良反应为腹泻、肌肉痉挛、乏力、恶心及失眠等。②艾斯能：是选择性的作用于脑皮质和海马的AchE，可以延缓阿尔茨海默病患者症状的进展速度。

（2）促脑代谢及推迟痴呆进程。二氢麦角碱有扩张血管作用，促进大脑对葡萄糖和氧的作用，提高大脑神经细胞代谢功能，对痴呆患者警觉性、焦虑、抑郁等有一定改善作用。

2. 对症治疗

主要针对痴呆伴发的各种精神症状，药物用量以小量为原则。

（1）抗焦虑药物。如有焦虑、激越、失眠症状，可考虑应用短效苯二氮卓类，以劳拉西泮、奥沙西泮、阿普唑仑最常用。

（2）抗抑郁药。20%～50%的阿尔茨海默病患者可出现抑郁症状。首先予以心理社会支持、改善环境，必要时可应用氟西汀等抗抑郁药。

（3）抗精神病药。如患者出现妄想观念或兴奋冲动等症状，可使用小量抗精神病药如维思通、甲硫哒嗪、奋乃静等，以帮助控制患者的行为紊乱、激越、攻击性和幻觉妄想等。

任务实施

一、照护措施

（一）病情观察

观察患者的记忆力、生活自理能力的变化，尽早进行康复锻炼，并密切观察康复中病情缓解的程度。

（二）生活照护

1. 环境

将患者安排在易于观察、照顾的房间里，房间固定，尽量避免转换房间换床等导致患者的情绪、行为异常。桌上不要放置危险物品，每天一定要彻底检查整理房间及床铺周围的情况，防止任何可能带来危险的事情发生。

2. 饮食

食物要简单、软滑，最好切成小块；进食时，将固体和液体食物分开，以免患者直接吞咽导致窒息。进餐及饮水时取坐位或半坐卧位；给患者充足的进餐时间和创造安静的进食环境；定时由家人或照顾者陪同进餐；注意保持营养均衡；进餐前清洁双手并允许患者手取食物，或使用特别设计的餐具方便进餐；讲解进餐步骤并进行示范，指导患者分次少量缓慢吞咽，需要时喂食。

3. 休息与活动

对痴呆患者提供合理的生活环境是最基本的护理工作。不要让患者有孤独感，鼓励患者多结交朋友，参加集体活动，散步、聊天，调节情绪。尽可能地诱发他们参加刺激而有趣的活动，使他们能够精神活跃，积极乐观地对待生活。

（三）药物治疗照护

凡临床诊断为老年期痴呆的患者，无论病程长短常需药物治疗，一般以口服给药。为预防发生呛咳、误吸等意外情况，可做好以下照护。

1. 全面评估

详细询问用药史、评估患者自我服药的能力，包括视力、听力、阅读能力、理解能力、记忆能力、获取药物的能力等，结合患者的具体情况，进行个性化照护。

2. 简化用药

按医尽量减少用药种类、数量、次数、剂型，持续用药时间，避免采用过小剂量的药物，帮助患者主动记忆药物的外形。

3. 用药安全

患者服药时取站位、坐位或半坐位；服药时避免谈话或催促；服药前水温不可过烫；送服药物时避免饮水过猛过快；对过大或形状多角的药物可掰开或溶解服用；睡眠时服药应先唤醒待其完全清醒后再服药；等等。

4. 陪伴服药

防止患者误服、漏服、拒服药物而影响治疗。外观、颜色或名称相似的药物分别放置在不同颜色的格子内，并标明服药时间，放在易取用、固定的位置。定时服药，必要时全程陪伴服药。

5. 药物管理

对伴有抑郁症、幻觉和自杀倾向的患者，照顾者一定要把药物管理好，放到患者拿不到或找不到的地方，避免意外。

6. 观察不良反应

中重度痴呆患者服药后常不能诉说服药后的不适，照顾者要随时随地细心观察患者的不良反应，需要时准确记录并及时与医生沟通，调整给药方案。

7. 辅助治疗

照顾者可通过陪同患者散步等适当运动调整患者昼夜生活习惯，摆放有意义的纪念照等营造良好的用药环境，使患者安心接受治疗，可有效缓解患者失眠、焦虑等症状。

（四）康复训练

1. 认知训练

①进行地点训练、时间训练、人物训练，纠正患者错误的时间、地点、人物等概念。②记忆训练：鼓励患者多接触周围的亲朋好友，共同回忆过去的生活经历，帮助其认识目前生活中的人和事，以恢复记忆并减少错误判断；参加一些力所能及的社交活动，通过声音、动作、语言、图像等信息刺激，提高记忆力；对于记忆障碍严重者，通过编写日常活动安排表、制订作息计划、挂放日历等，帮助记忆；对容易忘记的事或经常出错的程序，设立提醒标志，通过自行取放物品强化记忆；鼓励患者多参加各种有兴趣的休闲活动，通过种植、养护、观察等过程增强记忆。③智力训练：根据患者病情和文化程度由简单到复杂反复进行智力训练，如进行拼图游戏，对一些图片、实物、单词做归纳和分类等以帮助患者扩大思维和增强记忆。

2. 语言理解和表达能力训练

加强与患者的交流沟通，为其提供语言练习环境，并鼓励患者多读书、看报、听广播，接受来自外界的各种信号刺激。

3. 自理照顾能力训练

根据环境条件和着自身情况，尽可能给予患者自我照顾的机会，提高和训练心者的自理能力。指导患者反复练习洗漱、穿脱衣服、用餐、服药、打电话、如厕、使用生活用具等，每天 3~5 次，循序渐进，坚持训练，通过协助、指导、监督最终达到主动完成。注意训练时多鼓励、赞扬，提高患者自信心。

4. 社会适应能力训练

尽可能地让患者脱离封闭的生活环境，鼓励与他人的接触交流等，多了解外部信息，鼓励患者积极参与家庭事务的处理，并给予指导和帮助。

（五）日常生活照护

穿着棉质衣裤、宽松内衣；衣服以拉链替代纽扣、弹性腰带替代皮带；衣物按穿着顺序叠放；选择松紧口的鞋子；鼓励患者选择合适的服装，并告知穿着步骤，协助穿衣。白天适当限制睡眠；入睡前酌情安慰、轻拍患者或播放患者喜爱的音乐促进睡眠。

（六）安全照护

最常见的安全问题有迷路、走失、伤害他人，或跌倒、烫伤、烧伤、误服毒物、过量服药、自伤等意外伤害，突发心脑血管疾病、昏迷等严重情况，危险性大，照顾者必须加强护理，确保患者安全。

1. 提供稳定的生活环境

①尽量避免搬家，以免给患者增加生活上的困难；②必须到新的环境中如户外活动、探亲访友、入住老年机构等必须有照顾者陪同，直至患者完全熟悉环境。

2. 预防意外发生

①患者居室和活动空间地面做好防滑处理，防止跌伤；②患者洗澡、饮水的温度不可过高，热水瓶放在不易接触碰撞的地方，防止烫伤；③禁止患者独自完成做饭、烧水等家务，防止发生煤气中毒或烧伤、火灾等意外；④可能造成伤害的刀剪等锐利物品和杀虫剂等有毒、有害物品加锁保管或放在隐蔽处，防止患者自伤或误服中毒；⑤患者出现攻击性等激越行为时要保持镇定，积极引导转移其注意力，并分别查找原因积极应对，必要时遵医嘱使用药物控制；⑥患者外出最好有人陪同，佩戴胸卡或手环，上面写有患者姓名、家人电话、家庭详细住址、疾病诊断及随身携带药物等信息，以便患者在迷路、走失或出现突发事件时得到及时救助；⑦加强皮肤护理、加用床挡等，对于生活完全不能自理的重症患者安排专人护理，防止窒息、压疮、坠床等发生。

（七）心理照护

1. 患者的心理照护

①减少刺激：患者常有不同程度的听力和视力下降，当身体不适或自身要求过高未能得到满足时，可因幻觉、妄想而出现动、叫喊甚至伤人等攻击性行为。在治疗躯体疾病的同时要加强生活护理，满足患者合理的需要。②陪伴患者，鼓励家人或照顾者尽可能陪伴患者外出散步，参加社交活动，接触社会，充分发挥家庭和社会的支持作用，使患者能够体会到生活的快乐和家庭的温暖，减轻或消除孤独等不良心理。维护患者自尊；与患者交谈时要和颜悦色，专心倾听；回答患者问题时要减慢语速，尽可能使用简洁明了、形象生动的语言，使用面部表情等非语言行为进行交流；患者在生活自理、社交活动等方面做出努力或有进步时要及时给予肯定和表扬，微笑、握手、拥抱或轻拍等使其获得心理支持，更好地配合护理；患者出现情绪激动、攻击等行为时要及时询问并分析原因，多理解并积极引导患者转移注意。

2. 照顾者的心理照护

照顾者常因患者病情严重、病程过长、缺乏有关知识和足够的心理准备而产生焦虑、恐惧等心理改变。要教会照顾者学会自我放松，合理休息，与家人、社区、老年机构等密切合作，最大限度地获得家庭和社会的支持。

二、健康指导

1. 预防指导

指导老年人勤用脑，预防大脑萎缩。调节情志，避免精神刺激，养成良好的生活规律，积极参加社交活动。发现疾病后鼓励尽量维持生活能力和参加社会活动，加强家庭和社会对患者的照顾和帮助，进行康复治疗和训练。

2. 知识宣教

向患者及家属介绍本病的有关病因，指导避免诱发因素。教育其保持良好的心理状态，平时生活要有规律，合理安排活动和休息时间，注意劳逸结合，积极配合治疗。

3. 病情监测

明确痴呆早期症状，早期诊断可使患者从容地与医生和家人讨论未来医疗问题。晚期患者需要专人护理，防止暴力行为自伤或伤及家人。定向障碍和空间障碍的患者应减少外出，以防意外。

任务评价

（1）老年阿尔茨海默病患者认知能力是否有所提高或衰退有所延缓。

（2）老年阿尔茨海默病患者能否最大限度地保持社交能力和日常生活能力。

（3）老年阿尔茨海默病在院期间是否发生安全事故，身心是否得到良好的照护。

病例分析

张爷爷，75岁，既往无脑血管病史。近2年来逐渐出现记忆力减退，起初表现为对新近发生的事容易遗忘，如经常失落物品，症状持续加重，近半年来表现为出门不知归家，忘记自己亲属的名字，把自己的媳妇当作女儿。言语功能障碍明显，讲话无序，不能叫出家中某些常用物品的名字。个人生活基本不能料理，有情绪不稳和吵闹行为。体格检查未发现神经系统定位体征，CT检测提示轻度脑萎缩。

分析：该患者最可能的诊断是什么？应该给予该患者的照护措施有哪些？

任务五 老年抑郁症患者的照护

任务情境

李奶奶，70 岁。退休在家。近半年来无缘故出现情绪低落，烦躁，坐卧不安，注意力不集中，记忆力减退，意志活动减退，失眠，食欲减退，体重减轻，自诉总感觉自已一无是处，高兴不起来，称“活着是受罪，死了一切都解脱”。经常生活懒散，不洗漱，怕见人，求治愿望强烈。体查定向力、自知力完整，未发现错觉、幻觉及感觉综合障碍。

思考：你判断目前李奶奶最可能的疾病是什么？应该如何对李奶奶进行照护？

任务描述

抑郁症（depression）又称抑郁障碍，以显著而持久的心境低落为主要临床特征，是心境障碍的主要类型。临床可见心境低落与其处境不相称，情绪的消沉可以从闷闷不乐到悲痛欲绝，自卑抑郁，甚至悲观厌世，可有自杀企图或行为；其至发生木僵；部分病例有明显的焦虑和运动性激越；严重者可出现幻觉、妄想等精神病性症状。每次发作持续至少 2 周以上，长者甚或数年，多数病例有反复发作的倾向，每次发作大多数可以缓解，部分可有残留症状或转为慢性。老年期抑郁症（depression in the elderly）泛指存在于老年期（≥ 60 岁）这一特定人群的抑郁症，包括原发性抑郁（含青年或成年期发病，老年期复发）和见于老年期的各种继发性抑郁。严格而狭义的老年期抑郁症是指首次发病于 60 岁以后，以持久的抑郁心境为主要临床特征的一种精神障碍。老年期抑郁症的临床症状多样化且不典型，主要表现为情绪低落、焦虑、反应迟滞和躯体不适等，常以躯体不适的主诉就诊，且不能归于躯体疾病和脑器质性病变。

知识链接

流行病学显示，我国老年人抑郁症患病率为 7%～10%。抑郁症还因反复发作使患者丧失劳动能力和日常生活功能，导致精神残疾。老年人的自杀和自杀企图有 50% 以上继发于抑郁症。

1. 发病机制

（1）中枢单胺类神经递质不足。神经元的树突减少和神经元坏死，导致中枢单胺类神经递质不足，特别是去甲肾上腺素和5-羟色胺的功能减低。

（2）神经内分泌异常。如下丘脑－垂体－肾上腺轴功能亢进和下丘脑－垂体－甲状腺轴功能不足。

2. 病理生理特点

老年抑郁症病理改变在中枢神经系统。神经影像学测量可发现抑郁症患者脑颞叶皮层，特别是海马部位密度下降，神经元的树突减少和神经元坏死。

一、疾病评估

（一）发病因素

（1）遗传因素。早年发病的抑郁症患者，具有明显的遗传倾向。

（2）生化异常。增龄引起中枢神经递质改变，如5-羟色胺和去甲肾上腺素功能不足以及单胺氧化醇活性增高，影响情绪的调节。

（3）神经－内分泌功能失调。下丘脑－垂体－肾上腺皮质轴功能失调导致昼夜周期波动规律紊乱。

（4）躯体功能障碍或躯体疾病。多数患者具有数月的躯体症状，如头痛、头晕、乏力、失眠、便秘等。有些患者则有高血压、冠心病、糖尿病等慢性疾病，或者躯体能障碍。

（5）心理社会因素。心理社会因素对老年抑郁症的发病有一定影响。

（二）疾病表现

老年抑郁症患者的症状与青壮年患者的基本相似，有三大主要症状，即心境低落、思维迟缓和行为抑制的“三低症状”，但与中青年相比有较大的临床变异，症状多趋于不典型。老年抑郁症患者更易以躯体不适的症状就诊。

1. 疑病性

患者常从一种不太严重的身体疾病开始，继而出现焦虑、不安、抑郁等情绪，因此反复去医院就诊，要求医生予以保证，如要求得不到满足则抑郁症状更加严重。疑病性抑郁患者疑病内容常涉及消化系统症状，便秘、胃肠不适是此类患者最常见也是较早出现的症状之一。

2. 激越性

激越性抑郁症最常见于老年人，表现为焦虑恐惧，终日担心自己和家庭将遭遇不幸，大祸临头，搓手顿足，坐卧不安，惶惶不可终日，夜晚失眠或反复追念着以往不愉快事，责备自己做错了事导致家人和其他人的不幸，对不起亲人，对环境中的一切事物均无兴趣，可出现冲动性自杀行为。

3. 隐匿性

抑郁症的核心症状是心境低落，但老年抑郁症患者大多数以躯体症状作为主要表现形式，常见的躯体症状有睡眠障碍、头疼、疲乏无力、胃肠道不适、食欲下降、体重减轻、便秘、颈背部疼痛、心血管症状等，情绪低落不太明显，因此极易造成误诊。隐匿性抑郁症常见于老年人，以上症状往往查不出相应的阳性体征，服用抗抑郁药可缓解、消失。

4. 迟滞性

表现为行为阻滞，通常以随意运动缺乏和缓慢为特点，肢体活动减少，面部表情减少，思维迟缓、内容贫乏、言语阻滞。患者大部分时间处于缄默状态，行为迟缓，重则双目凝视，情感淡漠，对外界动向无动于衷。

5. 妄想性

大约有 15% 的患者抑郁比较严重，可以出现妄想或幻觉，看见或听见不存在的东西；认为自己犯下了不可饶恕的罪恶，听见有声音控诉自己的不良行为或谴责自己，让自己“去死”。由于缺乏安全感和无价值感，患者认为自己已被监视和迫害。这类妄想一般以老年人的心理状态为前提，与他们的生活环境和对生活的态度有关。

6. 自杀倾向

自杀是抑郁症最危险的症状。抑郁症患者由于情绪低落、悲观厌世，严重时很容易产生自杀念头，且由于患者思维逻辑基本正常，实施自杀的成功率也较高。据统计，抑郁症患者的自杀率比一般人群高 20 倍。自杀行为在老年期抑郁症患者中很常见，而且很坚决，部分患者可以在下定决心自杀之后，表现出镇定自若，不再有痛苦的表情，进行各种安排，如会见亲人，寻求自杀的方法及时间等。因此，常由于患者所表现出的这种假象，而使亲人疏于防范，很容易使自杀成为无可挽回的事实。由于自杀是在疾病发展到一定的严重程度时才发生的，所以及早发现疾病，及早治疗，对抑郁症的患者非常重要。

7. 抑郁症性假性痴呆

抑郁症性假性痴呆常见于老年人，为可逆性认知功能障碍，经过抗抑郁治疗可以改善。

（三）辅助检查

（1）实验室检查一般无阳性发现。

（2）标准化评定量表。可采用标准化评定量表对抑郁的严重程度进行评估，如老年抑郁量表（GDS）、流调中心用抑郁量表（CES-D）、汉密顿抑郁量表（HAMD）、Zung 抑郁自评量表（SDS）、Beck 抑郁问卷（BDI），其中 GDS 较常用。

二、疾病诊断

（1）60 岁以后缓慢起病，可有一定的诱发因素。

（2）除符合上述诊断标准外，还具有精神运动性激越和迟滞的表现，以及繁多的躯体化症状和疑病等妄想症状，并具有生物性症状的特点。

（3）除外脑器质性疾病及躯体疾病所致的抑郁综合征。

三、疾病治疗

1. 药物治疗

（1）三环类及四环类抗抑郁药：丙米嗪（米帕明）、阿米替林和多塞平（多虑平）是临床上常用的三环类抗抑郁药。其中丙米嗪适用于明显精神运动性迟滞患者，而阿米替林则适用于焦虑或睡眠障碍突出患者。此类药物主要用于发作期治疗，也可用于维持期治疗。临床用药应从小剂量开始，逐渐加量，一般 1～2 周内加至治疗量。三环类药物的主要副作用有口干、便秘、视力模糊、排尿困难、体位性低血压、心动过速、心率改变。老年患者使用时应密切监护，患心脏疾病者不宜使用。四环类药物如马普替林，该药起效较快，抗胆碱能和心血管副作用较轻，主要副作用有口干、嗜睡、视物模糊、皮疹、体重增加等，偶可有癫痫发作。

（2）单胺氧化酶抑制剂（MAOIs）：主要有异丙肼、苯乙肼等，因副作用明显，目前已极少运用。新型单胺氧化酶抑制剂吗氯贝胺是一种可逆性、选择性单胺氧化酶 A 抑制剂，副作用明显减少。

（3）选择性 5- 羟色胺再摄取抑制剂（SSRIs）：主要有氟西汀、帕罗西汀、舍曲林、氟伏沙明、西酞普兰。这类药物的主要特点是副作用较少，使用方便。

（4）其他药物：如曲唑酮、文拉法辛、米塔扎平等。

2. 心理治疗

心理治疗非常重要，抗抑郁药合并心理治疗属于治标又治本的办法，疗效远远高于单用抗抑郁药或心理治疗。心理治疗可改善预后，有助于预防复发。

任务实施

一、照护措施

（一）生活照护

1. 环境

老年患者住处应光线明亮，空气流通、整洁舒适，墙壁以明快色为主，以利于调动老年患者积极良好的情绪，焕发对生活的热爱。

2. 饮食

饮食方面，既要注意营养成分的摄取，又要保持食物的清淡。多吃高蛋白、富含维生素的食品，少吃糖类、淀粉类食物。

3. 休息与活动

生活有规律，鼓励老年患者白天参加各种娱乐活动和适当的体育锻炼；晚上入睡前喝热饮、热水泡脚或洗热水澡，避免看过于兴奋、激动的电视节目。为老年患者创造安静舒适的入睡环境，保证充足睡眠。

（二）病情观察

评估患者的自杀危险，如患者的兴趣是否恢复、家人是否提供足够的支持、病程的长短等。对有自杀可能性的患者，应会同其家人，安排专人看护，以及时采取可能措施，消除患者周围不安全因素。同时加强与患者的沟通，了解其需要，给予其帮助。有时患者为了实施自己的自杀计划，可能会伪装病情好转以逃避护理人员的注意，护理时应予以注意。

（三）安全照护

1. 识别自杀动向

应与老年患者建立良好的治疗性人际关系，在与患者的接触中应能识别其自杀动向，如患者在近期内曾经有过自我伤害或自杀未遂的行为，或焦虑不安、失眠，沉默少语，或抑郁情绪突然好转，应给予心理上的支持，使他们振作起来，避免意外发生。

2. 专人守护

对于有强烈自杀企图的老年患者要专人 24 h 看护，不离视线，必要时经解释后给予约束，以防意外。

3. 加强对工具及药物的管理

自杀多发生于一刹那间，凡能成为患者自伤的工具都应管理起来。妥善保管好药物，以免老年患者一次性大量吞服，造成急性药物中毒。

4. 用药照护

（1）密切观察药物疗效和可能出现的不良反应，及时向医生反映。

（2）坚持服药：因抑郁症治疗用药时间长，有些药物有不良反应，老年患者往往信心不足或不愿治疗，可表现为拒药、藏药或随意增减药物。要耐心说服老年患者严格按医嘱服药，不可随意增减药物，更不可因药物不良反应而中途停服。

5. 心理照护

（1）阻断负向的思考：抑郁老年患者常会不自觉地对自己或事情保持负向的看法，护理人员应该协助其确认这些负向的想法并加以取代和减少。还可以帮助老年患者回顾自身的优点、长处、成就来增加正向的看法。

（2）协助老年患者抒发自己的想法：严重抑郁患者思维过程缓慢，思维量减少，甚至有虚无罪恶妄想。在接触语言反应很少的老年患者时应以耐心、缓慢以及非语言的方式表达对患者的关心与支持，通过这些活动逐渐引导患者注意外界，同时利用治疗性的沟通技巧，协助老年患者表述其看法。

（3）怀旧治疗：怀旧治疗是通过引导老年人回顾以往的生活，重新体验过去的生活，并给予新的诠释，协助老年人了解自我，减轻失落感，增加自尊及增进社会化的治疗过程。怀旧治疗作为一种心理社会治疗手段在国外已经被普遍应用于老年抑郁症、焦虑及老年性痴呆的干预，在我国部分地区也得到初步运用，其价值已经得到肯定。

（4）学习新的应对技巧：为老年患者创造和利用各种个人或团体人际接触的机会，以协助老年患者改善处理问题、人际互动的方式，增强社交的技巧。并教会患者亲友识别和鼓励患者的适应性行为，忽视不适应行为，从而改变老年患者的应对方式。

二、健康指导

1. 预防指导

老年人要面对现实，合理安排生活，多与社会保持密切联系，常动脑，不间断学习并参加一定限度的力所能及的劳作；按照自己的志趣培养爱好，如种花、钓鱼、书法、摄影、下棋、集邮等。

2. 知识宣教

社区和老年护理机构等应创造条件让老年人进行相互交往和参加一些集体活动，针对老年抑郁症的预防和心理健康等开展讲座，有条件的地区可设立网络和电话热线进行心理健康教育和心理指导。及时了解患者的想法，避免自杀行为的发生。如能采用家庭治疗方法，使患者亲属介入，可能收到更好的效果。

3. 病情观察

抑郁症多数病例有反复发作的倾向，需要长期治疗，预防复发。在急性期时，首要的是采取有力的综合措施，如住院治疗，尽早地减轻患者的痛苦，缓解症状，控制发作；在急性发作期控制症状达到康复后，应长程治疗，包括预防复发、改善预后。

任务评价

（1）老年人认知偏差是否纠正，应对应激能力是否提高。

（2）老年人自我价值感是否增强，能否重建人际关系和社会生活。

（3）老年人是否出现自杀行为，自杀观念是否消除。

病例分析

李爷爷，68岁，2年前丧偶，独居。近1年来不爱出门，不与人交往，沉默寡言，不关心子女，对外界动向无动于衷，经常感觉头疼、疲乏无力、胃肠道不适，食欲下降，体重减轻，睡眠质量差，有时整夜睡不着，感觉自己一事无成，“活着没意思，不如死了算了”。

分析：该患者最可能的诊断是什么？应该给予该患者的照护措施有哪些？

项目总结

随着我国进入人口老龄化，精神神经系统疾病已成为威胁老年人健康的主要杀手，具有病程长、反复发作、重复住院率高、治疗周期长、疗效较差的特点。照护者需要认真分析造成精神神经系统疾病的原因，及时判断疾病的发生发展，能够给予正确的照护措施，去除疾病造成的痛苦，促进老年患者健康生活。本项目主要介绍了老年脑血管疾病、老年帕金森病、老年阿尔茨海默病、老年抑郁症等精神神经系统疾病患者的照护。在学习以上内容时，大家可学会对老年精神神经系统疾病的评估、照护的措施，关心和爱护老人，取得患者信任，给予相关疾病知识的宣传和健康教育，提高患者的生活质量。

思考与练习

一、选择题

1. 患者男性，55岁。有高血压病史，清晨起床自行上厕所时摔倒，家人发现其不能言语，左侧肢体不能活动，马上拨打120，急诊入院，CT见高密度影像。最可能的诊断是（　　）。

A．脑出血　B．脑挫伤　C．脑震荡　D．蛛网膜下腔出血　E．脑梗死

2. 下列对脑血栓形成急性期的护理措施中哪项错误（　　）。

A．保持安静、避免搬动　B．注意保暖　C．头部置冰袋或冷敷

D．平卧位，头偏向一侧　E．按危重病期护理

3. 帕金森病首发症状为（　　）。

A．肌强直　B．震颤　C．运动减少　D．面具脸　E．继发性关节僵硬

4．患者男性，65 岁。双手静止性震颤伴动作缓慢 8 年，诊断为帕金森病，需服用多巴丝肼治疗。患者双手静止性震颤，面部表情呆板，呈面具脸，可进食，慌张步态。患者不宜进食高蛋白饮食的原因是（　　）。

A．不易消化　　B．可能加重震颤　　C．可能出现肌强直

D．可降低多巴丝肼疗效　　E．可引起药物不良反应

5．老年患者远记忆受损，智能活动全面减退，难以胜任简单家务劳动，不能正确回答自己和亲人的名字和年龄，饮食不知饥饱，外出找不到家门，举动幼稚，不知羞耻，最可能为（　　）。

A．老年痴呆早期　　B．老年痴呆中期　　C．老年痴呆晚期

D．老年抑郁症　　E．正常老年衰退

6．患者男性，71 岁，诊断为阿尔茨海默病，目前临床最常用的治疗药物是（　　）。

A．抗焦虑药物　　B．抗抑郁药物　　C．抗精神病药物

D．乙酰胆碱酯酶抑制剂　　E．促脑代谢药物

7．老年抑郁症患者的临床表现最突出的是（　　）。

A．思维迟缓滞　　B．情绪低落　　C．行为抑制

D．睡眠障碍　　E．疼痛

8．老年抑郁症患者照护过程中最应该注意患者是否出现（　　）。

A．精神运动迟滞　　B．躯体不适　　C．失眠

D．自杀观念和行为　　E．假性痴呆

二、思考题

1．你如何做好老年帕金森病患者的心理照护？

2．对老年阿尔茨海默病患者如何指导康复训练？

3．如何照护急性期老年脑出血患者？

项目五 老年泌尿生殖系统疾病的照护

泌尿生殖系统疾病是指由各种原因造成泌尿生殖系统各器官不同损害的一组疾病，具有种类较多、病因各异（如变态反应、感染、肾血管病变代谢异常、先天性疾病、药物、毒素、创伤、肿瘤、结石等因素，均可造成对泌尿生殖系统尤其是肾脏的损害）、病程多的特点。近年来，随着基础医学和临床医学的发展，新的治疗方法不断涌现，带动了泌尿生殖系统疾病护理技术的快速发展，使那些难治性肾脏疾病的病情得以缓解，存活率和生活质量得以改善。但流行病学资料显示全球终末期肾脏患者数持续增加，其年增长速度已经超过人口年增长率。因此，对泌尿生殖系统疾病的诊治防护任重而道远。

学习目标

知识目标	1. 掌握老年泌尿生殖系统疾病的照护评估资料 2. 熟悉老年泌尿生殖系统疾病的照护措施、健康指导 3. 了解老年泌尿生殖系统的疾病处理措施
能力目标	1. 能对泌尿生殖系统疾病患者进行疾病评估 2. 能对泌尿生殖系统疾病患者进行照护 3. 能对泌尿生殖系统疾病患者进行健康教育
素养目标	1. 具有良好的沟通能力 2. 工作认真，服务态度良好

在线预习

扫描二维码，学习肾脏的解剖、男性泌尿生殖系统、女性泌尿生殖系统知识。

肾脏的解剖　　男性泌尿生殖系统　　女性泌尿生殖系统

任务一　老年泌尿生殖系统的病理生理变化

一、老年人泌尿系统解剖形态学特点

泌尿系统由肾脏、输尿管、膀胱、尿道及有关的血管和神经组成。

（一）肾脏

1. 肾脏大体形态

正常老年人肾脏表面光滑或呈细颗粒状，尸检发现 12%～14% 的老年人肾脏出现瘢痕，切面可见肾盂，肾门处脂肪随年龄增长而增加。50 岁以后肾脏体积逐渐缩小、重量减轻、皮质变薄。从 30 岁至 90 岁，肾脏的体积与重量降低 20%～30%，主要与皮质进行性萎缩、瘢痕形成起间质纤维化等有关。

2. 肾单位

出生时人体每侧肾脏约有 120 万个肾单位，随着年龄增长，肾单位数目逐渐增多、功能增强，直至成熟期。而后肾单位数目逐渐减少，80 岁老年人的肾单位数目仅为青年人的 1/2～2/3。

（1）肾小体：肾小体是由肾小球及肾小囊构成的球状结构。 肾小球也称为血管球，是一团毛细血管网丛，分成 4～8 个毛细血管小叶，与输入及输出小动脉相连于血管极。肾小囊由内外两层组成，内层为肾小囊的脏层，紧紧包在肾小球毛细血管及球内血管系膜区的周围，在脏层和毛细血管内皮间有共同的基膜；外层称为壁层，是肾小囊的外壁，壁层与近端小管曲部的管壁相连接。内、外两层之间为囊腔，与近端肾小管的管腔相连通，原尿经肾小球滤出后经该囊腔进入肾小管。肾单位中滤过膜（滤过屏障）是最为重要的结构，可分为 3 层：肾小球毛细血管的内皮细胞层、基底膜和伸出许多足突的上皮细胞层（肾小囊的脏层）。上述任何一种屏障损伤均可引起蛋白尿。肾小球具有滤过功能，正常成人安静时的双肾血流量约为 1 L/min。

老年人功能性肾小球数目随着年龄的增长而减少，其特征性改变为肾小球硬化。主要位于浅皮质区，尤其见于肾被膜下。早期表现为基膜分层、增厚，系膜基质逐渐增多，鲍曼（Bowman's）囊纤维化，功能性毛细血管襻数量减少，肾小球平均滤过面积减少。后期，系膜基质透明变性，毛细血管襻塌陷、闭合，肾小球硬化。残存肾小球大小不一，部分可出现代偿性肥大。

（2）肾小管：肾小管分为近端小管、细段和远端小管 3 部分，近、远端小管又分为曲部（分别称为近曲小管、远曲小管）和直部两段。近、远端小管的直部和细段组成 U 字形的肾小管髓袢。

肾小管的数量也随着年龄增长而逐渐减少，从 40 岁至 80 岁功能性肾小管减少近 40%。老年肾小管的改变主要表现为基膜增厚、分层，上皮细胞萎缩、凋亡、脂肪变性或空泡样变。以上变化在近曲小管表现最为明显，其长度缩短、容积变小，甚至萎缩或消失。而远曲小管和集合管主要表现为管腔扩张，形成憩室或囊肿。许多憩室内含有管型、上皮碎屑和细菌，它可能是复发性尿路感染的发源地。

3. 肾小球旁器

肾小球旁器位于皮质肾单位，由球旁细胞、致密斑和球外系膜细胞三者组成。肾素绝大部分由肾小球旁器的球旁细胞分泌，可以感受肾入球小动脉内压力和血容量的变化，当全身有效循环血容量减少时，肾内灌注压下降，入球小动脉内压力下降，肾素分泌增加。肾素使肝脏产生的血管紧张素原转变为血管紧张素Ⅰ，血管紧张素Ⅰ再经血管紧张素转换酶的作用，生成血管紧张素Ⅱ及血管紧张素Ⅲ，它们均可通过收缩血管和增加细胞外液量两种作用而使血压升高。血管紧张素Ⅱ的缩血管作用较强，使血压升高；血管紧张素Ⅲ的容量效应较强，通过刺激醛固酮的合成和分泌，促进肾小管对钠的重吸收，增加血容量。

4. 肾间质

随着年龄增长，肾间质体积增加，纤维化程度逐渐加重，小管间距增宽。另外，间质区可见淋巴细胞、单核 / 巨噬细胞浸润。

5. 肾的皮质和髓质

肾的皮质和髓质内含有大量肾单位和许多集合小管，构成肾的实质部分。肾皮质可产生 1- 羟化酶，使 25- 羟维生素 D_3 转化为有活性的 1,25- 二羟维生素 D_3，从而调节钙、磷代谢。肾髓质中的间质细胞能分泌前列腺素，主要有前列腺素 E2（PGE2）、前列腺素 A2（PGA2）及少许 PG2a，前两者能扩张肾血管，增加肾血流，促进水钠排出，使血压降低，后者则有收缩血管的作用。肾皮质内所含激肽释放酶促使激肽原生成激肽（在肾脏主要为缓激肽），对抗血管紧张素的作用，使小动脉扩张，增加肾血流量，促进水和钠的排泄，使血压降低。

6. 肾血管

老年人肾血管硬化，弹性下降，其特点如下：

（1）肾动脉及其较大分支可出现粥样硬化性改变，内膜处可见脂质和（或）泡沫细胞聚集。

（2）肾叶间动脉内膜增殖性硬化，表现为肌纤维母细胞增生、内膜纤维显著增加、内膜增厚、管腔狭窄。

（3）肾小动脉硬化主要见于肾直小动脉、弓形动脉、小叶间动脉，表现为胶原纤维和弹力纤维增加、内膜增厚，呈"洋葱皮"样改变。

（4）肾细小动脉透明变性，主要见于出、入球小动脉，内膜下可见均质透明物质沉积，管腔狭窄。

（5）肾小球毛细血管襻管腔变窄甚至闭塞，引起小球退变、萎缩。

（6）肾血管内微血栓形成：老年肾脏内乙酰肝素含量降低，促使肾内血栓形成，堵塞血管使部分肾单位缺血硬化，导致肾功能减退。

此外，当机体组织缺氧时，肾脏产生促红细胞生成素（EPO）增多，刺激骨髓红系增殖、分化，使红细胞数目增多和血红蛋白合成增多。同时，肾脏是肾外分泌的许多激素（如甲状腺激素抗利尿激素、降钙素等）作用的重要靶器官，也是降解一些肾外激素（如促胃液素、胰岛素、胰高血糖素等）的主要场所。

（二）输尿管

输尿管为细长的肌性管道，起自肾盂，行经腹腔和盆腔，终于膀胱。输尿管全长有三处狭窄，即输尿管的起始部、跨越髂血管处、膀胱壁内，为易梗阻部位。

（三）膀胱

膀胱为肌性囊状贮尿器官，成人膀胱容积平均为 300～500 mL。当膀胱充盈时，被覆于膀胱底部的腹膜，被推至耻骨联合以上，膀胱穿刺术可以在此进行。

（四）尿道

尿道向体外排泄尿液的管道。女性尿道较短而宽直，开口于会阴部，毗邻阴道与肛门，易引起上行感染。男性尿道较长，成人平均长约 18 cm，有尿道内口、尿道膜部、尿道外口三处生理性狭窄，是临床诊疗操作易受损部位。

二、老年人肾脏功能学特点

人类肾脏功能在 40 岁以后呈进行性下降。随着年龄增长，肾血流量、肾小球滤过率（glomerular filtration rate，GFR）以及肾小管的重吸收、排泌功能，尿液的浓缩稀释与酸化功能均呈平行性下降趋势。但并非所有个体其肾功能均随年龄的增长而下降。因此，老年性肾功能减退除与年龄因素相关外，还与免疫、缺血缺氧、氧自由基、感染、毒物等损伤因素有关。

（一）肾血浆流量

老年人肾血浆流量随着年龄增长而降低。从 40 岁开始肾血流量平均每 10 年下降约 10%，至 90 岁时仅为年轻人的 50%。肾血流量的减少在皮质外层最为明显，同时伴有肾血流从皮质外层向皮质内层及髓质的再分布。

（二）肾小球滤过率

GFR 直接、敏感的测定指标为核素肾扫描法。其他一些指标如血清肌酐（Scr）、血尿素氮（BUN）可间接反映肾小球的滤过功能。老年人因肌肉萎缩、肌组织减少，内源性肌酐产生减少，同时肾小管代偿性分泌肌酐增多，当内生肌酐清除率（Ccr）下降时 Scr 并未相应升高，故老年人的 Scr 不能真实地反映其 GFR 水平。

知识链接

肾小球的选择性滤过

肾小球滤液必须经肾小球毛细血管壁滤过。毛细血管壁由有孔的内皮细胞、肾小球基底膜、足细胞（脏层上皮细胞）构成。足细胞通过稀疏的足突附着于肾小球基底膜。足突间裂隙孔由一层裂隙膜所封闭，防止中、大分子量蛋白漏出。肾小球基底膜由Ⅳ型胶原形成基本构架，其间充填各种物质，其中阴离子硫酸类肝素蛋白聚糖、肾小球内皮细胞和上皮细胞表面的黏蛋白共同形成电荷屏障。所以，肾小球滤过膜除能限制大分子物质通过外，还能限制带负电荷的物质滤过。

（三）肾小管功能

老年人肾小管功能随着年龄增长也逐渐减退，且较肾小球功能降低出现得早而明显。

1. 浓缩功能

肾小管浓缩功能每 10 年下降约 5%。临床上表现为昼夜尿量比例失调、夜尿增多。其原因有以下几点：①肾小管上皮细胞萎缩、变性，远端小管及集合管对抗利尿激素及醛固酮的反应性下降；②肾髓质血流量相对增加，使髓质渗透压梯度形成障碍；③间质纤维化使逆流倍增机制受损。

2. 稀释功能

老年人尿液稀释功能明显减退，净水清除率明显低于青年人。从 30 岁到 80 岁，净水清除率下降约 50%。稀释功能减退除与肾间质病变相关外，还与 GFR 降低、溶质在髓襻转运不良以及抗利尿激素基础水平过高等因素有关。

3. 酸化功能

正常老年人在基础状态下，血 pH、PCO_2 和碳酸氢盐含量与青年人相比并无差异，但酸负荷后肾小管的代偿功能明显减退。65 岁以上的老年人排酸能力较年轻人降低约 40%，这是由于老年人氨清除率降低及近曲小管刷状缘 Na^+–H^+ 交换能力下降等因素所致。

4. 转运功能

老年人肾小管最大转运功能下降。对氨马尿酸的最大分泌能力、葡萄糖的最大吸收率及菊粉清除率呈平行性下降。这与肾小管上皮细胞线粒体数目减少、功能减退、Na^+-K^+-ATP 酶活力下降及氧耗量降低有关。

（四）内分泌功能

肾脏是人体重要的内分泌器官之一，可产生和分泌肾素、血管紧张素、促红细胞生成素、1,25-二羟胆钙化醇以及前列腺素、激肽释放酶等多种生物活性物质。

老年肾脏的 α_1- 羟化酶活性下降导致 1,25-$(OH)_2D_3$ 生成明显减少，钙吸收不足，骨质丢失，可致骨质疏松、代谢性骨病及病理性骨折。

另外，老年人肾素、血管紧张素 I 的水平及活性低于青年人。这与衰老所致的肾小球旁器形态功能改变、肾交感神经反应性降低及某些激素（促肾上腺皮质激素、性激素等）分泌减少有关。

任务二 老年尿路感染患者的照护

任务情境

姚阿姨，66 岁。寒战、高热、全身酸痛、食欲减退 3 d，尿频、尿急、尿痛、腰痛 1 d。护理体检：体温 40.3℃，脉搏 118 次 /min，呼吸 34 次 /min，血压 130/90 mmHg，右肾区叩击痛，右肋脊角有压痛，上中输尿管点压痛。实验室检查尿常规：脓细胞 3+，中段尿培养大肠杆菌菌落计数 10^5/mL。

思考：目前姚阿姨存在的主要护理问题有哪些？你应该如何对姚阿姨进行照护？

任务描述

尿路感染（urinary tract infection，UTI）是老年人的一种常见疾病，其发生率仅次于呼吸道感染而居老年人感染性疾病的第二位。根据感染部位可分为上尿路感染和下尿路感染。上尿路感染主要是指肾盂肾炎，下尿路感染主要是指膀胱炎。在老年人尿路感染中，女性发病率为男性的 2 倍。据文献报道，一般成年女性尿路感染的患病率为 3%～4.5%，而到 65 岁以上则增高到 15%～20%；50 岁以前的男性很少发生尿路感染，而至 65～70 岁时患病率为 3%～4%，70 岁以后患病率可达 20% 以上。老年人尿路感染的临床表现与年轻人有所不同，其治疗也比较困难。

一、疾病评估

（一）发病因素

1. 致病菌

老年人尿路感染的主要致病菌是革兰阴性杆菌，最为常见的是大肠埃希菌和副大肠埃希菌，占 60%～80%，其次为变形埃希菌、克雷白杆菌、产气杆菌和铜绿假单胞菌等其他革兰阴性杆菌。近年来，由革兰阳性球菌（如葡萄球菌、肠球菌等）导致的老年人尿路感染有所增加。在泌尿系统结构或功能异常的老年人中，真菌（以白色念珠菌为主）或 L 型细菌的感染明显增加。

2. 感染途径

（1）上行感染。为最常见感染途径，约占尿路感染的 95%。细菌沿尿道上行至膀胱、输尿管及肾脏引起感染。

（2）血行感染。较少见，体内感染病灶中的细菌侵入血流，经血液循环到达肾脏引起，常见于金黄色葡萄球菌感染。

（3）直接感染。少见，由外伤或肾脏邻近器官发生感染时细菌直接蔓延所致。

（4）淋巴管感染。罕见。

3. 老年人尿路感染的易感因素

（1）尿路梗阻和尿流不畅。

老年人常因前列腺疾病、尿路结石、泌尿道肿瘤、膀胱颈挛缩等引起尿路梗阻、尿流不畅、尿液潴留，使正常尿路黏膜对细菌的清除和抑制作用减弱，故易发生尿路感染。男性复发性尿路感染常与慢性细菌性前列腺炎有关，因抗生素不易穿透前列腺，细菌难以被消除，往往导致尿路感染反复发生。约 14% 的老年男性有前列腺结石，进一步加大了前列腺炎的治疗难度。

（2）全身及局部免疫力下降。

由于老年人各系统器官功能衰退，全身性疾病（如糖尿病、高血压、慢性肾脏病、晚期肿瘤、营养不良等）出现，使老年患者全身免疫力下降，加之老年人膀胱排空能力减退，常处于过度膨胀而呈缺血状态，致使尿路局部免疫力也下降，使得老年尿路感染的发生率明显高于其他人群。

（3）阴道 pH 改变。

绝经期后女性尿路感染的发生率增加，可能与绝经后雌激素产生减少，阴道上皮萎缩，糖原减少，阴道 pH 上升，导致致病菌比乳酸杆菌更易在阴道黏膜上生长。

（4）膀胱输尿管反流。

老年人患糖尿病或神经性膀胱炎时常继发膀胱输尿管反流。反流在尿路感染的易感因素中约占 8.3%，是诱发上尿路感染的主要原因。

（5）糖尿病。

老年糖尿病患者尿路感染发生率高达 20%，以肾盂肾炎最常见，占老年人尿路感染易感因素的 24.8%，仅次于前列腺疾病。

（6）尿路器械使用。

导尿或留置导尿管在老年人易感因素中占 6.6%，尽管采用密闭式导尿装置，但因留置时间过长，感染也难以避免，且多为耐药菌株，抗生素治疗往往难以奏效。

（7）其他。

老年人膀胱排空不全也是尿路感染的常见原因，尤其在女性中最为突出。可因尿液在膀胱内停留过久，引起细菌繁殖，招致局部感染。其他还有尿路畸形、中枢神经系统疾病、滥用止痛药、应用非甾体抗炎药、妇科炎症等均易引起尿路感染。

知识链接

医疗操作与尿路感染

导尿或留置导尿管、膀胱镜和输尿管镜检查、逆行性尿路造影等侵入性操作可致尿路黏膜损伤，将细菌带入尿路，易引发尿路感染。据文献报道，即使严格消毒，单次导尿后，尿路感染的发生率为 1%～2%；留置导尿管 1 天，感染发生率可达 50% 以上，超过 3 天者，感染发生率可达 90% 以上。

（二）疾病表现

老年人尿路感染往往起病隐匿，临床表现不典型。其常以寒战和发热为首发症状，伴有乏力、疲劳、头痛及全身衰弱，局部症状如尿频、尿急、尿痛、排尿困难及腰部酸痛等，则表现不一，或轻或重，有的甚至缺如。有研究报道，老年人尿路感染以上尿路感染为多见，占 74.2%。因尿路刺激症状而就诊者，仅 35%。部分患者因原有疾病如前列腺肥大所致的尿频、夜尿多、尿失禁、遗尿等症状突出，可掩盖尿路感染症状。值得注意的是，部分老年人下尿路感染可表现为神志模糊。在老年男性患者反复发作尿频、尿急、尿痛、菌尿时，还应注意可能为慢性前列腺炎急性发作，前列腺内可能有结石及慢性炎症病灶存在。此外，老年人尿路感染易引起菌血症、败血症及感染性休克等严重并发症，死亡率很高，需及时明确诊断，积极治疗。另外，老年人尿路感染多数为慢性顽固性感染，易反复发作或迁延不愈。

无症状性菌尿在老年人中较为常见。有资料显示，门诊老年患者（≥ 65 岁）中，无症状性菌尿发生率男性为 10%，女性为 20%；住院老年患者中 61～70 岁者为 14%，71～80 岁者为 26%，81 岁以上者为 42%。见表 5-1。

表 5-1 尿路感染临床表现比较鉴别

项目	急性膀胱炎	急性肾盂肾炎	无症状菌尿
尿路刺激征	有	有	无
全身症状	无	高热、寒战、恶心、呕吐	无
体　征	无	肾区压痛、叩击痛	无
尿　检	尿 WBC ↑，尿培养阳性	血 WBC ↑，尿 WBC ↑，白细胞管型，尿培养阳性	仅有细菌尿

（三）辅助检查

由于老年人尿路感染的临床症状常不典型，因此实验室检查十分重要。尿细菌培养是诊断的关键。

1. 尿细菌学检查

（1）尿细菌定量培养。有意义菌尿是指：①膀胱穿刺尿细菌培养有细菌生长；②有尿路刺激症状，导尿或清洁中段尿细菌培养，菌落数大于或等于 10^5/mL；③无尿路感染症状，分别两次清洁中段尿细菌培养，菌落数大于或等于 10^5/mL，且菌种相同。

近年来有学者发现，在确诊尿路感染的患者中，只有半数尿培养菌落数达到 10^5/mL，小部分患者的菌落数仅为 10^2/mL，在有尿路刺激征的男性患者，细菌定量培养大于 10^3/mL，即能准确地反映真性细菌尿。其敏感性和特异性均达 97%，而以 10^5/mL 为标准，敏感性仅 62%，因此目前有倾向认为对于有尿路刺激征的患者而言，女性清洁中段尿培养菌落数大于 10^4/mL、男性大于 10^3/mL，即可诊断尿路感染。

当患者有尿路梗阻、尿失禁或尿频，长期使用抗生素及标本采样不当时可影响培养结果。40%～60% 的老年人存在不同程度的尿失禁，可经外套管收集标本。对尿培养多次阴性但仍怀疑有上尿路感染者，可采用饮水加利尿后，经膀胱导尿管多次留尿培养的方法，可以检出来自上尿道 50% 左右的细菌。所以，对老年尿路感染患者应强调连续、多次尿细菌培养，且应追踪观察，必要时做特殊培养，以增加细菌检出率。

（2）涂片镜检找细菌。取新鲜中段尿离心、沉淀、涂片后找细菌，平均≥ 1 个 /HP 为阳性，尿路感染时阳性率可达 86.9%。

2. 尿常规检查

（1）白细胞尿：离心尿镜检＞ 5 个 /HP 为阳性，未离心尿镜检＞ 1 个 /HP 为阳性。阳性率为 69.9%。但老年人有时白细胞尿与尿路感染临床表现不平行，部分尿路感染患者可无白细胞尿；而部分非尿路感染的老年人可因前列腺病变或生殖道黏膜病变出现白细胞尿。

（2）血尿和蛋白尿：多数尿路感染患者尿中红细胞轻度增多，少数患者血尿明显，肉眼血尿占 5% 左右。患者尿蛋白定性多为微量至（+），定量多小于 200 mg/24 h。

3. 尿细菌学检查

是诊断尿路感染的主要依据。可采用清洁中段尿导尿及膀胱穿刺做尿细菌培养，其中膀胱穿刺尿培养结果最可靠。中段尿细菌定量培养菌落计数大于或等于 10^5/mL，为真性菌尿（耻骨上膀胱穿刺尿细菌定性培养有细菌生长），可确诊尿路感染；如菌落计数 10^4～10^5/mL 为可疑阳性，需复查，如小于 10^4/mL，则为污染。

4. 尿路感染的定位诊断检查

经上述检查确诊为尿路感染后，尚需进一步检查以区分上、下尿路感染。

（1）膀胱冲洗灭菌后尿培养法：阳性为上尿路感染。这是一种较为直接的定位诊断方法。其诊断符合率达 82.7%～84.8%，且无创伤和不良反应。

（2）尿 β_2- 微球蛋白（β_2-MG）测定：血清 β_2-MG 正常，而尿 β_2-MG 升高，提示肾小管功能受损。尿 β_2-MG 较正常升高 10 倍以上，可作为上尿路感染的定位诊断依据。

（3）尿溶菌酶测定：上尿路感染时尿溶菌酶明显升高。

5. 影像学检查

反复发作的上尿路感染或经抗生素治疗 1 周以上无效者，应做 X 线检查，以便及时发现引起感染的复杂因素。X 线检查包括腹部 X 平片、静脉肾盂造影、排尿期膀胱输尿管反流造影等。必要时考虑行逆行肾盂造影。

二、疾病诊断

由于老年人尿路感染的临床症状和体征不典型，因此诊断依靠实验室检查，特别是细菌学检查结果。老年人出现发热、腰痛、下腹不适、乏力等症状时，要考虑发生尿路感染的可能。患者有真性细菌尿即可诊断尿路感染。同时，还应结合临床表现和实验室检查做出定位诊断。

三、疾病治疗

1. 治疗注意事项

老年人尿路感染的治疗除一般尿路感染的治疗方法外，更应注意：

（1）首先应注意去除或控制尿路感染易感因素，如前列腺肥大、梗阻、糖尿病等。

（2）首次发现的菌尿无论有无症状均应给予单一疗程的抗生素治疗。

（3）由于老年人尿路感染的复发率和再感染率极高，即使无症状菌尿者，长期使用抗生素也不能减少复发，还可导致耐药，所以不应长期反复使用抗生素治疗。

（4）老年人肾功能多减退，故不宜使用肾毒性抗生素（如庆大霉素等），且常需根据肾功能调整剂量与给药方法。

2. 具备以下条件的抗生素才适合老年尿路感染患者选用

（1）抗菌效果好，不易使细菌产生耐药性。

（2）药物在肾组织、尿液及血液中均有高浓度。

（3）不良反应小，对肾无损害。

（4）口服易吸收。

3. 药物治疗

对于老年人尿路感染的治疗应区别对待。

（1）膀胱炎。依据药敏结果选用抗生素，给予3～7天短程治疗，可选用磺胺甲噁唑（SMZ 2 g，TMP 0.4 g）；阿莫西林3 g；诺氟沙星0.4～0.6 g等。

（2）急性上尿路感染（急性肾盂肾炎）。若患者体质较好，又无合并症，可口服抗生素；若中毒症状严重或有潜在不利因素如糖尿病、肾结石、尿路梗阻、长期服用免疫抑制剂、高龄等时，应采用静脉给药，多选用第二、三代头孢菌素或肾毒性较小的氨基糖苷类抗生素，疗程不短于2周。

男性急性肾盂肾炎或急性前列腺炎的患者，应选择能穿透前列腺组织，并能在前列腺酸性环境中发挥杀菌作用的抗菌药，一般首选磺胺甲噁唑或喹诺酮类药物，一般病情采用7～21天疗程；合并急性细菌性前列腺炎者疗程应达4周；合并慢性前列腺炎者应延长至8～12周。对于老年女性患者，除使用抗生素外，还可合并采用雌激素栓剂0.3 mg，每天晚饭前服一次，第2周隔天一次，第3周后，每隔3天一次，能明显减少尿路感染的发生。

（3）慢性肾盂肾炎。关键在于积极寻找病因，去除易感因素及抗菌治疗为主。急性发作时治疗同急性肾盂肾炎，但应根据肾功能状况选择抗生素。

（4）无症状性菌尿。老年人无症状性菌尿一般无须治疗。

（5）值得注意的是，患者在治疗时要用够疗程，一般为10～14天，或症状缓解后继用药3～5天。停医后宜随访观察，每周复查一次尿常规及尿细菌培养，6周后无脓尿及菌尿方可认为痊愈。如果疗程短，治疗不彻底，或停药后不复查，有可能复发或转为慢性，故用药用足疗程和随访对于急性肾盂肾炎患者来说都是非常重要的。

任务实施

一、照护措施

（一）病情观察

监测患者体温变化，尿频、尿急、尿痛的程度及性质有无改变，分析病情加重或减轻的原因，若高热持续不退或体温继续升高，伴有腰痛加剧，常提示肾周脓肿和肾乳头坏死等并发症，应及时报告医师并协助处理。

（二）生活照护

（1）休息与活动。为老人提供安静、舒适的病室环境；为尿频的患者提供床旁小便器，注意保护患者隐私。急性发作期尽量卧床休息，急性肾盂肾炎、慢性肾盂肾炎急性发作第1周需适当卧床休息。慢性肾盂肾炎非发作期一般不宜从事重体力活动。

（2）饮食照护。老年人宜进食高蛋白、高维生素和清淡易消化食物。发热等全身症状明显者应给予流质或半流质饮食，消化道症状明显者可胃肠外营养，做好口腔护理，必要时遵医嘱用止吐药。要多饮水、勤排尿，若无禁忌证，每天饮水量应超过2 000 mL，且饮水时应注意水量均匀分布于全天，达到冲洗尿路、促进细菌和炎症分泌物排泄的目的。

（三）对症照护

（1）发热。体温过高时，宜采用冰敷、乙醇擦浴等物理降温，必要时遵医嘱给予退热药，并注意观察记录降温效果。出汗后要及时换洗衣物和床铺。内衣裤应为吸汗且透气性好的棉质，且应宽松、干净。定期做好会阴部的清洁。

（2）疼痛。增加卧床休息，尽量避免弯腰、站立或坐位，指导患者进行膀胱区热敷或按摩，必要时遵医嘱服用解痉镇痛药，如阿托品、山莨菪碱等。

（四）药物治疗照护

（1）向老人解释药物的作用、剂量疗程及注意事项，督促患者严格遵医嘱按时、按量按疗程服药。口服磺胺脒药物期间应多饮水，同时服用碳酸氢钠，以增强疗效，减少磺胺结晶的形成，以避免肾小管堵塞；喹诺酮类药物可引起消化道反应、皮肤瘙痒，宜饭后服用。

（2）尿细菌学检查的护理：向老人解释尿细菌学检查的意义和方法。做尿细菌定量培养时需注意：①取清晨第一次尿（尿液在膀胱内停留6～8 h或以上）送检。②在应用抗生素之前或停用抗生素5天后留取尿标本。③留取尿标本时严格无菌操作，充分清洗会阴部，消毒尿道口，再留取中段尿，置于灭菌容器内。④尿标本应在1 h内做细菌培养，或冷藏保存。

（五）心理照护

由于起病急，发热、疼痛常引起老人烦躁、紧张、焦虑，涉及外阴等方面的咨询时，老年人有害羞感和精神负担。反复发作者，老人易产生焦虑和消极情绪。帮助老年人了解目前的病情、程度及与疾病相关的知识，说明紧张情绪不利于尿路刺激征的缓解，指导患者放松心态、转移注意力，积极配合治疗。对患者反复发作、迁延不愈的患者，应与患者分析其原因，让患者了解造成久治不愈的根源，共同制订照护计划，克服急躁情绪，保持良好心态，树立战胜疾病的信心。

二、健康指导

1. 疾病知识指导

积极治疗并消除易感因素，如尽量避免尿路器械检查，如必须留置导尿管，前 3 天给予抗生素可延迟尿路感染的发生；有膀胱输尿管反流者，养成“二次排尿”的习惯。避免憋尿，多饮水促排尿（每 2～3 h 排尿 1 次）是最简便而有效的预防尿路感染的措施。

2. 生活卫生指导

指导患者保持良好的生活习惯，采取正确的外阴清洁方法，避免擦便纸污染尿道口，注意个人卫生，经常清洗外阴，注意会阴部及肛周皮肤的清洁；女性患者应增加会阴清洗次数。平时生活注意劳逸结合，避免劳累，加强营养，积极锻炼身体，增强机体抵抗力。

任务评价

（1）老年人是否能配合降温措施，体温是否恢复正常。

（2）老年人是否能积极配合治疗并保证摄入充足水分，疼痛是否减轻或缓解。

（3）老年人是否能获得与疾病有关的预防、保健治疗知识。

（4）老年人是否焦虑减轻或消失，情绪稳定。

（5）是否无并发症的出现，得到及时有效的处理。

病例分析

张女士，62 岁，因双腰背酸痛，尿频、尿急、尿痛 7 天来院就诊。体检：体温 39.7 ℃，脉搏 104 次 /min，呼吸 28 次 /min，血压 135/100 mmHg，双肾叩击痛阳性。实验室检查：尿蛋白阳性，白细胞（+++）、红细胞（+）。初步诊断为尿路感染。

分析：张女士发病的感染途径是什么？应该给予该患者的照护措施有哪些？如何给张女士做好心理照护？

任务三 老年慢性肾衰竭患者的照护

任务情境

刘大爷，68 岁，有慢性肾炎病史 27 年。近半年头痛、头晕，1 周来加重伴心悸、乏力、鼻出血及牙龈出血。体检：血压 170/100 mmHg，皮肤黏膜苍白。实验室检查：血红蛋白 65 g/L，血小板计数 60×10^9/L；尿蛋白（+++），尿红细胞 3～5/HP；血尿素氮 36 mol/L，血肌酐 887 μmol/L，内生肌酐清除率 10 mL/min。肾脏 B 超示体积缩小，双肾皮质变薄。

思考：你判断目前刘大爷的情况是慢性肾衰竭中的哪一期？你认为应该如何对刘大爷进行照护？

任务描述

由于各系统器官衰老和功能减退，老年人慢性肾衰竭（chronic renal failure，CRF）较多见。据报道，老年 CRF 发病率为老年人群的 1.7%，其他年龄组仅 0.8%，血液透析患者中年龄大于 60 岁者占 35%。随着老年人口数量的增加，人口平均寿命的延长，老年 CRF 的患病率有进一步增加的趋势。

一、疾病评估

（一）发病因素

1. 病因及诱因

近年来，老年 CRF 的病因中由继发性肾脏疾病引起的比例有所增加，达 50%～60%。其中，以高血压或肾小动脉硬化所致肾硬化最常见，而由糖尿病所致的 CRF 在西方发达国家显著增多，是导致老年 CRF 的第二位病因，其他如间质性肾炎、梗阻性肾病、血管炎等也较为常见。老年 CRF 的另一个突出特点是缺血性肾病较年轻人明显增多。缺血性肾病主要由动脉粥样硬化或胆固醇栓塞引起。

任何能破坏肾脏正常结构和功能的泌尿系统疾病均可导致肾衰竭。在我国慢性肾衰的常见病因依顺序是肾小球肾炎、糖尿病肾病、高血压肾病、多囊性及使用性肾病等；而国外常见的病因依顺序是糖尿病肾病、高血压肾病、肾小球肾炎和多囊肾等。常见诱因有感染、血容量不足、肾毒性物质、尿路梗阻、高血压、心力衰竭、手术及创伤、水和电解质平衡失调、高蛋白饮食等。

2. 发病机制

本病发病机制尚未明确，目前有几种主要学说：

（1）肾单位高滤过。CRF 时残余肾单位出现肾小球高灌注、高滤过和高代谢状态，是导致肾小球硬化、肾小管萎缩、间质纤维化和残余肾单位进一步丧失的重要原因之一。

（2）肾组织上皮细胞表型转化作用。近年研究表明，在某些生长因子或炎症因子的诱导下，肾小管上皮细胞、肾小球上皮细胞、肾间质成纤细胞均可转变为肌成纤维细胞，在肾间质纤维化、局灶节段性或球性肾小球硬化过程中起重要作用。

（3）某些细胞因子 – 生长因子的作用。近年研究表明，CRF 动物肾组织内某些生长因子（如白细胞介素 -1、血管紧张素Ⅱ、内皮素 -1 等），可参与肾小球和小管间质的损伤过程，并在促进细胞外基质增多中起重要作用。

（二）疾病表现

老年人 CRF 的临床表现与年轻人相似，但有其自身特点。老年人由于意识障碍，主动摄取不足，加上不适当的治疗（如利尿等），因而脱水、电解质紊乱为最常见诱因。其他如感染、心力衰竭、药物尤其是抗生素、非甾体抗炎药等诱发者也较多见。

老年 CRF 临床表现多不典型，常隐匿起病而被忽视，往往因其他系统疾病就诊时发现肾功能已至慢性肾功能不全或由于某些诱因导致肾功能迅速恶化。

1. 胃肠道表现

消化系统症状是老年 CRF 患者最早和最常见的症状，常表现为食欲缺乏、恶心、呕吐、腹胀、腹泻，严重者伴有消化道出血。消化道症状的产生可能与尿毒症毒素刺激胃肠黏膜以及水、电解质紊乱和酸碱失衡等有关。

2. 心血管系统

老年 CRF 患者心血管系统合并症较多见。常见的合并症主要为冠状动脉粥样硬化性心脏病、充血性心力衰竭、心肌病、高血压、心律失常、心搏骤停等，严重者可有大量心包积液、积血，病程长者可有粘连性心包炎。

3. 血液系统

贫血是尿毒症的必有症状。老年患者由于常合并营养不良，贫血往往较重，有的患者还可因贫血导致冠状动脉供血不足而出现频繁心绞痛和心力衰竭。少数患者可因血小板及某些凝血因子活性降低，而表现为出血倾向，以胃肠道出血多见。

4. 神经、肌肉系统

老年 CRF 患者精神神经症状突出，除了具有尿毒症神经系统常见表现如疲劳、失眠、乏力、注意力不集中外，突出表现为性格改变，幻视幻觉，严重者可出现谵妄、昏迷、癫痫样发作。晚期常有周围神经病变，感觉神经较运动神经病变显著，最常侵犯下肢远端，呈现肢端袜套样分布的感觉丧失。

5. 呼吸系统

老年患者肺活量较年轻人降低，且常罹患慢性阻塞性肺疾病等，出现急性肺水肿和（或）肺部感染时极易致低氧血症，严重时出现呼吸衰竭。肺部 X 线检查典型者常表现为“尿毒症肺”。

6. 肾性骨病

老年患者的 α_1-羟化酶活性下降，导致 1,25-（OH）$_2$ 维生素 D_3 的生成明显减少，钙吸收不足，骨质丢失，可致骨质疏松、骨软化、纤维性骨炎或骨硬化等。由于 GFR 下降，血磷水平升高，甲状旁腺素（PTH）分泌增加，出现继发性甲状旁腺功能亢进，可加重肾性骨营养不良。

7. 营养不良

随着年龄增长，老年人味蕾数量减少，消化道功能减退，极易出现消化不良，加之尿毒症毒素引起的食欲下降、厌食、恶心、呕吐等的影响，使老年 CRF 患者营养不良显得尤为突出。由于营养不良和免疫功能低下，患者易罹患各种感染，常见为呼吸道和泌尿道感染，皮肤感染也很常见，容易发展为败血症。

8. 水、电解质紊乱

由于老年人体液容量占体重的 45%～59%，加上老年人口渴感明显减退，肾小管对血管加压素反应性降低，因而老年人 CRF 时脱水较年轻人相对多见。老年人肾小管的浓缩与稀释功能减退，易出现高钠血症或低钠血症。钾代谢紊乱既可表现为高钾血症，也可表现为低钾血症；由于钙磷代谢紊乱，可出现高磷血症和低钙血症。

9. 代谢性酸中毒

老年 CRF 患者由于肾脏酸化功能和排泄酸性代谢产物障碍，常发生代谢性酸中毒，多表现为恶心、呕吐，严重时可出现呼吸深大甚至昏迷。

（三）辅助检查

1. X 射线检查

心影大小及外形改变可为病因提供诊断依据。

2. 超声心动图

准确反映心腔大小的变化、心瓣膜结构及血流动力学状况，能较好地反映心室的收缩和舒张功能。

3. 有创血流动力学检查

测定肺毛细血管楔压、心排血量、心脏指数及中心静脉压，了解血流动力学状况、左心功能、右心衰等情况。

二、疾病诊断

患者具有慢性肾脏病史，出现上述 CRF 症状，并行肾功能检查后，诊断一般没有困难。老年人 CRF 往往起病隐匿，进展缓慢，易误诊和漏诊。由于老年人肌肉量减少，内源性肌酐不足，尤其在营养缺乏时，血肌酐上升幅度不如年轻患者高，所以老年患者血肌酐水平并不能完全真实反映其实际肾功能水平。此外，约有 20% 的老年

CRF 患者存在可逆因素，应积极寻找可逆因素并给予治疗，而不应草率诊断为慢性肾功能不全。

CRF 按其肾损害程度分为四个阶段：①肾功能代偿期；②肾功能失代偿期；③肾衰竭期（尿毒症前期）；④尿毒症期。各期特点及比较见表 5-2。

表 5-2　慢性肾衰竭分期

肾衰分期	肌酐清除率（mL/min）	血肌酐（μmol/L）
肾功能代偿期	50 ～ 80	133 ～ 177
肾功能失代偿期	20 ～ 50	178 ～ 442
肾衰竭期	10 ～ 20	443 ～ 707
尿毒症期	＜ 10	≥ 707

三、疾病治疗

许多研究结果表明，如果诊断正确，治疗措施得当，老年 CRF 患者在治疗后仍可得到与年轻人同样满意的疗效。治疗一般包括以下几个方面。

（一）寻找促使肾功能恶化的因素

促进肾功能恶化的主要因素有：①血容量不足；②感染，以呼吸道和泌尿道感染最为常见；③严重高血压；④尿路梗阻，由前列腺肥大所致者多见；⑤慢性心力衰竭和严重心律失常；⑥肾毒性药物的使用，最常见于氨基糖苷类抗生素和 X 线造影剂；⑦急性应激状态；⑧高钙血症、高磷血症或转移性钙化症。

（二）延缓 CRF 的进展

1. 饮食

饮食治疗为非透析治疗中最基本且有效的措施之一。患者宜摄取高热量，优质低蛋白、低磷食物。如血清肌肝＞ 265 μmol/L，每天蛋白质需要量为 0.6 g/kg，并加服 α_1- 酮酸或必需氨基酸治疗。如需透析治疗，不宜限制蛋白质。水肿、高血压患者宜低盐饮食。

2. 控制高血压

高血压可加速 CRF 进展，因此不论使用何种药物，只要能控制高血压至满意水平，均对延缓老年 CRF 进行性恶化有重大意义。由于老年患者对药物代谢减慢，调整药物时所需时间延长，故其在降压治疗中药物不良反应的发生率明显增加。原则上对老年高血压患者使用抗高血压药物的初始剂量及以后的追加剂量都应相对减少，或从最小剂量开始，逐步加量，直至血压控制达理想范围。常用的制剂有钙通道阻滞药、ACEI、血管紧张素受体拮抗剂、β 受体拮抗剂、α 受体拮抗剂等。

3. 纠正水、电解质紊乱和代谢性酸中毒

水负荷过多导致左心衰竭、肺水肿及高钾血症导致心律失常是老年 CRF 患者死亡的两个重要原因。对于尿少、水肿者，在限制钠盐和水分的同时，可使用大剂量袢利尿剂。但老年 CRF 患者脱水和低钠血症也不少见，此时应根据情况适当补液或纠正低钠血症。患者多有钙磷代谢紊乱，可补充钙制剂，碳酸钙较适宜，不但可以补钙，且可结合磷，降低血磷水平。老年 CRF 患者早期即有酸性代谢产物蓄积，因此多数患者早期即应口服碳酸氢钠，一般 3～10 g/ 日，分 3 次口服。

4. 纠正贫血

老年人由于严重贫血，可诱发心绞痛发作。促红细胞生成素为治疗肾性贫血的有效措施，治疗同时需补充铁剂和叶酸，使血红蛋白保持在 100 g/L 左右。

5. 控制感染

选用有效的抗生素，忌用肾毒性抗生素，剂量需根据肾功能调整。

6. 高脂血症的治疗

透析前 CRF 患者与一般高血脂者治疗原则相同，应积极治疗。但对维持透析患者，高脂血症的标准宜放宽，如血胆固醇水平保持在 250～300 mg/dL，血甘油三酯水平保持在 150～200 mg/dL 为好。

7. 其他

①糖尿病肾衰竭患者随着 GFR 不断下降，必须相应调整胰岛素用量，一般应逐渐减少；②高尿酸血症通常不需治疗，但如有痛风，则予以别嘌醇；③皮肤瘙痒外用乳化油剂，口服抗组胺药物，控制高磷血症及强化透析或高通量透析，对部分患者有效。

（三）替代治疗

随着透析技术和医疗水平的提高，高龄已不再是透析的禁忌证。老年人接受透析治疗的疗效与其他年龄组差异并不大，其并发症的出现也可以减少到一定程度。由于老年人系统老化及系统性疾病的存在，需要警惕心血管合并症及感染的发生。

1. 血液净化

血液透析（hemodialysis，HD）和腹膜透析（peritoneal dialysis，PD）均可获得满意疗效，但也存在一定差异。在对老年患者选择透析方式时应考虑到医学与精神因素。有广泛的血管疾病和不能维持功能性血管的患者，进行 HD 可能会因液体及电解质的快速波动引起低血压和心律失常，应选择持续不卧床腹膜透析（continuous ambulatory peritoneal dialysis，CAPD），因其对心血管影响较小。但对那些身体状况及家庭环境不适宜自理的患者来说，HD 是一种较好选择。

2. 肾移植

在 20 世纪 80 年代以前，普遍认为 60 岁以上老年患者因感染及心血管合并症发生率较高不宜接受肾移植。然而自 1982 年以来，随着新型免疫抑制剂环孢素的应用，欧美国家对老年终末期肾衰竭患者开展了肾移植的初步尝试。结果表明，老年 CRF 肾移植患者 5 年生存率与进行血透治疗者相同，故有学者认为 55～75 岁的老年 CRF 患者也可选择肾移植。

任务实施

一、照护措施

（一）病情观察

严密监测患者生命体征、意识状态；准确记录 24 h 出入液量；观察有无液体量过多的表现，如短期内体重迅速增加、血压升高、意识改变及心率加快等；有无电解质紊乱和代谢性酸中毒表现；有无感染的征象。

（二）生活照护

1. 休息与活动

多卧床休息，避免劳累。①病情较重、症状明显者，应绝对卧床休息，协助其做好日常生活护理。意识不清者，应加强其安全护理，如加床栏防止患者坠床等。②长期卧床患者，应定时为患者翻身和做被动肢体活动，防止压疮或肌肉萎缩。

2. 饮食照护

在慢性肾衰治疗中具有重要意义，提供优质低蛋白质、低磷、低脂、高热量、高维生素易消化饮食。

（1）限制蛋白质。应根据患者肾小球滤过率调整蛋白质的摄入量。当 GFR＜50 mL/min 时，开始限制蛋白质的摄入，为 0.6～0.8 g/（kg · 日），其中 60% 以上必须是优质的动物蛋白质，以保证基本生理需要，维持身体的氮平衡；当 GFR 为 50～20 mL/min 时，可给予约 40 g/ 日的优质蛋白质；当 GFR 在 10～20 mL/min 时，可给予约 35 g/ 日的优质蛋白质；当 GFR 在 5～10 mL/min 时，给予约 25 g/ 日的优质蛋白；当 GFR＜5 mL/min 时，摄入优质蛋白的量应限制在 20 g/ 日以下。必要时给患者静脉输入必需氨基酸。应减少植物蛋白的摄入，应避免食用如花生、豆类及豆制品，米面中所含的植物蛋白也要设法去除，可部分采用麦淀粉作为主食。

知识链接

优质蛋白质和非优质蛋白质

食物中所含的蛋白质有两类。一类为高生物效价蛋白质，又称优质蛋白质，是指蛋白质中的氨基酸利用率高，各种氨基酸的比率符合人体蛋白质氨基酸的比率，产生代谢废物如氨、尿素等少，如鱼、蛋清、牛奶、牛肉、家禽、猪瘦肉等动物蛋白质，其中以鱼类蛋白质最好；另一类为低生物效价蛋白质，又称非优质蛋白质，含必需氨基酸较少，如米、面、水果、豆类蔬菜中的植物蛋白质，其中以大豆蛋白质最好。

（2）供给热量。每天应供给患者 125.6～146.5 kJ/kg（30～35 kcal/kg）的热量（主要由糖类和脂肪供给），以减少体内蛋白质消耗。若低蛋白摄入引起患者的饥饿感，可食芋头、马铃薯、苹果、马蹄粉等补充糖类。

（3）补充维生素。食物应富含 B 族维生素、维生素 C 和叶酸。

（4）其他。为防止高磷血症，应限制含磷高的食物，每日摄入磷 400～600 mg；有高钾血症时，应限制含钾高的食物；有低钙血症者，应进食富含钙的食物。

3. 皮肤及口腔照护

皮肤瘙痒时嘱患者切勿用力搔抓，并协助患者修剪指（趾）甲，以免被抓破引起皮肤感染，可酌情应用止痒剂。保持皮肤的清洁干燥，忌用肥皂或其他刺激性液体洗浴。长期卧床的患者还应预防压疮。CRF 患者口腔容易发生溃疡、出血及口唇干裂，应加强口腔护理，保持口腔湿润，增进食欲。

（三）对症照护

1. 胃肠道症状

注意口腔护理和饮食调节。

2. 神经系统症状

应安置患者于光线较暗的病室，注意安全，适量使用镇静剂。

3. 心血管系统症状

（1）高血压脑病患者需迅速按医嘱快速降压控制抽搐和降低颅内压。并观察降压药物不良反应，及时记录。

（2）出现急性肺水肿或严重心律失常时，应积极配合抢救。

4. 造血系统症状

有出血倾向应避免应用抑制凝血药物如解热镇痛剂、右旋糖酐及纤溶药物，以免诱发出血，出血严重者除局部止血外，应防止局部黏膜受刺激，必要时可输鲜血。促红细胞生成素是治疗肾性贫血的特效药；给老年人皮下注射促红细胞生成素，注意观察其不良反应。同时应给患者补充造血原料，如铁剂和叶酸等。

5. 少尿、高钾血症

（1）观察血钾检验报告和心电图情况，及时与医生取得联系。

（2）采集血钾标本时针筒要干燥，采血部位结扎勿过紧，血取出后沿试管壁注入，以防溶血，影响检验结果。

（3）总进含钾量高的食物和药物（包括钾盐青霉素、螺内酯等）。

（4）忌输库血，因库血含钾量较高（贮存 5～8 天，每 1 000 mL 血液的血浆中含有 22 mmol 的钾）。

（四）药物治疗照护

遵医嘱用药，密切观察药物疗效及不良反应。应用利尿剂时应重点观察用药后水和钾的平衡；使用促红细胞生成素纠正贫血时，观察患者用药后有无头痛、高血压、癫痫发作等不良反应，并定期查血常规；使用骨化三醇治疗肾性骨病时，要监测血钙、血磷浓度；应用必需氨基酸疗法时，宜口服给药，若需静脉输入，应注意控制输液速度，以免引起或加重恶心、呕吐等不良反应，切忌在氨基酸内添加其他药物，以免发生不良反应。

（五）心理照护

因 CRF 往往有形象改变、性功能问题，且预后不佳，老年人常会产生悲观、绝望等心理。照护人员应以热情、关切的态度去接近他们，使其感受到真诚与温暖。鼓励家属理解并接受患者的改变，安排有意义的活动，引导老年人意识到自身的价值，正确对待疾病。告诉老年人有关病情和治疗情况，取得他们的理解和支持。

二、健康指导

1. 疾病知识指导

向老人讲解疾病相关知识，并告知老人 CRF 病程渐进性发展的危险因素，包括高血糖控制不满意、高血压、蛋白尿（包括微量白蛋白尿）、低蛋白血症、吸烟等。已行血液透析治疗者，应有计划地使用血管，并注意保护好动静脉瘘管。行腹膜透析者，保护好腹膜透析管道。

2. 饮食指导

强调合理饮食对本病的重要性，严格遵循饮食治疗的原则，尤其是合理摄入蛋白质和限制水、钠摄入。

3. 预防感染指导

注意个人卫生，早晚刷牙，经常漱口，勤洗澡、勤换内衣、勤剪指（趾）甲，保持皮肤、会阴部的清洁；注意保暖，避免受凉。

4. 指导老人日常

保持乐观情绪；注意预防呼吸道、皮肤感染，皮肤痒时切勿用力搔抓，以免破损引起感染。进行适当的活动，以增强机体的抵抗力，避免劳累和重体力活动。

5. 用药指导

告知老人遵医嘱用药，避免使用肾毒性药物，如氨基糖苷类抗生素等。

6. 定期复查

肾功能、血清电解质等，准确记录每天的尿量、血压、体重。

任务评价

（1）老人是否摄入足够的营养物质，营养是否均衡。

（2）老人是否自诉活动耐力增强，水肿减轻或消退，皮肤完整。

（3）住院期间是否无感染发生。

（4）悲哀心理是否得到有效缓解，愿意积极配合治疗。

病例分析

周阿姨，69 岁，患慢性肾功能衰竭，头晕，嗜睡，定向力障碍。检查：体温 36.7 ℃，脉搏 80 次 /min，呼吸 18 次 /min，血压 173/105 mmHg。GFR 50 mL/min，Scr 360 μ mol/L，尿蛋白（+），尿沉渣有红细胞，白细胞管型，且伴有消化道等各系统症状。

分析：给予该患者的饮食照护措施有哪些？应该给予该患者哪些健康教育？

任务四 老年前列腺增生患者的照护

任务情境

王爷爷，76 岁，因排尿困难，尿潴留，已 10 h 未排尿，入院急诊。体检：体温 37.5 ℃，心率 112 次 /min。诊断为前列腺增生。

思考：你认为应该对王爷爷进行哪些健康教育？应该如何对王爷爷进行照护？

任务描述

良性前列腺增生（benign prostatic hyperplasia，BPH）简称前列腺增生，是引起中老年男性排尿障碍最为常见的一种良性疾病，主要表现为下尿路症状（lower urinary tract symptoms，LUTS）。前列腺增生的发病率随着老年男性年龄的增长而增加，具体发病率根据人种、纳入人群、研究方法及定义标准不同而有较大差别。我国有研究显示，前列腺增生的发生率，在 51～60 岁的老年男性中为 20%，61～70 岁为 50%，71～80 岁为 57.1%，81 岁以上为 83.3%。

一、疾病评估

（一）发病因素

前列腺增生的确切病因和发病机制迄今尚未阐明。研究者提出了许多学说，目前一致认为前列腺增生的发生需具备年龄的增长及有功能的睾丸两个重要条件。

知识链接

1. 发病机制

老龄后雄激素和雌激素水平的改变与前列腺增生的发生有关，但目前尚无一个学说能够圆满地解释前列腺增生的发生。

2. 病理生理特点

前列腺组织由腺体和间质组成。前列腺腺体可分为周围带、移行带和中央带三部分，正常移行带在前列腺组织中仅占5%左右，其他95%为周围带和中央带。前列腺增生开始于围绕尿道的移行带。在增生的前列腺组织中，间质成分所占比例明显增加，所以一般认为前列腺增生主要的病理改变是间质增生。增生的前列腺可向各个方向发展呈分叶状，并将外周腺体压扁形成假包膜。

增生的前列腺组织可挤压后尿道，使前列腺部尿道狭窄伸长，排尿阻力增大，有些腺体可突入膀胱，造成膀胱出口梗阻；在前列腺增生时，膀胱颈部、前列腺尿道及前列腺组织内的α受体表达增加、活性增强，造成前列腺组织平滑肌张力增加，也会加大排尿阻力；前列腺增生引起排尿梗阻后，可发生一系列的继发的病理改变，如为克服排尿阻力，膀胱逼尿肌收缩力增强，平滑肌纤维增生，纵横交错而形成小梁结构；尿路上皮在小梁之间形成小室，严重时小室可向膀胱外突出形成假性憩室，如果尿路梗阻长期不能解除，逼尿肌将失去代偿功能，不能完全排空尿液而出现残余尿，随着残余尿量增加，膀胱会变成无张力、无收缩力的囊袋，并导致输尿管末端活瓣功能丧失，发生膀胱输尿管尿液反流，造成肾积水、肾功能不全等上尿路损害。

（二）疾病表现

前列腺增生患者一般在50岁以后出现症状。症状的严重程度与前列腺的体积无明显相关性，而是和梗阻的程度、病变发展速度以及是否合并感染、结石、肾功能损害等有关。病变一般进展缓慢，在增生不引起梗阻或者仅引起轻度梗阻时可能没有明显症状。

1. 尿频、尿急、夜尿

尿频是前列腺增生患者最早出现的症状之一，可伴有尿急或夜尿，它们也被称为储尿期症状。前列腺增生患者的尿频很多是由于合并膀胱功能的不稳定而造成的，有些患者可因为残余尿量增多，有效容量减小，造成尿频加重。

2. 排尿困难

进行性排尿困难是前列腺增生的常见症状，常缓慢进展，常被患者认为是老年人的自然现象而被忽略。其主要表现为排尿等待、迟缓、尿线细而无力、射程缩短、排尿时间延长、尿流中断等。

3. 慢性尿潴留

梗阻加重到一定程度，排尿时不能排尽膀胱内全部尿液，出现残余尿，过多的残余尿可使膀胱失去收缩能力，逐渐发生慢性尿潴留，并可出现充盈性尿失禁。

4. 其他相关症状

前列腺增生合并感染时，可出现尿频、尿急、尿痛等尿路刺激症状；前列腺表面血管破裂可造成无痛性血尿；由于天气变化、劳累、饮酒等原因，前列腺突然充血水肿，可发生急性尿潴留；出现上尿路影响时可出现肾积水、肾功能损害。

（三）辅助检查

1. B 超检查

可以直接测定前列腺的大小、内部结构、膀胱残余尿量等，经直肠 B 超检查对于前列腺内部结构的判断更为准确。B 超检查还可以了解膀胱有无结石以及上尿路有无积水等病变。

2. 尿流率检查

前列腺增生早期就可出现对排尿的影响，最大尿流率和平均尿流率减低，排尿时间延长，尿流率检查可以帮助判断前列腺增生患者排尿的梗阻程度。如果考虑排尿困难可能是由于逼尿肌功能异常引起，应行尿流动力学检查。

3. 前列腺特异性抗原（PSA）

血清 PSA 主要用于前列腺癌的筛查。前列腺增生患者血清 PSA 多数正常，也可轻度升高。目前，血清 PSA 筛查的应用人群及正常值范围均有待研究。

有血尿的患者可行静脉尿路造影和膀胱镜检查以排除泌尿系统肿瘤的可能。

二、疾病诊断

凡是 50 岁以上男性，存在进行性排尿困难，均要考虑到前列腺增生的可能。老年患者如果患有膀胱炎、膀胱结石或者双侧上尿路积水时，即使没有明显的排尿困难，也应注意有无前列腺增生。体格检查时除了全面体格检查之外，应重点注意下腹部是否能触及膨胀的膀胱。直肠指诊是一项重要检查，前列腺增生患者直肠指诊时可触及增大的前列腺，表面光滑、质韧、有弹性，中央沟变浅或者消失、隆起。

三、疾病治疗

前列腺增生的症状进展缓慢，而且时轻时重，因此早期无明显临床症状者可以考虑等待观察，生活习惯调整，定期复查。如果症状加重，应及时进行治疗。

（一）药物治疗

治疗药物主要有 α 受体拮抗剂、5α－还原酶抑制剂和植物药等。α 受体拮抗剂可阻断分布于膀胱颈及前列腺内的 α 受体，从而松弛前列腺平滑肌，减低膀胱排尿阻力。α 受体分为 α_1 和 α_2 两型。在前列腺增生的治疗中，选择性 α_1 受体拮抗剂最为常用。α 受体拮抗剂起效快，可以改善患者 LUTS 症状。常见不良反应包括头痛、头晕、直立性低血压等。前列腺组织的生长发育有赖于雄激素的支持，而睾酮只有在 5α－还原酶的作用下转化为双氢睾酮后才能发挥支持前列腺生长的作用。5α－还原酶抑制剂可降低前列腺内双氢睾酮的水平，达到控制前列腺增生的效果。5α－还原酶抑制剂可以改善患者症状，用药 3～6 个月后方可使前列腺缩小，减少患者急性尿潴留或需要手术治疗的风险。常见不良反应包括性欲减低及勃起功能障碍等。另外，临床上常用一些植物药治疗前列腺增生，虽然作用机制不太清楚，但部分患者也可以达到治疗效果。

（二）手术治疗

手术治疗的指征为：①下尿路症状明显，尿流率改变显著，尤其是药物治疗效果不佳或患者不愿意长期药物治疗时；②下尿路梗阻导致上尿路积水及肾功能损害；③反复尿潴留或泌尿系统感染；④合并原发性膀胱结石；⑤反复血尿经 5α－还原酶抑制剂治疗无效等。

目前，前列腺增生手术治疗的金标准是经尿道前列腺电切术（TURP），但是近些年来随着激光技术的进步，各种类型的经尿道激光治疗方式在临床中应用越来越广泛。从激光的类型来讲主要有绿激光、2 微米激光及钬激光；从手术方式来讲可以分为经尿道汽化手术、经尿道汽化切除手术及经尿道剜除手术。传统开放手术在临床中的应用已越来越少了。

任务实施

一、照护措施

（一）术前照护

（1）每天询问患者的排尿情况，嘱患者食用粗纤维、易消化食物，以防便秘；忌饮酒及辛辣食物；鼓励患者多饮水，严禁憋尿，以免诱发急性尿潴留。如出现严重的排尿困难和急性尿潴留，应实行导尿或留置导尿，必要时也可施行耻骨上膀胱造瘘术。

（2）引流尿液。残余尿多或有尿潴留致肾功能不全者，应留置导尿持续引流，改善膀胱逼尿肌和肾功能。

（3）耐心向患者及家属解释各种手术方法的特点。

（二）术后照护

1. 严密观察患者意识状态及生命体征

（1）患者多为高龄，多患有心血管疾病，由于麻醉和手术刺激可引起血压下降或诱发心、脑肺并发症，因此应加强观察和护理。

（2）手术后利用三腔气囊尿管控制出血，将 30～50 mL 生理盐水注入气囊内，稍牵引尿管并将尿管固定在大腿内侧，将水囊放在前列腺窝处，导尿管固定在大腿的内侧并稍加牵引，需告知患者不可自行移开，直至解除牵引为止。

（3）术后 6 h 患者无恶心、呕吐，可进流质饮食，鼓励其多饮水，1～2 天后无腹胀即可恢复正常饮食。

2. 维持膀胱冲洗通畅

施行 TURP 的患者术后都有肉眼血尿，随着时间的延长血尿颜色逐渐变浅，因此，术后常规用生理盐水持续膀胱冲洗 1～2 天，以防血块堵塞尿管。冲洗速度可根据尿色而定，色深则快，色浅则慢。若尿色深红或逐渐加深，说明有活动性出血，应及时通知医生处理。若引流不畅应及时施行高压冲洗，抽吸血块，以免造成膀胱充盈、膀胱痉挛而加重出血。膀胱冲洗期间应准确记录冲洗量和排出量，尿量 = 排出量 - 冲洗量。

3. 膀胱痉挛的护理术后

膀胱痉挛可引起阵发性剧痛、诱发出血。此时应嘱患者做深呼吸，以放松腹部肌肉张力。术后留置硬脊膜外麻醉导管，按需定时注射小剂量吗啡有良好效果。严重者遵医嘱给予解痉药物。

4. 不同手术方式的照护

（1）TURP：观察有无 TURP 综合征，原因是术中大量的冲洗液被吸收使血容量急剧增加，形成稀释性低钠血症，患者可在术后几小时内出现烦躁恶心、呕吐抽搐、昏迷，严重者出现肺水肿、脑水肿、心力衰竭等。此时应减慢输液速度，给予高渗盐水利尿剂、脱水剂，对症处理。TURP 术后 3～5 天尿液颜色清澈，即可拔除导尿管。

（2）开放手术：耻骨后引流管术后 3～4 天待引流量很少时拔除；耻骨上前列腺切除术后 5～7 天、耻骨后前列腺切除术后 7～9 天拔出导尿管；通常术后 10～14 天，排尿通畅时拔除膀胱造瘘管。若膀胱造瘘口有漏尿可用凡士林油纱条填塞瘘口，随时换药处理，保持膀胱造瘘口干燥。

5. 预防感染

患者留置导尿管加之手术所致免疫力低下，易发生尿路感染和生殖道感染，术后应观察体温及白细胞的变化，观察有无睾丸、附睾肿大及疼痛，观察有无畏寒、发热症状。早期应用抗生素，每天用消毒棉球擦拭尿道外口 2 次，以免引起泌尿系统逆行感染。

6. 并发症的预防及照护

前列腺手术后最常见的并发症包括：

（1）出血：手术后最初几天通常会出现血尿，术后第 1 天会有鲜血，以后逐渐清澈。出血也可能出现在手术后 6～10 天，此时出血的原因可能是组织坏死或是用力解大便及久坐所引起。TURP 术后 3 周因感冒、酗酒、刺激大便用力及活动量增加致电凝痂皮脱落出血。

（2）血栓和栓塞：鼓励患者翻身和适当地施行腿部活动，应鼓励患者早下床活动，以预防血栓形成。

（3）膀胱痉挛：前列腺手术后，膀胱痉挛是经常出现的问题。膀胱痉挛可引起阵发性剧痛诱发出血。此时应嘱患者做深呼吸，以放松腹部肌肉张力；确保冲洗及引流通畅；术后留置硬脊膜外麻醉导管，按需定时注射小剂量吗啡有良好效果，严重者遵医嘱给予解痉药物。

（三）心理照护

前列腺切除术后常会出现逆行射精，不影响性生活。原则上，经 TURP 后 1 个月、经膀胱前列腺切除 2 个月后可恢复性生活，少数患者出现阳痿，可先采取心理治疗，同时查明原因，做针对性治疗。

二、健康指导

1. 生活指导

①前列腺增生采用药物或其他非手术疗法者，应避免因受凉劳累、饮酒、便秘而引起急性尿潴留。②前列腺增生术后进易消化、含纤维多的食物，预防便秘，必要时可服缓泻剂；术后 1～2 个月内避免剧烈活动，如提重物、跑步、骑自行车、性生活等，防止继发性出血。

2. 康复指导

①术后前列腺窝的修复需 3～6 个月，因此术后可能仍会有排尿异常现象，应多饮水，定期化验尿、复查尿流率及残余尿量。②如有尿失禁现象，应指导患者进行肛提肌锻炼，以尽快恢复尿道括约肌功能。其方法是：吸气时缩肛，呼气时放松肛门括约肌。

任务评价

（1）老年患者不适症状是否减轻或消失。

（2）老年患者术后是否恢复较好、无不适。

（3）老人焦虑、烦躁情绪是否有所缓解，能否积极配合治疗照护工作。

病例分析

周先生，70 岁。嗜酒，近半年感夜尿增多，5～6 次 / 夜，并有排尿费力，尿滴沥，昨晚大量饮酒后，尿不能自解，到医院急诊，医生诊断为前列腺增生。

分析：该患者发病的诱因是什么？应该给予该患者的照护措施有哪些？

项目总结

泌尿生殖系统疾病是威胁老年人健康的首要敌人，大部分属于慢性病，具有病程长、急性反复发作、重复住院率高、治疗周期长、疗效较差的特点。照护人员需要认真分析造成泌尿生殖系统疾病的病因，及时判断疾病的发生发展，能够给予正确的照护措施，去除疾病造成的痛苦，促进老年患者健康生活。本项目主要介绍了老年尿路感染、老年慢性肾衰竭、老年前列腺增生患者的照护。在学习以上内容时，大家可学会对老年泌尿生殖系统疾病的评估、照护的措施，关心和爱护老人，取得患者信任，给予相关疾病知识的宣传和健康教育，提高老年患者的生活质量。

思考与练习

一、选择题

1．尿路感染最多见的致病菌是（　　）。
A．大肠杆菌　　B．副大肠杆菌　　C．变形杆菌　　D．葡萄球菌
E．粪链球菌
2．下列哪项是尿路感染最主要的易感因素（　　）。
A．尿路梗阻和尿流不畅　　B．女性　　C．泌尿系检查
D．抵抗力下降　　E．妇科疾病
3．中段尿培养的阳性标准是指细菌数大于（　　）。
A．10^2/mL　　B．10^3/mL　　C．10^4/mL　　D．10^5/mL　　E．10^4～10^5/mL
4．尿路感染最多见的感染途径为（　　）。
A．血行感染　　B．淋巴道感染　　C．直接感染
D．上行感染　　E．损伤后感染
5．尿中白细胞为多少时对尿路感染有诊断价值（　　）。
A．白细胞＞3/HP　　B．白细胞＞4/HP　　C．白细胞＞5/HP
D．白细胞＞2/HP　　E．白细胞 3～5/HP
6．我国慢性肾衰竭最常见的病因为（　　）。
A．肾结石　　B．肾血管畸形　　C．慢性肾小球肾炎
D．肾病综合征　　E．遗传性肾病
7．尿毒症最早出现的症状是（　　）。
A．厌食、恶心、呕吐　　B．嗜睡、定向力障碍　　C．咳嗽、胸痛

D．皮肤黏膜出血　　　　E．血压升高

8．下列检查结果提示肾衰患者进入尿毒症期的是（　　）。

A．肾小球滤过率降至 50%　　　　B．内生肌酐清除率降至 30 mL/min

C．内生肌酐清除率降至 20 mL/min　　　　D．血肌酐达到 450 μmmol/L 以上

E．血肌酐达到 707 μmmol/L 以上

9．前列腺增生的患者，尿流梗阻的程度与下列哪个因素关系最密切（　　）。

A．前列腺增生的程度　　　　B．前列腺增生持续的时间

C．前列腺增生部分的位置　　　　D．睾酮、双氢睾酮及雌激素的多寡

E．前列腺增生结节的种类

10．导致老年男性排尿困难最常见的疾病是（　　）。

A．膀胱结石　　　　B．膀胱肿瘤　　　　C．神经源性膀胱功能障碍

D．良性前列腺增生　　　　E．前列腺癌

11．前列腺增生患者最典型的症状是（　　）。

A．尿频、尿急、尿痛　　　　B．进行性排尿困难　　　　C．尿潴留

D．尿失禁　　　　E．肉眼血尿

二、思考题

1．你会如何指导老年肾脏疾病患者预防肾衰竭的发生？

2．应该如何指导老年尿路感染患者进行饮食和药物治疗？

3．老年前列腺增生患者术后，照护者应该如何实施照护措施？

项目六 老年血液系统疾病的照护

血细胞和骨髓造血细胞及其支撑组织构成了人体的血液系统，此系统在不断的自我更新中保持着动态平衡。进入老年期以后，人体各脏器系统逐渐老年化。伴随着衰老过程，造血系统功能亦下降。

老年人的血液系统疾病种类与年轻人并无太多不同，但不同疾病的构成比存在显著差异。老年期发病的遗传性血液疾病的发生率相对较低，而获得性克隆性疾病（如血液肿瘤性疾病骨髓异常增生综合征、白血病、淋巴瘤、多发性骨髓瘤等）则明显增多。针对中青年患者十分恰当且疗效颇佳的放化疗可能对老年患者产生明显的造血系统毒副反应。

老年血液系统疾病包括老年贫血、老年白血病、老年出血与凝血疾病等。

学习目标

知识目标	1. 掌握老年血液系统疾病的照护评估资料 2. 熟悉老年血液系统疾病的照护措施、健康指导 3. 了解老年血液系统疾病的处理措施
能力目标	1. 能对血液系统疾病患者进行疾病评估 2. 能对血液系统疾病患者进行照护 3. 能对血液系统疾病患者进行健康教育
素养目标	1. 具有良好的沟通能力 2. 工作认真，服务态度良好

在线预习

扫描二维码，学习血动脉血栓、慢性肝瘀血知识。

血动脉血栓　　　　慢性肝瘀血

任务一　老年血液系统的病理生理变化

知识链接

血液系统基础与临床研究进展

血液病学是一门进展较快的医学学科，近10年来，特别是血液恶性肿瘤学，是现今医学研究中最引人注目的学科之一。随着基础学科的迅速发展及其与临床的结合，血液病的研究进入了崭新的纪元：21世纪已可使儿童急性淋巴细胞白血病和成人急性早幼粒细胞白血病获得75%的治愈率；血液恶性肿瘤的诊断已从形态学发展到分子生物学、基因学的水平；治疗已从既往的化疗进展到诱导分化、靶基因治疗、造血干细胞移植（HSCT）治疗等。血液病学的未来发展方向就是探索新的治疗靶点、生物效应治疗、基因治疗等领域。所以对照护工作也提出了新的要求，除了血液系统肿瘤的化疗照护外，特别是骨髓移植术的发展，对照护的要求又上了一个新的台阶，拓宽了照护工作范畴，从而更好地为提高缓解率、延长生存期，发挥了重要作用。

一、老年化和造血

随着衰老进程，人的造血系统老化，造血干细胞、造血祖细胞的自我更新、增殖能力、造血微环境均发生变化，致使老年人造血功能低下。

1. 造血容量萎缩

从外周血各系细胞的定量值来看，在稳定的平衡状态，除红细胞的平均值略低于年轻人以外，老年人的血细胞数值与年轻人并无显著差别。然而，磁共振检查证实，随着衰老，骨髓的造血空间及造血容量呈向心性进行性萎缩，骨髓尤其是周边骨髓的造血细胞减少，渐呈增生低下状态，造血组织被脂肪组织取代。髂嵴前部的骨髓组织学检查发现，30 岁以前骨髓的造血细胞量由 80%～100% 进行性下降至大约 50%，并维持此水平至 65 岁，其后的 10 年下降到大约 30%。因此，在做远心部位骨髓的细胞学检查时较易发生“干抽”或得到所谓“稀释性”骨髓。

2. 骨髓的造血应激能力降低

曾经认为造血干细胞可以无限制地自我复制。现在已知并非如此，干细胞的自我复制能力是有限的。我们可以将复制分裂后的子细胞仍然称为干细胞，但它已是不同于亲代的干细胞，因为经历每次分裂后干细胞都在某种意义上发生了一定程度的“衰老”。即使正常稳定状态下也有小部分干细胞在增殖、分化，并且一旦定向为祖细胞则不可逆转。因此，干细胞池也存在年龄相关的耗损。人类的正常造血是多克隆的。有资料显示约 30% 的 70 岁以上女性呈寡克隆造血，这可能提示年龄相关的干细胞耗损造成的干细胞供应限制。不过，由于维持正常造血只需少量干细胞，因此在正常情况下，大多高龄老年人无造血干细胞耗竭的表现。然而，动物实验资料证实，老年动物的造血储备能力是低下的，对造血应激的反应能力减弱。老年鼠放血后，贫血的恢复速度远不及年轻鼠。在临床上，老年人在遭到增殖应激时，如骨髓移植后的造血重建，放疗、化疗后骨髓损伤的修复，都显示出反应能力低下。

知识链接

造血干细胞的多向分化增殖

各种血细胞和免疫细胞都起源于骨髓造血干细胞（hematopoietic stem cell，HSC），HSC 具有不断自我更新与多向分化增殖的能力，可增殖分化成为各种淋巴细胞、浆细胞、红细胞、血小板、单核细胞及各种粒细胞等祖细胞，并各自不断发育成熟。HSC 生存依赖于由微血管系统、网状细胞、神经成分、基质及其他结缔组织组成的骨髓造血微环境。造血微环境产生的细胞因子，影响或诱导造血细胞的生成。调控造血功能的体液因子有刺激各种祖细胞增殖的正调控因子和各系的负调控因子，前者如促红细胞生成素（EPO）、集落刺激因子（GCSF）及白细胞介素 3（IL-3）等和后者互相制约，维持机体造血功能的稳定。

3. 遗传学变化

与老年相关的细胞遗传学变化主要是染色体丢失，微核出现频率增加和端粒缩短。与老年化相关的染色体丢失最多见的是性染色体。百岁女性 X 染色体非整倍体率约为 22%，为年轻女性 X 信号丢失率的 13 倍。男性 Y 染色体的丢失也随年龄而增加。有报告显示，Y 信号丢失见于百岁男性 10% 的中期细胞，是年轻对照男性的 6 倍。研究证明，这类染色体丢失只是一种老年化现象，与肿瘤化倾向无关。

微核是细胞分裂时由迟滞染色体微核化形成的外核，在细胞学上也称卫星核。放射线、某些化学物质或缺乏某些微量营养素可促成其形成，因而常视为 DNA 损伤的标志，是致畸形、致突变的指标之一。它也可作为老年过程的一部分而自发。老年人血中淋巴细胞的微核出现率明显高于年轻人。有报告显示，性染色体丢失与微核形成有密切关系。

端粒是真核细胞线性染色体的物理末端，是特化的核蛋白复合体。对染色体的末端保护、复制和稳定起重要作用。随年龄增长细胞的端粒进行性缩短，年龄相关的丢失率约为 36 bp/y。端粒缩短，细胞的可分裂次数减少，最后在完成了有限次数的分裂以后不可逆转地停止了分裂，即所谓“复制衰老”。

二、老年人各种血液成分的变化

1. 红细胞

在进入老年期以后，男性的平均血红蛋白浓度呈小幅缓慢下降。据统计，60～90 岁的男性每 10 岁年龄段的血红蛋白浓度平均降低 5 g/L。更年期后的女性，平均血红蛋白浓度的变化不大，因此在老年期两性间血红蛋白浓度的差别逐渐缩小。一般认为，两性差别的这种演变与性激素有关。我们的资料显示，育龄期女性的红细胞平均血红蛋白量（MCH）偏低，而更年期以后逐渐与男性接近。因而推测，更年期以后部分女性的缺铁造血状态得到纠正也可能与老年期两性平均血红蛋白的差别逐渐缩小有关。

许多学者认为，老年人的平均血红蛋白低下并非真正因年龄所致，而与老年人高发的慢性病及不良的营养状态有关。真正健康的老年人血红蛋白浓度应与年轻人并无差别。

少数老年人存在红细胞增多倾向，这可能是由于慢性肺部疾病、抽烟、肥胖等导致红细胞生成素分泌增多，高血压、抽烟及肥胖相关的血浆容量下降所致。

老年人有模拟慢性病贫血患者的铁代谢改变，即储存铁正常，在中年以后平均血清铁浓度也开始下降。40% 的 50 岁以上人群血清铁蛋白浓度低于 50 μg/dL（9 μmol/L）。老年人的血清铁结合力也降低。血清铁浓度则随着年龄而增长，女性开始于更年期，男性开始时间则更早。因此，将普通人群铁检测结果的评估标准用于老年人可能造成误导。

老年人红细胞内的 2,3- 二磷酸甘油酸（2,3-BPG）浓度是下降的，因而红细胞血红蛋白的氧亲和力稍有升高，氧离解曲线左移，其生理意义不明。贫血的老年人和年轻人一样，2,3-BPG 会升高，但升高程度不如年轻人，说明老年人对贫血的 2,3-BPG 反应较差或贫血的老年人氧需量低于有类似程度贫血的年轻人。老年贫血的发生率据文献报道在 7.3%～28%。

2. 粒细胞

虽有少数报告显示 65 岁以上老年人的白细胞量稍低，但多为淋巴细胞减少所致。粒细胞数并无明显改变。不过，老年人对感染的粒细胞反应与年轻人有所不同，感染时，中性粒细胞数升高的程度一般不如年轻人，且粒细胞反应的主要表现往往是杆状核细胞比分升高，呈显著的核左移表现。老年人骨髓粒细胞的储备能力是降低的。

老年人的粒细胞也可能存在某些功能缺陷。有报道称老年人粒细胞的吞噬能力降低，对趋化性多肽和氧化性应激的反应性减弱。老年个体的中性粒细胞在体外产生抗微生物氧化物质的能力不如年轻个体的粒细胞强。这些在多大程度上影响老年人的抗感染能力尚不清楚。

3. 淋巴细胞

老年人血液中的淋巴细胞数往往是减少的，这可能是胸腺萎缩的结果。自青春期以后胸腺开始退化，至中年后期，整个胸腺萎缩，胸腺媒介的 T 细胞发育停止。由于缺乏胸腺功能，处女型 T 细胞减少，记忆 T 细胞成了主要的 T 细胞类型，因此老年人 T 细胞依赖的免疫反应减弱。B 细胞功能依赖 T 细胞的辅助作用，T 细胞不足，B 细胞产生抗体的能力降低，尤其是对原发性抗原激发的抗体反应。

4. 止血系统

老年人血中的血小板数与年轻人没有差别，但血小板的生理状态有显著改变。老年人血小板黏附和聚集活性升高，对聚集诱导剂的反应增强，易于在损伤的血管内皮表面形成附壁血栓。血小板 α 颗粒中的 β 血小板球蛋白和血小板因子 4（PF4）的释放增加。现在已知，血管内皮细胞合成并释放前列腺环素（PGI2）是迄今所知最强的血小板聚集抑制物。β -TG 与血管内皮结合，阻止其产生 PGI2，有利于血小板栓形成。至于 PF4，则是体内激发血小板聚集和血液凝固的作用强大的特异性因子。血管内皮细胞表面的硫酸乙酰肝素能加强抗凝血酶 I 的抗凝血酶作用，阻止血栓形成。PF4 和 heparan 结合减缓 ATI 对凝血酶的灭活过程，促进血凝。看来，血管内皮细胞表面的 PGI2 和乙酰肝素是血管系统维护自身通路畅通的保护机制，在老年人这一机制削弱了。

国内有报道称，健康老年人有近 20% 处于高凝状态。一方面，老年人多种血浆凝固因子（FVI，FiVIIC，vWF，纤维蛋白原）的浓度是升高的，而且活化的 FIX，FX 及凝血酶抗凝血酶复合物的浓度也高，表明凝血系统处于过活化状态。另一方面，血浆的 D- 二聚体，纤溶酶抗纤溶酶复合物浓度也升高，提示存在伴发于凝血过活化的过度纤溶。因而，老年人处于一种高凝过度纤溶的新平衡状态。有些老年人表现明显的出血倾向。由于长期的日光照射，皮肤胶原和弹力蛋白减少，毛细血管脆性增加，皮肤易出现紫癜，即老年性紫癜，一般无须治疗。随年龄增长，老年人患肿瘤的概率增长，常有出血和血栓形成倾向。

任务二　老年贫血患者的照护

任务情境

李阿姨，65 岁。因面色苍白、头晕、乏力 1 年余，加重伴心慌 1 个月入院就诊。体检：体温 36.0 ℃，脉搏 104 次 /min，呼吸 18 次 /min，血压 120/70 mmHg，慢性面容，睑结膜苍白，皮肤干燥、无光泽，皮肤黏膜无出血点，浅表淋巴结不大，巩膜不黄，口唇苍白，舌乳头正常，心肺无异常，肝脾不大。实验室检查：血红蛋白 50 g/L，红细胞计数 3.0×10^{12}/L，红细胞大小不一、中心淡染区扩大，白细胞和血小板正常，尿蛋白（－），镜检（－），大便潜血（－），血清铁蛋白 11 μg/L，骨髓铁染色（－）。

思考：你应该如何对李阿姨进行照护？应如何对李阿姨进行健康教育？

任务描述

根据国家统计局的数据，至 2014 年年底我国 60 岁及以上人口占总人口比重的 15.5%，65 岁及以上人口占比 10.1%。按照国际衡量标准，我国已经进入老龄化社会。随着老年人在总人口中所占比例的增加，老年医学和老年病学日益受到重视。贫血是老年人的常见现象。按成人贫血诊断标准，大于 65 岁老年人的贫血发病率在 10% 以上，且呈现伴年龄增长趋势，80 岁以上老年人更高达 20% 以上。有关国内老年人贫血发病率的数据仍有待大规模流行病学调查加以确定。

一方面，老年人贫血具有贫血的共性，是一种临床症状或表现，而非一种独立的疾病。因此，在老年人贫血确诊后，应积极查找其潜在的基础病因，力争在辨明病因的基础上制订治疗方案。另一方面，与老年人病理生理变化相对应，老年人贫血也具有其特有的个性，如病因和临床表现特点等。

尽管对老年人贫血是否需要另作定义一直存有争议，然而至今仍无公认的老年人贫血的独立标准。有人认为老年人的骨髓造血功能和平均血红蛋白水平值随着年龄增长而缓慢下降，皆因进入老年阶段后，全身器官的功能均出现退行性改变，作为造血器官的骨髓也不能例外。有研究发现，表现健康的老年人，随着年龄增长血红蛋白有下降趋势，并以此作为降低老年人贫血诊断标准的理由。然而，也有研究表明，健康老年人的血红蛋白水平与年轻成人相比并无明显降低。此外，有研究证明，按目前的成人贫血标准，老年人血红蛋白如有下降，即便是轻度降低都会对患者的生活质量和死亡率产生负面影响。因此，对老年人贫血另行定义尚缺乏充分的理论和临床支持证据。关于老年人贫血高发病率的问题，经过仔细的检查，大多数老年人贫血均可发现相应的基础病因，并非是老年人的自然现象。综上所述，在解决争议之前，老年人贫血的诊断仍以沿用目前正常成人的标准为宜。正常老年人的血红蛋白水平是机体内环境动态平衡的一种表现，受多种因素的影响，包括经济社会状态、生活饮食习惯及居住地海拔等。

一、疾病评估

（一）发病因素

老年人贫血较为常见的病因如表 6-1 所示，其中以营养缺乏性贫血和慢性病性贫血为最常见。社会经济发展水平和生活方式均会对贫血的病因类型产生显著影响。

表 6-1　老年人贫血的病因类型

病因	发病率
营养缺乏性	
缺铁性	15% ~ 23%
叶酸 / 维生素 B_{12} 缺乏性	1% ~ 14%
慢性病性 / 炎症性	15% ~ 35%
慢性肾病性	8%
内分泌性	< 5%
骨髓异常增生综合征	1% ~ 5%
不明原因性	14% ~ 45%

1. 营养缺乏性贫血

营养缺乏性贫血是老年人最常见的贫血类型，包括缺铁性贫血和巨幼细胞性贫血。缺铁性贫血的常见病因包括饮食铁供应不足、吸收不良和慢性失血等。动物性食物是铁元素的主要来源，长期清淡饮食的老年人易于发生铁缺乏。慢性失血是老年人缺铁性贫血的最重要原因，以消化道出血为常见，包括消化性溃疡、消化道炎症、消化道憩室炎及消化道肿瘤，尤其是胃癌和结肠癌。长期服用阿司匹林或其他非类固醇抗炎药是引起消化道出血的另一常见原因。巨幼细胞性贫血系由叶酸和（或）维生素 B_{12} 缺乏所致。叶酸缺乏多见于酗酒、营养饮食不良者，维生素 B_{12} 缺乏的主要原因是萎缩性胃炎、长期素食或刻意避免动物类食物。严重的维生素 B_{12} 缺乏不仅会引起巨幼细胞性贫血，还会导致中枢神经病变，如脊髓亚急性联合变性。老年人往往同时服用多种药物，某些药物可以影响铁或维生素 B_{12} 的吸收，如质子泵抑制剂或 H_2 受体抑制剂可降低胃内 pH，从而影响铁吸收，抗糖尿病药二甲双胍可影响维生素 B_{12} 的吸收，影响叶酸吸收或代谢的药物包括甲氨蝶呤、苯妥英钠和甲氧苄啶等，在寻找贫血的病因时均应予以注意。

2. 慢性病性贫血

慢性病性贫血亦称炎症性贫血，由慢性系统性炎症、慢性感染和肿瘤所致，是老年人最常见的贫血类型之一，在住院患者中居于首位。慢性病性贫血的发病常为多重机制所致，包括肝调铁肽合成增加，抑制单核－巨噬细胞系统铁释放和肠道铁吸收，呈铁失利用状态；红细胞寿命缩短；炎性细胞因子抑制红系造血以及促红细胞生成素（EPO）生成减少或反应性降低；等等。老年人是慢性病性贫血病因的高发人群，在考虑老年人贫血的病因时不容忽视。

3. 慢性肾病性贫血

肾脏功能和肾小球滤过率随着年龄增长而降低。常见老年性疾病（如高血压、动脉粥样硬化和糖尿病）可加速和加重肾功能损伤，是老年人慢性肾疾病主要原因。肾病性贫血是肾脏 EPO 生成减少的结果，与肾损害的程度呈正相关，如出现贫血则提示已进入终末期肾脏病或肾衰竭。

4. 骨髓衰竭性疾病

骨髓异常增生综合征（MDS）多见于老年人，发病高峰在 60 岁以上，发病率随着年龄增长而进一步升高。多数患者就诊时常有 2 系血细胞或全血细胞减少，但少数 MDS 可表现为单纯贫血，需仔细甄别，某些老年人不明原因的贫血可能就是“隐匿性”MDS。MDS 的贫血呈现难治性。我国再生障碍性贫血的发病率高于西方国家。获得性再生障碍性贫血（AA）发病率在老年期呈现高峰。与 MDS 一样，AA 患者的血象也多表现为 2 系或全血细胞减少。

5. 不明原因性贫血

经过仔细的检查，仍有相当一部分贫血患者不能明确病因，文献报道所占比例差别较大。鉴于贫血均为基础疾病的一种表现，不应轻易地将不明原因性老年人贫血诊断为“原发性贫血”，对此类贫血病因的研究仍是一个颇具挑战性的领域。

需要指出的是，因老年人常有多种疾病共存，如慢性炎症性疾病伴营养不良或慢性系统性感染伴营养不良等，故其贫血可能是多种病因的综合表现，在分析病因时应加以注意。

（二）疾病表现

1. 原发病表现

如消化性溃疡、肠道肿瘤、功能性子宫出血、黏膜下子宫肌痛等疾病的表现。

2. 贫血一般表现

乏力、易倦、软弱无力，皮肤黏膜苍白、头晕耳鸣、记忆力减退，活动后心悸、气短等。

3. 组织缺铁表现

皮肤干燥，毛发干枯，反甲或匙状甲；黏膜损害多见口角炎、舌乳头萎缩、舌炎，食欲不振，严重者可发生吞咽困难（Plummer-Vinson 综合征）；少见神经精神系统异常，如异食癖。

知识链接

贫血的病理生理基础与共有表现

由于血红蛋白含量减少，血液携氧能力下降，引起全身各组织和器官缺氧与功能障碍，是导致贫血患者一系列临床表现的病理生理基础。尽管贫血的病因及其机制各不相同，但都有共同的临床表现：一般表现，如疲乏、困倦、软弱无力等；神经系统表现，如头晕、头痛、耳鸣、记忆力减退等；呼吸系统表现，如活动后心悸、气短等；心血管系统的表现，如心悸、气促等；消化系统表现，如食欲减退、腹胀、恶心等；泌尿生殖系统及其他表现，如蛋白尿、夜尿增多、女性月经失调等。

（三）辅助检查

与一般贫血的实验室检查并无原则不同，诊断初始选用贫血的一般筛查试验，确定贫血的类型和可能的病因，然后再选用相应的特殊检查，以确立病因性诊断。

1. 全血细胞计数（CBC）和网织红细胞计数

根据细胞计量学的红细胞指数将贫血分为大细胞性贫血、正常细胞性贫血和小细胞性贫血。贫血的细胞计量学分类有助于初步判断贫血的病因。网织红细胞反映骨髓的红系造血功能。

2. 铁代谢检查

指标有多种，包括血清铁、总铁结合力（多升高）、运铁蛋白饱和度和血清铁蛋白（SF）等。其中，以 SF 最常用，是反映机体铁储备的敏感指标，但因其是种急性时相反应物，易受多种因素影响，故需审慎分析结果，尤其是继发于感染或炎症的贫血。骨髓铁染色仍是判断缺铁的“金标准”，但多数情况并非必需，宜酌情选用。

3. 叶酸和维生素 B_{12} 检查

贫血的常规检查项目尤其适用于大细胞性贫血者。因影响试验的因素较多，不应仅依靠试验结果做出判断，特别是对巨幼细胞性贫血患者，仔细的病史采集包括饮食习惯史的采集显得更为重要。

4. 骨髓检查

骨髓检查包括穿刺涂片和活检，可为判断红细胞生成能力和病因提供直接的依据。并非所有贫血患者均需要骨髓检查，应根据具体情况酌定，单纯贫血者指征不强，2 系以上血细胞减少者的异常发现率更高。

5. 其他

常规检查还包括肝肾功能、尿常规和大便常规及甲状腺功能等。贫血的特殊检查在常规筛查试验评估的定向基础上加以选用。

二、疾病诊断

1. 老年人贫血的诊断

通过简单的 CBC 检查，即可确立贫血的诊断。贫血的症状取决于其程度和发展速度。如同年轻人群的贫血，老年人贫血的临床表现也缺乏特异性，均为机体对贫血失代偿的结果。一般症状有活动耐力下降以及疲乏无力等。中度以上的贫血可出现全身各个系统的功能障碍，从而出现相应的表现，尤其是呼吸循环系统失代偿的症状，如心悸、气短等。除皮肤黏膜苍白外，体格检查应注意有无黄疸和肝脾大。

尽管具有一般贫血的共性，老年人贫血仍具有其特点：老年人生理功能逐渐衰退，加之常罹患多种老年性疾病，往往掩盖贫血的症状，从而造成诊断的延误。老年人器官储备能力下降，对贫血的耐受力减低，更易发生器官功能失代偿。某些失代偿表现可能比贫血更突出，如心绞痛和脑供血不足等，如非特殊关注，可能会忽视贫血的存在。

2. 老年人贫血的诊断思路

贫血仅是一种症状，其背后隐含着一种或多种基础疾病。因此，绝不能满足于贫血的诊断，更重要的是力求查清贫血的病因，才能正确地加以治疗。

针对老年人的特点，病史采集应重点询问既往慢性病史、饮食习惯和用药史。从红细胞指数入手，可初步确定诊断贫血的大致方向。小细胞低色素性贫血多数为铁缺乏和慢性失血的结果，应检查铁代谢指标并仔细寻找出血的原因。约 1/3 慢性病贫血呈小细胞性，但其铁代谢指标变化与缺铁者有异，表现为血清铁降低，总铁结合力不增加，血清铁蛋白不低。慢性病性贫血伴缺铁的患者血清铁蛋白可能在正常范围，易被忽略。大细胞性贫血情况最为复杂，除巨幼细胞性贫血外，许多贫血病因均可表现为此类贫血，需仔细辨别。

体格检查应注意有否肝脾和淋巴结肿大，尤其是脾脏肿大。脾脏肿大伴慢性肝病史提示脾功能亢进。脾脏肿大伴黄疸提示溶血性贫血，网织红细胞明显升高是支持证据。脾脏肿大伴或不伴淋巴结肿大均应考虑淋巴增殖性疾病的可能，包括大颗粒淋巴细胞白血病等。

老年人贫血常是多种病因共同作用的结果，排除常见病因后，再考虑少见病或罕见病。对暂时不能明确病因的老年人贫血患者，应密切随访，不应轻易放弃病因的追寻。

三、疾病治疗

老年人贫血与一般贫血的治疗并无原则的不同：确定贫血后，应积极寻找贫血的病因，治疗以病因为导向。对老年人无症状的轻度贫血是否需要干预和干预的时机仍无定论。老年人贫血的一般处理原则如下：

1. 支持治疗

输注红细胞是治疗严重贫血的主要支持措施，一般成人输血指征是血红蛋白≤69 g/L，因输血的不良反应和并发症较多，故应严格掌握适应证。如患者为慢性贫血，病情稳定且代偿良好，则无须积极输血。老年人贫血的器官储备功能尤其是心肺功能降低，对贫血的耐受程度差，易于诱发心脑缺血性事件，如心绞痛或脑供血不足。因此，对老年人贫血的输血指征应适当放宽，以维持血红蛋白在 80 g/L 以上为宜。对已有心脑缺血性事件发作的患者，宜将血红蛋白浓度维持在更高的水平。老年人输血宜少量多次输注，以免造成心肺过负荷。EPO 和雄激素是老年人贫血，尤其是不明原因贫血治疗的常用药物，但对这种不加辨别盲目应用的利弊仍缺乏充分的研究。

输血依赖的贫血患者，如 MDS 或 AA 患者，多次接受输血可导致继发性铁过载，应密切监测铁代谢指标。如患者无失血，总输血量为 20～40 U 即可发生铁过载。铁过载可造成多个器官损伤，尤其是心脏、肝脏和内分泌腺体，严重者发生心力衰竭、肝纤维化或硬化及多种内分泌疾病。监测铁代谢的指标有多种，其中以血清铁蛋白最为适用。铁蛋白是一种存在的相反应物，受多种因素影响。在排除活动性炎症、肿瘤、肝病、酗酒及溶血等影响因素后，血清铁蛋白大于 100 ng/mL 即可诊断为铁过载。贫血患者铁过敏应采用药物去铁治疗，常选用铁整合剂去铁胺和地拉罗司。

2. 病因治疗

病因治疗是贫血治疗的关键。原则上，所有贫血都应该在查明病因的基础上进行治疗，才能达到标本兼顾，最终治愈的目的。

（1）营养缺乏性贫血：缺铁性贫血铁剂治疗属于对症治疗，应在查明缺铁病因后进行，以免延误基础病的诊断，尤其是肿瘤性失血。铁剂治疗首选口服铁剂，以亚铁制剂吸收最好，耐受性差时可换用其他制剂。贫血多在补铁 1 个月左右明显改善。在贫血纠正后，应继续应用 3～6 个月，以补足机体铁储备。近年来，静脉注射铁剂治疗缺铁性贫血有逐渐增加的趋势，尽管某些注射用铁剂较既往使用的右旋糖酐铁安全性高，但仍有可能发生各种不良反应，应限于口服铁剂禁忌、不耐受、口服吸收不良或需迅速纠正缺铁者。铁剂治疗 1 个月后，贫血无明显改善者应重新审视原诊断是否正确。

老年人巨幼细胞性贫血多由叶酸或维生素 B_{12} 缺乏所致。补充相应维生素治疗效果良好。初治给予维生素 B_{12} 500 μg，肌内注射，每天 1 次，2 周后可改为每周注射一次，直至血常规完全恢复。对非吸收障碍者，维持治疗可口服维生素 B_{12} 制剂。叶酸缺乏者给予口服叶酸治疗，5～10 mg，每天 3 次，直至贫血恢复。因叶酸吸收障碍所致贫血者极少，治疗可采用注射四氢叶酸制剂。去除维生素缺乏的因素后，患者可终止治疗，否则应密切随访并予以必要的维持治疗。如不能确定巨幼细胞性贫血是何种维生素缺乏所致，应配伍叶酸和维生素 B_{12}，不可单用叶酸，以防加重神经系统症状。

（2）慢性病性贫血：是老年人贫血最常见者之一。治疗主要应针对贫血的病因，基础疾病缓解后，贫血亦随之改善。约 1/3 的慢性病性贫血表现为小细胞贫血，需与缺铁性贫血鉴别。两者铁代谢指标与缺铁性贫血有别，前者血清铁降低，而血清铁蛋白正常或升高，后者两者均明显降低。对失代偿性贫血或影响患者生活质量的贫血，除输血外，对症治疗措施是应用 EPO，剂量 1 000 皮下注射，每周 3～4 次，连续应用 4～6 周，判断疗效，以血红蛋白升高 ≥ 20 g/L 或脱离输血为有效标准。基线内源性 EPO 水平低者对 EPO 反应较好。慢性病性贫血如无确切的缺铁证据，即便呈小细胞性贫血，也不宜采用铁剂治疗。

（3）其他病因所致贫血：慢性肾病性贫血者内源性 EPO 生成减少，是外源性 EPO 制剂的治疗适应证。骨髓衰竭性贫血，包括 MDS 和 AA 可遵照国内相应诊治共识或指南进行治疗。不明原因的老年人贫血无症状者可密切随访，贫血较重需要干预者可采用包括输血的一般支持措施，也可试用 EPO 治疗，但无论何种情况均不应放弃积极地追寻病因。

贫血是老年人常见的健康问题。无论其病因如何，贫血均伴随着患者生活质量的下降和死亡率的上升。目前，老年人贫血仍沿用一般成人的标准。如何确定不影响老年人健康的最佳血红蛋白标准以及是否需要另行定义老年人贫血的标准，均有待于今后更多的研究予以解决。

老年人贫血病因常具有多重性的特点，这也决定了其处理的复杂性。医生应熟悉老年人贫血的常见病因和临床特点，仔细排查，审慎分析，根据不同情况制订个体化治疗方案，以达到预期的治疗效果。

任务实施

一、照护措施

（一）病情观察

老年人症状轻重不一，特别对于有重度贫血及出血的患者，严密观察病情，及时配合医生采取相应的紧急处理，是降低病死率的一项重要护理措施。具体措施有：①观察贫血症状如面色、睑结膜、口唇、甲床苍白程度，注意有无头昏眼花、耳鸣、困倦等中枢缺氧症状。若症状明显，予以吸氧，以增加各组织器官的供氧量。②观察老年人有无发热及感染的伴随症状。高热时给予物理或药物降温，鼓励多饮水；有感染时按医嘱给予抗感染治疗，观察药物治疗效果及不良反应。③严密观察出血部位、出血量，特别要观察有无头痛、呕吐、视力模糊、意识障碍等颅内出血症状，发现严重出血情况时，应配合医生给予急救处理，避免或减少肌内注射，穿刺后应压迫局部或加压包扎止血。

（二）生活照护

1. 休息与活动

休息可减少氧的消耗，尤其可减轻心脏负担，改善缺氧，根据病情及个体适应性安排休息和活动。提供安全舒适的休息环境，保持病室清洁，空气新鲜，定期消毒。轻度贫血患者应注意休息，避免过度劳累，可参加力所能及的工作，活动时要防止受伤；若血小板计数低于 50×10^9/L 时，应减少活动，增加卧床休息时间；严重出血或血小板计数低于 20×10^9/L 者，绝对卧床休息；中度贫血患者应增加卧床休息时间；重度贫血需卧床休息为主，协助患者完成日常活动；严重贫血患者应给予氧气吸入，以改善缺氧症状。

2. 饮食照护

纠正偏食或挑食等不良饮食习惯，进食营养丰富的食物是辅助治疗贫血的重要措施。给予高蛋白、高热量、高维生素、易消化饮食，忌食生冷及不洁食物。鼓励患者多饮水，每天至少 2 000 mL 以上。保持大便通畅，防止排便用力过猛而诱发颅内出血。

（三）对症照护

（1）贫血。给予高热量、高蛋白、高维生素、易消化的饮食，可保证贫血患者全面营养，有助于纠正贫血。

（2）出血。避免粗硬及刺激性食物，以防诱发或加重消化道出血。

（3）感染。特别是在化疗和放疗后的老人，机体免疫力极其低下，对感染的预防必不可少。具体照护要求有：①保持病室环境清洁、卫生，定期空气消毒，限制探视，防止交互感染，白细胞过低时应采取保护性隔离措施。②严格执行消毒隔离制度和无菌技术操作，防止各种医源性感染。③做好卫生宣教工作，保持病室清洁，做好口腔护理、会阴肛门处护理，可以预防各种感染。

（四）药物治疗照护

口服铁剂是药物治疗缺铁性贫血的首选方法。口服铁剂的注意事项：①向患者解释口服铁剂可能出现的不良反应，如恶心、呕吐等胃肠道刺激症状，以及铁在肠内形成硫化铁呈现黑便，不要误以为是上消化道出血。②指导患者饭后或用餐之间服药，避免空腹服药，以减轻药物对胃肠道的刺激。③为促进铁的吸收，可与维生素 C 等酸性药物或食物同服。避免与茶、咖啡、牛奶、植物纤维及 H_2 受体拮抗剂等同服，以免影响铁的吸收。④口服液体铁剂时，须用吸管将铁剂吸至舌根部咽下，避免牙齿染黑。⑤遵医嘱按时、按量、按疗程服用铁剂，并定期复查有关实验室检查指标。

铁剂治疗的有效指标是网织红细胞在治疗后 1 周左右开始上升，10 日左右达到高峰。治疗后 2 周左右血红蛋白开始升高，1～2 个月恢复至正常。为补足体内贮存铁，在血红蛋白恢复正常后仍需服铁剂 3～6 个月方能停药。

（五）心理照护

由于缺血、缺氧引起的不适，患者记忆力减退，工作效率低，易产生自卑感。一旦贫血加重、症状明显时，患者常容易激动和烦躁。部分老年人饮食结构不合理、营养知识缺乏，均会导致贫血的发生。注重观察患者情绪反应及行为表现，告知患者焦虑、抑郁、绝望等情绪会影响治疗效果及预后，鼓励其表达内心感受并给予有效的心理疏导。给予患者足够的关心、鼓励和照顾，帮助患者做到心境平和、精神乐观，有助于患者克服焦虑、恐惧心理，增强康复的信心。

二、健康指导

（1）向老年人说明不可随意用药，特别是避免服用对造血系统有害的药物，如保泰松及阿司匹林等。

（2）加强自我监测，定期体检，若症状或体征加重，提示病情可能恶化，应及时就医。

（3）加强营养，增强机体抵抗力，养成良好的卫生习惯，避免感染；合理安排休息与活动，病情加重时卧床休息，病情减轻或稳定时适当活动，但应加强个人防护，注意安全，防止损伤。

（4）向老年人详细介绍贫血的治疗措施，包括所用药物的名称、用量、用法、疗程及其不良反应，必须在医生指导下按时、按量、按疗程服药，定期复查血象，以便了解病情变化及其疗效。

任务评价

（1）老年人贫血是否纠正，活动耐力是否增强。

（2）感染的危险因素是否消除，是否未发生严重感染。

（3）皮肤黏膜出血是否减少，受损的组织是否得到修复。

（4）老年人恐惧感是否消除、情绪是否稳定，能否积极配合治疗护理。

病例分析

张奶奶，52岁，在橡胶制品厂工作28年，最近一段时间反复出现发热、咽痛伴鼻出血及皮肤紫斑，已有半月余。去诊所求治，医生给予抗生素治疗后体温未下降，而且今晨刷牙后开始牙龈出血不止，急诊入院。体检：体温39.8℃，脉搏125次/min，呼吸22次/min，血压110/80mmHg，神清，面色苍白，巩膜无黄染，咽红、扁桃体Ⅱ度肿大，牙龈有渗血，下肢有多个散在的淤斑，淋巴结无肿大，肝脾未触及。血象：红细胞计数2.5×10^{12}/L，白细胞计数1.5×10^{9}/L，血小板19×10^{9}/L，网织红细胞绝对值13×10^{9}/L。骨髓检查：粒系、红系增生明显减低，未见到巨核细胞，淋巴细胞比例增多明显。

分析：应该为张奶奶做哪些健康教育？应给予张奶奶的照护措施有哪些？

任务三 老年白血病患者的照护

任务情境

李大爷，70 岁，近 1 周持续高热伴大汗、头晕、恶心呕吐，四肢关节、骨骼疼痛。因发现全身多处青紫斑块而急诊入院。查体：体温 39.7 ℃，脉搏 114 次 /min，神志清，精神极度萎靡，面色苍白，全身多处瘀点瘀斑。颈部、腋下、腹股沟等处淋巴结肿大，无压痛；肝脾轻度增大，无触痛。血常规：红细胞计数 2.3×10^{12}/L，血红蛋白 70 g/L，白细胞计数 22×10^{9}/L，血小板 61×10^{9}/L。

思考：你对李大爷目前的护理诊断是什么？你认为应该如何对李大爷进行照护？

任务描述

白血病（leukemia）是一类源于造血干细胞的恶性疾病。其特征为造血干细胞在多种因素的作用下，发生恶性转变而成为具有恶性肿瘤细胞特征的白血病细胞，丧失进一步分化成熟的能力或导致增殖与分化能力不平衡。这些细胞无限增殖，广泛浸润骨髓及其他组织器官，使正常造血受抑制，组织脏器的正常结构及功能遭到破坏。

成年后白血病的发病率随着年龄的增长而呈上升趋势，60～69 岁发病率最高。随着社会人口老龄化，老年人白血病患者将越来越多。在急性白血病中，急性粒细胞白血病、急性单核细胞白血病是老年人中常见的类型。我国慢性粒细胞性白血病（CML）发病在慢性白血病中居首位，但欧美国家慢性淋巴细胞白血病（CLL）占慢性白血病的 60%。黄种人与白种人在 CLL 与 CML 发病率上显示出国家、种族间的显著差异。

急性白血病

一、疾病评估

（一）发病因素

白血病的病因比较复杂，目前多数学者认为白血病是多种致病因素综合作用的结果，但多种因素作用的确切机制尚未阐明。近年来，由于分子生物学技术和分子病毒学的迅速发展，病毒在白血病发病中的重要作用已越来越得到证实。HTLV-1（成人 T

淋巴细胞病毒）是第一个被证实与成人 T 细胞淋巴瘤 /T 淋巴细胞白血病发病直接有关的病毒。流行病学调查表明，放射性核素或放射线、化学毒物（苯类）、烷化剂、氯霉素、乙双吗啉为白血病的高危因素。此外，某些家族白血病发病率、孪生子白血病发病率、某些遗传病患者白血病发病率显著高于正常人群，提示白血病的发病与遗传因素有关。

（二）疾病表现

急性白血病的症状和体征主要与正常骨髓造血功能受抑制及肿瘤细胞对组织器官的浸润有关。此类白血病可见于任何年龄。老年患者起病可较为缓慢、隐匿，多以易疲倦、乏力、进展缓慢的贫血及低热为主要表现。

1. 正常骨髓造血功能受抑制表现

①贫血：半数患者就诊时已有重度贫血，常为首发症状。贫血的原因主要是正常红细胞生成减少。②出血：40% 的患者以出血为早期表现。出血可发生在全身各部位；眼底出血可影响视力；颅内出血最为严重，常表现头痛、呕吐、瞳孔大小不等，甚至昏迷或突然死亡。③发热：发热是常见的症状，主要表现为不同程度的发热，低热，亦可高达 39～41℃并伴有畏寒、出汗等。高热往往提示有继发感染，感染可发生在各个部位，以口腔炎、牙龈炎、咽峡炎最为常见，可发生溃疡或坏死；其次是肺部感染及肛周炎等。此外，长期化疗和大量广谱抗生素的应用，易继发二重感染。老年人免疫功能缺陷后也可引起病毒感染，严重感染是白血病患者的主要死亡原因。

2. 白血病细胞增殖浸润组织和器官的表现

①骨骼、关节：患者胸骨下端常有局部压痛，四肢关节痛。②肝脾及淋巴结肿大：淋巴结肿大多见于急淋。肝脾肿大多为轻至中度。③中枢神经系统是白血病最常见的髓外浸润部位。由于多数化疗药物不易通过血脑屏障，隐藏在中枢神经系统的白血病细胞不能被有效杀伤，可导致中枢神经系统白血病，成为白血病髓外复发的主要根源。④皮肤和口腔：皮肤可见弥漫性斑丘疹、结节性红斑，局部皮肤隆起、变硬，呈紫蓝色结节等；牙龈可增生、肿胀。⑤眼部：有眼眶肿块形成眼球突出，甚至失明。

（三）辅助检查

1. 外周血常规

白细胞大多数增多，亦可正常或降低，可出现原始、幼稚细胞；红细胞、血红蛋白、血小板减少。血红蛋白、血小板减少程度一般与白血病病情平行。

2. 骨髓象

除少数低增生性白血病外，骨髓有核细胞增生明显或极度活跃，原始细胞≥ 20%，正常造血受抑，急性髓性白血病（AML）的白细胞内可发现 Auer 小体。

3. 细胞化学和免疫学检查

细胞化学和免疫学检查对确定白血病细胞的类型和急性白血病的分型具有极重要的意义。

4. 电镜检查

血小板过氧化物酶对巨核细胞白血病的诊断具有重要价值。

5. 骨髓活检

骨髓活检有辅助诊断价值。在骨髓增生低下或有骨髓纤维化时，易发生骨髓干抽现象，此时需做骨髓活检才能确诊。

二、疾病诊断

急性白血病的诊断主要根据临床表现和实验室检查，特别是血常规和骨髓象。急性淋巴细胞白血病、急性非淋巴细胞性白血病的鉴别，FAB 各亚型的确定及 MICM 分型依赖于细胞化学、免疫学、细胞遗传学及分子生物学，尤其是流式细胞仪所做的免疫学标志检查，对急性白血病的分类分型具有极其重要的意义。

三、疾病治疗

AML 是老年人中常见的类型，其治疗效果远不如年轻人。临床上，老年 AML 患者对化疗的反应差，且对药物毒性的耐受性差。多数病例对化疗药物高度抵抗，这是多药耐药基因产物的过度表达和高度的药物渗出潜能所致。

1. 化学治疗

近来有研究报道，在 60 岁以上患者中，接受常规化疗者与姑息治疗相比，其平均生存期由 11 周延长至 21 周，2 年生存率由 0% 提高到 17%，治疗相关死亡率为 20%～40%，可见化疗可明显延长老年 AML 患者的生存期。

根据染色体检查和基因分析，可将老年 AML 患者分为三类。①常规化疗组，一般适用于预后较好，全身状况良好，无严重并发症，无难以控制的感染的标危老年 AML，可采用同年轻患者相似的化疗方案。以蒽环抗生素（如 DNR）联用阿糖胞苷或高三尖杉酯碱联合阿糖胞苷最为常用，即 DA，HA 方案。②对预后较好，无严重并发症但有不良核型或其他生物特征的患者，可以单用或联合应用新一代蒽环类药。③对预后很差、生存希望极小、全身状况差、有严重并发症、有不良的生物学特征的病例，采用姑息治疗，如羟基脲或 Ara-C 等温和的治疗方案。

2. 造血生长因子

老年 AML 患者化疗后感染的风险增加，主要的致命并发症是难以控制的感染。由于中性粒细胞减少的持续时间长且很难纠正，为降低感染的死亡率，缩短化疗的间歇期，可使用造血生长因子，从而改善治疗效果。

3. 支持治疗

老年人各器官的功能逐渐衰退，重要脏器常伴有其他基础疾病，对化疗的耐受性明显降低。因此，改善患者的全身状况，加强支持治疗，是改变预后的重要因素。如根据临床需要输注丙种球蛋白、有效的抗生素控制感染，输注新鲜成分血等。

4. 造血干细胞移植

造血干细胞移植是目前治愈急性白血病的途径之一，但有年龄限制。异基因造血干细胞移植限制患者年龄在 50 岁以内。自身造血干细胞移植的年龄一般放宽至 60 岁。但若患者一般状况良好，各脏器功能健康，其白血病细胞对化疗敏感，则自身造血干细胞移植的年龄还可适当放宽。由于移植相关死亡率在老年患者较高，故造血干细胞移植的预处理不宜过强，且应注意个体化。

慢性粒细胞性白血病

慢性粒细胞性白血病（chronic myeloid leukemia，CML）是一种起源于多能造血干细胞的恶性克隆增殖性疾病，它累及粒系、红系、巨核系、B- 淋巴细胞系，某些时候甚至累及 T- 淋巴细胞系。

一、疾病评估

（一）发病因素

CML 的病因仍未研究得十分清楚，其特点为 9 号及 22 号染色体的长臂各有一段发生断裂和互相易位 t（9；22）（q34：q11），结果 9 号染色体上的 abl 原癌基因转移至 22 号染色体断裂点集簇区 bcr 基因的 5 端，出现新的异常融合基因 bcrlabl，该基因编码蛋白质 P210。P210 具有高度酪氨酸蛋白激酶（PTK）活性，其在 CML 的发病过程中起着关键作用。

（二）疾病表现

慢性粒细胞白血病可分为三期，即慢性期、加速期和急变期。该病起病缓慢，早期常无自觉症状。随着病情发展，可出现乏力、低热、多汗或盗汗、体重减轻等表现。由于脾脏肿大而感左上腹坠胀。如果发生脾梗死则有脾区剧痛，压痛明显，并有摩擦音。白细胞极度增高时可发生“白细胞淤滞症”，表现为呼吸窘迫、头晕、神经精神症状和血栓形成等。如果出现不明原因的高热、关节疼痛、出血和髓外浸润表现时常常提示疾病进入加速期或急变期。急变期为慢性粒细胞白血病的终末期，临床表现与急性白血病类似。多数病例为急粒变，20%～30% 为急性淋巴细胞变。

（三）辅助检查

1. 外周血常规

白细胞数明显增高，常超过 $20 \times 10^9/L$，可达 $1\,000 \times 10^9/L$，以中晚幼粒细胞和杆状核粒细胞为主，嗜酸粒细胞及嗜碱粒细胞增多，原始加早幼粒细胞一般少于 10%。血小板数正常或升高，可达 $1\,000 \times 10^9/L$。加速期原始细胞（Ⅰ型 + Ⅱ型）多于 10%，外周血嗜碱粒细胞多于 20%。急变期原始细胞（Ⅰ型 + Ⅱ型）> 20%。

2. 骨髓象

骨髓增生明显或极度活跃。粒系明显增多，以中晚幼粒细胞及杆状核粒细胞为主，原始粒少于10%，红系受抑，巨核细胞增多或正常。急变后呈急性白血病骨髓象。

3. 中性粒细胞碱性磷酸酶（NAP）

NAP活性明显降低或阴性反应。

4. 骨髓活检

除见涂片类似变化外，可见网状纤维增生。

二、疾病诊断

根据脾脏肿大、白细胞数升高，外周血可见中晚幼粒细胞和杆状核粒细胞，嗜酸粒细胞及嗜碱粒细胞增多，骨髓增生明显或极度活跃，原始粒细胞小于10%，Ph染色体阳性和bcr/abl融合基因阳性，NAP活性明显降低或阴性反应等，诊断该病一般不困难。应注意有5%的病例Ph染色体阴性，个别病例bcr/abl融合基因阴性。慢性期外周血（PB）或骨髓（BM）中原始细胞＜10%，加速期（AP）脾脏大小增加或白细胞计数升高，持续性白细胞＞10×10^9/L和（或）升高或进行性脾大，与治疗不相关的持续血小板减少或升高，克隆演变，PB中嗜碱细胞≥20%，PB或BM中原始细胞达10%～19%。急变期PB或BM中原始细胞≥20%，骨髓活检原始细胞集聚。

三、疾病治疗

1. 化学药物

羟基脲为当前首选化疗药物，是S期特异性抑制DNA合成的药物，起效快，但持续时间较短。用药后数天白细胞数就迅速下降，停药后又很快回升。剂量为每天1～4 g，分2或3次口服，根据血常规，调整用药剂量维持治疗。

2. 生物调节治疗

干扰素IFN-a可诱导恶性克隆细胞凋亡并抑制其增殖，用法为每次（3～9）$\times10^9$ U，隔日一次。CR后改为3×10^9 U，隔日一次，隔二日一次，持续1～1.5年不等。

3. 白细胞介素2

主要治疗加速、急变期的CML。在免疫活性方面能诱导及增强自然杀伤细胞、LAK细胞的活力。毒性作用较小，老年患者可耐受。

4. 格列卫

用法为0.4 mg，每天1次。格列卫是一种有效的和特异性较好的酪氨酸激酶抑制剂，主要毒副反应是恶心、肌肉酸痛、头痛、呕吐、疲乏和腹泻。其毒副反应多数患者能够耐受，但也发现个别病例出现严重的中性粒细胞减少和血小板减少。另外，在该药开始应用前48 h，主张给予别嘌醇，以减少尿酸形成，避免引起肾小管堵塞和可能发生的“肿瘤溶解综合征”。

任务实施

一、照护措施

（一）病情观察

监测老年人白细胞计数，密切观察老年人生命体征，注意口腔、咽喉、肺部等感染征象以及贫血加重的征象，观察皮肤黏膜、内脏及颅内出血征象，如发现异常情况，应立即向医生报告，协助医生进行处理并积极采取有效的抢救措施。对慢粒患者应每日测量患者脾脏的大小、质地，检查有无压痛。

（二）生活照护

1. 环境

①保持环境清洁，开窗通风，保证室内空气新鲜。进行空气和地面消毒，如使用紫外线照射、1% 过氧乙酸喷雾消毒以及消毒液擦洗家具、拖地；②当粒细胞绝对值 $\leqslant 0.5 \times 10^9$/L 时实行保护性隔离，置于单人病房或无菌层流室，执行严格的消毒隔离制度，谢绝探视以避免交叉感染，对实行保护性隔离的老人加强生活照护。

2. 休息与活动

①应采取舒适体位卧床休息，适当限制活动量，并协助老人洗漱、进餐、大小便、翻身等，以减少体力消耗；②化疗期间及严重贫血、感染或有明显出血倾向等病情较重者，应绝对卧床休息；③脾胀痛者提供舒适的体位，进食宜少量多餐以减轻腹胀，尽量卧床休息，取左侧卧位，以减轻不适感。尽量避免弯腰和碰撞腹部，以防脾破裂。

3. 饮食照护

为老人准备清洁、安静、舒适的进餐环境，给子高热量、高蛋白、高维生素、清淡易消化的饮食，以半流质为主，少量多餐，避免进食高脂、高糖、产气过多和辛辣的食物，多食新鲜蔬菜和水果，不断改变饮食种类，改善烹饪方法，以提高食欲。必要时遵医嘱从静脉补充营养，同时保证每日充足的饮水量。

（三）对症照护

1. 口腔护理

阿糖胞苷、甲氨蝶呤、羟基脲、阿霉素等可引起口腔溃疡，除可能继发感染外，局部疼痛可影响患者的进食和休息。嘱咐患者不食用刺激性大的或可能引起创伤的食物，如辛辣、带刺的食物，保持口腔清洁卫生，指导患者餐后或睡前用碳酸氢钠及依沙吖啶稀释液交替漱口或 0.5% 普鲁卡因含漱，同时用亚叶酸钙治疗。

2. 其他

①应用长春新碱可出现末梢神经炎，嘱老人活动时防止损伤，停药后或口服维生素 B 可逐渐恢复；②静脉滴注高三尖杉酯碱、柔红霉素、阿霉素等，注意心率、心律

的变化，如老人出现胸闷、心悸时，应做心电图并及时通知医生处理；③消除老人对脱发反应的顾虑，告知脱发是由化疗药物引起，停药后1～2个月可再生。

（四）药物治疗照护

1. 化疗的不良反应及护理

（1）局部反应：某些化疗药物，如柔红霉素、阿霉素、长春新碱等对组织刺激性大，多次注射或药液渗漏常会引起静脉周围组织炎症或坏死，故应注意保证静脉输液安全。应做到：①正确选择静脉和保护静脉，一般从远心端血管开始选用，远离肘关节、腕关节等部位，左右交替选择粗、直且弹性好的静脉注射，防止药液外渗；静脉穿刺时不扎止血带，不拍打静脉，不挤压皮肤，应一针见血，以避免皮下出血。②穿刺成功后，先注射少量生理盐水，确保无渗液的情况下再注射化疗药物。静脉注射速度宜缓慢，药物输注完毕后再注射生理盐水后拔针，拔针后压迫针眼数分钟止血，以防药液外渗或发生血肿。③输注时如有药液外渗，应立即停止注入，不要拔针，并回抽原部位3～5 mL血液，局部注入相应解毒剂，拔出注射针头，局部冷敷后再用25%硫酸镁湿敷，亦可用0.5%普鲁卡因局部封闭。

（2）骨髓抑制的护理：任何化疗药物大剂量使用均可引起严重的骨髓抑制，在化疗过程中必须定期检查血象，每次疗程结束即做骨髓检查以便观察疗效及骨髓抑制情况。

（3）防止和减轻胃肠道反应：多数化疗药物可引起恶心呕吐、食欲减退等反应，故患者在化疗期间饮食宜清淡、化疗前后1～2 h内不宜进食，餐后不能立即平卧。当出现恶心及呕吐时，暂缓或停止进食，及时清除呕吐物，保持口腔清洁。呕吐者可少量多次进食保证营养的供给，并可给予止吐剂。

（4）鞘内注射化疗药物的照护：鞘内注射甲氨蝶呤加地塞米松或甲氨蝶呤加阿糖胞苷和地塞米松，药液推注时宜慢，推注完毕后嘱患者去枕平卧4～6 h，并注意观察有无头痛、发热等症状。

（五）心理照护

向老年人说明白血病是骨髓造血系统恶性肿瘤，虽然难治，但目前治疗方法发展快、效果好，应树立信心。照护员多关心老年人，多与其沟通，为白血病老年人创造一个安全、安静、舒适和宽松的环境。对老年人的关爱，可以帮助其增强战胜疾病的信心，使老年人保持良好的情绪状态，有利于疾病的康复。

二、健康指导

（1）避免接触对骨髓造血系统有损害的理化因素，如电离辐射、亚硝胺类物质、染发剂等含苯物质，避免摄入保泰松及其衍生物、氯霉素等药物。

（2）保持良好的生活方式，生活有规律，保证充足的休息和营养，保持乐观情绪。注意个人卫生，少去人多拥挤的地方；经常检查口腔、咽部有无感染，学会自测体温；应预防和避免各种创伤因素。

（3）按医嘱用药，说明坚持定期巩固强化治疗可延长白血病的缓解期，有利于延长生存期。坚持主动配合治疗，以延长慢性期，减少急性变的发生。定期复查血象，发现出血、发热、关节疼痛要及时就诊。

任务评价

（1）老年人能否耐受一般活动，生活能否自理。

（2）治疗中能否积极配合实施预防感染的措施，体温是否在正常范围。

（3）能否正确对待疾病和积极地配合治疗、照护，悲观情绪是否减轻或消除。

（4）是否了解化疗药物治疗可能出现的不良反应，是否主动配合治疗并积极采取应对措施。

病例分析

陈阿姨，66 岁，发热、面色苍白伴牙龈出血 1 周入院。入院次日起出现皮肤多处片状瘀斑、血尿。血红蛋白 80 g/L，白细胞 2.0×10^9/L，血小板 50×10^9/L，血浆纤维蛋白原 0.8 g/L。骨髓检查：有核细胞增生极度活跃，胞浆颗粒粗大的早幼粒细胞占 85%。诊断为白血病。

分析：应给予陈阿姨哪些照护措施？应对陈阿姨进行哪些健康教育？

任务四　老年出血与凝血疾病患者的照护

任务情境

刘大爷，65 岁，主诉“牙龈出血 2 个月，加重 5 天”。2 个月前晨起刷牙时发现牙龈出血，未特殊注意。1 周前患者发热、咽痛，口服“感冒冲剂”后好转。5 天前患者牙龈出血量较前明显增多，伴鼻出血及双下肢散在出血点。起病以来，患者无面色苍白、皮疹及关节痛，体力活动正常，大小便正常。既往体健，查体：体温 36.7 ℃，脉搏 86 次 /min，呼吸 22 次 /min，血压 135/90 mmHg；无贫血貌、黄疸，口腔黏膜可见血泡，双下肢可见针尖大小出血点，肝脾肋下未触及，双下肢不肿。实验室检查：血红蛋白 125 g/L，白细胞计数 4.8×10^9/L，中性粒细胞 75%，血小板 14×10^9/L。

思考：你应该如何对刘大爷进行健康教育？应如何对刘大爷进行照护？

任务描述

随着年龄的增长，老年人的生理与病理特点随之发生了改变，组织器官的退行性改变，加之疾病与药物等因素，都会对止血和凝血机制的不同环节产生影响。一般来讲，遗传性或先天性出血性疾病在老年人中不常见，而且随着年龄增长，老年人在止血和凝血功能的某些方面与年轻人有所差异，因此老年人出血性及凝血疾病在病种、发生率及临床表现上有其相应的特点。

老年性紫癜

老年性紫癜是一种老年人的慢性疾病，多见于 60 岁以上男性，发病率随年龄增长而上升。

直立性紫癜

直立性紫癜又称机械性紫癜或体位性紫癜。老年女性或下肢有静脉曲张的老年人，久立或长时间行走活动后，由于血管内压和毛细血管脆性增加或因静脉功能不全导致血液外渗而引起紫癜。一般常发生于下肢远端，慢性反复发作后，由于出血局部含铁血黄素沉着，下肢皮肤可呈暗红色。上肢下垂过久亦可发生，但较少见。

治疗上主要是避免长期站立、补充维生素 C 或穿弹力袜。

高血压及糖尿病所致出血

老年人患高血压及糖尿病时，由于血管硬化、毛细血管脆性增加而易于引起皮肤、黏膜出血，多表现为皮肤瘀斑，也可发生在鼻黏膜、巩膜及视网膜。老年人高血压、脑动脉硬化时由于脑血管硬化、坏死或微动脉瘤形成，容易破裂出血，引起脑出血，系临床急症之一。这种高血压动脉硬化性脑出血约占原发性脑出血的 90%，是死亡率和致残率很高的一种常见病。

本病以治疗原发病为主。脑出血发生时应积极给予降颅压和对症处理。

异常球蛋白血症所引起的血管性紫癜

患有良性高丙种球蛋白血症、巨球蛋白血症、冷球蛋白血症、淀粉样变性及多发性骨髓瘤的老年人，均可出现血管性紫癜。但出血原因常是多方面的，除了异常蛋白直接损伤血管内皮细胞、血管脆性增加外，还常有血黏度增加、血小板和凝血因子的参与。出血部位常见于四肢、面部、耳及鼻等处，严重者可有黏膜和内脏出血。处理上以治疗原发病为主。

免疫性血小板减少性紫癜

血小板减少是老年人出血性疾病中较为常见的因素。据报道，50 岁以上血小板减少患者约占 54%，70 岁以上约占 20%。在血小板减少的原因中，18% 由药物引起，有些患者的血小板减少是由多因素所致。最常见的是特发性血小板减少性紫癜（ITP）。

相对来讲，老年人 ITP 发生率比年轻人低，但仍较常见。据报道本病中 60 岁以上老年患者可占 6.6%。

一、疾病评估

（一）发病因素

目前认为 ITP 发病原理与免疫异常有关，是一种自身免疫性血小板减少。

知识链接

发病机制

研究表明，在 85%～90% 的患者血小板上有血小板表面相关免疫球蛋白（PAIgG、PAIgM）或有补体成分 C3、C4。PAIg 主要在脾脏生成，其他淋巴组织和骨髓也是产生 PAIg 的重要场所。PAIg 的靶抗原主要是血小板膜糖蛋白 GPIIb/IIa。实验证明，PAIg 通过 Fab 段与血小板特异抗原相结合，其暴露的 Fe 段可与网状内皮系统的巨噬细胞相结合，从而使血小板被吞噬破坏。巨核细胞上也有相关抗原，因而其生成血小板功能受到损害。但 PAIg 水平与血小板破坏率和减少程度及病情严重性相关并不明显，而在其他免疫性血小板减少，甚至血小板数正常的某些疾病中 PAIg 也可能增高。

（二）疾病表现

老年人 TP 无性别差异，一般起病缓慢、易呈慢性迁延过程，即表现为慢性 ITP，急性型 ITP 在老年人少见。老年人 ITP 出血症状较轻，一般仅有皮肤瘀点或瘀斑。病程可持续数月至数年，多有反复发作。在外周血小板计数相同条件下，老年患者的出血程度较年轻患者严重。

（三）辅助检查

1. 血常规

血小板数量减少，可有形态轻度异常，如体积增大、形态特殊、染色过深。除非大量出血，一般无明显贫血和白细胞计数减少。

2. 骨髓象

巨核细胞数量正常或增多，产板型巨核细胞数量减少或缺乏。

3. 其他

用放射性核素标记血小板方法测定血小板寿命明显缩短。

二、疾病诊断

ITP 的诊断是排他性诊断。老年人 ITP 应与其他继发性血小板减少性紫癜鉴别，如药物、感染等原因；若伴脾脏肿大，应警惕可能存在伴有血小板减少的其他疾病。其主要诊断依据还应包括临床出血征象，血小板数减少、脾脏无肿大、骨髓巨核细胞有质与量的改变及存在血小板抗体等。

三、疾病治疗

1. 糖皮质激素及免疫抑制剂

老年人治疗的反应与青年人相同，但切脾治疗效果欠佳。一般认为糖皮质激素对 ITP 的疗效与老年患者年龄及性别无关，泼尼松初始剂量为 1 mg/kg，血小板数量正常后可逐渐减量。其他常用的免疫抑制剂还包括长春新碱、硫唑嘌呤、环磷酰胺等。对 ITP 急性出血患者也可采用大剂量静脉注射免疫球蛋白（IVIg），以抑制自身抗体、封闭单核 / 巨噬细胞的 Fc 受体，从而避免血小板被单核 / 巨噬细胞大量破坏。剂量是每天 400 mg/kg，静脉注射，连用 5 天；或每天 1 g/kg，静脉注射，连用 2 天。

2. 达那唑（danazol）

达那唑对 65 岁以上、不宜做脾切除手术的老年患者，尤其对老年女性患者的疗效比年轻人更好些。其原因可能是年轻女性中雌激素的分泌较多，中和了达那唑的作用，而老年女性和男性雌激素的分泌显著减少，因而达那唑的作用更易显现出来。达那唑可能通过对抑制性 T 细胞的作用，使抗体生成减少，提高血小板数量。剂量每天 0.2～0.4 g，也可与皮质激素合用治疗，疗程 2 个月以上。达那唑也是治疗难治性 ITP 的有效药物。其主要不良反应是肝功能损害。

3. 难治性 ITP

可采用环孢素治疗，剂量每天 4～8 mg/kg，用药 3 个月以上才能判断疗效。应注意环孢素 A 的不良反应，常见有胃肠反应、乏力、肌肉和关节酸痛、齿龈增生、毛发增生等。

凝血因子Ⅷ抑制物

老年人凝血因子Ⅷ抑制物的出现一般是自发获得性的，常发生于 70 岁以上，也可伴随某些免疫反应或在免疫性疾病的病程中出现，如药物反应（如青霉素）、恶性肿瘤、系统性红斑狼疮、类风湿关节炎、溃疡性结肠炎、局限性回肠炎、某些皮肤病如天疱疮及疱疹性皮炎等。目前，已知这种抑制物是这些疾病中多种自身抗体之一，多属于 IgG 型抗体，亚型大多为 IgG4，K 型轻链居多。多发性骨髓瘤等少数患者产生的抗体可属于 IgM 型或 IgA 型。抗因子Ⅷ抗体主要是抑制因子Ⅷ的促凝活性，不影响其与 vWF 因子的结合，不结合补体。

一、疾病表现

自发获得性因子Ⅷ抑制物的临床表现与血友病 A 相同。严重者可有肌肉出血，但关节出血及发生关节畸形者少见。以下特点有助于诊断：①可发生于女性系统性红斑狼疮、类风湿关节炎等患者，而血友病 A 只发生在男性；②初次出血可发生在老年非血友病患者，而中、重型血友病 A 患者一般在幼年或中年发病；③既往无出血史，也无异常出血家族史。

二、辅助检查

APTT 明显延长且不能被正常血浆纠正，PT 和 TT 正常。抗因子Ⅷ抗体活性半定量方法可采用 Bethesda 试验。

三、疾病治疗

由于因子Ⅷ抑制物的治疗较为困难，一般需要检测血浆因子Ⅷ：C 水平和抑制物强度作为治疗参考。如发生急性出血，其治疗主要是替代治疗，输注人因子Ⅷ或冷沉淀，也可给予肾上腺皮质激素，这样可以改善症状，也可减轻抑制物的作用。对用皮质激素无效者可加用其他免疫抑制剂如环磷酰胺、长春新碱、甲氨蝶呤等，可获得一定疗效。也有试用血浆置换治疗或用 DDAVP（1- 去氨基 -8- 右旋 – 精氨酸加压素）刺激因子Ⅷ释放。

肿瘤的凝血异常

老年人易患肿瘤，而肿瘤常有出血和血栓形成的倾向。其原因是肿瘤的骨髓转移、抗癌药物对骨髓的抑制以及癌细胞崩解释放凝血活酶引起的慢性消耗性凝血障碍或纤溶亢进所致。肿瘤伴出血倾向的包括前列腺癌、胃癌、结肠癌及各种癌症广泛转移。肿瘤血栓并发症也很常见。文献报道，61 例有各种肿瘤的患者，其中 35 人是 60 岁以上老年人，这些患者大部分都有各种凝血异常，最常见的是凝血酶原时间延长、纤维蛋白原增加、纤维蛋白降解产物增加、血浆鱼精蛋白副凝固试验阳性。不管肿瘤有无转移，50% 的患者有新近或正在出血，20% 有血栓形成和栓塞症状。另一组 50 例有转移的肿瘤中，最常见的是高凝状态。检查部分凝血活酶时间缩短，纤维蛋白原、凝血酶原、因子Ⅴ、因子Ⅷ、因子Ⅸ、因子Ⅹ在血浆中含量显著增加。

主动脉瘤的凝血异常

老年人常见的动脉瘤扩张和主动脉夹层动脉瘤可合并凝血异常，主要是由于扩张的主动脉暴露了胶原，也可能由于动脉壁释放出凝血酶激活物质，激发了凝血成分的消耗。凝血异常包括凝血酶原时间延长。因子Ⅻ和因子Ⅶ含量降低，血浆纤维蛋白原和纤维蛋白降解产物显著升高，血小板数量减少。尽管如此，主动脉瘤的凝血异常很少发生明显出血。但凝血象改变对鉴别夹层动脉瘤和心肌梗死却很有价值。因此，进行动脉瘤手术前，必须行凝血象检查，以便依此做出防治措施。

任务实施

一、照护措施

（一）病情观察

注意出血部位和出血量，监测血小板计数、出血时间等，观察患者皮肤黏膜及内脏出血的征象，观察生命体征及神志改变，警惕颅内出血。

（二）生活照护

1. 休息与活动

根据病情合理安排患者的休息与活动。急性发作期，应卧床休息、减少活动，活动时应注意加强必要的防护，避免创伤而引起出血；当血小板计数小于 20×10^9/L，应绝对卧床休息，避免用力排便、咳嗽，以免诱发颅内出血。

2. 饮食照护

给予高蛋白、高热量、高维生素、易消化饮食。如有牙龈出血时，食物的温度不宜太高；为防止便秘应多吃蔬菜、水果；提供软食，禁吃坚硬多刺、辛辣食物；有消化道出血时，更应注意饮食调节，要根据情况给予禁食，或进流质饮食，待出血情况好转，方可逐步改为少渣半流质、普食等；同时要禁酒。

（三）对症照护

主要措施是预防和避免出血加重。

（1）要避免一切可能造成身体受伤害的因素。如剪短指甲避免抓伤皮肤；保持皮肤清洁，穿棉质宽松的衣服，避免皮肤受刺激引起出血；用软毛刷刷牙，不用牙签剔牙，以防牙龈损伤；忌挖鼻孔，用液状石蜡滴鼻软化鼻痂，以防鼻出血；尽可能减少注射次数，必须注射时，操作应轻柔，扎止血带松紧适宜，不拍打静脉，不挤压皮肤；选用小针头，拔针后适当延长按压时间，防止皮下出血。

一旦发生出血应及时处理。如牙龈出血可用肾上腺素棉球或明胶海绵贴敷牙龈或局部压迫止血。鼻少量出血可用 0.1% 肾上腺素浸润棉片填塞鼻腔压迫止血，并局部冷敷；若出血不止，可用明胶海绵或凡士林油纱条行后鼻孔填塞术。

（2）为防止颅内出血，应避免如便秘、剧烈咳嗽等因素。便秘者可口服液体石蜡或用开塞露；剧烈咳嗽可用镇咳药抗生素治疗。若一旦出现头痛、恶心、呕吐、视力模糊、瞳孔大小不等，甚至昏迷等颅内出血征象时，应立即安置患者卧位，抬高床头，头偏向一侧，保持情绪稳定，保持呼吸道通畅，吸氧，头部置冰袋或冰帽，迅速建立静脉输液通路，遵医嘱给予脱水剂、止血药或浓缩血小板。密切监测并记录生命体征、意识状态、瞳孔大小、神志及尿量变化。

（3）不要使用可能引起血小板减少或抑制其功能的药，如阿司匹林、双嘧达莫（潘生丁）、吲哚美辛（消炎痛）、保泰松等。

（四）药物治疗照护

用药过程中应向患者说明药物的用法及不良反应。在使用糖皮质激素时应指导其餐后服药，长期服用糖皮质激素可引起库欣综合征，诱发或加重感染等；静脉注射免疫抑制剂、免疫球蛋白，应注意保护局部血管，环磷酰胺可导致出血性膀胱炎；长春新碱可引起骨髓造血抑制、末梢神经炎等。观察药物的疗效和不良反应，定期监测血压及血糖，定期检查血象和骨髓象，发现异常及时报告医生，并配合处理。

（五）心理照护

由于反复广泛出血或出血不止，患者易出现紧张、焦虑、坐立不安。随病情迁延，老人常出现烦躁易怒、悲观恐惧等心理，易迁怒于人，由此出现沟通障碍。应鼓励老年人多表达自己的感受，以减轻心理负担，缓解情绪紧张，保持乐观态度，积极配合治疗。

二、健康指导

（1）向老人介绍本病的有关知识，使其积极配合治疗。指导老人识别出血征象，一旦出现出血应立即就医。

（2）服药期间不与感染患者接触，尽可能避免感染，以免加重病情；指导患者学会自我保护，避免外伤，如不用硬毛牙刷刷牙、不挖鼻孔、不做较强的体力活动等；教会患者及家属压迫止血的方法，防止出血加重。

（3）遵医嘱用药，对长期使用糖皮质激素者，不可自行减量或突然停药，否则会出现反跳现象；定期复查外周血象，以了解血小板数量的变化；避免使用可引起血小板减少或抑制其功能的药物。

任务评价

（1）是否出血程度减轻及范围缩小，血小板计数是否有所回升，出血时间是否恢复正常。

（2）老年人有无焦虑减轻、情绪稳定，能否正确认识疾病，与家人、照护人员保持良好的沟通。

病例分析

叶女士，67 岁，因头晕乏力 3 个月伴活动后心悸 1 周入院，1 年前曾因“胃溃疡”行胃大部切除术，近 1 年来食欲减退且进食少。体检：消瘦，皮肤干燥、无光泽，心肺（－）。实验室检查：血常规，红细胞计数 2.5×10^{12}/L，血红蛋白 78 g/L，白细胞计数 5.1×10^{9}/L，血小板 150×10^{9}/L，红细胞体积小，成熟红细胞苍白区扩大。

分析：该病最主要的病因是什么？可以对叶女士进行哪些健康教育措施？

项目总结

血液系统疾病是威胁老年人健康的首要敌人，大部分属于慢性病，具有病程长，急性反复发作，重复住院率高，治疗周期长，疗效较差的特点。随着我国进入人口老龄化，血液疾病在老年人群中的发病率呈上升趋势。照护者需要认真分析血液系统疾病的病因，及时判断疾病的发生发展，能够给予正确的照护措施，去除疾病造成的痛苦，促进老年患者健康生活。本项目主要介绍了老年贫血、老年白血病、老年出血与凝血疾病等血液系统疾病患者的照护。在学习以上内容时，大家可学会对老年血液系统疾病的评估、照护的措施，关心和爱护老人，取得患者信任，给予相关疾病知识的宣传和健康教育，提高患者的生活质量。

思考与练习

一、选择题

1. 治愈缺铁性贫血的关键措施是（　　）。
A. 去除病因　B. 给含铁丰富的食物　C. 口服铁剂
D. 使用激素　E. 输血
2. 关于口服铁剂的护理，下列选项不正确的是（　　）。
A. 应在饭后服用　B. 禁饮浓茶　C. 不能与氨基酸同服
D. 避免与牛奶、咖啡同服　E. 液体铁剂需用吸管服用
3. 口服 10% 枸橼酸铁胺和盐酸治疗时的护理措施，下列选项不正确的是（　　）。
A. 服用后应漱口　B. 需用吸管服用　C. 宜于进餐时或进餐后服用
D. 血红蛋白回复后即可停用　E. 不宜与牛奶同服
4. 诊断急性白血病最可靠的依据是（　　）。
A. 骨髓象见原始粒细胞超过 30%　B. 有肝、脾、淋巴结肿大
C. WBC 剧增或剧减　D. 血象有全血细胞减少
E. 有出血、贫血、感染三大症状
5. 急性白血病患者出现头痛、恶心、呕吐、颈项强直等症状常提示（　　）。
A. 颅内出血　B. 败血症　C. 脑膜白血病
D. 上消化道出血　E. 脑栓塞
6. 白血病化疗药物最常见的毒性作用是（　　）。
A. 骨髓抑制　B. 消化道反应　C. 肝功能损害　D. 局部刺激　E. 脱发
7. 急性特发性血小板减少性紫癜患者致死的主要原因是（　　）。
A. 贫血　B. 感染　C. 内脏出血　D. 颅内出血　E. 心力衰竭
8. 患者女性，30 岁，四肢皮肤反复出现紫癜 1 年余，血小板明显减少，红、白细胞基本正常。应考虑为（　　）。
A. 白血病　B. DIC　C. 贫血
D. 特发性血小板减少性紫癜　E. 再生障碍性贫血

二、思考题

1. 你如何指导老年血液疾病患者预防感染的发生？
2. 对老年贫血患者如何指导饮食和药物治疗措施？
3. 处理老年患者大出血时，照护者如何实施急救措施呢？

项目七 老年内分泌与代谢系统疾病的照护

随着机体的衰老，内分泌与代谢系统对机体的调节也可发生多层面的变化，包括内分泌细胞、器官、内分泌轴以及激素受体水平。通常大多数是功能的降低，包括病理性的减退和生理性的下调；有些可能很少有改变或完全没有改变；少数可能有功能增强。因此，老年人内分泌与代谢系统的疾病谱发生了变化，如老年糖尿病、骨质疏松症、甲状腺功能减退症、痛风、血脂代谢异常、胰岛素抵抗综合征等较常见，某些药物（如氯丙嗪）诱发的低钠血症几乎仅见于老年人，而且这些常见疾病的临床表现往往不典型，在诊断上易漏诊。

学习目标

知识目标	1. 掌握老年内分泌与代谢系统疾病的照护评估资料 2. 熟悉老年内分泌与代谢系统疾病照护措施、健康指导 3. 了解老年内分泌与代谢系统疾病处理措施
能力目标	1. 能对内分泌与代谢系统疾病患者进行疾病评估 2. 能对内分泌与代谢系统疾病患者进行照护 3. 能对内分泌与代谢系统疾病患者进行健康教育
素养目标	1. 具有良好的沟通能力、团队协作能力 2. 具有爱岗、敬业的工作作风 3. 具有爱老、敬老、尊老的优秀传统美德

在线预习

扫描二维码，学习内分泌系统、甲状腺、肾上腺、脊神经知识。

内分泌系统　　甲状腺　　肾上腺　　脊神经

任务一　老年内分泌与代谢系统的病理生理变化

一、下丘脑

下丘脑是体内最重要的神经内分泌组织，是接收内外信息的中枢。人体中枢神经对内分泌腺的调节控制，除肾上腺髓质及松果体等少数几个腺体外，都是通过下丘脑垂体这个轴系实现的。下丘脑为接收内外信息的皮质下中枢，被称为体内最重要的神经内分泌“换能器”，能将传入的神经信号转变为神经激素信号，对内分泌系统起着中枢性调节作用。

（一）形态学改变

随着年龄增长，下丘脑出现退行性改变，表现为重量减轻、血供减少、结缔组织增加及细胞形态改变。

（二）生理学改变

老年人下丘脑单胺类神经递质改变可能是老年人内分泌障碍的关键环节。某些下丘脑激素受增龄的影响，如下丘脑内促性腺激素释放激素（GnRH）的活性随增龄而降低，生长激素释放激素的含量随增龄减少，垂体对外源性促甲状腺激素释放激素（TRH）的刺激反应随增龄而降低。动物实验证明，老年小鼠的单胺类神经递质发生改变，其下丘脑和纹状体去甲肾上腺素（NE）及多巴胺（DA）的转换率降低，对DA的再摄取受抑制，使下丘脑DA储存减少。老年人的生物节律，尤其是昼夜节律都有改变，突出表现为神经内分泌系统对环境周期变化的反应能力（整合能力）下降，对光刺激和非光照性刺激的反应性减弱。老年人的视上核神经元数目减少，产生昼夜节律冲动的振幅和数目也减少。下丘脑昼夜节律的调节障碍与老年人失眠、智力下降、抑郁等密切相关。

二、垂体

脑垂体包括腺垂体和神经垂体两部分。其中，腺垂体分泌促肾上腺皮质激素（ACTH）、生长激素（GH）、促甲状腺激素（TSH）、催乳素（PRL）、促黄体生成激素（LH）、卵泡刺激素（FSH）、促脂素（LPH）、神经垂体储存抗利尿激素（ADH）及催产素（oxytocin）。垂体功能改变对老年人的代谢、应激衰老等生命活动具有重要影响。

（一）形态学改变

随年龄增长，垂体重量减轻，血供减少，结缔组织增加，嫌色性及嗜碱性细胞相对增多，嗜酸性细胞相对减少，外形呈纤维性收缩和皱褶改变，容易发生垂体腺瘤。

（二）生理学改变

1. 老年人某些垂体分泌激素水平无明显改变

①老年人血中 ACTH 浓度、昼夜节律变化仍维持正常，但肾上腺皮质对 ACTH 的反应性下降；② TSH 水平无年龄差异，老年男性腺垂体 TSH 储备及应激能力降低，但老年女性则无年龄差别。

2. 某些垂体分泌激素在老年人中有明显改变

①绝经后女性卵巢分泌雌激素和雄激素迅速下降，而 FSH 和 LH 升高，至 75 岁后 FSH 和 LH 方开始下降。老年人 LH 的分泌频率没有变化，但脉冲分泌的幅度减小，夜间分泌高峰下降。② GH 分泌量减少。GH 由垂体前叶分泌，刺激肝脏产生 IGF-1（促生长因子），IGF-1 可以促进肌肉和骨骼的生长。老年人基础或者激发后的 GH、IGF-1 水平都以每 10 年 14% 的速度逐渐下降。GH 分泌减少与生长激素释放激素（GHRH）下降、垂体对 GHRH 的反应降低、内源性生长激素释放肽（ghrelin）的降低有关。体力活动减少和脂肪组织（特别是内脏脂肪）增多也与 GH 减少有关，但其因果关系尚不清楚。晨间与夜间 GH 值无差异，表明与睡眠有关的昼夜分泌现象消失，可能进一步影响老年人的睡眠质量。老年人高浓度代谢产物如精氨酸刺激的 GH 分泌较中青年减少，GH 对机体生理学影响亦减弱。③抗利尿激素（ADH）由下丘脑室上核分泌，储存于垂体后叶。老年人血清 ADH 浓度低于青年人，且老年人肾小管对 ADH 的敏感性降低，尿浓缩功能减退，这是老年人夜尿增多的原因之一。老年人 ADH 的调节作用下降，表现为在低血压或者低血容量的情况下，ADH 不能足够释放。此外，ADH 对肾脏的作用减弱、醛固酮水平降低、心房钠尿肽增加、渴感减弱，使得老年人容易发生脱水现象。老年人也可能出现 ADH 相对过多，表现为基础或渗透压刺激（盐水输注）后 ADH 分泌增加，加之老年人肾脏对水的清除减少，使其容易发生低钠血症。长期低钠将引起骨钙的丢失乃至骨质疏松。④ 60 岁以上的老年人 ghrelin 逐渐降低，而垂体 ghrelin 受体、ghrelin 对生长激素释放的刺激作用正常。⑤催乳素：老年人催乳素的分泌频率没有变化，但脉冲分泌的幅度减小，夜间分泌高峰下降。多巴胺

拮抗剂甲氧普胺在老年人中更容易增加夜间催乳素的分泌，提示催乳素的改变与多巴胺系统兴奋性增加有关。老年人如催乳素水平升高，应注意寻找其病理因素，如应激、剧烈运动、下丘脑和垂体肿瘤、原发性甲状腺功能减退症、慢性肾衰竭、药物（雌激素、阿片类、西咪替丁）等。

三、肾上腺

老年人肾上腺发生退行性改变，在超过适量的应激力时可导致应激性失调，出现短期乃至长期或永久性应激病，甚至死亡。引起这些变化的重要原因之一是肾上腺皮质功能匮乏。此外，由肾上腺产生的重要性激素前体脱氢表雄酮（DHEA），无论男女在20岁以后开始随年龄的增长而逐渐下降，到70岁后仅为年轻人的10%，因此DHEA降低被作为衰老的一个标志，也称为肾上腺更年期（adrenopause）。

（一）形态学改变

老年人肾上腺结缔组织和色素增加，肾上腺皮质出现以纤维化为特征的退行性改变和腺体增生，包括重量减轻、皮质出现结节、皮质和髓质细胞减少、结缔组织滋长、脂褐素颗粒沉积与细胞微结构变化。肾上腺皮质腺瘤以老年人多见。

（二）生理学改变

（1）老年人肾上腺皮质分泌的皮质醇昼夜节律维持正常，皮质醇分泌速率和排泄率均下降，导致老年人应付突发事件的应激能力下降。皮质醇节律的改变有：①基础血皮质醇及ACTH水平不变（由于皮质醇的产生及清除均下降）；②皮质醇脉冲分泌的幅度下降；③夜间皮质醇浓度最低点提前，皮质醇水平较年轻人高。也有研究显示，老年人平均血清皮质醇浓度升高20%～50%，较年轻人波动更大。以上改变的幅度相对较小，不影响肾上腺皮质对急性疾病（如血糖低于50 mg/dL）的反应，但可能与一些慢性疾病（如女性记忆力减退、男性骨密度降低、骨折、睡眠障碍）有关。

（2）肾上腺皮质的雄激素分泌随年龄增长呈直线下降，尿中17-酮类固醇排出量减少。血浆硫酸脱氢异雄酮由肾上腺皮质网状带合成，是雄激素和雌激素的前体物质。DHEA的水平随年龄直线下降，DHEA水平高与寿命长、健康状况佳相关。

（3）肾素和醛固酮随年龄增长而降低，老年人对低盐饮食和利尿剂反应降低。醛固酮由肾上腺皮质球状带合成。醛固酮水平在基础和激发状态下（低钠、直立体位）均下降。ACTH刺激的醛固酮释放正常，故醛固酮水平下降的主要原因为老年人肾素活性的下降。合并肾功能不全的老年人容易发生尿钠增多、低钠血症、高钾血症。由于醛固酮水平生理性下降，因此原发性醛固酮增多症的老年患者血、尿醛固酮水平可能在正常范围内。

（4）去甲肾上腺素在老年人中水平升高。肾上腺素基本不变或轻度降低。去甲肾上腺素来源于交感神经兴奋性增强，而非肾上腺髓质分泌增加，可能是一种组织对去甲肾上腺素作用减弱的代偿反应。

四、甲状腺及甲状旁腺

甲状腺在人发育成长时期起到促进全身器官发育与中枢神经成熟的作用。老年期甲状腺轴的中枢段可能发生异常。甲状旁腺随年龄增长，其重量也减轻。其分泌三种调节钙的激素，包括甲状旁腺素（PTH）、降钙素（CT）和维生素 D_3。老年人血中 1,25- 二羟维生素 D_3 水平较年轻人低。

（一）形态学改变

老年人甲状腺及甲状旁腺随年龄增加重量均减轻。甲状腺滤泡间结缔组织增多，伴纤维化并有炎性细胞浸润及结节形成，甲状腺滤泡缩小，滤泡内胶质染色异常。

（二）生理学改变

（1）甲状腺合成甲状腺素（TH）减少，但外周组织降解四碘甲腺原氨酸（T4）的能力也下降，血中 T 水平仍保持正常不变；血清三碘甲腺原氨酸（T3）和 FT3（free T3）水平随增龄而降低，反 T3（r～T3）水平增高。

（2）甲状腺素结合球蛋白（TBG）无增龄变化。

（3）老年人甲状腺摄 1311 率与中青年无明显差异。

（4）TRH 水平没有变化。

（5）老年人 PTH 水平升高，其原因为低钙 / 高磷。维生素 D 缺乏的原因为维生素 D 的摄入、皮肤的合成、肾脏的羟化减少。PTH 升高可以增加骨钙的释放，加重骨质疏松。维生素 D 缺乏也是骨质疏松、跌倒、骨折的原因之一。

（6）老年人由于肾脏缩小，肾脏对 PTH 的反应性降低，PTH 介导的肾脏合成 1,25- 二羟胆骨化醇功能受损，α_1- 羟化酶不能完全活化，血中 1,25- 二羟维生素 D_3 减少，影响肠道对钙、磷的正常吸收。

（7）与年龄相关的甲状旁腺功能增强会降低肾小管对磷的重吸收阈值，长期摄入不足、吸收功能损害及肾小管功能障碍可导致低磷血症。因此，老年人易发生矿物质代谢紊乱。

五、性腺

与老年相关的内分泌改变以性腺最明显。性腺激素受脑垂体支配。女性更年期过后，主要靶器官 - 卵巢功能停止，雌激素、雌二醇（E2）不能从卵巢分泌，只能靠肾上腺供给，因此总量显著减少。男性也有通过间脑、大脑边缘系统的自动控制机制。

（一）形态学改变

老年男性睾丸萎缩变小，生精上皮及毛细血管减少，管腔硬化变窄，精囊腺及前列腺重量减轻。女性卵巢随年龄增长而体积缩小、重量减轻，最后缩小为一小片结缔组织。

（二）生理学改变

（1）下丘脑—垂体—性腺轴的改变在男性中比较缓慢。LH 和 FSH 水平正常或轻度升高。尽管睾酮的清除率下降，但老年人总睾酮水平仍逐渐下降，而性激素结合球蛋白升高（正常高值），故游离睾酮也降低。男性从中年开始总睾酮分泌量以每年 1%～2% 的速率逐渐下降。睾酮下降可能与脂肪增加、肌肉减少、乏力、抑郁、贫血、勃起功能障碍等症状有关。与老年女性相似，老年男性性功能下降，生殖能力也随之减退直至丧失。

（2）随着卵巢的老化，卵泡对促性腺激素反应能力下降，卵泡发育不良，排卵周期减少，黄体功能不全，继而出现无排卵月经。当雌激素水平下降至不能刺激子宫内膜增生时，月经即终止。绝经后女性卵巢分泌雌激素和雄激素水平迅速下降，而 FSH 和 LH 升高，至 75 岁后 FSH 和 LH 开始下降。

（3）由于雌、孕激素分泌不足，造成下丘脑—垂体—卵巢间平衡失调，引起自主神经功能紊乱、新陈代谢障碍、雌激素靶器官萎缩及退行性改变，最终出现躯体及精神症状，即更年期症候群。

六、胰腺

糖尿病的患病率随着年龄的增长而增加。在没有糖尿病或糖耐量受损的老年人中，空腹血糖随着年龄的增加而轻微升高，口服葡萄糖后血糖恢复正常的时间减慢。老年人胰腺细胞减少，脂肪浸润，体内胰岛素的生物活性明显降低，组织细胞膜上的胰岛素受体数目也逐渐减少。

（一）形态学改变

机体随着年龄的增加，胰岛 A 细胞与 B 细胞的比率增高，即 A 细胞增多，B 细胞减少；胰岛增生能力随增龄而下降。

（二）生理学改变

随着年龄的增加，体内血糖水平也逐渐升高，糖耐量呈进行性减退。老年人的胰岛素分泌功能改变，表现为老年人在空腹以及人为的高血糖状态下，胰岛素快速脉冲分泌幅度减小，慢速脉冲分泌的频率下降。采用频繁取血的静脉葡萄糖耐量试验，显示在同样的胰岛素敏感性下，老年人的胰岛素分泌速率较年轻人慢。部分老年人前胰岛素原增加。当进展为 2 型糖尿病时，高糖钳夹试验显示早期胰岛素分泌减少或缺失，晚期胰岛素分泌减少，原因可能为：①胰岛素抵抗、胰岛素受体和（或）受体后的作用缺陷，胰岛细胞对葡萄糖的敏感性降低以及肌肉葡萄糖转运体 4（GLUT4）下降等；②老年人肥胖及对脂肪代谢能力降低，常出现高脂血症，血中游离脂肪酸含量增多，损害外周组织对糖的利用，并增加肝糖的产生；③肌肉组织的容量减少，糖原储存不足；④老年人体力活动不足、基础代谢率下降，机体对糖的需要和利用减少；⑤某些药物影响。因此，老年人更易患 2 型糖尿病，且在危重病等应激状态下，较易诱发高血糖症及其他急性并发症。

七、水、电解质代谢

水、电解质是构成人体正常内环境的重要组成部分，人体依靠自我调节能力维持其动态平衡。但正常老化可影响水和钠的调节能力。由于老年肾脏结构及功能的异常使其保钠的功能减退，加上醛固酮、利钠因子（如心房钠尿钛）的增龄变化，心血管系统、胃肠道吸收功能、呼吸系统等的老化，均使得老年人钠调节处于极不稳定状态。①老年人肾小管老化，肾浓缩尿的能力下降；②老年人肾小管对抗利尿激素（ADH）的敏感性降低，ADH 分泌增加，血中具有相对较多的 ADH，使发生低钠血症的危险性增加；③老年人血中基础心房钠尿肽（ANP）水平升高；④肾素和醛固酮水平降低；⑤口渴反应较迟钝；⑥老年人常因疾病和治疗导致水、电解质紊乱。老年人的低钠血症极为常见。老年人低钠血症以低容量性低钠血症最为多见，约占 44%，其主要原因为呕吐、腹泻导致胃肠道消化液的丧失；另外，持续禁食、流质饮食、严重食欲不佳，甚至拒食等导致或钠摄入不足在老年患者中也十分突出。随着年龄增大，体内总钾量和总钾交换下降，这种下降可能与年龄增加、肌肉组织减少、脂肪组织增加有关。目前，已明确成年人肾上腺素可以促使钾从细胞外向细胞内转移，该作用系通过 β 受体而完成，它不受年龄增加的影响。胰岛素能促钾进入细胞，这种调节作用也不受年龄增加的影响。老年人肾外维持钾恒定的激素调节机制完整。老年人肌肉组织减少，肌肉含有约 75% 的细胞内钾，故体内钾总量减少，可交换钾量也相应减少；肾脏保钾功能受损，老年人中常见低钾血症，特别是急性疾病钾摄入减少、恶心、呕吐、使用噻嗪类及袢利尿剂时更易发生。由于老年人肾脏功能减退，肾素—血管紧张素—醛固酮系统活性减弱，过多摄入钾又存在高钾血症的危险。

八、酸碱代谢

老年人肺、肾功能随年龄增长而减退，酸碱平衡的调节系统受损，可发生各种类型的酸碱平衡紊乱：①老年人肺活量减少，对缺氧和高碳酸血症的通气反应减弱，易导致呼吸性酸中毒；②老年人各组织相对缺氧，疾病状态下固定酸产生增多、HCO_3^- 丢失增加及老年人肾功能下降导致酸性产物排出减少，易导致代谢性酸中毒；③老年呼吸衰竭患者，在二氧化碳潴留失代偿基础上合并严重缺氧，可导致呼吸性酸中毒并代谢性酸中毒；④老年人有效循环血量减少、低钾血症、长期使用利尿剂，可导致低钾低氯性碱中毒，出现神经肌肉兴奋性亢进，严重时可出现手足搐搦；⑤当老年人合并多种严重疾病时，肺、肾缓冲系统及其代偿机制常同时发生障碍，易发生混合性酸碱平衡紊乱，出现多器官功能衰竭，病死率较高。细胞外液的 pH 不受正常老化的影响，但正常老化肾脏排酸能力降低，故老年人更容易发生较严重的代谢性酸中毒。老年代谢性酸中毒的病因及处理同年轻人，但老年人往往是多种疾病同时存在，需积极处理。酸中毒时，呼吸深长，少数患者可以气促为首发症状就诊。老年患者还容易发生糖尿病酮症酸中毒和糖尿病非酮症高渗性昏迷，需及时给予补液疗法，以控制病情。代谢性碱中毒在老年人中也很常见，主要见于急性疾病伴有明显容量减少或长期应用利尿剂的患者。处理方法同年轻人：一般对急性容量减少患者静脉注射氯化钠溶液；对长期应用利尿剂或有低钾性代谢性碱中毒患者口服氯化钾；呼吸衰竭患者过度通气也容易引起代谢性碱中毒，一旦诊断，应立即处理。

任务二　老年甲状腺疾病患者的照护

任务情境

患者，女性，64 岁，因心悸、怕热多汗、食欲亢进、消瘦无力、体重减轻来院诊治。体格检查：体温 37 ℃，血压 99 次 /min，眼球突出，睑裂增宽，双侧甲状腺弥漫性对称性肿大。基础代谢率 +57%（正常范围：−10%～+15%）。T_3、T_4 水平升高，甲状腺摄 ^{131}I 率增高。入院后行甲状腺次全切除术，标本送病理检查：肉眼见甲状腺弥漫性肿大，表面光滑。切面质实，色灰红，呈鲜红牛肉状外观。

思考： 患者疾病诊断及依据是什么？应该如何实施照护？

甲状腺功能亢进

任务描述

甲状腺功能亢进（hyperthyroidism）简称甲亢，是由于多种病因所致的甲状腺激素合成和分泌增多引起的一组临床综合征。老年人甲亢的患病率报道不一，但其与年轻人相似，为 0.2%～2%。

一、疾病评估

（一）发病因素

老年人甲亢的主要病因是多发或单一结节的毒性甲状腺肿及自主性高功能腺瘤，

而年轻人甲亢的常见病因是弥漫性毒性甲状腺肿（Graves 病）。经常使用抗心律失常药物胺碘酮及多食含碘食物诱发的甲亢亦常见。

（二）疾病表现

甲亢的典型表现为高代谢症候群、甲状腺肿大及眼征。老年人的甲状腺功能亢进表现十分隐匿，约 60% 以上的患者表现不典型，也可无症状，在常规检查中偶然发现。其临床特点为：

1. 心血管系统症状

老年甲亢患者心率增快不如中青年患者明显，而心房颤动、心力衰竭和心绞痛是老年甲亢最常见的心血管系统表现，有时可成为老年甲亢的唯一表现，极易误诊。

2. 消化系统症状

患者消瘦较明显，甚至呈恶液质状；食欲差、厌食、恶心呕吐常见，而食欲增强、多食较少见；便秘、腹胀和便秘腹泻交替较常见，而腹泻很少见。

3. 神经系统症状

中青年甲亢患者多表现为兴奋性增高，焦躁易怒、多语多动、失眠。而老年患者这些症状少见，常表现为淡漠、抑郁、迟钝和嗜睡，即所谓的淡漠型甲亢。

4. 甲状腺肿大

由于甲状腺随年龄增长而萎缩，因此甲状腺肿大及血管杂音少见，但甲状腺结节较中青年人多见。

5. 甲亢性肌病表现

肌肉软弱无力、震颤上楼和起立都感困难，部分患者表现为低血钾性周期性麻痹。甲亢性骨质疏松表现为骨骼脱钙、病理性骨折等，常因混杂其他老年性疾病误诊，需引起临床医师的注意。

6. 眼征

老年甲亢患者伴有突眼等眼征较少见。

知识链接

甲状腺疾病高危人群包括：①年龄 30 岁以上；②生活在缺碘地区；③有甲状腺疾病个人史或家族史，包括甲状腺肿、1 型糖尿病、流产史、不孕症或者早产；④体重指数（BM）＞ 40；⑤有某些药物如胺碘酮或锂电池使用史；⑥近期使用碘化剂检查使用史。

（三）辅助检查

1. 垂体－甲状腺轴激素测定

多数患者血清 TT3、FT3、TT4、FT4 升高，TSH 降低。而 T3 型甲亢则 TT3 和 FT3 升高，TSH 降低，多见于老年甲亢早期或复发期。碘诱发的甲亢常以 TT4、FT4 升高为主。甲亢时，因血中增高的 T3、T4 反馈抑制垂体前叶 TSH 的合成和分泌，血清中 TSH 浓度明显降低，即使是亚临床型甲亢，血中 T3、T4 尚未升高，血清中 TSH 已明显降低，因此血清中 TSH 检测是诊断甲亢的最佳单项检验。

2. TRH 兴奋试验

甲亢患者由于垂体分泌 TSH 功能高度受抑制，对 TRH 刺激无反应。另外，由于高敏 TSH（sTSH）的检测，可测出很低的浓度值，测定范围可达 0.04～200 mU/L，诊断准确性很高，已趋于淘汰 TRH 兴奋试验。

3. 自身免疫抗体检测

甲状腺刺激性抗体（TSAb）显著升高表明 Graves 病甲亢发作或复发；抗甲状腺球蛋白抗体（TGAb）和甲状腺过氧化物酶抗体（TPOAb），桥本甲状腺炎甲亢两项阳性率高。

4. 核素检查

甲状腺核素静态显像对结节性甲状腺肿伴甲亢患者，为明确结节或腺瘤的功能状态，尤其对自主高分泌功能的热结节诊断有价值。甲状腺摄 ^{131}I 功能实验可用来评价甲状腺的功能状态，甲亢时甲状腺摄取 ^{131}I 能力增强、高峰提前。

5. 超声检查

超声检查可以了解甲状腺大小、性状、血供情况及结节的性质，对鉴别桥本病、结节性甲状腺肿及 Graves 病有一定参考价值。

6. 甲状腺穿刺活检

甲亢患者需确定甲状腺结节性质时，可考虑此检查。

二、疾病诊断

根据高代谢综合征、甲状腺肿大的表现，结合血清 TT4、FT4 增高，FSH 减低，即可诊断为甲亢。但老年甲亢患者由于症状的隐匿性及非特异性，其早期诊断的关键在于临床医师对老年性甲亢的认识程度，最终确立诊断有赖于实验室检查结果。

三、疾病治疗

甲亢的治疗包括药物治疗、放射性 ^{131}I 治疗和手术治疗。

1. 药物治疗

抗甲状腺药物治疗是治疗老年人甲亢的主要方法之一，它不引起永久性甲状腺功能减退，但疗程长、复发率高。临床上常用的有：甲巯咪唑（methimaxole）、他巴唑（tapazole）和丙硫氧嘧啶（propylthiouracil，PTU）。其用法与中青年甲亢相似，但剂量酌减。不良反应有皮肤瘙痒、皮疹、关节痛、粒细胞减少症、中毒性肝病等。粒细胞缺乏是抗甲状腺药物的偶见严重并发症，老年甲亢患者发生此症的危险性较年轻人增加，要引起注意。

2. 放射性 ^{131}I 治疗

放射性 ^{131}I 治疗安全有效、经济方便、不良反应少。对大多数因 Graves 病、单个自主结节引起的老年甲亢患者，尤其是有心血管疾病高危因素的老年患者，推荐首选放射性治疗，可以避免手术所致与年龄相关的术后并发症，缓解彻底。对于放射性 ^{131}I 治疗引起的甲状腺功能减退可用左甲状腺素钠终身替代治疗，可明显提高患者的生活质量。

3. 手术治疗

老年患者尤其是合并有心脏疾病患者，不宜手术治疗。但有结节性甲状腺肿和功能自主性甲状腺瘤，仍以手术治疗为宜。

任务实施

一、照护措施

（一）休息与活动照护

（1）环境舒适，避免强光噪声及精神刺激。

（2）急性期、严重并发症患者需卧床休息，慢性期患者根据病情适当活动。

（二）饮食照护

甲亢患者能量消耗大，要保持营养供给。应提供高热量、高蛋白、高脂肪、高维生素饮食，限制含纤维素高的食物，主食足量，多摄取新鲜蔬菜和水果，避免刺激性及含碘丰富的食物，多饮水。

（三）病情观察

观察患者心率、脉压和基础代谢率的变化，以判断甲亢严重程度。观察体重、情绪及症状的发展变化，了解治疗反应，脉搏减慢、体重增加是治疗有效的标志。监测激素水平。观察甲状腺危象早期表现。

（四）对症照护

1. 眼部护理

戴深色眼镜，复视者戴单侧眼罩。保持眼部湿润，防感染，勿用手直接揉搓眼睛。睡眠或休息时抬高头部，减轻球后水肿。使用免疫抑制剂及左甲状腺素片控制浸润性突眼。定期眼科角膜检查。

2. 甲状腺危象抢救配合

（1）休息与体位：绝对卧床休息，必要时遵医嘱给适量镇静剂。半卧位，给氧，迅速建立静脉通路。

（2）用药护理：遵医嘱使用丙硫氧嘧啶碘剂、糖皮质激素 β 阻滞剂。

（3）病情监测：监测生命体征，评估意识状况和心肾功能，准确记录 24 h 出入量。

（4）对症照护：高热时先给予冰敷或酒精擦浴，必要时施行人工冬眠降温。躁动不安者使用床栏，保护患者安全；昏迷者加强皮肤、口腔护理，定时翻身，防止压疮、肺炎的发生。

（5）营养支持：维持营养与体液平衡。

（6）治疗配合：用血透、腹透或血浆置换等措施降低血 TH 浓度者应做好相应的护理。

（五）药物治疗照护

1. 抗甲状腺药物

主要的不良反应有粒细胞减少和皮疹，应注意观察。粒细胞减少主要发生在治疗开始的 2～3 个月内，故开始需每周检查血白细胞计数和分类 1 次，以后每 2～4 周一次。服药过程中，如患者出现发热、咽痛、皮疹等粒细胞减少的症状，白细胞低于 3×10^9/L 或中性粒细胞低于 1.5×10^9/L，应立即停药；症状缓解但甲状腺反增大或突眼加重，应遵医嘱加服甲状腺片。

2. 放射性 ^{131}I

应在空腹时服用，治疗前后 1 个月避免服用含碘的药物和食物服药后 2 h 内不吃固体食物，服药后 24 h 内避免咳嗽以减少 ^{131}I 的丢失；服药后 2～3 日，饮水 2 000～3 000 mL/ 日以增加排尿；服药后第 1 周避免用手按压甲状腺。服用 ^{131}I 后患者的排泄物、衣服、被褥及用具等需单独密闭存放，待放射作用消失后再做清洁处理。

3. β 受体阻滞剂

如普萘洛尔，可改善患者的心悸、震颤等症状，用药过程中须注意观察心率，以防心动过缓。有哮喘史的患者禁用。

（六）心理照护

老年甲亢患者患病后有许多思想顾虑，情绪低落、闷闷不乐，陷入了抑郁、自卑的心理状态。对患者肉体上的痛苦和内心的痛苦均要予以同情与安抚，使患者处于一个充满同情和关心的环境里，产生从自卑向愉快的心理转变。

二、健康指导

（1）告知疾病知识、学会自我护理。严禁异物压迫或用手挤压甲状腺，合理安排工作和休息，保持身心愉快，避免刺激和过劳。

（2）告知患者遵医嘱按剂量、按疗程服药，勿随意减量和停药，并检测血象和甲状腺功能。

任务评价

（1）患者体重恢复至正常范围并保持稳定。

（2）能耐受日常活动，生活自理，活动耐力增加。

（3）能解释情绪和行为改变的原因，能正确处理生活突发事件。

（4）能采取各项保护眼睛的措施，无结膜炎、角膜炎等并发症出现。

（5）未发生甲状腺危象或发生甲状腺危象时被及时发现和处理。

甲状腺功能减退

任务描述

甲状腺功能减退（hypothyroidism）简称甲减，是多种病因引起甲状腺激素合成分泌不足或生理效应不足所致的全身性疾病。老年人甲减的患病率高于老年人甲亢的患病率，女性明显高于男性。在年龄大于 65 岁的老年人中，临床甲减的患病率为 2%～5%，亚临床型甲减患病率为 5%～10%。

一、疾病评估

（一）发病因素

老年人甲减的发病原因与年轻人大致相同，只是内分泌腺的增龄性改变使老年人甲减更易发生。

（1）原发性甲减是由于甲状腺腺体本身病变引起的，其中自身免疫性甲状腺炎引起的甲减在老年人中较常见，尤其是慢性淋巴细胞性甲状腺炎或桥本甲状腺炎最常见。随着年龄增长，甲状腺自身抗体增加，因此老年人甲状腺自身抗体阳性率高于中青年。老年人原发性甲状腺功能减退 TSH 升高与 TPOAb 相关，这提示老年人甲状腺功能减退症可能系甲状腺自身免疫疾病所致。甲状腺手术、放射碘、抗甲状腺药物治疗、颈部放疗及碘剂、锂剂等亦可致甲减。

（2）垂体、下丘脑病变导致的继发性甲减较少见。

（3）罕见的甲减是由于甲状腺激素在外周组织实现生物效应障碍引起的甲状腺激素抵抗综合征。

（二）疾病表现

老年人甲减发病较为隐匿，自觉症状通常少而模糊，缺乏特征性。多数患者为亚临床型甲减（TSH 升高而 T4、T4 正常，伴或不伴症状）。

（1）一般表现。外观上常有颜面苍白、眼睑水肿、唇厚舌大、声音低沉嘶哑、皮肤粗糙干燥、体毛脱落稀少等。

（2）神经系统症状。常表情淡漠、懒言少动、抑郁焦虑、记忆力减退等。

（3）心血管系统症状。表现为心音低钝、心脏扩大、心率减慢、心包积液，常合并血脂异常和冠心病。

（4）其他。亦可见黏液水肿面容、低钠血症、胸腔积液、腹水、厌食、贫血等。

由于老年人甲减许多表现为非特异的老龄化综合征，易被理解为正常的衰老而漏诊，严重时可因长期得不到诊断，发生黏液水肿性昏迷而死亡。

（三）辅助检查

（1）血常规及血生化检查。提示贫血、血胆固醇、甘油三酯增高。

（2）甲状腺功能检查。TT4、FT4 降低，血清促甲状腺激素（TSH）增高，是最敏感的诊断指标。甲状腺摄取率降低。

（3）甲状腺激素释放激素（TRH）兴奋试验。可鉴别病变部位。血清 TSH 无升高反应者提示垂体性甲减，延迟升高为下丘脑性甲减。如 TSH 基值已增高，TRH 刺激后更高，提示原发性甲减。

（4）影像学检查。有助于病灶的确诊。

二、疾病诊断

1. 垂体 – 甲状腺轴激素测定

血清 TSH 水平上升是诊断原发性甲状腺功能减退最敏感的指标，尤其在亚临床甲减阶段，TSH 升高可以是唯一的甲状腺功能异常表现。血清 T4 水平的诊断价值较 T3 大。因为 T3 主要来源于外周组织 T4 的转换，所以不作为诊断原发性甲减的必备指标。此外，尚需鉴别正常甲状腺功能病态综合征（亦称低 T3 综合征），即非甲状腺源性低 T3 状态，而 TSH 和 T4 基本正常，此症常见于饥饿、长期能量摄入不足及合并其他急慢性疾病的病重患者。对病重老年患者，诊断甲减必须 TSH 显著升高（$>$ 15 mU/L）或血清 FT4 水平明显降低（$<$ 8 pmol/L），两者兼备则可能性更大。

2. TRH 兴奋试验

可用于鉴别继发性甲减或原发性甲减，正常情况下静脉注射 TRH 200～500 ug 后，TSH 很快上升 5～25 mU/L，30 min 达高峰，120 min 恢复正常。若 TSH 呈延迟增高反应，提示病变可能位于下丘脑；若无增高反应，病变可能在垂体；若 TSH 原本较高，TRH 刺激后更高，提示为原发性甲减。

3. 自身免疫抗体测定

TGAb、TPOAb 阳性，提示慢性淋巴细胞性甲状腺炎。

三、疾病治疗

甲状腺激素替代治疗是甲减治疗的基本方法。老年人甲减替代治疗的原则是：①强调小剂量开始，缓慢增加剂量，维持量少于年轻患者，并发冠心病者剂量更小，并注意心绞痛及心力衰竭的发生。目前临床上常用的药物为甲状腺片和左甲状腺素（L～T4），L～T4 为人工合成的 T4，生物效价稳定，半衰期长，每天服一次即可，对老年人尤其方便。一般从小剂量 12.5 μg 开始，每 2～4 周增加一次剂量，甲状腺片 10 mg 开始，逐步增加剂量至临床效果满意为止。②注重临床效果，一般患者治疗要求 TT4、FT4、TSH 恢复至正常水平，但老年人甲减患者由于心脏病等原因，有的患者未达到正常激素水平已出现心绞痛、心律不齐或心动过速，因此既要尽可能消除甲减症状，又要使患者耐受，不能苛求激素水平达到正常。

任务实施

一、照护措施

（一）休息与活动照护

患者应动静结合，鼓励适当的锻炼。合并心肾功能不全或黏液性水肿患者，应卧床休息。

（二）饮食照护

给予高蛋白、高维生素、低热量、低盐饮食，严重水肿者给无盐饮食，注意观察患者的饮食情况，定时测体重，宜多食粗纤维的食物，适当活动以防便秘。必要时使用轻泻剂。

（三）病情观察

观察神志、呼吸、血压及心率，注意尿量及全身水肿消退情况，准确记录 24 小时出入量，避免发生水、电解质紊乱。治疗过程中注意观察患者心脏反应情况，特别有冠心病情况下，补充甲状腺素过快，易诱发心绞痛甚至心肌梗死，应复查心电图。如出现嗜睡、低体温（$<$ 35 ℃）呼吸减慢、心动过缓、血压下降、四肢肌肉松弛、反射减弱或消失，甚至昏迷，应立即配合医师抢救。

（四）对症照护

1. 体温过低

患者常有畏寒、体温较低的表现。若体温低于 35 ℃，可出现呼吸浅而慢、心率过缓、血压降低、嗜睡等症状，此时多为发生黏液性水肿昏迷的先兆，应立即抢救，并采取保暖措施，如加盖棉被、置热水袋等，同时应注意防止烫伤。

2. 保持大便通畅

对顽固性便秘的患者可给予缓泻剂，如果导片、番泻叶等。必要时给开塞露或行生理盐水低压灌肠以通便。

3. 皮肤照护

每天用温水给患者擦洗 1 次，并涂润滑剂，防止皮肤干裂及感染。对黏液性水肿昏迷的患者应做到“四勤”——勤翻身、勤整理、勤按摩、勤擦洗，以有效防止压疮的发生。

（五）药物治疗照护

应用甲状腺制剂治疗时，应按医嘱递增药量，严密观察药物疗效及其副作用。如患者出现心动过速、失眠、兴奋、多汗等症状时，应遵照医嘱减量或暂时停药。使用利尿剂时注意观察尿量，是否有电解质紊乱，防止发生低钾血症等。必要时遵医嘱给予轻泻剂，观察大便的次数、性质、量的改变。观察有无腹痛、腹胀等麻痹性肠梗阻的表现。

（六）心理照护

由于甲减需终生替代治疗，加之形象的改变，易产生悲观、自卑的心理；同时由于理解力迟钝和记忆力减退，可导致抑郁为主的情感障碍。因此，要关心、体贴和爱护患者，鼓励其只要坚持治疗，就能像正常人一样生活。

二、健康指导

（1）嘱按时按量服药，不能随意增减或停药。指导患者自我监测药物的疗效及过量的症状。若发生骨折、冠心病加重，提示可能药物过量。

（2）指导患者避免影响用药的因素，如各种应激、腹泻、吸收不良、使用某些药物（糖皮质激素、利福平、卡马西平、氢氧化铝、苯妥英钠等）需报告医师，以便调整剂量。

（3）指导便秘者腹部按摩。

（4）对于长期替代治疗者，交代患者需要监测体重、心功能等。交待患者出院后，一旦出现心动过缓、低血压、低体温等不适，应及时就医。

任务评价

（1）患者是否能够采取正确的排便措施缓解便秘。

（2）患者是否能够采取合适的保暖措施。

病例分析

患者，女性，64岁，近1年无明显原因，自觉颜面及周身肿胀，体重增加5 kg，伴乏力、畏寒、月经紊乱、大便腹泻与便秘交替。既往史：糖尿病、高血压病史8年，控制良好。体格检查：神志淡漠、萎靡，皮肤萎黄、干燥，眼睑水肿，甲状腺无明显肿大，双肺（-），心音低钝，心率56次/min，双下肢黏液性水肿。实验室检查，甲状腺功能：FT3 1.41 pg/L，FT4 ＜ 0.4 ng/L，TSH 68.9 UIU/mL，TT3 0.58 mg/dL，TT4 1.52 mg/dL。

分析：该患者疾病诊断是什么？应该如何进行健康指导？

任务三 老年糖尿病患者的照护

任务情境

李奶奶，67岁，身体肥胖。2年前因多饮、多尿、体重下降，去医院检查，发现血糖增高，空腹血糖9.6 mmol/L，餐后血糖17.2 mmol/L，诊断为糖尿病。不规律口服降糖药，空腹血糖波动在8 mmol/L左右，餐后血糖波动在12 mmol/L左右，尿糖（++），血压16 090 mHg。近来家务劳动加重，自感胸闷、头晕、乏力，心电图示心肌缺血。患者担心病情发展，因此入院检查。护理体检：体温37.2 ℃，脉搏80次/min，血压180/100 mmHg，呼吸20次/min，神志清楚。

思考：1. 李奶奶发生了什么状况？

2. 请总结李奶奶所患疾病的特点。

3. 应如何对李奶奶进行照护？

任务描述

糖尿病是一组因胰岛素分泌绝对或相对不足，以及靶细胞对胰岛素敏感性降低，造成以高血糖为主，蛋白质、脂肪、水和电解质等一系列的代谢紊乱。其发病率随年龄而增长，40 岁后几乎呈直线上升，为老年人的多发病和常见病。随着人口老龄化、人们生活方式和生活水平的改变，糖尿病的患患者数正逐年增加，其中 2 型糖尿病发病率的增长远高于 1 型糖尿病。根据国际糖尿病联盟（IDF）统计，目前全球有糖尿病患者 2.85 亿。按目前增长速度，估计到 2030 年全球将有近 5 亿人患糖尿病。因此，糖尿病已成为严重威胁人类健康的世界性公共卫生问题。

知识链接

糖尿病分为 4 型：1 型糖尿病、2 型糖尿病、其他特殊类型糖尿病和妊娠糖尿病。妊娠糖尿病是指在妊娠期间首次发生或发现的糖耐量减低或糖尿病，不包括在糖尿病诊断之后妊娠者。特殊类型糖尿病指病因相对比较明确，如胰腺炎、库欣综合征等引起的一些高血糖状态。

一、疾病评估

（一）发病因素

糖尿病病因尚未完全阐明。目前公认糖尿病不是单一病因所致的疾病，不同类型的糖尿病的病因各异。绝大多数 1 型糖尿病是自身免疫性疾病，遗传因素和环境因素共同参与其发病过程。发病机制是某些外界因素作用于有遗传易感性的个体，激活一系列自身免疫反应，引起胰岛 β 细胞破坏和衰竭，体内胰岛素分泌不足进行性加重，导致糖尿病。目前对 2 型糖尿病病因仍然认识不足，认为可能是一种特异性情况。

（二）疾病表现

1. 典型症状

糖尿病典型症状是多饮、多尿、多食和消瘦，即“三多一少”。病情重者出现食欲减退、恶心、呕吐、全身疲乏无力，多见于较重程度的老年糖尿病患者。

2. 不典型症状

不少糖尿病患者，尤其是老年 2 型糖尿病患者症状不典型，仅有头晕、乏力等，甚至无症状。有的发病早期或糖尿病发病前阶段，可出现午餐或晚餐前的低血糖症状，被迫多进食，体重反而在短期内有轻度增加。有的出现外阴瘙痒、皮肤疖肿、脚气感染等。少数患者平时无明显不适，在感染、饮食不当、应激等情况下出现恶心、呕吐、呼吸困难、昏迷等，以酮症酸中毒或高渗性昏迷而首次就诊。

3. 高血糖

本身症状不明显，但伴慢性合并症时，可出现有关体征，如视物模糊、白内障、胫前斑、皮肤感觉减退、指端坏疽等。

（三）辅助检查

1. 血糖测定

血糖升高是诊断糖尿病的主要依据，也是判断糖尿病病情和控制情况的主要指标。全血血糖值与血浆或血清血糖值相比有一些差距，诊断糖尿病时必须用静脉血浆测定血糖。治疗过程中随访血糖控制程度时可用便携式血糖仪，此时测得的血糖是全血血糖，不能作为诊断依据。

2. 口服葡萄糖耐量试验（OGTT）

适用于血糖值高于正常范围但未达到诊断糖尿病标准者。

3. 糖化血红蛋白（HbA1c）测定

可反映取血前 8～12 周血糖的平均水平，弥补空腹血糖只反映瞬时血糖值的不足，是糖尿病控制情况主要监测指标之一。

4. 尿液测定

①尿糖阳性是发现和诊断糖尿病的重要线索。并发肾脏疾病时，肾糖阈升高，即时血糖升高，尿糖仍为阴性。所以，尿糖阴性也不能排除糖尿病的可能。②尿酮体阳性提示有酮症酸中毒。③尿蛋白阳性提示可能有肾脏继发损害。

5. 胰岛 β 细胞功能检查

（1）胰岛素释放试验：抽空腹血测血浆胰岛素，口服 75 g 葡萄糖或 100 g 标准面粉制作的馒头，服糖后 30～60 min 抽血测血浆胰岛素，若为基础值的 5～10 倍，提示胰岛 β 细胞功能正常。此法易受血清胰岛素抗体和外源性胰岛素干扰。

（2）C 肽释放试验：方法及判断值同上。因为 C 肽和胰岛素以等分子量由胰岛 β 细胞生成及释放，C 肽不受血清胰岛素抗体和外源性胰岛素影响，故 C 肽比血浆胰岛素更能准确反映胰岛 β 细胞功能。

6. 胰岛素抗体检查

正常值为阴性。胰岛素自身抗体可能是胰岛 β 细胞破坏所致，胰岛素自身抗体阳性是早期发现和预防 1 型糖尿病的重要指标。胰岛素抗体阳性或滴度增高是胰岛素抵抗的客观依据。糖尿病患者在使用胰岛素治疗过程中可因外源性胰岛素刺激产生胰岛素抗体，导致胰岛素抵抗，表现为胰岛素用量逐日增加但血糖控制并不理想。

7. 其他

必要时还应关注肝肾功能、脂代谢指标、血浆渗透压、血酮体、尿酮、血液酸碱度以及血钾、钠、氯等电解质的监测。

二、疾病诊断

（一）诊断标准

表 7-1 糖尿病诊断标准（WHO，1999）

诊断标准	静脉血浆葡萄糖水平
（1）糖尿病症状 + 随机血糖	≥ 11.1 mmol/L（200 mg/dL）
（2）空腹血浆血糖（FPG）	≥ 7.0 mmol/L（126 mg/dL）
（3）葡萄糖负荷后两小时血糖（2hPG） 无糖尿病症状者，需改日重复检查，但不做第 3 次 OGTT	≥ 11.1 mmol/L（200 mg/dL）

（摘自 2010 年《中国 2 型糖尿病防治指南》）

注：空腹的定义是至少 8 h 没有热量的摄入；随机是指一天当中的任意时间而无论上次进餐的时间食物摄入量。IFG 或 IGT 的诊断应根据 3 个月内的两次 OGTT 结果平均值来判断。对无糖尿病症状，仅 1 次血糖值达到糖尿病诊断标准，复查结果未达到糖尿病诊断标准者，应定期复查。

（二）空腹血浆葡萄糖

空腹血浆葡萄糖（FPG）3.9～6.0 mmol/L（70～108 mg/dL）为正常，6.1～6.9 mmol/L（110～125 mg/dL）为空腹血糖受损（IFG），≥ 7.0 mmol/L（126 mg/dL）考虑为糖尿病。

（三）2 h 血浆葡萄糖

OGTT 中 2 h 血浆葡萄糖（2hPG）≤ 7.7 mmoL/L（139 mg/dL）为正常，7.8～11.0 mmol/L（140～199 mg/dL）为糖耐量减低（IGT），≥ 11.1 mmol/L（200 mg/dL）考虑为糖尿病。各种应激情况下可出现血糖暂时升高，不能以此诊断糖尿病，应追踪随访。同时，注意鉴别肾性尿糖，非葡萄糖尿糖，甲亢、胃空肠吻合术后、弥漫性肝病出现餐后 0.5～1 h 血糖升高，以及使用激素后出现的一过性高糖等。

三、疾病治疗

糖尿病治疗的 5 个要点包括：糖尿病教育、饮食治疗、运动疗法、病情监测、药物治疗。其中饮食治疗、运动疗法是基本措施。治疗原则：早期、长期、综合及个体化。治疗目标：纠正代谢紊乱，预防和延缓慢性并发症发生和发展。

任务实施

一、照护措施

（一）病情观察

（1）饮食情况：多食、多饮症状有无改善。

（2）体重：定期测量体重、腹围，观察体重变化。

（3）并发症：视力改变情况，定期查眼底；观察足部有无溃疡、感染等表现。

（二）生活照护

1. 饮食照护

饮食照护是一项重要的基础治疗措施。饮食治疗的原则为控制总热量和体重、减少食物中脂肪，尤其是饱和脂肪酸含量，增加食物纤维含量，使食物中糖类、脂肪和蛋白质的所占比例合理。

2. 运动照护

运动是糖尿病的基本治疗方法之一，应根据患者的实际情况，选择合适的运动项目，量力而行，循序渐进，贵在坚持。提倡餐后的适量室内运动与每周 3～4 次的体能锻炼相结合，每周 2～3 次的抗阻力运动，如举重物、抬腿保持等可以帮助老年患者延缓肌肉的减少。

（三）药物治疗照护

1. 口服降糖药

降糖药分为 6 类，其分类及其用药注意事项如下（表 7–2）。

表 7–2 常用口服降糖药种类及服用注意事项

分类	作用机制	注意事项	主要副作用
促胰岛素分泌剂（磺脲类）	刺激胰岛 β 细胞释放胰岛素	餐前半小时服用	低血糖、胃肠反应、肝脏损害、再生障碍性贫血
促胰岛素分泌剂（格列奈类）	刺激胰岛 β 细胞释放胰岛素，但结合位点与磺脲类不同	餐前 15 min 或进餐时使用	低血糖、胃肠道反应
双胍类	促进外周组织（如肌肉）对葡萄糖的摄取和利用；抑制糖原异生及糖原分解；减轻胰岛素抵抗	餐中、餐后服药	肠道反应、乳酸性酸中毒
噻唑烷二酮类（格列酮类）	增加细胞对胰岛素作用的敏感性，减轻胰岛素抵抗	早晨空腹服用	水肿，有心脏病、肝病者不用或慎用

续上表

分类	作用机制	注意事项	主要副作用
α 葡萄糖苷酶抑制剂	抑制小肠黏膜上皮细胞表面的 a 葡萄糖苷酶，延缓食物中糖分吸收，降低餐后高血糖	与第一口食物同时嚼服	腹胀、腹痛、排气增多、腹泻、溃疡病、胃肠炎
DPP4 抑制剂	以葡萄糖浓度依赖的方式增强胰岛分泌	随餐服	剥脱性皮炎

2. 胰岛素治疗

（1）适应证：①1 型糖尿病。注射胰岛素是治疗 1 型糖尿病的关键。②2 型糖尿病合并 DKA、高血糖高渗状态和乳酸性酸中毒伴高血糖等各种严重的糖尿病并发症。③糖尿病合并应激情况，如创伤、手术、妊娠、分娩、严重感染、心脑血管急症、肝肾功能不全等。④经饮食运动、口服降糖药物治疗未获得良好控制的糖尿病。

（2）制剂类型：①根据作用起效快慢和维持时间不同，分为超短效、短效、中效、长效、超长效（表 7–3）。②根据胰岛素来源不同，分为动物胰岛素、人胰岛素、胰岛素类似物。胰岛素吸入剂分为经肺、口腔黏膜和鼻黏膜吸收 3 种方式。

表 7–3　常用胰岛素的种类及特点

类别	起效	高峰	持续	注射时间	注意事项
超短效胰岛素类似物	5 ～ 10 min	1 ～ 3 h	3 ～ 5 h	餐前 5 min	
短效胰岛素	30 min	1 ～ 3 h	4 ～ 8 h	餐前 30 min	
中效胰岛素	2 ～ 4 h	6 ～ 9 h	14 ～ 18 h	定时注射	摇匀
长效胰岛素	3 ～ 8 h	14 ～ 24 h	24 ～ 36 h	定时注射	摇匀
超长效胰岛素类似物	可在每天任何相对固定的时间注射 1 次				
预混胰岛素	30 min	2 ～ 8 h	14 ～ 18 h	餐前 30 min	摇匀
预混胰岛素类似物	5 ～ 10 min	2 ～ 8 h	14 ～ 18 h	餐前 5 min	摇匀

（四）并发症的照护

1. 糖尿病足

（1）评估老人有无足溃疡的危险因素。①既往有足溃疡史；②有神经病变的症状或体征（如足部麻木，触觉、痛觉减退或消失，足发热，皮肤不出汗，肌肉萎缩、鹰爪样趾，压力点的皮肤增厚或胼胝形成）和（或）缺血性血管病变的体征（如运动引起的腓肠肌疼痛或足发凉、皮肤发亮变薄、足背动脉搏动减弱或消失和皮下组织萎缩）；③严重的足畸形；④其他危险因素，如视力下降，膝、髋或脊柱关节炎，鞋袜不合适等；⑤个人因素，如社会经济条件差、独居生活、拒绝治疗和护理等。

（2）足部观察与检查。每天检查双足 1 次，了解足部有无感觉减退、麻木、刺痛感；观察足部皮肤有无颜色、温度改变及足背动脉搏动情况；注意检查趾甲、趾间足底部皮肤有无胼胝、鸡眼、甲沟炎、甲癣，是否发生红肿、青紫、水疱、溃疡、坏死等损伤。定期做足部保护性感觉的测试，常用尼龙单丝（Semmes-Weinstein Monofilament，SWM）测试，及时了解足部感觉功能，主要测试关节位置觉、振动觉、痛觉、温度觉、触觉和压力觉。

知识链接

尼龙单丝测试方法

尼龙单丝测试是最常用的压力觉测试方法。5.07 cm 的单丝垂直于受试点皮肤用力压 1～2 s，力量刚好使尼龙丝弯曲，可产生一个 10 g 的力量。尼龙单丝一头接触于患者的大足趾、足跟和前足底内外侧，用手按住尼龙丝另一头轻轻施压，正好使尼龙丝弯曲，患者能感到足底尼龙丝则为正常。这是评价神经病变最简单的方法，可使其发现率达 40% 以上，并能发现早期病变。

（3）保持足部清洁，避免感染。指导老人勤换鞋袜，每天清洗足部 1 次，10 min 左右；水温适宜，不能烫脚，可用手肘或请家人代试水温；洗完后用柔软的浅色毛巾（以便于观察）擦干，尤其是脚趾间。皮肤干燥者必要时可涂羊毛脂，但不可常用，以免皮肤过度浸软。

（4）预防外伤。指导老人不要赤脚走路，以防刺伤；外出时不可穿拖鞋，以免踢伤；应选择轻巧柔软、透气性好、前端宽大、圆头、有带或鞋袢的鞋子，鞋底要平、厚，最好是下午买鞋，需穿袜子试穿，新鞋第一次穿 20～30 min，之后再逐渐增加穿鞋时间。穿鞋前应检查鞋子，清除异物和保持里衬的平整。袜子选择以浅色、弹性好、吸汗、透气及散热性好的棉毛质地为佳，大小适中、不粗糙，无破洞。应帮助视力不好的患者修剪指甲，指甲修剪与脚趾平齐，并锉圆边缘尖锐部分。冬天不要使用热水袋、电热毯或烤灯保暖，谨防烫伤，同时应注意预防冻伤。夏天注意避免蚊虫叮咬。

（5）促进肢体血液循环。指导和协助老人采用多种方法促进肢体血液循环，如步行和腿部运动。应避免盘腿坐或跷二郎腿。

（6）积极控制血糖，说服老人戒烟。发生足溃疡的危险性及足溃疡的发展均与血糖密切相关，足溃疡的预防教育应从早期指导患者控制和监测血糖开始。同时要说服老人戒烟，防止因吸烟导致局部血管收缩而进一步促进足溃疡的发生。

2. 低血糖

（1）加强预防。护士应充分了解老人使用的降糖药物，并告知老人和家属不能随意更改降糖药物及其剂量；活动量增加时，要减少胰岛素的用量并及时加餐。容易在后半夜及清晨发生低血糖的老人，晚餐适当增加主食或含蛋白质较高的食物。速效或短效胰岛素注射后应及时进餐；病情较重，可先进餐再注射胰岛素。初用各种降糖药时要从小剂量开始，然后根据血糖水平逐步调整药物剂量。强化治疗应在老人进餐前后测血糖，并做好记录，以便及时调整胰岛素或降糖药用量。

（2）症状观察和血糖监测。观察老人有无低血糖的临床表现，尤其是服用胰岛素促泌剂和注射胰岛素的老人。老年患者常有自主神经功能紊乱而导致低血糖症状不明显，除应加强血糖监测外，对老人血糖不宜控制过严，一般空腹血糖不超过1.8 mmol/L（140 mg/dL），餐后血糖不超过 11.1 mmol/L（200 mg/dL）即可。强化治疗的老人，空腹血糖控制在 4.4～6.7 mmol/L，餐后血糖 <10 mmol/L，其中以晚餐后血糖 5.6～7.8 mmol/L，凌晨 3 时血糖不低于 4 mmol/L 为宜。

（3）急救护理。一旦确定老人发生低血糖，应尽快给予糖分补充，解除脑细胞缺糖症状。同时了解低血糖发生的诱因，给予健康指导，以避免再次发生。

3. 酮症酸中毒、高血糖高渗状态

（1）预防措施。定期监测血糖，应激状况时每天监测血糖。合理用药，不要随意减量或停用药物。保证充足的水分摄入，特别是发生呕吐、腹泻、严重感染时。

（2）病情监测。严密观察和记录老人的生命体征、神志、24 h 出入量等。遵医嘱定时监测血糖、血钠和渗透压的变化。

（3）急救配合与护理。①立即开放两条静脉通路，准确执行医嘱，确保液体和胰岛素的输入。②绝对卧床休息，注意保暖，给予持续低流量吸氧。③加强生活护理，特别注意皮肤、口腔护理。④昏迷者按昏迷常规护理。

二、健康指导

1. 疾病预防指导

开展糖尿病社区预防，关键在于筛查出 IGT 人群，并进行干预性健康指导。

2. 疾病知识指导

患者对糖尿病有关知识的了解程度是治疗成功的关键。因此，糖尿病一旦确诊，即应对患者进行糖尿病教育，包括糖尿病的一般知识、自我血糖和尿糖的监测、降糖药物的用法和用量、不良反应的观察和处理等以及各种并发症的表现及防治。必须认识到糖尿病的治疗是一种综合治疗，而不仅是血糖的控制。还需要告知患者关于其他药物对血糖的控制、糖尿病并发症及糖尿病患者的自我护理方面的影响。

采取多种方法，如讲解、放录像、发放宣传资料等，让老人和家属了解糖尿病的病因、临床表现、诊断与治疗方法，提高老人对治疗的依从性。教导老人外出时随身携带识别卡，以便发生紧急情况时及时处理。

3. 病情监测指导

指导老人每 3～6 个月复检 GHbA1c。血脂异常者每 1～2 个月监测 1 次，如无异常则每 6～12 个月监测 1 次。体重每 1～3 个月测 1 次。每年全面体检 1～2 次，以尽早防治慢性并发症。指导患者学习和掌握监测血糖、血压、体重指数的方法，了解糖尿病的控制目标。

4. 用药与自我护理指导

①指导老人口服降糖药及胰岛素的名称、剂量、给药时间和方法，教会其观察药物疗效和不良反应。使用胰岛素的老人，应教会老人或其家属掌握正确的注射方法。②指导老人掌握饮食、运动治疗具体实施及调整的原则和方法；教会老人生活规律，

戒烟酒，注意个人卫生。③指导老人正确处理疾病所致的生活压力，树立起与糖尿病做长期斗争及战胜疾病的信心。④指导老人及家属掌握糖尿病常见急性并发症的主要临床表现、观察方法及处理措施。⑤指导老人掌握糖尿病足的预防和护理知识。

任务评价

（1）老人多饮、多食、多尿症状是否得到控制，血糖控制是否理想或较好，体重是否恢复或接近正常。

（2）无感染发生或发生时是否得到及时发现和控制。

（3）足部是否无破损、感染等发生，局部血液循环是否良好。

（4）无糖尿病急性并发症发生或发生时是否得到及时纠正和控制。

病例分析

王大爷，66 岁，多饮、多食、消瘦十余年，下肢浮肿伴麻木一个月。十年前无明显诱因出现烦渴、多饮，饮水量每日达 4 000 mL，伴尿量增多，主食由 300 g/ 日增至 500 g/ 日，体重在 6 个月内下降 5 kg，门诊查血糖 12.5 mmol/L，尿糖（++++），服用降糖药物治疗好转。近年来逐渐出现视物模糊，眼科检查“轻度白内障，视网膜有新生血管”。一个月来出现双下肢麻木，时有针刺样疼痛，伴下肢浮肿。大便正常，睡眠差。既往 7 年来有时血压偏高，无药物过敏史，个人史和家族史无特殊。

分析：该患者疾病诊断是什么？应给予该患者的照护措施有哪些？

任务四 老年痛风患者的照护

任务情境

患者，男性，64 岁，三年来因全身关节疼痛伴低热反复就诊，均被诊断为“风湿性关节炎”。经抗风湿和激素治疗后，疼痛现象稍有好转。两个月前，因疼痛加剧，经抗风湿治疗不明显前来就诊。查体：体温 37.5 ℃，双足第一跖趾关节肿胀，左侧较明显，局部皮肤有脱屑和瘙痒现象，双侧耳郭触及绿豆大的结节数个，白细胞 9.5×10^9/L（参考值 4～10×10^9/L）。

思考：患者的可能诊断是什么？需做什么检查来进一步确诊？如何对患者进行照护？

任务描述

痛风（gout）是一组嘌呤代谢紊乱，临床以高尿酸血症（hyperuricemia）为特点并因此而致组织及器官损伤的疾病，以痛风性关节炎反复发作、痛风石沉积、痛风石性慢性关节炎及关节畸形、肾实质性病变和尿酸石形成为特征。痛风好发于中老年男性。

一、疾病评估

（一）发病因素

痛风分为原发性和继发性两大类。

1. 原发性

原发性痛风有家族遗传史，大多原因不明，少数为酶缺陷。前者以多基因遗传所致，可使尿酸生成过多、排泄过少或两者并存；后者常见磷酸糖焦磷酸合成酶（PRS）活性增高，次黄嘌呤～鸟嘌呤磷酸核糖转移酶（HGPRT）部分缺乏，皆可使尿酸生成过多，为性联遗传。越来越多的报道表明，原发性痛风与肥胖、原发性高血压、血脂异常、糖尿病、胰岛素抵抗关系密切。

2. 继发性

继发于其他先天性代谢病，如糖原贮积症Ⅰ型，因葡萄糖-6-磷酸酶缺乏，其尿酸生成过多和排泄减少而发生高尿酸血症；继发于其他疾病或药物，骨髓或淋巴增生性疾病、白血病等肿瘤化疗和放疗后，由于核酸分解增加导致尿酸生成增多；继发于尿酸排泄减少的疾病，如慢性肾病，多种药物如噻嗪类利尿药，呋塞米、吡嗪酰胺、小剂量阿司匹林、乙醇等均能抑制尿酸排泄，酮酸或乳酸浓度升高，也可抑制肾小管排泌尿酸。

高尿酸血症患者有10%～20%发生痛风。当血浆中尿酸浓度≤416.2 mmol/L（7.0 mg/dL），尿酸处于溶解状态，若大于416.2 mmol/L就成为过饱和溶液，尿酸盐就会在组织内沉积而造成痛风的组织学改变。除浓度外，还有一些因素可影响尿酸的溶解度，如雌激素、温度、H^+浓度等促进尿酸游离。

（二）疾病表现

（1）高尿酸血症期（无症状期）仅有血尿酸升高，有的可终身不出现症状。

（2）急性关节炎期。典型症状多为夜间突然发病，最易受累部位是跖趾关节，呈红肿热痛状，发作常呈自限性。缓解期可数月、数年乃至终身。但多数反复发作，甚至发展到慢性关节炎阶段，多于春秋季发病，饮酒、高蛋白饮食、脚扭伤是重要诱因。

（3）痛风石及慢性关节炎。大小不一，小如米粒，大如鸡蛋，初起质软，日久坚硬如石，可致关节僵硬、畸形、破溃。

（4）痛风肾病。又称高尿酸性肾病，呈慢性经过。临床可有蛋白尿、血尿等渗尿，可逐渐出现高血压、氮质血症等肾功能不全表现。

（5）尿酸性尿路结石。大多数为纯尿酸结石，特点是 X 线不显影，部分与草酸钙、磷酸钙混合，X 线可显影。泥沙样结石常无症状，较大者有肾绞痛、血尿。

（三）辅助检查

1. 血尿酸测定

急性发作期男性血尿酸大于 420 μmol/L，女性血尿酸大于 350 μmol/L，缓解期可正常。

2. 急性发作期关节腔穿刺

取滑囊液行旋光显微镜检查，发现白细胞内有双折光现象的针形尿酸盐结晶。

3. X 线检查

在受累关节可发现骨软骨缘邻近关节的骨质有不整齐或圆形之穿凿样亮缺损区，系为尿酸盐侵蚀骨质所致，早期可无异常发现。

4. 痛风石活检

可见尿酸盐结晶。

二、疾病诊断

根据关节炎发作的典型表现、诱因、家族史、发病性别、年龄及泌尿系统尿酸结石等病史血液尿酸升高可做诊断。必要时做关节穿刺滑囊液及痛风石活检和 X 线检查有助进一步诊断，还可用秋裂胺做诊断性治疗，若为痛风，用后可迅速缓解。

三、疾病治疗

（一）治疗目的

目前尚无根治原发性痛风的方法。防治目的是：①控制高尿酸血症，预防尿酸盐沉积；②迅速终止急性关节炎发作，防止复发；③防止尿酸结石形成和肾功能损害。

（二）治疗要点

1. 一般治疗

调节饮食，控制总热量摄入；限制嘌呤食物，严禁饮酒；适当运动，减轻胰岛素抵抗，防止超重和肥胖；多饮水，每天至少饮水 2 000 mL，增加尿酸的排泄；避免使用抑制尿酸排泄的药物，如噻嗪类利尿药；避免各种诱发因素并积极治疗相关疾病；等等。

2. 无症状性高尿酸血症期的治疗

积极寻找病因和相关因素，如利尿剂的应用、体重增加、饮酒、高血压、血脂异常等。

3. 急性痛风性关节炎期的治疗

①秋水仙碱：治疗痛风急性发作的特效药，一般服药后 6～12 h 症状减轻，24～48 h 内 90% 的患者症状缓解。其作用机制是抑制局部组织的中性粒细胞单核细胞释放白三烯 B4、糖蛋白化学因子、白细胞介素 -1 等致炎因子，抑制炎症细胞的变形和趋化，缓解炎症反应。其对制止炎症、止痛有特效，越早应用效果越好。②非甾体类抗炎药（NSAID）：作用机制是抑制花生四烯酸代谢中的环氧化酶活性，进而抑制前列腺素的合成而达到消炎镇痛的作用。常用药物有吲哚美辛、双氯芬酸、布洛芬、美洛昔康、塞来昔布、罗非昔布等。③糖皮质激素：上述两类药无效或禁忌时用。停药后容易出现症状“反跳”，一般尽量不用。

4. 发作间歇期和慢性期处理

①促进尿酸排泄药：作用机制是抑制近端肾小管对尿酸盐的重吸收，从而增加尿酸的排泄，降低尿酸水平。适合肾功能良好者，已有尿酸盐结石形成或每天尿酸排出量大于 3.57 mmol（600 mg）时不宜使用。常用有丙磺舒、磺吡酮、苯溴马隆。用药期间要多饮水，并服碳酸氢钠每天 3～6 g 碱化尿液使尿酸不易在尿中积聚形成结晶。②抑制尿酸合成药：目前只有别嘌呤醇，通过抑制黄嘌呤氧化酶，使尿酸生成减少。适于尿酸生成过多或不适于排尿酸药者。③其他：保护肾功能，关节体疗，较大痛风者或经皮溃破者可手术剔除。

5. 继发性痛风的治疗

除治疗原发病外，对痛风的治疗原则同前述。

任务实施

一、照护措施

（一）病情观察

（1）观察疼痛的部位、性质、间隔时间，有无午夜因剧痛而惊醒等。

（2）受累关节有无红肿热和功能障碍。

（3）有无过度疲劳、寒冷、潮湿、紧张、饮酒、饱餐、脚扭伤等诱发因素。

（4）有无痛风石的体征，了解结石的部位及有无症状。

（5）观察患者的体温变化，有无发热等。

（6）监测尿酸的变化。

（二）生活照护

1. 休息与活动照护

急性关节炎期，除关节红肿热痛和功能障碍外，患者常有发热，应卧床休息，抬高患肢，避免受累关节负重。也可在病床上安放支架支托盖被，减少患部受压。待关节痛缓解 72 h 后，方可恢复活动。

2. 饮食照护

因痛风患者大多肥胖，热量不宜过高，应限制在 5 020～6 276 kJ/ 日（1 200～1 500 kcal/ 日）。蛋白质控制在每天 1 g/kg。避免进食高嘌呤食物，如动物内脏、鱼虾类、蛤蟹、肉类、菠菜、蘑菇、黄豆、扁豆、豌豆、浓茶等。饮食宜清淡、易消化，忌辛辣和刺激性食物。严禁饮酒，并指导患者进食碱性食物，如牛奶、鸡蛋、马铃薯、各类蔬菜、柑橘类水果，使尿液的 pH 在 7.0 或以上，减少尿酸盐结晶的沉积。

（三）对症照护

手、腕或肘关节受累时，为减轻疼痛，可用夹板固定制动，也可在受累关节给予冰敷或 25% 硫酸镁湿敷，消除关节的肿胀和疼痛。痛风石严重时，可能导致局部皮肤溃疡发生，故要注意维持患部清洁，避免发生感染。

（四）药物治疗照护

指导患者正确用药，观察药物疗效，及时处理不良反应。①秋水仙碱一般口服，但常有胃肠道反应。若患者一开始口服即出现恶心、呕吐、水样腹泻等严重胃肠道反应，可采取静脉用药。但静脉用药可产生严重的不良反应，如肝损害、骨髓抑制、DIC、脱发、肾衰竭、癫痫样发作甚至死亡，应用时需慎重，必须严密观察。一旦出现不良反应，应及时停药。有骨髓抑制、肝肾功能不全、白细胞减少者禁用，孕妇及哺乳期间不可使用；治疗无效者，不可再重复用药。此外，静脉使用秋水仙碱时，切勿外漏，以免造成组织坏死。②使用丙磺舒、磺吡酮、苯溴马隆者，可有皮疹、发热、胃肠道反应等不良反应。使用期间，嘱患者多饮水、口服碳酸氢钠等碱性药。③应用 NSAID 时，注意观察有无活动性消化性溃疡或消化道出血发生。④使用别嘌醇者除有皮疹、发热、胃肠道反应外，还有肝损害、骨髓抑制等不良反应；肾功能不全者，宜减半量应用。⑤使用糖皮质激素时，应观察其疗效，密切注意有无症状的“反跳”现象；若同时口服秋水仙碱，可防止症状“反跳”。

（五）心理照护

老年患者由于疼痛影响进食和睡眠，疾病反复发作导致关节畸形和肾功能损害，思想负担重，常表现出情绪低落、忧虑、孤独，护士应向其讲解痛风的有关知识、饮食与疾病的关系，并给予精神上的安慰和鼓励。

二、健康指导

1. 疾病知识指导

给患者和家属讲解疾病的有关知识，说明本病是一种终身性疾病，但经积极有效治疗，患者可正常生活和工作。嘱其保持心情愉快，避免情绪紧张；生活要有规律；

肥胖者应减轻体重；防止受凉、劳累、感染、外伤；等等。指导患者严格控制饮食，避免进食高蛋白和高嘌呤的食物，忌饮酒，每天至少饮水 2 000 mL，特别是在用排尿酸药时更应多饮水，有助于尿酸随尿液排出。

2. 保护关节指导

指导患者日常生活中应注意：①尽量使用大肌群，如能用肩部负重者不用手提，能用手臂者不要用手指；②避免长时间持续进行重体力劳动；③经常改变姿势，保持受累关节舒适；④若有关节局部温热和肿胀，尽可能避免其活动。如运动后疼痛超过 1～2 h，应暂时停止此项运动。

3. 病情监测指导

平时用手触摸耳轮及手足关节处，检查是否产生痛风石。定期复查血尿酸，门诊随访。

任务评价

（1）患者是否自觉疼痛程度能够减轻或消失。

（2）患者关节功能是否能够得到恢复。

（3）患者是否能够熟悉痛风与饮食的相关知识。

项目总结

内分泌及代谢疾病对老年人的神经调节、营养代谢有着明显的影响，大都表现为慢性疾病，临床症状体征表现多隐匿，也可产生危象使病情恶化，如抢救不及时，随时有生命危险。另外，内分泌及代谢疾病的诊断较为复杂，常需要做大量的功能性试验，标本采集方法与常规留取有较大的差异。因此，照护者需要认真分析造成内分泌及代谢系统疾病的病因，及时判断疾病的发生发展，严密观察病情，随时做好应急处理工作，做好日常照护、心理疏导和健康教育等工作，去除疾病造成的痛苦，促进老年患者健康生活。本项目主要介绍了老年甲状腺疾病、老年糖尿病、老年痛风疾病等内分泌系统疾病患者的照护。在学习以上内容时，大家学会对老年内分泌与代谢系统疾病的评估、照护的措施，关心和爱护老人，取得患者信任，给予相关疾病知识的宣传和健康教育，提高患者的生活质量。

思考与练习

一、选择题

1．诊断甲亢最佳的检查方法是（　　）。

A．血清 TSH 检测　　B．TRH 兴奋试验

C．自身免疫抗体检测　　D．超声检查

2．甲亢患者眼部照护措施错误的是（　　）。

A．睡眠时降低头部　　B．戴深色眼镜

C．保持眼部湿润　　D．定期眼科检查

3．下列关于甲减的说法正确的是（　　）。

A．可见黏液性水肿面容　　B．反应迟钝、动作迟缓、记忆减退

C．心率加快、心音增强、脉压增大　　D．多食易饥、大便频数

E．男性出现阳痿、不育，女性见月经过多

4．甲减哪一种类型最多见（　　）。

A．原发性甲减　　B．垂体性甲减　　C．下丘脑性甲减

D．甲状腺激素抵抗综合征　　E．医源性手术后甲减

5．老年人最常见的糖尿病类型是（　　）。

A．1 型糖尿病　　B．2 型糖尿病　　C．其他特殊类型糖尿病　　D．妊娠糖尿病

6．老年糖尿病患者潜在并发症包括（　　）。

A．低血糖　　B．酮症酸中毒　　C．糖尿病足　　D．高血糖高渗状态

7．痛风是哪种物质代谢障碍所引起的疾病（　　）。

A．蛋白质　　B．嘧啶　　C．嘌呤　　D．纤维素　　E．糖

8．关于痛风的预防说法错误的是（　　）。

A．控制饮食总热量　　B．限制饮酒　　C．限制海鲜、动物内脏等摄入

D．每天饮水至少 2 000 ml　　E．应用噻嗪类利尿剂增加尿量来促进尿酸排出

二、思考题

1．老年甲状腺疾病患者发生甲状腺危象时如何实施抢救措施？

2．对老年糖尿病患者如何指导饮食和药物治疗措施？

3．如何对老年痛风患者进行饮食指导？

项目八 老年免疫系统疾病的照护

免疫系统功能下降是导致老年人自身免疫性疾病的主要原因。随着年龄的增长，胸腺、淋巴结等免疫器官退化，免疫细胞数量减少、功能减退，各种免疫因子，特别是白细胞介素 -2 减少、功能水平、受体表达、信号传送及细胞毒作用低下，导致老年人免疫力低下、免疫功能紊乱，容易发生自身免疫系统疾病。而老年人免疫系统疾病的发生与遗传、正常老化、感染、老年疾病环境的影响有关。老年免疫系统疾病主要包括老年人类风湿关节炎、老年人巨细胞动脉炎和风湿性多肌痛等。

学习目标

知识目标	1. 掌握老年免疫系统疾病的照护评估资料 2. 熟悉老年免疫系统疾病照护措施、健康指导 3. 了解老年免疫系统疾病处理措施
能力目标	1. 能对免疫系统疾病患者进行疾病评估 2. 能对免疫系统疾病患者进行照护 3. 能对免疫系统疾病患者进行健康教育
素养目标	1. 具有良好的沟通能力 2. 工作认真、服务态度良好

在线预习

扫描二维码，学习肌的形态、手关节知识。

肌的形态　　手关节

任务一 老年免疫系统的病理生理变化

一、免疫器官及其变化

免疫器官包括中枢免疫器官（胸腺和骨髓）和外周免疫器官（脾和淋巴结等）。老年人免疫器官的变化以胸腺最为明显，影响也最大。胸腺是产生成熟 T 细胞的主要组织，是细胞免疫和体液免疫的中心。人的胸腺在出生后的 2 年内发育较快，它的重量由 10 g 左右增至 40～50 g，到 20 岁前后即开始萎缩，至老年期几乎被结缔组织代替，皮质萎缩、变薄，胸腺细胞减少，胸腺的上皮细胞的活性随年龄增长而降低，这些变化造成胸腺合成的免疫活性物质——胸腺素的量降低，影响了对 T 细胞的“培育”。除胸腺外，作为淋巴细胞来源的淋巴结以及扁桃体、阑尾等，都有退行性改变的表现。

二、免疫细胞及其变化

免疫细胞包括淋巴细胞系、单核吞噬细胞系和粒细胞系，而以淋巴细胞系中的 T 细胞和 B 细胞的作用最为重要。老年人以 T 细胞的变化较为明显，一是数量减少，人类 T 细胞数在 20～30 岁时开始下降，以后趋于稳定，70 岁以后进一步减少；二是功能减弱。老年人 T 细胞的丝裂活性降低，它们的增殖功能只有青壮年的 50%，这种变化带来的后果是细胞免疫效应降低。B 细胞的功能变化主要表现为对外来抗原反应能力降低，而对自身抗原的反应能力增强，这反映了免疫功能失调。由于 T 细胞减少，B 细胞的分泌也失去了控制，不再“按需”生产抗体；某些类型的过量抗体甚至对正常细胞发起攻击，这是老年人自身免疫性疾病发病率高的又一原因。进入中年以后，有杀伤癌细胞作用的 NK 细胞的数量也逐渐减少，这是老年人容易罹患癌症的原因之一。

三、免疫因子及其变化

免疫因子存在于血液和体液中，重要的有细胞因子和免疫球蛋白两大类物质。细胞因子的作用是调节产生它的细胞或其他细胞的功能。细胞因子的种类很多，概括起来有白细胞介素、集落刺激因子、干扰素和肿瘤坏死因子等几大类。免疫球蛋白（Ig）是抗体的物质基础，也因其作用不同而分为许多种，例如 IgG、IgM、IgD 和 IgE 等。衰老时最主要的变化是 T 细胞数量减少，并因此引起由它们分泌的众多细胞因子的减少。以其中的白细胞介素（IL–2）为例，不仅它的量明显减少，而且为其传递信息的受体系统功能也明显减弱。

任务二 老年类风湿关节炎患者的照护

任务情境

李爷爷，65 岁，3 年前开始自觉清晨双手指关节有僵硬感，屈曲困难，尤以清晨起床时明显，关节活动后减轻。相继出现双手指关节疼痛、肿胀，时好时坏。近期发现手指关节屈曲畸形，不能伸直。查体：轻度贫血貌，消瘦。双手近侧指间关节畸形，呈蜷曲状。

思考：你判断李爷爷目前所患疾病是什么？你觉得应该如何对李爷爷进行照护？

任务描述

类风湿关节炎（rheumatoid arthritis，RA）是一种以累及周围关节为主的多系统性、炎症性的自身免疫性疾病。临床上以慢性、对称性、周围性多关节炎性病变为其主要特征，可表现为受累关节疼痛、肿胀以及功能下降。当炎症破坏软骨和骨质时，出现关节畸形和功能障碍。临床上把年龄大于 60 岁的称为老年类风湿关节炎（elderly onset RA，EORA）。老年类风湿关节炎有两种情况：第一种是 60～65 岁才发作的类风湿关节炎，多见于女性，急性发作多见，大关节受累突出；第二种是 65 岁以前发作并一直持续到 65 岁以后，大部分患者有数十年活动类风湿关节炎病史，伴明显关节功能残疾、关节畸形等。该病迁延难愈，若得不到良好的护理干预，患者长期服药会使得运动障碍及负性情绪增加，生活质量下降。

知识链接

类风湿关节炎在我国的患病率为0.32%～0.36%，较欧美国家的患病率低。类风湿关节炎的发病率在85岁以前随年龄增加而增加，约有1/3的类风湿关节炎患者在60岁以后发病，发病率约2%，明显高于类风湿关节炎的总体发病率。

一、疾病评估

（一）发病因素

老年类风湿关节炎的病因及发病机制与青壮年发病的类风湿关节炎（Younger onset RA，YORA）相比并不完全相同，主要体现在年龄对免疫系统的影响、性激素水平的变化及老年病对类风湿关节炎的影响3个方面。

1. 年龄

年龄对免疫系统的影响可能是导致老年类风湿关节炎和青壮年类风湿关节炎发病机制不同的重要原因之一。随着年龄的增加，人体的免疫系统会发生相应改变，包括T细胞免疫表型和功能的改变、免疫反应性降低、细胞凋亡调节的缺陷和细胞因子网络失衡等。类风湿关节炎是典型的自身免疫病，机体免疫功能的改变必然会对类风湿关节炎的发生发展产生影响，但确切机制有待深入研究。

2. 性激素

性激素水平的变化对类风湿关节炎的发生及临床表现也起重要的影响。女性在绝经后类风湿关节炎的发病率下降，此时雌激素和黄体酮水平的下降和雄激素水平相对升高；男性则随年龄增加，雄激素水平逐渐下降，类风湿关节炎发病率也随之增加。

3. 老年病

老年人常合并多种慢性疾病，如冠状动脉粥样硬化、高血压病、糖尿病、骨关节炎等，这些疾病本身也可能会影响关节、肌腱、韧带及肌肉的功能。老年人常合并使用多种药物，有些药物本身会有关节和肌肉等方面的不良反应。

知识链接

1. 发病机制

类风湿关节炎的发病机制虽不十分清楚，但多数人认为其是一种自身免疫性疾病。当抗原进入人体后，首先被巨噬细胞吞噬，经消化、浓缩后与其细胞膜的HLA-DR分子结合形成复合物。若此复合物被T细胞的受体识别，则该T辅助淋巴细胞被活化，通过其分泌的细胞因子、生长因子及各种介质，引起一系列免疫反应，包括激活B淋巴细胞，使其分化为浆细胞，分泌大量的免疫球蛋白，其中有类风湿因子和其他抗体，同时还使关节出现炎症反应和破坏。RF 和免疫球蛋白形成的免疫复合物是造成关节和关节外病变的重要因素之一。

2. 病理生理特点

滑膜炎是类风湿关节炎的基本病理改变，类风湿结节和类风湿血管炎是类风湿关节炎重要的病变。疾病早期，滑膜下层血管充血，内皮细胞肿胀，间质水肿和中性粒细胞浸润。晚期，滑膜增厚，并形成许多绒毛样突起，伸入关节腔内，亦可侵入到软骨和软骨下骨质。这些绒毛大部分为具有免疫活性的 A 型滑膜细胞。增生的滑膜细胞具有很强的破坏性，是造成关节破坏、畸形和功能障碍的病理基础。

（二）疾病表现

60%～70% 的患者隐匿起病，在出现明显的关节症状前可有乏力、全身不适、发热、纳差等症状。少数患者急性起病，数天内便出现多个关节的症状，常见手和足浮肿，首发于肩关节和膝关节较多，而首发在跖趾关节及趾间关节受累的少，关节症状及关节功能障碍均重于青中年患者。

1. 关节表现

多急性起病且活动性较高，以肩、膝关节为首发多见，伴有手足背凹陷性水肿，也可累及腕关节、掌指关节、近端指间关节等。可有滑膜炎症状和关节结构破坏的表现，前者经治疗后有一定可逆性，但后者却很难逆转。

（1）晨僵：95% 以上的患者可出现晨僵，是类风湿关节炎突出的临床表现，持续时间多数大于 1 h，活动后可减轻。受累关节因炎症所致的充血水肿和渗液，使关节肿胀、僵硬、疼痛，不能握紧拳头及盛持重物。晨僵持续时间与关节滑膜炎症严重程度成正比，是观察本病活动的一个重要指标。

（2）痛与压痛：关节痛往往是最早的关节症状，初期可以是单一关节或呈游走性多关节肿痛，呈对称性、持续性，时轻时重，伴有压痛。受累关节的皮肤可出现褐色色素沉着。

（3）肿胀：凡受累的关节均可肿胀，多因关节腔内积液或关节周围软组织炎症引起，病程较长者可因慢性炎症致滑膜肥厚而引起肿胀，多呈对称性。

（4）畸形：多见于较晚期患者。因滑膜炎的绒毛破坏软骨和软骨下的骨质结构而造成关节纤维性或骨性强直，又因关节周围的肌腱、韧带受损使关节不能保持在正常位置，出现手指关节的半脱位如尺侧偏斜、屈曲畸形、天鹅颈样畸形等。关节周围肌肉的萎缩、痉挛则使畸形更为加重。常见关节畸形有近端指间关节梭形肿大，近端指间关节过伸，远端指间关节屈曲畸形，形成“鹅颈样”畸形等。

（5）功能障碍：关节肿痛、结构破坏和畸形都会引起关节的活动障碍。

2. 关节外表现

当病情严重或关节症状突出时易见。受累的脏器可以是某一器官，也可同时伴有多个内脏受累，受累程度也可不同。

（1）类风湿结节：15%～25% 的类风湿关节炎患者有类风湿结节，大多见于病程较晚期，类风湿因子持续阳性和有严重全身症状者，有时也可出现在类风湿关节炎的任何时期。结节常发生在关节隆突部以及经常受压部位，如肘关节鹰嘴突附近、足跟腱鞘、手掌屈肌腔鞘、坐骨结节区域、膝关节周围等部位。结节大小 0.2～3 cm，呈圆形或卵圆形，数量不等，触之有坚韧感，按之无压痛。结节也常见于心包、胸膜、心肺实质组织、脑等内脏，若结节影响脏器功能，可出现受损脏器的症状。一般来说，出现类风湿结节提示类风湿关节炎病情活动，但有时结节也会出现在关节炎好转时，与病情发展和关节表现不一致。

（2）类风湿血管炎：是关节外损害的病理基础，多影响中小血管，可发生于任何部位。血管炎的病理基础是免疫复合物及补体沉积于血管壁以及淋巴细胞浸润。多见于甲床梗死、指端坏死、小腿溃疡或末端知觉神经病变。侵犯肺部可出现胸膜炎、肺间质性病变。心脏受累最常见的是心包炎，冠状动脉炎可引起心肌梗死。神经系统受累可出现脊髓受压、周围神经炎的表现。

（3）其他：30%～40% 患者出现干燥综合征，可出现口干、眼干和肾小管中毒。部分患者可出现小细胞低色素性贫血，贫血系病变本身或服用非甾体类抗炎药引起胃肠道长期少量出血所致。类风湿关节炎伴有脾大、中性粒细胞减少，甚至出现贫血和血小板减少，称弗尔他（felty）综合征。长期类风湿关节炎可并发肾淀粉样变性。

（三）辅助检查

1. 血液检查

有轻至中度贫血。活动期患者血小板增高。RF 阳性可见于 70% 的患者，其数量与疾病的活动性和严重性成正比，但在老年类风湿关节炎中，类风湿因子的阳性率明显减低，为 32%～58%。抗 CCP 抗体对类风湿关节炎的敏感性为 60%～80%，特异性可达 96%～97%，老年类风湿关节炎患者抗 CCP 抗体较中青年类风湿关节炎患者阳性率更高，其可能与老年类风湿关节炎患者自身免疫性反应增加，自身抗体产生增多有关。血沉与 C 反应蛋白在类风湿关节炎中常升高，且与疾病活动度相关。但应该考虑其他因素，如感染、心力衰竭、高脂血症、肿瘤等。

2. 关节滑液检查

正常人的关节腔内滑液不超过 3.5 mL，类风湿关节炎患者滑液的黏度差，含糖量低于血糖，白细胞明显增多，可达 $20 \times 10^9/L \sim 75 \times 10^9/L$，其中，中性粒细胞占优势。

3. 关节 X 线及 MRI 检查

本项检查对本病的诊断、关节病变的分期、监测病变的演变均很重要，其中以手指及腕关节的 X 线片最有价值。 X 线片中可以见到关节周围软组织的肿胀阴影，关节端的骨质疏松（Ⅰ期），关节间隙因软骨的破坏而变得狭窄（Ⅱ期），关节面出现虫凿样破坏性改变（Ⅲ～Ⅳ期），晚期可出现关节半脱位和关节破坏后的纤维性和骨性强直（Ⅳ期）。 MRI 因具有良好的软组织对比，不仅可更早显示关节骨质侵蚀的改变，而且直接显示炎性滑膜增生、血管翳形成，有助于早期诊断、早期治疗及药物疗效评估。

4. 类风湿结节活检

其典型的病理改变有助于本病的诊断。

二、疾病诊断

美国风湿病学会1987年对本病的分类标准如下：①晨僵每天持续最少1 h，病程至少6周；②有3个或3个以上的关节肿，至少6周；③腕、掌指、近端指间关节肿，至少6周；④对称性关节肿，至少6周；⑤有皮下结节；⑥手X线摄片改变（至少有骨质疏松和关节间隙的狭窄）；⑦类风湿因子阳性（滴度> 1:20）。符合其中4项或4项以上者可诊断为类风湿关节炎。该标准容易遗漏一些早期或不典型的病例，对此，应根据本病的特点，结合辅助检查进行全面综合考虑。

三、疾病治疗

（一）治疗目的

由于本病的病因不明，目前临床上尚缺乏根治和预防的方法。其治疗目的包括：①减轻或消除因关节炎引起的关节肿痛、压痛、晨僵或关节外症状；②控制疾病的发展，防止和减少关节骨的破坏，尽可能地保持受累关节的功能；③促进已破坏的关节骨修复，并改善其功能。为达到上述目的，早期诊断和尽早治疗极为重要。治疗措施包括一般治疗、药物治疗、外科手术治疗，其中以药物治疗最为重要。

（二）治疗要点

1. 一般治疗

包括休息、关节制动（急性期）、关节功能锻炼（恢复期）、物理疗法等。卧床休息只适宜于急性期、发热以及内脏受累的患者。

2. 药物治疗

WHO将抗类风湿关节炎的药物根据其作用分为改善症状和控制疾病发展两大类。后一类药物目前尚在探索和实验阶段。下面主要介绍改善症状的一类药物。这类抗风湿药包括非甾体抗炎药、慢作用抗风湿药、肾上腺糖皮质激素等。

（1）非甾体抗炎药（NSIADs）。非甾体抗炎药是缓解类风湿关节炎关节肿痛常用药，但老年类风湿关节炎患者并发高血压、糖尿病、心脑血管疾病等多种疾病，同时对药物吸收、清除率下降，药物的胃肠道、心血管、肾脏等的不良反应更显著。因此，老年患者使用非甾体抗炎药时更应慎重。开始用药后，定期监测血常规、肝肾功能等指标，发现不良反应及时调整用药。

（2）糖皮质激素。对于关节炎急性发作，糖皮质激素可迅速控制症状，对关节修复也有一定的作用。一般情况下，如无禁忌证，可加用小剂量激素（泼尼松每天0.15 mg/kg，最高10 mg/日）。

（3）改变病情的抗风湿药（DMARDs）。一旦确诊即应给予包括 DMARDs 的联合、正规治疗。类风湿关节炎治疗指南建议 DMARDs 治疗的最佳时期是发病 3 个月内。有研究显示，发病 3 个月内接受正规治疗的患者预后明显优于 3～6 个月后接受治疗的患者。对于 RF 滴度、血沉、CRP 水平较高，受累和侵蚀的关节数目较多的患者，应及早给予足量、足疗程的 DMARDs 联合治疗以迅速控制病情。常用的联合用药是甲氨蝶呤（MTX）+ 氯喹（HCQ），MTX+ 柳氮磺吡啶（SSZ），MTX+HCQ+SSZ 等。

（4）生物制剂。目前上市的肿瘤坏死因子 α（TNF-α）拮抗剂有依那西普、英夫利昔单抗、阿达木单抗。近年研究表明，其可有效地治疗早期类风湿关节炎，延缓关节破坏，对骨代谢也有有益的影响，与 MTX 合用对难治性类风湿关节炎有良好的疗效。但应用时要排除肿瘤、结核、感染、肝功能异常等情况。

3. 外科手术治疗

包括关节置换和滑膜切除手术。前者适用于较晚期有畸形并失去功能的关节。后者可以使病情得到一定的缓解，但当滑膜再次增生时，病情又趋复发。

任务实施

一、照护措施

（一）病情观察

（1）了解关节疼痛的部位、性质，关节肿胀和活动受限的程度，有无畸形，晨僵的程度，以判断病情及疗效。

（2）注意关节外症状，如胸闷、心前区疼痛、腹痛、消化道出血、头痛、发热、咳嗽、呼吸困难等。一旦发现，提示病情严重，应尽早给予相应的适当处理。

（二）生活照护

1. 休息与活动

急性活动期，除关节疼痛外，常伴有发热、乏力等全身症状，应卧床休息，以减少体力消耗，保护关节功能，限制受累关节活动，保持关节功能位。如保持肩关节外展 10°～15°，双手握毛巾卷，以维持指关节伸展位；在髋关节两侧放软枕，防止髋外旋，双侧膝下垫软枕，保持膝关节伸直位，足下用海绵足圈固定，防止足下垂。恢复期应加强关节功能锻炼。

2. 饮食照护

应给予足够蛋白质、高维生素、清淡、易消化饮食，忌辛辣、刺激性食物。

3. 舒适照护

老年类风湿关节炎患者的舒适照护包括体位舒适护理和疼痛舒适护理。①体位的舒适护理：急性期以卧床休息为主，保护受累关节。②疼痛的舒适护理：给患者提供安静舒适的休息环境，保持温湿度适宜，避免潮湿、阴暗和阳光直射，定时开窗通风；每晚让患者用热水泡脚15～20 min，保持水温37～42 ℃，可在泡脚水中加入艾叶和红花，艾叶性能散寒祛湿，红花有活血通经之功效；还可采取超短波理疗的方法，达到镇痛、解除肌肉痉挛的作用。

（三）对症照护

1. 疼痛照护

为患者创造适宜的环境，避免过于杂乱、吵闹，或过于寂静，以免患者因感觉超负荷或感觉剥夺而加重疼痛感；合理应用非药物性止痛措施，如松弛术、皮肤刺激疗法（冷敷、热敷、加压、震动等）、分散注意力；根据病情使用蜡疗、水疗、磁疗、超短波、红外线等物理治疗方法缓解疼痛，也可按摩肌肉、活动关节，防止肌肉挛缩和关节活动障碍；遵医嘱用药，常用的非甾体类抗炎药有布洛芬、萘普生、阿司匹林、吲哚美辛等，告诉患者按医嘱服药的重要性和有关药物的不良反应。

2. 晨僵照护

鼓励患者早晨起床后行温水浴，或用热水浸泡僵硬的关节，而后活动关节。夜间睡眠戴弹力手套保暖，可减轻晨僵程度。

3. 预防关节失用

为保持关节功能，防止关节畸形和肌肉萎缩，护士应指导患者锻炼。在症状基本控制后，鼓励患者及早下床活动，必要时提供辅助工具，避免长时间不活动。肢体锻炼由被动向主动渐进，活动强度应以患者能承受为限。也可配合理疗、按摩，以增加局部血液循环，松弛肌肉，活络关节，防止关节失用。

4. 功能锻炼

应根据不同的疾病阶段制定有针对性的护理计划。如在急性期，应以卧床休息为主，床垫不宜过高，枕头尽量放平，每日按摩肌肉，防止关节肌肉挛缩，每天2次，20 min/次。在亚急性期和缓解期，应指导患者活动全身各个关节，尤其是近端指间关节。手部的功能锻炼方法如下：按摩手部各个关节及周围软组织，每个关节活动约3 min；再以最大力量握拳，尽力伸展到最大可能，活动约5 min；左右缓慢旋转腕关节各5圈，每天2次。注意循序渐进，力量由弱到强，避免加重患者的疼痛，更要做好防护措施，防止老年人因体位转换不当引发跌倒。

（四）药物治疗照护

1. 非甾体类抗炎药

为常用的抗风湿药物，包括布洛芬、萘普生、阿司匹林等。本类药物具有抗炎、解热、镇痛作用，能迅速减轻炎症引起的症状。最主要的不良反应为胃肠道反应，表现为消化不良、上腹痛、恶心、呕吐等，并可引起胃黏膜损伤，饭后服药或同时服用胃黏膜保护剂、H_2受体拮抗剂或米索前列醇等，可减轻损害；此外，也可出现神经系统不良反应，如头痛、头晕、精神错乱等；长期使用此类药物还可出现肝肾毒性、抗凝作用以及皮疹等，故用药期间应严密观察有无不良反应，监测肝肾功能。

2. 糖皮质激素

有较强的抗炎、抗过敏和免疫抑制作用，能迅速缓解症状，但可能引起继发感染、无菌性骨坏死等。此外，糖皮质激素可致向心性肥胖、血压升高、血糖升高、电解质紊乱，加重或引起消化性溃疡、骨质疏松，也可诱发精神失常。在服药期间，应给予低盐、高蛋白、高钾、高钙饮食，补充钙剂和维生素 D，定期测量血压，监测血糖、尿糖的变化，做好皮肤和口腔黏膜的护理。强调按医嘱服药的必要性，不能自行停药或减量过快，以免引起“反跳”。

3. 免疫抑制剂

此类药物通过不同途径产生免疫抑制作用，主要的不良反应有白细胞减少，也可引起胃肠道反应、黏膜溃疡、皮疹、肝肾功能损害、脱发、出血性膀胱炎、畸胎等。应鼓励患者多饮水，观察尿液颜色，及早发现出血性膀胱炎。育龄女性服药期间应避孕。有脱发者，建议患者戴假发，以增强自尊心，并做好心理护理。

（五）心理照护

患者因病情反复发作、顽固的关节疼痛、疗效不佳等原因，常表现出情绪低落、忧虑、孤独，对生活失去信心。护士在与患者的接触中要以和蔼的态度，采取心理疏导、解释、安慰、鼓励等方法做好心理护理。

1. 对不良心态的认识

重视患者的每一个反应，如否认、孤独、抑郁、愤怒、恐惧等。提供合适的环境使患者表达悲哀，尽量减少外界刺激，帮助患者认识不良心态不利于疾病的康复，长期的情绪低落会造成体内环境失衡，引起食欲不振、失眠等症状，反过来又加重病情。

2. 鼓励患者自我护理

与患者一起制定康复的重点目标，激发患者对家庭、社会的责任感，鼓励自强，正确认识、对待疾病，积极与医护人员配合，争取得到好的治疗效果。对已经发生关节功能残障的患者，要鼓励其发挥健康肢体的作用，尽量做到生活自理或参加力所能及的工作，体现生存价值。

3. 参与集体活动

组织患者集体学习疾病的知识或参与相关的座谈，以达到相互启发、相互学习、相互鼓励的效果，也可让患者参加集体娱乐活动，充实生活。

4. 建立社会支持体系

嘱家属亲友给患者以物质支持和精神鼓励。亲人的关心会使患者情绪稳定，从而增强战胜疾病的信心。

二、健康指导

1. 疾病知识教育

帮助患者及家属了解疾病的性质、病程和治疗方案。避免感染、寒冷、潮湿、过劳等各种诱因，注意保暖。

2. 休息与活动

强调休息和治疗性锻炼的重要性，鼓励患者养成良好的生活方式和习惯，在疾病缓解期每天有计划地进行锻炼，增强机体的抗病能力，保护关节功能，延缓功能损害的进程。

3. 用药与就医指导

指导患者用药方法和注意事项，用药期间应严密观察药物疗效及不良反应，定期检测血、尿常规及肝、肾功能等，一旦发现有严重的不良反应，应立即停药并及时处理。叮嘱患者自觉遵医嘱用药，不要随便停药、换药、增减药量，坚持治疗，减少复发；病情复发时，应及早就医，以免重要脏器受损。

任务评价

（1）老年类风湿关节炎患者关节疼痛是否减轻或消失，关节肿胀有无减轻，晨僵有无消失，血沉是否恢复正常。

（2）老年类风湿关节炎患者是否了解并执行功能锻炼计划，晨僵及关节功能障碍有无减轻或消失。

病例分析

患者，女性，69岁。2年前无明显诱因出现双腕、双手关节和双膝、踝、足关节肿痛，伴晨僵，时间约10 min，疼痛以夜间明显，影响行动。实验室检测：血沉55 μmol/L，RF（+）。关节X线检测：双手骨质疏松，腕部关节间隙变窄。诊断为类风湿关节炎。给予泼尼松、布洛芬和青霉胺等药物治疗，2周后出现恶心、反酸和胃部不适。

分析：该患者出现消化道反应的原因是什么？应给予该患者的照护措施有哪些？

任务三　老年巨细胞动脉炎和风湿性多肌痛患者的照护

任务情境

张奶奶，76岁，因双颞区头痛20天伴下颌活动受限入院。患者诉20天前出现双颞区头痛，为跳痛，阵发性加剧，伴恶心，无呕吐，1天后出现下颌活动受限，伴舌活动不利，影响进食，2天后下颌及舌活动恢复正常，但头痛无缓解，自行服用止痛药效果不佳。查体颞动脉压痛、搏动减弱。实验室检查示血沉均大于 55 mm/ h，C 反应蛋白 12.6 mg/L，类风湿因子、肌酶及自身抗体均正常。

思考：你判断张奶奶目前所患疾病是什么？你认为应该如何对张奶奶进行照护？

任务描述

巨细胞动脉炎（giant cell arteritis，GCA）又称颞动脉炎，是一种病因未明的累及中动脉和大动脉的系统性坏死性血管炎。常见于 50 岁以上老年人，患病率地区差异较大。女性高于男性，主要累及一个或多个颈动脉分支，尤其是颞动脉，典型表现为颞部疼痛、间歇性下颌运动障碍及视觉障碍。巨细胞动脉炎多合并风湿性多肌痛（polymyalgia rheumatica，PMR），风湿性多肌痛是一种多发于老年人的炎性疾病，可单发或伴发于巨细胞动脉炎，女性多于男性，主要为近端肌群及颈部疼痛和僵硬感，伴有全身症状。

一、疾病评估

（一）发病因素

1. 遗传

巨细胞动脉炎患者有明显的家庭聚集现象，欧美白人发病率明显高于黑人，而且北欧与美国的白人之间存在相同的种族背景。家族发病情况调查发现，巨细胞动脉炎和风湿性多肌痛患者一级亲属中发病较多，且多半有 HLA-DR4 和 CW3，提示有基因易感性。

2. 感染

部分患者发病还与细小病毒、肺炎支原体、I 型副流感病毒及水痘样状疱疹病毒等感染因素相关。

知识链接

尽管巨细胞动脉炎的发病机制目前尚不明确，但一般认为巨细胞动脉炎的本质是 T 细胞浸润的血管炎。在各种微生物产生的异种抗原驱动的免疫反应诱导和增强了患者的免疫状态，成为巨细胞动脉炎发病的启动因素。基因突变引起的免疫异常影响了黏附分子及促炎症细胞因子，进一步促进了树突状细胞、T 淋巴细胞和巨噬细胞的免疫反应。血管内皮细胞和平滑肌细胞作为主要的靶器官，以大中动脉为主的炎性血管病，受细胞因子及黏附分子的调节影响，主要由动脉壁细胞特异性地应答及组织浸润细胞介导的免疫损伤造成。表现为内膜快速增生导致闭塞性血管病，或者动脉壁破坏导致主动脉瘤形成。

（二）疾病表现

1. 巨细胞动脉炎

（1）全身症状：可表现为类似“流感”的症状。患者可以有发热，多数为低热，少数为高热。也可表现为疲劳、全身酸痛、周身不适，还可以出现体重减轻、失眠、出汗、厌食等症状。

（2）与受累动脉炎相关的症状：是巨细胞动脉炎的典型表现。①头痛是巨细胞动脉炎最常见的症状，为一侧或两侧颞部、前额部或枕部的张力性疼痛，或浅表性灼痛，或发作性撕裂样剧痛，疼痛部位皮肤红肿，有压触痛，有时可触及头皮结节或结节样暴涨的颞浅动脉等。②其他颅动脉供血不足症状。咀嚼肌、吞咽肌和舌肌供血不足时，表现典型的间歇性运动停顿，如咀嚼肌痛导致咀嚼暂停及吞咽或语言停顿等。睫后动脉、眼支动脉、视网膜动脉、枕皮质区动脉受累时，可引起复视、眼睑下垂或视力障碍等。10%～20% 巨细胞动脉炎患者发生一侧或双侧失明，或出现一过性视力障碍、黑蒙等先兆。失明是巨细胞动脉炎的严重并发症之一。一侧失明，未能及时治疗，常 1～2 周内发生对侧失明，8%～15% 巨细胞动脉炎患者出现永久性失明，因而确定巨细胞动脉炎诊断与及早治疗是防治失明的重要原则。部分患者可出现耳痛、眩晕及听力下降等症状。③其他动脉受累表现。10%～15% 巨细胞动脉炎患者表现出上、下肢动脉供血不足的征象，出现上肢间歇性运动障碍或下肢间歇跛行；颈动脉、锁骨下动脉或腋动脉受累时，可听到血管杂音，搏动减弱或搏动消失（无脉症）等；主动脉弓或主动脉受累时，可引致主动脉弓壁层分离，产生动脉瘤或夹层动脉瘤，需行血管造影诊断。

2. 风湿性多肌痛

风湿性多肌痛起病隐袭，有低热、乏力、倦怠、体重下降等全身症状。典型临床表现为对称性颈、肩胛带或骨盆带近端肌肉酸痛、僵硬不适，也可单侧或局限于某组肌群。僵痛以晨间或休息之后再活动时明显。急性发病者，每诉夜间上床时尚可，早上醒来全身酸痛、僵硬难忍。严重时梳头、刮面、着衣、下蹲、上下楼梯都有困难。这些活动障碍不是由肌无力引起，不像多发肌炎那样肌力严重减退，乃因肌肉关节僵痛所致，活动之后可渐缓解或减轻。无论主诉如何，体格检查阳性体征较少，可有轻度贫血，肩及膝关节轻度压痛、肿胀或少许滑膜积液征，关节镜检证实可有滑膜炎。一般无内脏或系统性受累表现。

（三）辅助检查

1. 血液检查

（1）血常规：GCA 患者发现有血小板增多及正常红细胞常色贫血。

（2）红细胞沉降率：在 GCA 患者中红细胞沉降率可明显升高，但有 17% 的患者可能正常，可用红细胞沉降率来监测疾病的活动。

（3）C 反应蛋白：97.5% 的 GCA 患者有 C 反应蛋白增高，即使是在红细胞沉降率正常的情况下仍可能增高。

（4）其他实验室检查：可发现增高的血液黏度、纤维蛋白原、补体和白细胞介素 6、α_2 及 β 球蛋白。

2. 颞动脉活检

颞动脉活检是诊断巨细胞动脉炎的金标准，对所有怀疑巨细胞动脉炎的患者，都要进行活检。

3. 其他辅助检查

对有视觉障碍的巨细胞动脉炎患者可行荧光素眼底血管造影术。用多普勒超声检查受影响的血管，磁共振及正电子计算机断层扫描也被成功地用来诊断大血管的血管炎和主动脉炎。

二、疾病诊断

（一）巨细胞动脉炎诊断标准

美国风湿病学会巨细胞动脉炎分类标准：①发病年龄≥ 50 岁；②新发生的头痛，新发生的或不同性质的局限性头痛；③颞动脉异常，颞动脉触诊压痛或脉搏减弱，与颈动脉硬化无关；④血沉升高，ESR ＞ 50 m/h；⑤动脉活检异常，动脉活检显示以单核细胞为主的浸润或肉芽肿性炎症为特征的血管炎，常伴有多核巨细胞。诊断巨细胞动脉炎需符合上述 5 项标准中的至少 3 项。患者头痛的性质和“新发生的头痛”在诊断巨细胞动脉炎中具有重要提示意义。

（二）风湿性多肌痛诊断标准

风湿性多肌痛的诊断标准：①发病年龄≥ 50 岁；②颈、肩胛带及骨盆带 3 处易患部位中至少 2 处出现肌痛和晨僵；③实验室检查示有全身炎症反应，如血沉增快，C 反应蛋白升高；④受累肌群无红、肿、热，也无肌萎缩；⑤排除类似疾病，如类风湿关节炎、多发性肌炎、慢性感染；⑥对小剂量糖皮质激素反应良好。严格符合上述 6 项可诊断为风湿性多肌痛。

三、疾病治疗

（一）巨细胞动脉炎

糖皮质激素都是治疗巨细胞动脉炎的首选治疗药物，通常联合免疫抑制剂治疗以控制血管炎症，减少并发症。

1. 糖皮质激素

全身使用糖皮质激素是主要的治疗方法。高剂量使用糖皮质激素可以阻止炎性反应。①诱导治疗。激素治疗的初始剂量为泼尼松每天 40～60 mg，开始 1～2 周内分次使用可加速改善病情，2～4 周内头痛症状明显减轻。②维持治疗。糖皮质激素诱导治疗应持续到可逆的症状、体征及实验室检查恢复正常，需 2～4 周。此后激素逐渐减量，每 1～2 周减 5～10 mg，每次减量的最大幅度为总剂量的 10%，如减药过程中 ESR 或 CRP 再次升高，则暂停减量，观察 1 周；如患者无活动性巨细胞动脉炎的症状和体征，则继续减量，减药剂量更小，间隔时间更长。减至每天 5～10 mg 时需维持口服数月。巨细胞动脉炎有自限性倾向，病程数月或数年，通常为 1～2 年，大部分患者可在 1～2 年内停止应用激素。

2. 阿司匹林

炎症后继发血栓形成、内膜异常增生和血管狭窄是引起缺血性并发症的主要因素。因此，抗血小板治疗可以减少缺血事件，但还需要进一步研究来证明。

3. 其他治疗方法

研究表明，对巨细胞动脉炎患者使用甲氨蝶呤或可减少糖皮质激素的用量，但仍存在争议。对患者使用英夫利昔单抗可能有害，硫唑嘌呤、环磷酰胺、环孢素和氨苯砜这些药物是否可以减少糖皮质激素的使用，还需进一步研究。

（二）风湿性多肌痛

1. 一般治疗

包括让患者保持心情舒畅，解除顾虑，适当进行功能锻炼，避免肌肉萎缩。

2. 糖皮质激素

糖皮质激素为首选用药，泼尼松初始计量为每天 10～15 mg，口服即可在 1 周内使患者骨骼肌肉系统疼痛症状得到改善，实验室检查可见血沉下降，CRP 恢复正常。少部分用药一周后仍对治疗无反应的患者，可能需泼尼松每天 30 mg 作为初始剂量，必要时需查找其他病因。用药 2～4 周后激素缓慢减量，减至每天 5～10 mg 时需维持口服，以保持病情稳定。随着病情稳定时间的延长，部分患者可降至每天 3～5 mg 维持，多数患者 2 年内停用糖皮质激素，少数患者 1 年内完全停药，但过早、过快减量或停药，是导致复发的主要原因。

3. 其他

对于有激素禁忌症或激素治疗效果不佳的患者，建议联合免疫制剂，首选甲氨蝶呤片每周 7.5～15 mg，能减少糖皮质激素的剂量，以减少激素用药的相关副反应的发生。生物制剂是否有效目前还需进一步研究。

任务实施

一、照护措施

（一）病情观察

严密观察病情，包括意识、生命体征、疼痛、视力变化，检测血沉、C- 反应蛋白等指标，正确提供患者病情信息，以协助医生早期诊断，及时治疗。当患者出现肢体活动不便、语言笨拙时，应警惕脑卒中的发生。

（二）生活照护

（1）休息与活动。患者病情严重时鼓励患者卧床休息，协助患者采取舒适的体位，并保持关节功能位置，病情缓解时适度锻炼，避免激烈运动。

（2）饮食护理。指导患者进食清淡，易消化，低盐，高蛋白，富含钙钾、维生素及纤维素的食物，避免肥甘厚腻及辛辣刺激食物，忌烟酒。

（三）对症照护

（1）发热。严密观察体温变化，指导患者卧床休息，并鼓励患者尽量摄入足够的营养和水分，为患者提供高蛋白、高维生素、富营养饮食。做好口腔护理，以预防口腔及呼吸道感染。

（2）疼痛。患者常伴有颞部头痛及全身关节疼痛，应协助患者采取舒适的体位，并保持关节功能，有条件者安排单人房间，应用无声报警装置，调整灯光亮度，创造适宜环境，避免过于清静或吵闹杂乱而对疼痛产生不良影响；指导患者合理安排好作息时间，所有人员进出病房做到走路轻、说话轻、关门轻。对于轻度疼痛患者，采取分散注意力的方法，如深呼吸、听音乐等。 对中重度疼痛患者和肌肉疼痛的患者，可提供支被架架起床上盖被，并采取药物治疗加心理疏导方法。遵医嘱正确使用止痛药。准确记录疼痛部位、性质、程度、持续时间及指导患者进行肌肉逐渐放松、关节按摩等促进身体和精神放松的方法。对患者及家属进行疼痛的宣教，讲解疼痛的发生发展状况，同时指导患者加强疼痛的自我管理。在日常工作中，尽量避免因医疗护理操作所导致或诱发的疼痛和疼痛加重，加强医护沟通协作，避免反复改变患者体位，减少不必要的重复操作。

（四）药物治疗照护

（1）用药注意事项。向患者讲解治疗方案，告知患者用药疗程较长，不能自行增减剂量及突然撤换药物。

（2）观察药物的不良反应。巨细胞动脉炎及风湿性多肌痛患者常用药物为糖皮质激素、免疫抑制剂及非甾体类抗炎药，不良反应及注意事项见本项目任务二“老年类风湿关节炎患者的照护” 相关内容。

（五）心理照护

巨细胞动脉炎几乎发生于50岁以上的患者，病情反复，病程长，再加上持续性疼痛，易使患者产生烦躁、焦虑等负性情绪。免疫抑制剂与激素同时应用可有效控制、缓解症状。护理人员应主动与患者交流，尊重、关心患者，向患者介绍本病的病因、发病机制、治疗计划和预后，讲解心理因素、情绪对疾病康复的影响，使之正确认识疾病，缓解紧张情绪。

二、健康指导

1. 疾病知识教育

帮助患者及家属了解疾病的性质、病程和治疗方案。避免感染、寒冷、潮湿、过劳等各种诱因，注意保暖。

2. 用药与就医指导

指导患者用药方法和注意事项。用药期间应严密观察药物疗效及不良反应，定期检测血、尿常规及肝、肾功能等，一旦发现有严重的不良反应，应立即停药并及时处理。自觉遵医嘱用药，不要随便停药、换药、增减药量，坚持治疗，减少复发。

任务评价

（1）老年巨细胞动脉炎患者疼痛是否减轻或消失、咀嚼困难有无减轻。

（2）老年巨细胞动脉炎患者是否了解并执行用药计划，血沉及 C 反应蛋白结果是否恢复正常。

病例分析

患者，男性，65 岁。患者于 3 周前出现以左颞部为主的头部钝痛，呈持续性，无恶心呕吐，咀嚼后下颌疲劳，休息后好转。体查：右颞部可见一条索状、迂曲增粗动脉，质硬，触之疼痛；其他体格检查无异常。实验室检查示红细胞沉降率 103 mm / h、C 反应蛋白（CRP）119 mg / L，头部 CT 正常。立颞动脉活体组织检查结果显示：动脉管壁组织呈肉芽肿性炎症。

分析：该患者发病的可能的诊断是什么？应给予该患者的照护措施有哪些？

项目总结

自身免疫性疾病是影响老年人骨、关节及血管的一组疾病，可以引起多系统功能损害，并且大部分属于慢性病，具有病程长，发作与缓解交替出现，多次发作可造成严重损害，同一疾病临床表现和预后个体差异大，常表现为免疫及生化异常等特点。随着我国进入人口老龄化社会，免疫疾病在老年人群中的发病率呈上升趋势。照护者需要认真分析造成免疫系统疾病的病因，及时判断疾病的发生发展，能够给予正确的照护措施，去除疾病造成的痛苦，促进老年患者健康生活。本项目主要介绍了类风湿关节炎、巨细胞动脉炎及风湿性多肌痛患者的照护。在学习以上内容时，大家学会对老年免疫系统疾病的评估、照护的措施，关心和爱护老人，取得患者信任，给予其相关疾病知识的宣传和健康教育，提高患者的生活质量。

思考与练习

一、选择题

1. 类风湿关节炎最早出现的部位是（　　）。
A. 足趾　　B. 膝关节　　C. 踝关节
D. 肘、髋关节　　E. 腕、掌指近端指间关节
2. 类风湿关节炎较特异的皮肤表现是（　　）。
A. 紫癜　　B. 疖痈　　C. 湿疹　　D. 丘疹　　E. 类风湿结节
3. 类风湿关节炎所造成的关节痛的性质是（　　）。
A. 对称、持续但时轻时重　　B. 对称、持续、逐渐加重
C. 不对称、持续、时轻时重　　D. 不对称、间断、逐渐加重
E. 不对称、间断、时轻时重
4. 类风湿关节炎缓解期最主要的照护是（　　）。
A. 病情观察　　B. 避免过度劳累　　C. 营养配餐
D. 避免精神刺激　　E. 指导关节治疗锻炼
5. 长期服用非甾体抗炎药治疗类风湿关节炎，将可能出现的药物不良反应（　　）。
A. 胃部不适　　B. 胃痛　　C. 恶心、返酸
D. 胃粘膜出血　　E. 肾间质性损害
6. 关于巨细胞动脉炎的治疗，叙述错误的是（　　）。
A. 必须行动脉活检确诊后才能开始糖皮质激素治疗
B. 强烈怀疑巨细胞动脉炎者尽早开始糖皮质激素治疗
C. 有急性视力丧失者，初始糖皮质激素剂量可达 80～100 mg/ 日
D. 一般来说，初始剂量为泼尼松 1 mg/（kg・日）
E. 多数患者泼尼松疗程需数年
7. 关于巨细胞动脉炎（GCA）和风湿性多肌痛（PMR）的关系，叙述正确的有（　　）。
A. GCA 和 PMR 具有一些相同的基本症状　　B. GCA 和 PMR 常见于同一患者
C. 两种疾病基本与相同的人类白细胞抗原 – Ⅱ等位基因有关

D．可以 PMR 起病，发展严重时即成为 GCA

E．GCA 和 PMR 不相关

8．2012 年欧洲抗风湿联盟（EULAR）和美国风湿病学会（ACR）关于风湿性多肌痛分类标准中的必要条件包括（　　）。

A．年龄≥ 50 岁　　B．双肩痛且不能用其他疾病解释

C．C- 反应蛋白和（或）红细胞沉降率升高

D．晨僵持续时间＞ 45 min　　E．髋痛或活动受限

9．患者男，60 岁，因“低热、颞部疼痛、右眼视力减退 1 个月”来诊。患者近 1 个月来出现持续低热、颞部疼痛和触痛、右眼视力迅速减退，无咳嗽、咳痰、腹痛、腹泻、尿频、尿急、尿痛等症状。实验室检查：血常规正常，红细胞沉降率 80 mm/h，肿瘤标志物均正常。该 60 岁男性患者最可能的诊断是（　　）。

A．大动脉炎　　B．巨细胞动脉炎　　C．动脉硬化导致的血栓栓塞

D．非霍奇金淋巴瘤　　E．风湿性多肌痛

二、思考题

1．你如何指导老年类风湿关节炎患者预防关节失用的发生？

2．对老年巨细胞动脉炎患者如何进行疼痛护理？

项目九 老年运动系统疾病的照护

骨与骨关节疾病，现已成为老年人的多发病、常见病。有报道称65岁以上老年人每增加5岁，骨折的危险即增加1倍。根据1989年的调查：60岁以上女性患骨质疏松症为39.41%。65岁以上老年人中，患老年人退行性骨关节病者高达63%～85%。

老年人骨与关节疾病发病率显著升高的主要原因是由于骨骼与骨关节系统自身的老化与退变，从而导致解剖上的一系列变化及生理功能的明显衰退。了解老年骨骼系统的这些变化，有助于人们对老年骨与骨关节疾病的认识，并对疾病做出正确的诊断与治疗。

学习目标

知识目标	1. 掌握老年运动系统疾病病因、临床表现、辅助检查、治疗要点 2. 熟悉老年运动系统疾病照护措施、健康指导 3. 了解老年运动系统疾病发病机制、病理
能力目标	1. 能对运动系统疾病患者进行疾病评估 2. 能对运动系统疾病患者进行照护 3. 能对运动系统疾病患者进行健康教育
素养目标	1. 具有良好的沟通能力 2. 工作认真，服务态度良好

在线预习

扫描二维码，学习膝关节、手关节、髋关节知识。

膝关节　　手关节　　髋关节

任务一　老年运动系统的病理生理变化

一、运动系统的年龄变化

（一）骨骼系统的年龄变化

1. 骨量下降

骨的生长发育完成后，仍继续不断地进行骨的新生和吸收。人的一生中，从总的骨量来看，30 岁前男女均呈上升趋势，30～45 岁保持恒定，45 岁后呈下降趋势。为什么人在 45 岁后骨量呈下降趋势？原因可能与以下因素有关。

（1）种族因素：种族不同，骨量随着年龄增长丢失的趋势不同，骨质疏松发病率顺序为：白种人＞黄种人＞黑种人。

（2）年龄因素：从总的骨量来看，45 岁后呈下降趋势，特别是女性停经后，下降更明显。

（3）内分泌因素：①与性腺激素和肾上腺皮质激素的关系，性腺激素促进骨的合成，肾上腺激素对抗骨的合成，两者处于动态平衡。老年时，男性约 60 岁后睾酮明显减少，女性在绝经后雌二醇明显减少，继而肾上腺皮质激素相对下降减少，两者动态平衡遭到破坏，导致骨吸收加快。②与甲状旁腺素和降钙素的关系。甲状旁腺素血中水平随年龄增长而增加，因此骨的吸收增加，血钙随之增加，血中钙来自骨，因此，骨中矿盐量减少，导致骨质疏松发生。血中降钙素可使血钙降低，骨的矿盐增加，女性在绝经期后，降钙素的降低比男性多，因此更容易发生骨质疏松症。③孕激素、前列腺素可促进骨的形成。

（4）其他有关因素：①活动减少或不能活动，如石膏固定、关节僵硬等。②少接触阳光，老年人体弱，少户外活动。③饮食中缺乏钙质、维生素 C。④长期服用某些药物，如皮质激素、肝素等。

2. 骨关节的年龄变化

（1）椎间盘的变化：①椎间盘变扁平。由于脱水、软骨纤维化和黏多糖的改变，椎间盘变扁平，椎间隙变窄，脊椎的高度变短。②形成骨赘。粗钝的椎间盘的边沿，将椎间盘的韧带和附着在椎体上的骨膜推开，形成骨赘或称为骨质增生。

（2）关节软骨的变化：①关节软骨功能和其组成。关节软骨的功能是使关节运动时不会因摩擦而产生疼痛。软骨含有 65%～80% 的水分，其他为胶原蛋白、蛋白多糖共同形成的软骨基质。它在受到压力时收缩，压力去后复原。②关节软骨退化。软骨细胞丢失，制造胶原蛋白、蛋白多糖的能力下降，不能保持足够水分。软骨表面变为浅黄色，失去光泽，透明性差。③软骨下骨发生象牙变。在承受应力和磨损最大的中央部位，软骨下骨发生象牙变和增厚，X 线表现为骨质硬化；外围部位所承受的应力较小，软骨下骨发生萎缩，X 线表现为骨质疏松。

（3）滑膜的变化：退化的滑膜萎缩变薄，表面的皱襞和绒毛增多，滑膜细胞的细胞质减少，纤维增多，基质减少，代谢功能减弱。滑膜下层的弹力纤维和胶原纤维均随退行性变化而增多，因此滑膜表面和毛细血管的距离扩大，引起循环障碍。滑膜循环障碍的结果可出现软骨损害。

（4）滑液的变化：滑液由血浆透析物和滑膜细胞（主要是 B 细胞）所分泌的透明质酸所构成。退行性变化时滑液减少，变得十分黏稠，悬浮有许多软骨碎片及断裂绒毛，滑液中透明质酸减少，而细胞数明显增多，大于 $200/mm^3$，并发滑膜炎症时，则滑液中有大量炎症细胞。

（二）肌肉的年龄变化

中年以后，绝大多数人的肌力不断减退，这是由于肌细胞的数量及大小减少，造成肌肉量减少所致。自 25 岁开始，肌肉量以每 10 年 4% 的速度递减； 50 岁后，则以每 10 年 10% 的速度递减。若老年人血浆生长激素及胰岛素生长因子很低，肌肉量丧失可以每 10 年高达 35% 的速度递减。因此，在 30～80 岁上下肢及背部肌力减退可达 60%。由于肌力的减退，致使老年人举步抬腿不高，行走缓慢、不稳，容易跌倒。

二、运动系统增龄变化导致的病理生理变化

（一）骨修复与再生能力的减退

随着年龄的增加，骨的修复与再生能力逐渐减退，如新生儿股骨干骨折半个月左右即可坚固愈合，而中青年人常需 2～3 个月之久，老年人则需要更长时间，骨折不愈合的比例明显增加。

（二）骨骼容易发生变形和骨折

伴随着总的骨量减少，骨骼的持重能力明显减退，甚至不能承受正常的生理负荷，骨骼容易发生变形和骨折。老年人最常见的骨折部位是腰椎、股骨颈及桡骨下端。特

别是股骨上端骨折，是老年人所有骨折中最为重要的骨折，尤以股骨颈骨折，可以说是老年人的灾难，妇女发病率是男性的 3 倍。据统计，老年骨折 70 岁以上死亡率明显上升，90 岁以上死亡率高达 50%，死因多为并发肺炎或肺栓塞。

1. 股骨头下骨折

占股骨上端骨折的 60%。供应股骨头血液的血管沿股骨颈行走，因此骨折发生时，血管常断裂，使股骨头的供血中断，导致患者因股骨头迅速坏死而长期卧床，继而导致压疮、肺炎、精神错乱、尿失禁等并发症发生。

2. 骨粗隆和股骨粗隆下骨折

占股骨上端骨折的 40%。由于粗隆部位骨质疏松，血供好，大多数患者能愈合，恢复较快，并发症少，但骨折后立即死亡率高，原因尚不清楚。

三、椎间盘的增龄变化导致的病理生理变化

（一）椎间盘变窄，身高变矮

一般情况下，在 20 岁左右时，人体的身高达到顶点，35 岁以后每 10 年下降约 1 cm，下降的原因主要是椎间盘变扁平、椎间隙变窄、脊椎的高度变短以及脊柱和下肢弯曲等。我们对老年人生理常数的调查发现，老年人身高的变化，主要是坐高的改变。椎间隙变窄、脊椎的高度变短如果发生在颈椎，可使穿行于椎间孔的椎动脉变扭曲，导致脑供血不足。

（二）骨质增生

绝大多数的老年人，X 线检查都可发现有骨质增生，如果没有压迫到神经和血管，临床上不会出现任何症状，这种变化属于老化的正常生理变化。一旦压迫到神经和血管，根据其压迫的部位不同而出现各种不同的症状，属于正常衰老变化导致的不同的临床疾病。如颈椎骨质增生形成骨赘导致的椎基底动脉供血不足，腰椎骨质增生导致的坐骨神经痛等。

四、滑膜囊关节的增龄变化导致的病理生理变化

滑膜囊关节随着年龄的变化，最早是软骨的退行性改变化，导致软骨软化、糜烂，最后关节骨端暴露，继发滑膜、关节囊和肌肉的各种病理变化。

（一）关节软骨

关节软骨退化，软骨细胞丢失，制造胶原蛋白、蛋白多糖的能力下降，不能保持足够水分。软骨表面变为浅黄色，失去光泽，透明性差。进一步发展，软骨表面粗糙不平，局限性软化灶，软骨碎裂、剥脱形成“关节鼠”。

（二）软骨下骨

在承受应力和磨损最大的中央部位，软骨下骨发生象牙变和增厚，X 线表现为骨质硬化；外围部位所承受的应力较小，软骨下骨发生萎缩，X 线表现为骨质疏松。

（三）滑膜与关节囊

其病理改变可分为两种类型：一种是增殖型滑膜炎，常见于病变的早期，其特点是关节积液；另一种是纤维型滑膜炎，常见于疾病晚期，关节内常有少量关节液，液体稠厚，关节囊产生纤维变性和增厚，限制关节的活动。

（四）肌肉

关节周围的肌肉因疼痛而产生持续性痉挛，使关节的活动受到进一步的限制，甚至使关节处于畸形位。病变晚期关节周围肌肉萎缩。

五、运动功能减退

老年人的运动能力随年龄增加而减少。通常人体的运动能力在 20 岁时达到顶峰，其后逐渐下降，这与骨骼、关节、肌肉等运动器官，中枢神经系统及心、肺等器官变化有关。就老年人而言，运动能力减退既有年龄变化的原因，又有所患各种疾病的影响。

关节活动范围随年龄增加而缩小，尤其是肩关节的后转、外旋，肘关节伸展等活动明显受限，关节囊及韧带的老化与退行性变化是造成关节功能减退的主要原因。

肌肉随年龄增长逐渐减轻。30 岁的男性肌肉占体重的 43%，60 岁以上老人仅占 25%。肌肉力量和肌肉工作能力逐渐减弱。肌肉工作能力的降低，表现为运动能力减退、调节能力减弱。骨骼系统的退行性改变是老年人运动能力降低的主要原因，也是人体老化的重要象征之一。

任务二　老年人退行性骨关节病患者的照护

任务情境

张大爷，70 岁，体型肥胖，活动或劳累后膝关节酸痛 5 年，近一周来疼痛加重，不能活动。查体：膝关节肿胀。张大爷平时善于交际，社会活动较多，所以对当前的处境很不适应，表现为烦躁、易怒。

思考：你应该如何对张大爷进行照护？如何对张大爷进行健康教育？

任务描述

骨关节炎是一类由多种因素引起的关节软骨纤维化、皲裂、溃疡、脱失的关节疾病，多累及负重大、活动多的关节，如髋关节、膝关节、脊柱等。而老年人退行性骨关节炎则是其中一种类型。 老年人退行性骨关节炎是中老年人群中最为常见的疾病，据 WHO 统计，目前全球人口中 10% 的医疗问题源自于此。其发病率小于 45 岁为 2%，45～64 岁为 30%，65 岁以上为 63%～85%。小于 45 岁的多为继发性，男性发病率大于女性； 45～55 岁，男女发病率相等；大于 55 岁，发病率则女性多于男性。女性病情较男性重。总的患病率男女比例是 1∶2。

退行性骨关节病主要侵犯滑膜囊关节，主要损害在关节软骨。

一、疾病评估

退行性骨关节病可分为原发性退行性骨关节病与继发性退行性骨关节病两类。导致关节软骨损伤的原因各不相同。

（一）发病因素

1. 原发性退行性骨关节病

指自身的因素所致，发病原因尚不清楚，有以下一些学说：

（1）基质组成的比例发生改变：软骨细胞制造胶原蛋白、蛋白多糖，和水按一定的比例混合形成软骨基质。不知什么原因，混合的比例发生改变，为了改变这种现象，机体产生更多的软骨细胞，生成大量的胶原蛋白、蛋白多糖。但在制造胶原蛋白、蛋白多糖时，由于产生了很多液体，结果把新合成的和原有的胶原蛋白、蛋白多糖都冲洗掉了，留下的比以往更少。

（2）软骨中破坏软骨的酶失去控制：在正常情况下，软骨细胞产生的软骨破坏酶与促进软骨生成物质是相等的。如果这种平衡被破坏，产生过多的软骨破坏酶，软骨中的胶原纤维就会被酶破坏，导致软骨中由胶原纤维所编织成的致密网松散，蛋白多糖不能被固定而漂流消失，不能吸附水分，软骨水分丢失，容易脆裂。

（3）软骨下骨创伤：由于反复的碰撞而受到伤害，发生象牙样变、增厚，成为退行性骨关节病的触发原因。

（4）肝功能不正常：肝脏产生很多激素、生长因子和帮助软骨形成的物质。在肝功能不正常时，这些物质不能正常产生，导致软骨被破坏。

2. 继发性退行性骨关节病

指关节因创伤、畸形和疾病等已知原因而引起关节软骨破坏、关节结构变异，以后发生退行性改变化者。引起继发性退行性骨关节病的原因有：

（1）关节的先天性异常，如先天性髋关节脱位。

（2）创伤，如关节内骨折、半月板破坏等。

（3）关节面不平整，如骨的缺血性坏死、股骨头软骨溶解等。

（4）骨关节疾病，如骨关节结核关节化脓性炎症、酒精中毒等。

（5）关节外畸形引起的关节对合不良，如膝内翻、膝外翻及佝偻病引起的“盘腿”成“外拐腿”等。

（6）关节不稳定，如韧带、关节囊松弛等。

（7）医源性因素，如长期不恰当地使用皮质激素等。

因此，继发性退行性骨关节病，可发生于任何年龄，其表现与原发性相似。

（二）疾病表现

1. 症状

（1）关节疼痛：临床工作中，疼痛相关的病史描述应该包括疼痛的范围、僵硬、关节肿胀、无力和失用的程度等。疼痛通常是骨关节炎患者的最初主诉，在病程的早期，过度使用或活动后出现疼痛，休息后可以缓解。随着病情的进展，尤其是合并明显的炎症因素时，静息时也会有疼痛。患者对于轻微的疼痛很难精确地定位。临床医师需注意这样的情况：开始时疼痛较轻，常出现在活动后，休息后减轻或消失。到后期，关节轻微活动或行走时，立即出现剧烈疼痛。最后，休息时也出现疼痛。这可能与邻近关节的骨端静脉充血、骨内压升高或病损已达软骨下面的骨质有关。严重的患者，疼痛可影响睡眠，给生活带来极大的痛苦。如为膝关节病变，在上下楼梯时疼痛较为明显，久坐或下蹲后突然起身可导致关节剧痛。髋关节病变疼痛常自腹股沟部传导至膝关节前内侧、臀部及股骨大转子处，疼痛也可向大腿后外侧放射。当髌骨缘软骨增生肥大与股骨髁部活动时吻合不好，脱落的软骨碎片可卡在关节，致使不能动弹，称为“关节卡锁”。

（2）关节僵硬：患者感到关节活动不灵活，特别在长期不活动后，如打麻将、看电影或在清晨起床后感到髋关节僵硬，不能立即活动，要经过一定时间的活动后才能感到舒适，故称之为晨僵。这种僵硬现象与其他疾患所造成僵硬的一个显著不同点是持续时间短，一般不超过 15 min，活动后即缓解。而类风湿关节炎引起的僵硬常常比较严重，持续长达几个小时。另外，骨关节炎的僵硬局限于受累关节，与类风湿关节炎或其他炎性肌肉骨骼疾病不同。僵硬与疼痛一样，大气压下降或湿度增加等天气改变可使其加重。但到疾病的晚期，关节不能活动将是永久性的，即使活动，也不能恢复。

（3）关节响声：关节活动或医师在检查被动活动关节时，关节相互摩擦，出现各种不同响声，如嘎吱声、摩擦声，常见于受累的膝关节。

（4）关节肿胀：多见于膝关节。每当膝关节过多行走，或因扭伤，或因髌骨关节有增生不平的骨刺，或因游离体挤压损伤了滑膜，可导致滑膜渗出增多，或出血，引起关节积液或积血，有时医师可从一个受累的膝关节中抽出 100 mL 液体。一般休息

1～2个月后，症状可自然消退，可以很长时间不出现此症状，但可因轻微外伤而反复发作。髋关节位置较深，肿胀一般不明显或不容易被察觉。

（5）关节畸形：一般出现在晚期，与关节软骨破坏、肌痉挛等有关。此外，赫伯登结节可导致指尖端的关节畸形，布（沙）尔结节可引起指中关节膨大。

（6）乏力和失用：关节自主或应急功能的丧失可能由疼痛，僵硬，关节表面异常、畸形，软组织痉挛，肌肉痉挛、萎缩或功能不良等因素引发，乏力可能与关节炎的程度有关。失用的程度是病史中很重要的内容，因为骨关节炎导致关节活动受限，而失用代表着疾病预后不良。

2. 体征

（1）压痛：大多数有症状的关节压痛在关节线上，关节周围结构的侵及多出现非特异性的压痛，特别是在膝关节的一个或多个滑膜受累时，关节活动的疼痛还可伴有其他表现。

（2）关节膨大：其原因是骨质突起、滑膜炎症、渗出所致，皮肤发热和红肿则少见。

（3）关节摩擦感：主被动活动中可感觉到关节的摩擦，退变的关节面感到粗糙不平。明显的摩擦感有诊断意义。

（4）活动受限：大多数中重度骨关节炎使关节活动受限。

（5）其他发现：骨关节炎中肌肉乏力并不常见，由此引发疾病的原因还不清楚，膝关节骨关节炎的发生可能与股四头肌等长收缩肌力下降有关。中度受损时将有明显的肌萎缩。

（三）辅助检查

很多退行性骨关节病的实验室检查大多为阴性结果，如红细胞沉降率通常正常，常规细胞计数也通常正常，类风湿因子阴性，抗核抗体阴性，血清钙、碱性磷酸酶、血清蛋白电泳等也为阴性，因此除了检查有无特有的体征外，需要有X线片才能确定诊断。退行性骨关节病的早期，X线片主要变化表现在软骨下骨硬化，关节边缘新骨形成，骨囊肿形成和骨塌陷，后期可出现关节畸形合并半脱位及关节腔变窄。在病情进一步发展时，出现骨刺（可以考虑为骨企图自身修复的征象）、骨密度变化和关节囊积液。

其他很多检查，如关节镜、CT扫描、磁共振成像，可用来帮助确定软骨损害的范围。

二、疾病诊断

注意骨关节病的特有体征，除了收集患者主诉、病史和仔细体检外，应特别注意有无关节病的特有体征。

1. 关节活动受限

初期可能只能感到关节活动不如以前灵活，随着病情发展，活动受限更加明显。如果是手指关节受累，开瓶塞或抓球困难；如果膝关节受累，伸屈关节时感到很不舒服；如果脊柱关节受累，扭转、弯腰时出现困难；如果病情严重，髋关节、膝关节等持重的关节即使只是执行简单的活动也感到困难。

2. 关节触痛、压痛

疾病早期没有触痛、压痛，但可出现关节肿胀。当关节积液过多，压迫关节周围组织，可引起疼痛和触压痛。

3. 被动活动关节出现疼痛和摩擦声

在正常情况下被动活动关节，一般不会出现疼痛和发出声音。如果关节受累，被动活动受累关节，患者感到疼痛并可出现声音。

三、疾病治疗

（一）治疗原则

以往认为退行性骨关节病是不可治疗的，除了消极的镇痛以外，没有其他的办法。但是随着对关节软骨进一步的了解和临床的实践证实，关节软骨的病变不是不可逆的，只要恢复软骨基质的正常平衡，就可以阻止病程的发展，使疾病得到治疗。

（二）治疗要点

1. 运动锻炼

过去认为运动锻炼如跑步可以加重关节基部软骨的损伤。现在认为有规律的、适宜的运动是保持关节健康、预防退行性骨关节病的好方法。这是因为在运动的时候，关节软骨不停地挤压出代谢后废物，吸入营养的液体，使软骨保持湿润，并能增强关节周围组织的锻炼，消耗热能，减轻体重，对预防退行性骨关节病都是有益的。

2. 药物治疗

（1）非甾体抗炎药：长期以来，临床医师对退行性骨关节病主要应用非甾体抗炎药物以减轻疼痛，对于如何解决用药后的不良反应和如何改善病程发展等问题不够重视。

（2）氨基葡萄糖治疗：健康的软骨需要三种物质：水，用来润滑和营养软骨；蛋白多糖，用来保持水分；胶原蛋白，用来固定蛋白多糖。氨基葡萄糖能使软骨恢复健康，其原因是它为制造蛋白多糖的主要材料，软骨能保持水分主要靠蛋白多糖。

硫酸氨基葡萄糖与非甾体抗炎药物（NSAID）治疗退行性骨关节病的比较：疼痛减轻都很明显，后者镇痛作用较快，而前者作用更持久。目前我国这类药物有：①维骨力（硫酸氨基葡萄糖）。每个维骨力胶囊含硫酸氨基葡萄糖晶体 314 mg，相当于 1.25 mg 硫酸氨基葡萄糖。剂量及用法：1 次服用 1～2 粒胶囊，每天 3 次，最好吃饭时服用，持续服用 4～12 周，每年重复 2～3 次。②氨糖美辛片。其为肠溶片，每片含盐酸氨基葡萄糖 75 mg、吲哚美辛 25 mg。剂量及用法：口服，一天 1～2 次，每次 1～2 片，饭后即服或临睡前服用，或遵医嘱。③傲骨力（氨基葡萄糖硫酸盐单体）。其分子较硫酸氨基葡萄糖小，因此穿透力和溶解度明显高于盐酸盐和含钠的氨基葡萄糖硫酸盐，因此能够显著地强化、润滑、修补和再生软骨，而且能够刺激软骨细胞自身的氨基葡萄糖硫酸盐的合成，并对受损的软骨细胞有修复作用。剂量及用法：口服，一天 3 次，每次 2 片，一个月为一个疗程。轻、中度患者服用 1～2 个疗程，重度患者需要连续服用 3 个疗程。④氨基葡萄糖和硫酸软骨素联合使用可以增强软骨的修复能力和促进关节恢复功能。根据患者的体重，氨基葡萄糖的剂量为 1～2 mg 和硫酸软骨素为 800～1 600 mg，可分为每天 3～4 次。以上剂量可作为初始剂量，根据患者疼痛症状变化再做调整。如有的患者服药后症状很快减轻，则可减少至开始剂量的 1/3～1/2，有的患者症状消失则可停药。可同时服用维生素 C，一般每天 500～1 000 mg，分为 2～4 次服用。⑤锰对软骨合成非常重要，但常常不被重视。其在蚕豆、燕麦片、干桃、牛肝中含量多，要注意补充。

3. 关节腔内注射药物

关节腔内注射药物主要应用于膝关节。①激素类药物：用盐酸利多卡因注射液 5 mL（0.1 g），内加入 1 mL（40 mg）曲安奈德注射液。②玻璃酸钠注射液：采用玻璃酸钠 2 mL（20 mg），关节腔内注射，每周 1 次，5 次为 1 个疗程。玻璃酸钠是玻璃广泛分布于动物结缔组织的一种代表性黏多糖，在关节内作为关节液的主要成分之一，发挥润滑关节及保护软骨表面等重要功能。关节腔内注射玻璃酸钠治疗骨关节病的有效率达 90% 以上，属于一种安全有效的关节内注射药。

4. 外科手术治疗

经上述非手术疗法治疗无效者，可考虑手术治疗。手术治疗的目的在于减轻或消除疼痛，预防或矫正畸形，防止关节破坏进一步加重，改善关节功能。当然，手术治疗也是骨关节炎综合治疗的一部分。不同病变部位及病变性质所采用的手术方式各异，如游离体摘除术、关节清理术、截骨术、关节融合术、关节成形术（关节置换术）。新的外科手术方式还包括骨膜、软骨膜移植，带软骨下骨的自体或同种异体软骨移植，自体软骨细胞移植等。这些手术方式尚需进一步研究及临床样本长时间随访观察。

5. 改变生物机械力学对关节的损伤

生物机械力学是研究不正确地运用肌肉、骨骼、肌腱、韧带的力量作用于机体，引起关节过度的磨损而导致的关节损伤。生物机械力学的作用在治疗退行性骨关节炎的重要性时不能忽视，如果不注意改正生物力学导致的关节损伤，是不能治愈关节疾病的。所以对不良姿势如膝内翻、膝外翻、驼背和脊柱侧弯等，应尽量予以纠正。此外，肥胖患者应节制饮食、减轻体重。使用拐杖也是减轻关节负重的好方法。

任务实施

一、照护措施

（一）生活照护

对退行性骨关节病的患者，主张动静结合，急性发作期应注意休息，一般不需卧床休息，只是限制关节活动而允许自理日常生活。一般以不负重活动为主，先做增强肌力练习，再逐渐练习增加关节活动，如游泳就是一种很好的锻炼方式，可有效地预防及减轻病变关节的功能障碍。规律而适宜的运动可有效预防和减轻病变关节的功能障碍。对肥胖老人来说更应坚持运动锻炼，尽量选择运动量适宜、能增加关节活动的运动项目，如游泳、做操、打太极拳等。饮食上尽量减少高脂、高糖食品的摄入，从而达到减肥的目的。

（二）对症照护

（1）减轻疼痛。对患髋关节骨关节炎的老人来说，减轻关节的负重和适当休息是缓解疼痛的重要措施，可手扶手杖、拐、助行器站立或行走。疼痛严重者，可采用卧床牵引限制关节活动。患膝关节骨关节炎的老人除适当休息外，可通过上下楼梯时扶扶手、坐位站起时手支撑扶手的方法减轻关节软骨承受的压力，膝关节积液严重时，应卧床休息。另外，局部理疗与按摩综合使用，对任何部位的骨关节炎都有一定的镇痛作用。

（2）功能锻炼。为防止关节粘连和活动功能障碍，根据患者自身条件及受限的程度，制订活动计划，进行功能锻炼。可适当使用辅助器具，防止病变关节功能减退，保持或提高患者自理能力。

（三）药物治疗照护

合理的药物治疗可以减轻老年人的关节疼痛和炎症，保持关节运动功能，延缓病情发展。应指导老年人用药，尤其是非甾体药物服用的注意事项及阶梯用药的意义。

（1）非甾体抗炎药。目前发现长期、大量使用非甾体抗炎药物对软骨的影响可分为三类：①对关节软骨有损害作用，如阿司匹林、水杨酸、吲哚美辛、保泰松和萘普生等；②对关节软骨无不良影响，如吡罗昔康；③对软骨代谢和蛋白聚糖合成具有促进作用，如双氯酚酸和舒林酸硫化物等。因此，临床医师在选择 NSAIDs 时，除需首先考虑其消炎镇痛的效能外，更应深层次地考虑选择既可改善患者当前症状，又能防止潜在加重患者远期病变的药物。一般主张在本病的炎症发作期使用，症状缓解后即应停止服用。

如果应用传统医学（如推拿、按摩、针灸及理疗）可以有效地缓解疼痛者，一般不必服用抗炎镇痛药物。

（2）氨基葡萄糖。氨基葡萄糖不仅刺激软骨细胞产生蛋白多糖，而且软骨细胞产生蛋白多糖的多少取决于氨基葡萄糖的多少。氨基葡萄糖多，软骨细胞产生蛋白多糖就多，反之就少。氨基葡萄糖还能帮助机体修复损伤的软骨。临床研究证实，氨基葡萄糖能减轻患者的疼痛，恢复其功能。

（四）心理照护

退行性骨关节病患者常因长期疼痛不能活动而产生抑郁的情绪，而抑郁又会加重疼痛，干扰疾病的康复。因此，对待自身的疾病保持积极、乐观的态度，对该病是一种特效的药物。要指导患者，一是不要成天抱怨“为什么患这种病”，应把注意力放在治疗上，经常想自己的病很快就会好，将过着和以往一样愉快的生活。二是经常与朋友和家人保持联系。孤独是很多疾病最危险的因素，特别是老年人。孤独和与世隔离的人，对药物治疗反应和保持与他人和社区紧密联系的人完全不同。所以要尽可能地保持与社会交往。如果不能出去，养宠物也是有帮助的。帮助老年人进行心态调整，使他们以积极、乐观的心态面对，避免焦虑、抑郁等不良情绪，有助于他们减轻疼痛，促进康复。

二、健康指导

1. 疾病知识指导

向老年人讲解该病的自然病程及对运动、心理、工作和休闲活动等的影响。指导老年人监测病情变化，观察康复治疗效果，及时就诊。

2. 关节保护指导

主要讲解腰背肌、股四头肌等锻炼，让老年人掌握锻炼的要点和方法，知晓锻炼的原理和意义，并指导老年人在日常生活中保护和合理使用关节，方法如下：①减少每日总运动量。老年人的运动量应根据患病关节的耐受度来确定。运动中一旦关节出现疼痛，说明运动量过大，应立即停止运动。②使用较大和较有力的关节。③劳逸结合，动静平衡。预防慢性劳损，避免长时间对某一关节反复给予过大的运动负荷。④避免或减少屈膝运动，如爬山、上下楼梯等。⑤防止运动中受伤。关节受伤，特别是重大外伤，会增加这些关节患骨关节炎的危险。

3. 指导自理

对于活动受限的老人，应根据其自身条件及受限程度，运用辅助器具或特殊的设计以保证或提高老年人的自理能力。如：门及过道的宽度须能容许轮椅等辅助器通过；室内地板避免有高低落差的情形，地板材质应以防滑为重点等。对吞咽困难的老人，应准备浓稠度适合其吞咽能力的食物，避免大口进食或摄入大块的食物。对定位能力有缺陷的老人，可运用提醒标志或将活动路线单纯化等方式使之容易接受。对视力不良的老人，应在特定区域（如楼梯的防滑带或有高度变化处）以不同的颜色加以区分。对大、小便失禁的老人，应避免令其一次饮用大量的水，同时宜尽可能安排老人睡在距厕所较近的卧室，以方便其如厕。

4. 康复训练

进行各关节的康复训练，通过主动和被动的功能锻炼，可以保持病变关节的活动，防止关节粘连和活动障碍。不同关节的锻炼根据其功能而有所不同：①髋关节。早期练踝部和足部的活动，鼓励老人尽可能做股四头肌的收缩，除去牵引或外固定后，床上练髋关节的活动，进而扶拐下地活动。②膝关节。早期练股四头肌的伸缩活动，解除外固定后，再练伸屈及旋转活动。③肩关节。练习外展、前屈、内旋活动。④手关节。主要锻炼腕关节的背伸、掌屈、桡偏屈、尺偏屈。还可指导患颈椎病的老人于症状缓解后做颈部的运动体操。具体做法是：先仰头，侧偏头颈，使耳靠近肩，再使头后缩转动。每个动作后，头应回到中立位，再做下一个动作，动作宜慢。

5. 用药指导

用明显的标记保证老人定时、定量、准确服药，并告知药物可能具有的副作用，教会老人监测方法。

任务评价

（1）老年人能配合关节活动训练。
（2）老年人能积极配合治疗并保证进行有氧训练，疼痛减轻或缓解。
（3）老年人能获得与疾病有关的预防、保健治疗知识。
（4）老年人焦虑减轻或消失，情绪稳定。
（5）无并发症的出现，得到及时有效的处理。

病例分析

王伯伯，62 岁，因受凉劳累后出现膝关节酸胀痛，并活动受限 1 个月，步行入院。体温 36.5 ℃，脉搏 82 次 /min，呼吸 18 次 /min，血压 130/70 mmHg。入院诊断为膝关节炎。

分析：给予该患者的照护措施有哪些？应该如何给该患者做好心理照护？

任务三 老年骨质疏松患者的照护

任务情境

赵某，女性，69岁，腰背部弥漫性疼痛6年，医院曾诊断为“骨质疏松症”，未按照治疗方案正规服药，也未在饮食上加强相应的营养。1天前不慎摔倒导致髋骨骨折。赵大妈家住农村，生活拮据，三餐以面食为主，喜高盐饮食。

思考：试分析导致赵大妈骨质疏松的原因有哪些？你应该如何对赵大妈进行照护？

任务描述

原发性骨质疏松症（primary osteoporosis）是老年人常见病和多发病，可分为两型，即妇女绝经后骨质疏松症和老年人退行性骨质疏松症。这有别于继发的由内分泌疾病、营养不良、骨髓增生性疾病、慢性肝肾及肺等脏器疾病及长期使用损害骨骼的药物等所致的继发性骨质疏松症（secondary osteoporosis）。其定义为“以骨量减少和（或）骨的微观结构退化为特征的，致使骨强度下降，骨脆性增加而易于发生骨折的一种全身性骨骼疾病”。1994年，根据WHO的标准，骨质疏松被定义为BMD（骨密度）低于正常年轻人平均值2.5个标准差以上，BMD测量值可预测骨折风险。它的骨量减少特点是骨矿成分和骨基质呈等比例减少，主要临床表现为关节疼痛，脊柱弯曲，轻微外力即可引发骨折。原发性骨质疏松症是分布全球的疾病。欧美国家白种人女性患病率较高，亚洲人次之，而黑种人最低。全国有600万～800万名骨质疏松患者，其中60岁以上的女性患者约为50%，男性患者约为20%。

一、疾病评估

（一）发病因素

骨质疏松分为三种，分别为原发性骨质疏松、继发性骨质疏松和特发性骨质疏松。在此，我们主要讲述原发性骨质疏松。原发性骨质疏松症分为两型，即绝经后骨质疏松症（Ⅰ型）和老年退行性骨质疏松症（Ⅱ型）。

知识链接

1. 发病机制

正常骨代谢周期其骨吸收与骨形成维持在一个动态平衡状态。成骨细胞的骨形成活动与破骨细胞的骨吸收活动相互偶联，不断进行着骨重建。任何因素引起的破骨细胞生成过多或过度活化都可以使破骨细胞的功能亢进，溶骨能力增强。绝经后破骨细胞数量增加是绝经后骨质疏松症（Ⅰ型）的主要发病机制。老年性骨质疏松症是由于年龄增加导致的骨密度和骨质量下降，骨微结构破坏，造成骨脆性增加。与年龄增长相关的其他因素包括：维生素 D 代谢紊乱以及小肠对钙的吸收减少，饮食中钙的减少进一步加重缺钙。

2. 病理生理特点

多种基因（如维生素 D 受体、雌激素受体、肾上腺素能受体）的表达水平和基因多态性可影响骨代谢。老年人随着年龄的增长，性激素机能减退，激素水平下降，骨的形成减慢，吸收加快，导致骨量下降。凡可使骨吸收增加和/或骨形成减少的因素，都会导致骨丢失和骨质量下降，造成骨质疏松症及脆性骨折的发生、发展。

（二）疾病表现

骨质疏松的程度较轻时常无症状，往往在查体做 X 线检查时才发现曾有骨折。患者常有腰背酸痛、佝偻驼背、身高缩短等。常见的骨折类型有：①桡骨远端骨折（即 Colles 骨折）；②髋骨骨折；③肋骨骨折；④脊柱椎体压缩性骨折。

绝经后骨质疏松的表现为全身性骨量减少及骨组织的微结构改变，使骨脆性增加并易于发生骨折。它与老年增龄性骨质疏松不同，骨质变化是以松质骨为显著特征。常见的骨折部位为脊柱骨折、髋骨骨折及腕部桡骨远端骨折（Colles 骨折）。70 岁以上女性骨质疏松为两者相加，既有绝经因素，又有增龄因素。妇女绝经后骨质疏松症发病率较高，骨吸收及骨形成加快，呈现高转换型骨代谢。骨吸收的过程短而骨形成需时较长，造成骨量丢失。

骨质的丢失包括密质骨丢失及松质骨丢失。松质骨表面面积小，代谢活跃。骨质疏松患者的松质骨有很多显微性骨折。妇女自绝经期起的后半生丧失密质骨矿物质的 35%，松质骨矿物质的 65%。老年男性骨量丧失约为同龄妇女值的 60%。

（三）辅助检查

1. 反映骨转换的指标测定

反映骨转换的指标可分为骨形成及骨吸收两种。反映骨形成的指标有：①血清总碱性磷酸酶和骨碱性磷酸酶，两者为成骨细胞所产生，在成骨细胞活性升高的骨病中该酶均有所升高。患骨质疏松时该酶在正常高限，有骨折时升高。②骨钙素（又称骨钙蛋白）：由成骨细胞合成和分泌，反映成骨细胞的活性和帮助观察药物治疗对成骨细胞的影响。血骨钙蛋白（BGP）随年龄上升，与碱性磷酸酶呈正相关。反映骨吸收的指标有：①抗酒石酸酸性磷酸酶，其反映破骨细胞的活性；②尿酸，成人每天排出100～250 mg；③尿羟脯氨酸，其为胶原代谢产物。更年期开始时可见到尿钙及尿羟脯氨酸上升，空腹尿钙尿肌酐之比大于0.16，尿羟脯氨酸尿肌酐大于0.017为不正常。

2. 骨量的测定

（1）单光子骨密度吸收法（SPA）：测定的指标有骨矿含量（BMC，g/cm）、骨宽度（BW）、骨密度（BMD）等，已逐渐被双能X线吸收法所取代。

（2）双能X线吸收法（DEXA）：是通过X线源放射两种不同能量的射线，缩短扫描时间，所测为皮质骨与小梁骨骨密度的总和，以 g/cm^2 来表示，即骨密度。

（3）骨组织形态计量学：可取活检直观观察骨形态、骨代谢及骨量的细微改变，但此类检查只能用于有强烈适应症的少数患者。

（4）定量超声：用于检测骨密度、骨强度、骨质量、骨弹性，确定骨折部位及预测骨折的危险性，随诊骨质疏松患者及判断治疗效果。

（5）定量CT（QCT）：是现今唯一能分别测定皮质骨及小梁骨骨量的检查方法，可反映真实的体积密度，测量值以 mg/cm^2 表示。QCT检查与其他方法相比，对受试者的辐射量偏大，20世纪末推出的用于末梢检查的PQCT有了改进，PQCT可以区别快速及缓慢骨丢失。

二、疾病诊断

世界卫生组织制订的白人妇女骨质疏松症的诊断标准：正常为骨密度或骨矿物质含量在正常青年人平均值的1个标准差之内；低骨量或骨量减少为正常青年人平均值的1～2.5个标准差之间；骨质疏松症为BMD或BMC低于正常青年人平均值的2.5个标准差；严重骨质疏松症为BMD或BMC低于正常青年人平均值的2.5个标准差，伴有骨折。由于骨质疏松症存在着明显的种族差异和地区性差异，WHO标准显然不适用于我国人群。经我国学者多年研究，中国老年学学会骨质疏松委员会诊断标准于1999年通过并沿用至今（见表9-1），确定诊断骨质疏松症应以骨密度减少为基本依据，需鉴别是原发性骨质疏松还是继发性骨质疏松，可参考年龄、病史、骨折及实验室检查等进行综合考虑。

表9-1　骨矿物质含量诊断标准和分级标准

峰值骨量	意义
＞M-1个标准差	正常
M-1个标准差至M-2个标准差	骨量减少
＜M-2个标准差以上	骨质疏松
＜M-2个标准差以上，伴有一处或多处骨折	严重骨质疏松症
＜M-3个标准差以上，伴或不伴骨折	严重骨质疏松症

三、疾病治疗

通过全面的病史采集、体格检查、骨密度测定、影像学检查及必要的生化测定，综合进行临床诊断。治疗要点是改善骨骼生长发育，促进成年期达到理想的峰值骨量；维持骨量和骨质量，增加骨密度，预防增龄性骨丢失；避免跌倒和骨折。

（一）药物治疗

1. 补充钙剂和维生素 D

补充钙剂和维生素 D 为骨质疏松症预防和治疗的基本需要。

（1）钙剂：充足的钙（如碳酸钙、葡萄糖酸钙等）摄入对获得理想骨峰值、减缓骨丢失、改善骨矿化和维护骨骼健康有益。补充钙剂需适量，超大剂量补充钙剂可能增加患肾结石和心血管疾病的风险。

（2）维生素 D：充足的维生素 D 可增加肠钙吸收、促进骨骼矿化、保持肌力、改善平衡能力和降低跌倒风险。同时补充钙剂和维生素 D 可降低骨质疏松性骨折风险。酌情检测血清 25- 羟维生素 D 水平，以了解患者维生素 D 的营养状态，指导维生素 D 的补充。

2. 其他抗骨质疏松药物

降钙素、雌激素等其他的抗骨质疏松药物可以增加骨密度，改善骨质量，显著降低骨折的发生风险。

（二）康复治疗

主要包括运动疗法、物理因子疗法、作业疗法及康复工程等。

1. 运动疗法

运动疗法简单实用，不仅可增强肌力与肌耐力、改善平衡、协调性与步行能力，还可改善骨密度、维持骨结构、降低跌倒与脆性骨折风险等，发挥综合防治作用。运动疗法需遵循个体化、循序渐进、长期坚持的原则。

2. 物理因子疗法

脉冲电磁场、体外冲击波、全身振动、紫外线等物理因子治疗可增加骨量；超短波、微波、经皮神经电刺激、中频脉冲等治疗可减轻疼痛。对骨质疏松骨折或者骨折延迟愈合可选择低强度脉冲超声波、体外冲击波等治疗以促进骨折愈合；神经肌肉电刺激、针灸等治疗可增强肌力，促进神经修复，改善肢体功能。

3. 作业疗法

指导患者正确的姿势，改变不良生活习惯，提高安全性。通过作业疗法，分散患者注意力，减少对疼痛的关注，缓解由骨质疏松症引起的焦虑、抑郁等不利情绪。

4. 康复工程

行动不便者可选用拐杖、助行器等辅助工具，以减少跌倒发生。患者可佩戴矫形器，以缓解疼痛、矫正姿势、预防再次骨折等。

任务实施

一、照护措施

（一）生活照护

患骨质疏松症的老年人在饮食上需均衡。适量进食含蛋白质及钙丰富的食物，如牛奶、鱼、豆制品。水果以橙、柑、西柚、奇异果等为佳，因其含有丰富的维生素 C，有助于骨骼健康。减少钠盐摄入，少吃腌制食物，可减少钙质流失。戒烟酒，适量饮茶和咖啡，少喝碳酸饮料，忌辛辣、过咸及过甜等刺激性食品。

指导患骨质疏松症的老年人有意识地持续保持良好的姿势，如卧位时用硬板床垫和较低的枕头尽量使背部肌肉保持挺直；站立时肩膀要向后伸展，挺直腰部并收腹；坐位时应双足触地，挺腰收颈，椅高及膝。尽量做到读书或工作时不向前弯腰，尽可能避免持重物走路，不要经常采取同一姿势，以免增加骨骼负担。

（二）对症照护

疼痛是骨质疏松症最常见的症状，因此缓解疼痛尤为重要。注意保暖及避免寒冷刺激，平时宜用温水，天气变化时注意增减衣物，睡卧时盖好衣被，避免受凉，可防止肌肉痉挛和缓解疼痛。因病情需要长时间处于同一体位如仰卧时，可在膝下垫软枕，将患膝置于膝关节屈曲位，减轻腰部压力。对于疼痛部位还可采取热敷、按摩、超短波治疗、中频电疗等方法达到消炎和止痛效果。

（三）运动照护

WHO 明确提出骨质疏松症治疗的三大原则：补钙、运动疗法和饮食调节法。其中，运动疗法是防治骨质疏松症最有效和最基本的方法。常用的运动方法如下：握力锻炼，用握力器每日坚持握力训练 30 min 以上，能防治桡骨远端和肱骨近端骨质疏松症；耐力运动，以慢跑和步行为主要方式，每日慢跑或步行 2 000～5 000 m，能有效防治下肢及脊柱的骨质疏松症；俯卧撑运动，每日一次，尽量多做，注意每次所做数目不少于前一次，本运动能防治股骨颈、肱骨近端、桡骨远端骨质疏松症；伸展或等长运动，最大作用是增加耐力，在此训练过程中，相关部位骨的负荷应力增加，血液循环改善，骨密度增加，常用上肢外展等长运动、下肢后伸等长运动、躯干伸肌等长运动训练等。

（四）药物治疗照护

骨质疏松症治疗药物大致分为三类。第一类是促骨矿化剂，如碳酸钙、维生素 D 等。口服钙剂不可与绿叶蔬菜同服，应增加饮水量，防止泌尿系统结石或便秘。第二类是抗骨吸收剂，如降钙素、雌激素等。降钙素不能口服，可肌内注射，使用期间要观察有无低血钙；雌激素使用者应定期检查，防止肿瘤和心血管疾病的发生。第三类是促骨形成剂，如氟化钠及合成类固醇等。此类药宜晨起空腹时服用，服药后大量饮水，半小时内禁饮食，注意有无消化道反应。

（五）安全照护

跌倒是骨折及软组织创伤的主要因素，因此要注意居家安全。可采用 Morse 跌倒评分量表判断是否为跌倒高风险，及时采取有效措施。适当改造老年人生活环境，去除家庭和周边环境的障碍，如清除地板上零乱的物品、室内照明应充足、卫生间有防滑装置、穿平底鞋等，以防止跌倒或坠床的发生。外出锻炼或活动时要有人陪护，防止发生意外。尽量避免弯腰、负重等行为，防止骨折。

（六）心理照护

由于骨质疏松症病程较长，老年人容易有消极心理，易出现焦虑、悲观情绪。特别是伴发骨折的老年人，更要注意其特殊性。应加强对老年人生活上的支持，关心老年人，积极调动老年人的内在潜力，发挥他们的主动性，使老年人以最佳状态配合治疗。

二、健康指导

1. 疾病知识指导

根据老年人的年龄层、文化程度进行针对性教育，提高老年人对相关知识的了解程度。向老年人讲解骨质疏松症的发生原因与危害，让老年人掌握一些简单的操作与知识，树立预防为主的观念，消除导致疾病进一步发展的危险因素。督促定期检查，尽早发现骨量减少和骨质疏松，以便早期防治。发现患上骨质疏松症则应积极治疗，如应用降钙素、雌激素等。

2. 康复训练指导

鼓励老年人多参加户外活动，增加接触阳光的时间，可促进维生素 D 的转化，利于钙的合成：根据老年人自身情况制订运动处方，量力而行，循序渐进，持之以恒。适宜的运动有太极拳、游泳、舞蹈、散步等，每周至少 3 次，每次 30 min。中老年人伴随心脑血管系统疾病者较多，运动前应行常规检查，运动项目中尽量避免倒立性、屏气性、暴发性等动作，以免发生意外事故。患骨质疏松症的老年人应避免最大限度向前弯腰的训练动作，因其可能引起后背的扭伤和脊柱的压缩性骨折。

任务评价

（1）老年人是否摄入足够的营养物质，营养均衡。

（2）老人自诉活动耐力增强，疼痛减轻或消退。

（3）住院期间是否无骨折发生。

（4）悲观心理是否得到有效缓解，愿意积极配合治疗。

病例分析

李阿姨，69岁，因出现腰背部疼痛15天，步行入院。查体：体温36.5 ℃，脉搏80次/min，呼吸20次/min，血压130/70 mmHg，入院诊断为骨质疏松症。

分析：可以给予李阿姨的照护措施有哪些？应该给予李阿姨哪些健康教育？

任务四 老年股骨颈骨折患者的照护

任务情境

张老太，67岁，家住农村，因干农活时摔倒，右下肢疼痛且不能活动而入院。自诉全身骨痛10余年，除服用止痛药物外未采取其他检查或治疗措施。X线检查：右股骨颈骨折，椎骨、股骨、髋骨骨密度减低，透亮度加大。患者担心庄稼还未收完，急于回家。

思考：你认为对张老太可以进行哪些健康教育？应该如何对张老太进行照护？

任务描述

股骨颈骨折（fracture of the femoral neck）常见于老年人，多因跌倒时的扭转暴力所致，老年人的骨骼多骨质疏松，所以只需很小的扭转暴力，就能引起骨折。青壮年及儿童也有发生。因股骨头位置很深，骨折复位后难于固定，治疗较为困难，且因血供不足，晚期股骨头坏死发生率很高。

一、疾病评估

（一）股骨颈骨折的分类

1. 按骨折线的部位分类

（1）头下型骨折：骨折线位于股骨头下，使旋股内、外侧动脉发出的营养血管支损伤。骨折后，由于股骨头完全游离，致使股骨头血液循环基本上中断，故易发生股骨头坏死。

（2）经颈型或头颈型骨折：骨折线由股骨颈外上缘头下开始，斜向内下至股骨颈中部，骨折线常为斜形。因股骨纵轴线的交角很小，骨折线剪力大，稳定性差，故牵拉、扭曲易导致股骨头血管损伤，易发生股骨头坏死或骨折不愈合。

（3）基底型骨折：骨折线位于股骨颈基部，股骨项与大、小转子间连线处。该类骨折对血液供应影响不大，骨折容易愈合（见图 9–1）。

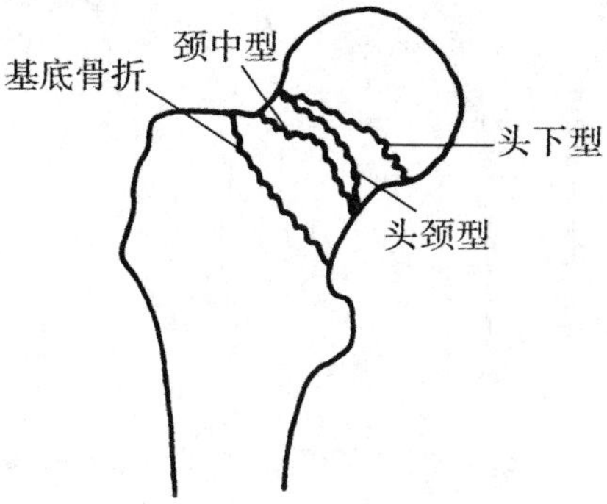

图 9–1　股骨颈骨折按骨折线的部位分类

2. 按骨折线或斜度分类

（1）外展型骨折：Pauwels 角（远端骨折线与两髂嵴连线所呈的角度称为 Pauwels 角）小于 30°、无移位或移位很少的嵌插型骨折剪力小、稳定，利于骨折愈合，又称为外展型骨折。

（2）内收型骨折：Pauwels 角大于 50° 为内收型骨折，稳定性稍差。骨折断端缺少嵌插，骨折线之间剪力大，骨折不稳定，愈合率比较低（见图 9–2）。

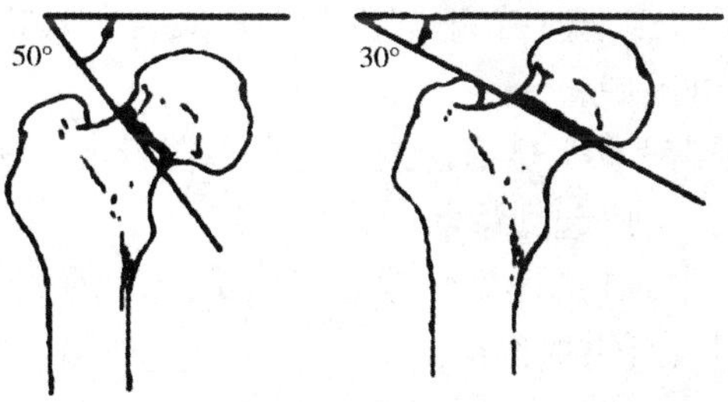

图 9–2　股骨颈骨折 Pauwels 分型

3. 按骨折移位程度分类（Garden 分类法）

（1）股骨颈不全骨折：骨折线没有穿过整个股骨颈或嵌插，股骨颈有部分骨质相连，骨折无移位，近折端保持一定的血运，骨折容易愈合。

（2）股骨颈完全骨折无移位：骨折对位良好，如股骨头下型骨折，仍有可能愈合，但股骨头坏死、变形常有发生：如为颈中型或基底型骨折，骨折容易愈合，股骨头血运好。

（3）股骨颈完全骨折部分移位：骨折远端向上移位，股骨头内收、内旋，颈干角小。

（4）股骨颈完全骨折完全移位：骨折两端分离，骨折近端旋转，骨折远端上移，关节囊严重损伤，易造成股骨头缺血性坏死（见图 9–3）。

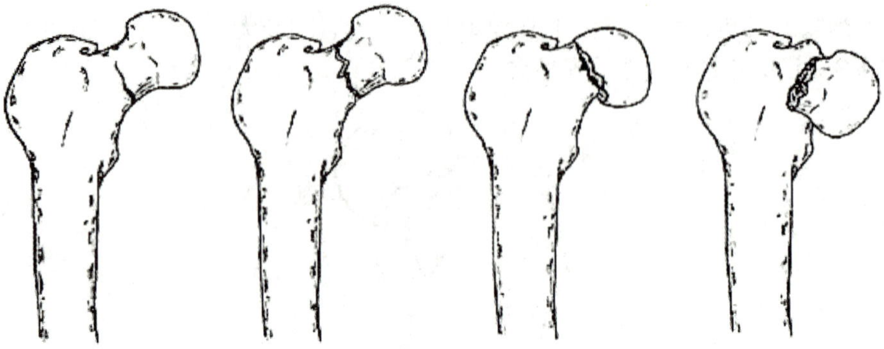

（1）　（2）　（3）　（4）

图 9–3　股骨颈骨折 Garden 分型

（二）疾病表现

股骨颈骨折患者有受伤病史，伤后诉髋部疼痛，下肢呈外旋畸形，髋内收、轻度屈曲、短缩。活动障碍，大粗隆上移并有叩击痛。发生于老年人的骨折系由于骨质疏松，股骨颈脆弱，髋周肌肉萎缩无力，保护反应迟钝，致轻微外伤，如平地滑倒、由床上跌下、下肢突然扭转等，都可导致骨折。青壮年股骨颈骨折，则由暴力损伤，如车祸或高处坠落致伤，偶有因积累劳损引起者，称为疲劳骨折。

（三）辅助检查

（1）X 片：骨盆正位，髋关节正侧位，判断股骨颈骨折的类型，根据检查结果对股骨颈骨折提供治疗上的参考。

（2）螺旋 CT：对于没有明显错位或者是一些隐性的骨折，X 线拍片不是特别明显的，螺旋 CT 三维重建，可以起到诊断的作用。

（3）MRI：（增强）MRI 的影像学检查可以更清楚观察到股骨头血供情况、骨髓内部结构损伤程度及周围软组织损伤情况。

二、疾病诊断

患者有外伤史，髋部疼痛，不能站立行走，患肢典型的屈髋、屈膝及外旋畸形，患侧大粗隆在 Nelaton 线（平卧位时髂前上棘与坐骨结节之间连线）之上，大粗隆与髂前上棘间的水平距离较健侧缩短，X 线片及 CT 检查能确立诊断。X 线拍片检查可明确骨折的部位、类型、移位情况，是选择治疗方法的重要依据。髋部的正位照片不能发现骨折的前后移位，需同时拍照侧位片，才能准确判断移位情况。

三、疾病治疗

（一）非手术治疗

适用于外展型或嵌入型等稳定性骨折，有严重心、肺、肾、肝等功能障碍者。可采用穿防旋鞋，皮肤牵引，卧床 6～8 周，卧床期间不可侧卧，患肢不内收，不能盘腿而坐，避免发生骨折移位。3 个月后，可逐渐扶双拐下地。

（二）手术治疗

根据骨折移位程度和时间，采取不同治疗措施。新鲜股骨颈骨折应早期治疗，有利于尽快恢复骨折后的血管扭曲、受压或痉挛，减少复位后的骨折不愈合和股骨头坏死发生率，所以有人提出股骨颈骨折应在 6 h 内行内固定。实验提示，内固定时间与骨不连发生率有关，6 h 以内骨不连为 1.5%，6～24 h 为 1.6%，24 h 以上为 18.9%。

1. 闭合复位切开加压螺钉固定术

准确的复位是内固定成功的重要条件，皮肤牵引或骨牵引数日，待骨折复位后再手术。也可在手术台上用牵引固定架和电视 X 线监视下急性复位。待复位准确后，在股骨外侧纵行切口，暴露股骨大转子及股骨近端，经大转子向股骨头方向打入引导针，经 X 线证实引导针穿过骨折线，进入头下软骨下骨质 0.5 mm，即通过导针打入加压螺钉内固定。由于这一手术方法不切开关节囊，不暴露骨折端，对股骨头血循环干扰较少，在 X 线监视下复位及固定均可靠，术后骨折不愈合及股骨头坏死的发生率相对较低。

2. 切开复位带肌骨瓣植骨内固定术

50 岁以下头下型或头颈型股骨颈骨折，手法复位失败，或固定不可靠，或青壮年的陈旧骨折不愈合，股骨头坏死，宜采用切开复位带肌骨瓣植骨内固定术。带肌骨瓣来源有股方肌肌骨瓣、旋髂深血管蒂髂骨瓣等。在骨后方缺损，多采用股方肌肌骨瓣植骨术。手术入路采用后外侧切口，先显露坐骨神经。股方肌位居最下方，在股骨转子和坐骨结节间。认清后用骨凿凿取厚 1.5 cm 的长方形骨块，暴露关节囊后壁，切开关节囊及股骨头。此时，可将骨折复位并穿钉固定，再沿股骨颈长轴凿一较骨块稍长的骨槽，近端向股骨头内挖一骨穴，约 1.5 cm 长，将带股方肌的骨块插入，直视下经大转子打入加压螺纹钉。

3. 人工全髋关节置换术

对于股骨颈骨折，传统仅采用股骨头置换，但由于术后问题很多，因而目前国际和国内均已放弃，采用人工全髋关节置换术代替，故本项目不介绍股骨头置换术。人工全髋关节置换术适用于 55 岁以上新鲜股骨颈骨折的头下型者、头颈型骨折有移位者、陈旧性骨折不愈合者、股骨头缺血性坏死晚期者、股骨颈骨折不愈合或老年股骨颈头下型骨折愈合困难者。

髋关节后外侧 L 形切口，暴露髋关节后，在髋臼的暴露和扩磨之前，将股骨头后脱位，并在小转子上缘 1.5 cm 处截断股骨颈。使用与最后扩磨型号相同大小的试模评定扩磨好的髋臼型号。用植入器将假体髋臼放入，移动手柄测定髋臼的稳定程度，整个骨盆随着轻微摇动而骨与假体髋臼不出现移动则为稳定。如果有摇动，则需加用螺丝钉或骨水泥固定。植入假体柄的操作技术：先用最小型号的软性髓腔扩大器扩髓，然后用逐渐增大的扩髓器扩大髓腔。当适当大小的髓腔锉安装到位后，移去髓腔把手。用股骨距磨锉锉平股骨距。安放股骨头试模，复位髋关节并检查稳定性。取出髓腔锉，植入股骨假体。

任务实施

一、照护措施

（一）病情观察

定时监测老年人生命体征变化，观察骨折及伤口情况，外固定的稳固性、肢体血运及皮肤情况，防治压疮。注意泌尿系统结石、肺炎、静脉血栓等并发症的发生。根据老年人病情的不同特点制订相应的照护指导方法，帮助老年人提高自我照护的能力。

（二）饮食照护

骨折老年人由于创伤或手术，机体承受不同程度的损伤，疗程一般较长，且伤后大多食欲不振，消化吸收能力减弱，导致营养供应不足，影响创伤的修复。应根据骨折的不同时期给予合理的饮食调护，促进骨折的早日康复。早期宜进食清淡、易消化而富有营养的食物，如鱼汤、蛋类、水果及蔬菜等，忌食辛辣、油腻食物。中期是骨痂形成期，宜进食高蛋白及富含铁钙的食物，如猪肝、瘦肉、牛奶等。后期宜进食高热量、补肝肾的食品，多喝含钙较多的炖汤，适量增加水果及蔬菜等。

（三）康复照护

1. 阶段性康复锻炼

在骨折的康复治疗中，最重要的是功能锻炼。及早进行功能锻炼能促进骨折愈合，缩短骨折愈合时间，防止关节粘连、肌肉萎缩等。根据骨折的病理及愈合过程，功能锻炼及照护通常分三期进行，每期的康复训练可根据实际情况配合理疗。①早期：伤后1～2周内。此期患肢肿胀、疼痛，骨折断端不稳定，容易再移位。因此，此期康复的主要目的是促进患肢的血液循环，以利于消肿和固定。具体方式有抬高患肢、冰敷、骨折远端向心性按摩和活动锻炼。其中活动锻炼是极其重要的康复治疗措施，一般可采用患肢肌肉的等长收缩活动，即肌肉收缩不会引起肢体的运动。肌肉收缩应有节奏地缓慢进行，可从轻度收缩开始，无痛时逐段增加用力程度，直到最大力量收缩。每次收缩持续数秒，然后放松，再重复训练，每小时训练5～10 min。原则上，除了骨折处上下关节不运动外，身体的其他部位均应进行正常的活动。②中期：伤后2周至伤后 2～3 个月，基本达到骨折临床愈合。此期患肢肿胀逐渐消退，疼痛减轻，骨折断端有纤维连接并逐渐形成骨痂，骨折处日趋稳定。因此，此期康复的目的首先是巩固第一阶段的成效，其次是阻止肌肉的进一步萎缩，并增加血液循环。促进骨折愈合训练方式除继续做患肢的肌肉收缩锻炼外，还可在医护人员或健侧肢的帮助下，逐渐恢复骨折部位近端、远端未固定关节的活动，并逐渐由被动活动转为主动活动。③后期：伤后 2～3 个月到 1 年以上。此期骨痂改造塑形已基本完毕，骨骼有了一定的支撑力，外固定已拆除，但多存在邻近关节的活动度下降、肌肉萎缩等功能障碍。因此，此期康复的目的是恢复受累关节的活动度，增强肌肉的力量，使肢体功能恢复正常。训练方式以抗阻力活动和扩大关节活动范围为主，加上肌力恢复训练。其中运动疗法是最重要的方法，辅以适当的理疗，也可装配支具、扶拐、手杖、轮椅等作为必要的功能替代。训练中所加阻力不宜过大，以免造成损伤。

2. 康复锻炼的重点

①上肢康复锻炼的重点：上肢的主要功能是手的运用，而上肢任何关节运动的受限都会影响手的功能。因此，在治疗上肢骨关节损伤时，除损伤局部关节的功能恢复外，其他部位都应在治疗过程中进行功能锻炼以预防功能障碍的发生。当关节功能不能得到充分的恢复时，则必须保证其有有效的起码的活动范围，即以各关节的功能位为中心而扩大活动范围。②下肢康复锻炼的重点：下肢的主要功能是负重和行走，人体在站立负重时，稳定的程度与重心的高低、承重面的大小、重心线与承重面的关系三个因素有关，各关节在行走时的活动范围与步距有关。要保证下肢正常的负重和行走，就要求下肢各主要关节稳定，且具备一定的活动范围。因此康复照护的重点是维持下肢各关节的活动范围，进行下肢有关肌肉肌力的训练及关节稳定性和协调性的训练。

（四）治疗相关性照护

1. 石膏和夹板固定

将肢体略抬高，有助于血液回流和消肿。注意观察患肢血运，若发现患肢严重肿胀，皮肤发凉、发紫或发白，疼痛加重或发麻，应立即报告医生及时处理。保持石膏或夹板的清洁干燥，避免浸水和重物压迫。若肿胀消退或石膏夹板松动时，应重新固定。下肢石膏固定时，患肢不能踩地，以免石膏折断。石膏内出现瘙痒时，不要用坚硬物搔抓，否则会损伤皮肤。听从医生指导，定期复查。

2. 皮牵引和骨牵引

定时翻身，避免皮肤压疮破溃。老年人多做深呼吸和拍背，多饮水，防止感染。多吃蔬菜、水果，防止大便干燥。老年患者做骨牵引时，针孔应保持干燥，每天酒精消毒两次。

3. 手术切开固定

保持伤口敷料清洁干燥。密切观察伤口创面及敷料等情况。若伤口出现红肿或流脓，应马上请医生查看。体温超过 38℃者，应及时打开敷料，观察创面有无红、肿、热、痛等情况，同时遵医嘱合理使用抗生素。钢板、螺钉的取出时间根据骨折愈合情况而定。

知识链接

老年人骨折后期饮食

骨折一个月以后，基本没有什么特殊的禁忌，可以食用富含钙、铁和磷的高营养的食物。如猪骨汤、羊骨汤、牛骨汤、老母鸡汤等，都是骨折老年人较好的营养品。骨折后需要补充一些微量元素，如锌、铁、锰等，要多吃一些水果、蔬菜，动物内脏也要适当补充，注意患心血管疾病或者高胆固醇血症的老年人应减少动物内脏的摄入。如果没有其他病症，还可以适当饮些药酒促进痊愈。多注意营养搭配，避免食用辛辣、刺激性的食物，视情况适当活动或锻炼。

（五）心理照护

老年人大多因突然的事故造成骨折，心理上难以承受，因而易产生焦虑、担优和轻生的念头，影响康复。应给予充分理解并积极进行心理疏导，采取常用的心理调适和保健方法，使之以正确的心态应对，积极配合治疗，以心理康复促进机能康复。

二、健康指导

1. 疾病知识的指导

宣传骨折的卫生保健常识，加强安全教育，避免骨折的发生。宣传骨折后残疾的三级预防措施，减少并发症的发生。告知老人遵医嘱服药的重要性以及用药治疗时可能出现的不良反应与处理方法。叮嘱老人定期进行复诊，从而对自身病情做到早发现、早治疗。

2. 生活指导

老年人因骨骼脱钙致骨骼脆性增加，轻度损伤即有可能导致骨折，应加强锻炼与饮食调养，补充含钙高的食品。应根据老年人病情变化选择合适的康复照护内容。叮嘱老年人保持良好的生活习惯，并时刻注意身心健康，在轻松愉悦的情况下工作、生活。

3. 康复指导

向老年人及家属讲解康复锻炼的重要性、方法、目的和注意事项。强调锻炼应循序渐进，遵循活动幅度由小渐大、锻炼强度由弱渐强、锻炼次数由少渐多的原则。骨折期间应遵医嘱固定关节，在骨痂成长初期良好的固定与制动对骨折的恢复是至关重要的；同时，进行静力收缩与放松的训练，进行关节肌肉的活动，以防止肌肉萎缩，促进骨折愈合。

任务评价

（1）老年患者不适症状是否减轻或消失。

（2）老年患者术后是否恢复较好，无不适。

（3）老人焦虑、烦躁心理是否有所缓解，能积极配合治疗照护工作。

病例分析

患者，男性，67 岁，因不慎摔倒后出现右下肢剧烈疼痛、活动障碍 50 min，于 2015 年 6 月 6 日步行入院。查体：体温 36.3 ℃，脉搏 90 次 /min，呼吸 24 次 /min，血压 160/90 mmHg。入院诊断为右侧胫腓骨骨折。

分析：给予该患者的照护措施有哪些？请对患者进行健康教育。

项目总结

运动系统疾病是威胁老年人生活质量的首要敌人，大部分属于外科疾病。照护者需要认真分析造成运动系统疾病的病因，及时判断疾病的发生发展，能够给予正确的照护措施、康复方法，减轻疾病造成的痛苦，提高老年患者的生活质量。本项目主要介绍了老年退行性骨关节病、老年骨质疏松、老年股骨颈骨折患者的照护。在学习以上内容时，大家学会对老年运动系统疾病的评估、照护及康复措施，关心和爱护老人，取得患者信任，给予相关疾病知识的宣传和健康教育，提高老年患者的生活质量。

思考与练习

一、选择题

1. 退行性骨关节病最初的表现是（　　）。

A. 关节肿胀　B. 关节僵硬　C. 关节疼痛　D. 功能障碍　E. 关节畸形

2. 退行性骨关节病关节肿胀多发生在（　　）。

A. 肩关节　B. 膝关节　C. 肘关节　D. 腕关节　E. 指间关节

二、思考题

1. 你如何指导老年骨质疏松患者预防骨折的发生？
2. 老年股骨颈骨折患者术后，照护者如何实施照护措施呢？

项目十 老年多器官功能不全综合征患者的照护

老年多器官功能不全综合征是导致老年危重病患者死亡的重要原因。由于老年多器官功能不全的发生是两个或两个以上器官同时或序贯式地发病，首先要识别究竟哪个是首发器官，这对于识别或阻断器官功能不全或衰竭的连锁现象的发生，以及其各器官之间的关联，均具有重要意义。

学习目标

知识目标	1. 掌握老年多器官功能不全综合征的照护评估资料 2. 熟悉老年多器官功能不全综合征照护措施、健康指导 3. 了解老年多器官功能不全综合征处理措施
能力目标	1. 能对老年多器官功能不全综合征患者进行疾病评估 2. 能对老年多器官功能不全综合征患者进行照护 3. 能对老年多器官功能不全综合征患者进行健康教育
素养目标	1. 具有良好的沟通能力 2. 工作认真，服务态度良好

在线预习

扫描二维码，学习吸烟肺、脑的相关知识。

吸烟肺　　脑

任务情境

陈大爷，93 岁，因呼吸困难、神志不清 1 天入院。既往有高血压、脑萎缩、慢性支气管炎、多发腔隙性脑梗死、阵发性心房纤颤等病史。查体：体温 36.8 ℃，脉搏 70 次 /min，呼吸 26 次 /min，血压 90/50 mmHg，深昏迷状态，呼吸急促，口唇发绀，右下肺部可听到细湿啰音。心率 110 次 /min，节律不齐，心音强弱不等。腹软、肝脾未及，肝颈静脉反流征（－），两下肢无水肿。辅助检查：头颅 CT 提示脑萎缩，未见急性出血及缺血性病灶，胸片提示右肺大片炎性改变，心电图提示心房颤动，血生化提示肌酐、转氨酶升高，诊断为肺炎，继发多脏器功能不全。

思考： 1. 你应该如何对陈大爷进行照护？

2. 你应该如何对患者家属进行健康教育指导？

任务描述

多器官功能障碍综合征（multiple organ dysfunction syndrome，MODS）是指机体遭受严重感染、创伤休克、大手术等损害 24 h 后，同时或序贯发生两个或两个以上器官或系统功能障碍或衰竭的临床综合征。老年多器官功能不全综合征（multiple organ dysfunction syndrome in the elderly，MODSE）是指老年人在器官老化和患有多种慢性疾病的基础上，由某种诱因激发，在短时间内出现 2 个或 2 个以上器官序贯或同时发生功能不全或衰竭的临床综合征。MODSE 作为老年危重医学领域一个重要的临床综合征，日益受到重视它是老年病临床常见的危重症，发病率和病死率高，是导致老人死亡的重要原因之一。

知识链接

MODSE 的发病率和病死率都很高，是危及老年人健康的重要因素。有调查资料显示，20 世纪 90 年代我国 MODSE 年发病率为 650/10 万，病死率为 75%～100%，是老年人口死亡的主要原因之一；同期美国人口中全身炎性反应综合征（systemic inflammatory response syndrome，SIRS）的年发病率约为 25/10 万，其中 40% 死于 MODSE。MODSE 的主要危险因素有年龄、慢性器官功能不全、慢性心肺疾病、营养状况不良等。

一、疾病评估

（一）发病因素

（1）各重要器官存在基础疾病，如慢性阻塞性肺疾病，心、脑、肝、肾、胃肠等慢性疾病。

（2）合并感染，以肺部感染最常见。

（3）大手术、严重外伤、各种原因的休克。

（4）免疫功能低下，营养不良。

（5）肺复苏不充分，延迟复苏。

（6）用药及治疗不当，如大剂量皮质激素造成免疫抑制，过多过快输液导致心脏负荷过重，大量输血导致微循环障碍等。

知识链接

发病机制

MODSE 的衰竭器官以肺、心、脑、肾最为常见，而首发衰竭的器官又以肺居首位，由此提出了 MODSE 的肺启动学说。肺启动后引起 MODSE 的可能机制：①老年人因衰老引起的各脏器功能减退是形成 MODSE 的发病基础，而且多数老年人并存多种疾病，当肺启动引起呼吸功能障碍后，可以此为启动因素导致连锁反应，引起功能上密切相关的其他脏器相继或序贯出现功能不全发生 MODSE。②目前认为，细胞内缺氧是形成 MODSE 的最终结果，而肺部疾病导致呼吸功能衰竭又可以引起各组织细胞缺氧、细胞代谢功能障碍，造成各重要脏器实质细胞发生坏死，序贯性器官的功能障碍即被启动。

引起 MODSE 的可能机制还有以下几种学说：①炎症反应失控学说；②缺血再灌注损伤学说；③两次打击或双相预激学说；④微循环障碍学说；⑤肠道细菌与内毒素移位假说；⑥基因诱导假说。

（二）疾病表现

老年多器官功能不全综合征（MODSE）起病隐匿，病程迁延漫长，可反复发作，发病时间约 80% 在 1 周以上，22.1% 在 2 周以上，有些甚至可迁延数月或数年。MODSE 时，其临床表现与衰竭器官受损程度并非平行。

（1）肺功能衰竭：发生率最高，发生时间最早，表现为进行呼吸窘迫综合征（ARDS），在原发病发生后 1~3 天中出现发绀、进行性低氧血症和呼吸窘迫，肺顺应性显著降低，最后导致肺功能不全或呼吸衰竭。

（2）肾衰竭：肾功能障碍严重时主要表现为急性肾衰竭，在 MODSE 时期发生率仅次于肺和肝，少尿型急性肾小管坏死的肾衰竭患者临床表现为少尿、无尿、氮质血症等。

（3）肝功能衰竭：表现为黄疸或肝功能不全。

（4）胃肠道衰竭：主要表现为胃黏膜损伤或应激性胃肠出血，胃肠道消化吸收功能降低和肠道屏障功能障碍。

（5）心功能衰竭：表现为突然发生的低血压。

（6）凝血系统衰竭：血小板计数进行性下降（$< 50 \times 10^9/L$），凝血时间、凝血酶原时间和凝血时间均延长达正常的 2 倍以上，常需要补充凝血因子才能纠正。

（7）中枢神经系统衰竭：表现为反应迟钝，意识紊乱，轻度定向力障碍，最后出现进行性昏迷。

（8）免疫防御系统功能衰竭：主要表现为菌血症或败血症。

（三）辅助检查

（1）动脉血氧分压 $PaO_2 <$ 6.7 kPa（50 mmHg）或需要吸入 50% 以上的氧气才能维持 PaO_2 在 60 kPa 以上。

（2）血清肌酐持续＞177 μmol/L（2 mg/dl），尿素氮＞18 mmol/L（50 mg/dl）。

（3）血清总胆红素＞34 μmol/L（2 mg/dl），血清谷丙转氨酶、谷草转氨酶、乳酸脱氢酶或碱性磷酸酶在正常值上限的 2 倍以上。

（4）胃镜检查确定有无胃肠出血。

（5）血小板计数进行性下降（$< 50 \times 10^9/L$），凝血时间、凝血酶原时间和凝血时间均延长达正常的 2 倍以上，纤维蛋白原＜200 mg/dl，并有纤维蛋白（原）降解产物存在。

二、疾病诊断

《老年多器官功能障碍综合征（MODSE）诊断标准》（试行草案，2003）于 2003 年经全国危重病急救医学学术会议通过，是目前被认可的专门针对 MODSE 的诊断标准（见表 10–1）。

表 10–1　老年多器官功能障碍综合征（MODSE）诊断标准（试行草案，2003）

项目	器官功能衰竭前期	器官功能衰竭期
心	新发心律失常，心肌酶正常；劳力性气促，尚无明确心力体征；肺毛细血管楔压升高（13 ～ 19 mmHg）（1 mmHg=0.133 kPa）	心搏量减少（射血分数≤0.40），肺毛细血管楔压升高（≥20 mmHg）；有明确的心力衰竭症状和体征
肺	动脉血二氧化碳分压 45 ～ 49 mmHg；动脉血氧饱和度＜0.90；pH 为 7.30 ～ 7.35 或者 7.45 ～ 7.50；200 mmHg＜氧合指数≤300 mmHg 不需透析治疗	动脉血二氧化碳分压≥50 mmHg；动脉血氧饱和度＜0.80；动脉 pH 为＜7.30；氧合指数≤200 mmHg；需用机械通气

续上表

项目	器官功能衰竭前期	器官功能衰竭期
肾脏	尿量 21~40 mL/h，利尿剂冲击后尿量可增加；肌酐 177.0 ～ 255.2 μmol/L，尿钠 20 ～ 40 mmol/L（或上述指标在原基础上恶化超过 20%）；不需透析治疗	尿量＜ 20 mL/h，利尿剂效果差；肌酐＞ 265.2 μmol/L，尿钠＞ 40 mmol/L（或上述指标在原有基础上恶化超过 20%）；需透析治疗
外周循环	尿量 21 ～ 40 mL/h；平均动脉压 50 ～ 60 mmHg 或血压下降≥ 20%，但对血管活性药物治疗反应好；除外血容量不足	尿量＜ 20 mL/h，肢体冷、有发绀；平均动脉压＜ 50 mmg，血压需多种血管活性药物维持，对药物治疗反应差；
肝	总胆红素 35 ～ 102 μmol/L；谷丙转氨酶升高≤正常值 2 倍或酶 – 胆分离	总胆红素≥ 103 μmol/L 或谷丙转氨酶升高超出正常值 2 倍以上；肝性脑病
胃肠	明显腹胀、肠鸣音明显减弱；胆囊炎（非结石性）	腹部高度胀气，肠鸣音近于消失；应激性溃疡出血成穿孔，坏死性肠炎，自发性胆囊穿孔
中枢神经	明显反应迟钝；有定向障碍；格拉斯哥昏迷评分（GCS）9 ～ 12 分	严重的弥散性神经系统损坏表现；对语言呼叫无反应；对疼痛刺激无反应；（GCS）评分≤ 8 分
凝血功能	血小板计数≤（51 ～ 99）$\times 10^9$/L；纤维蛋白原≥ 2 ～ 4 g/L；凝血酶原时间（PT）及凝血酶时间（TT）延长量少于 3 秒；D–二聚体升高＜ 2 倍；无明显出血征象	血小板计数≤ 50 $\times 10^9$/L，并进行性下降；纤维蛋白原＜ 2 g/L；PT 及 TT 延长 3 秒；D–二聚体升高≥ 2 倍；全身出血明显
其他	年龄≥ 65 岁	

注：1. 在诱因刺激下数日内出现 2 个或 2 个以上器官功能障碍或衰竭，诊断为多器官功能衰竭（衰竭前期 / 衰竭期）；

2. 如果 2 个或 2 个以上器官功能达到器官功能衰竭前期标准，其他器官功能正常，诊断为多器官功能障碍（衰竭前期）；

3. 如果 2 个或 2 个以上器官功能达到器官功能衰竭期标准，其他器官功能正常或处于器官功能衰竭前期，诊断为多器官功能障碍（衰竭期）；

4. 上述诊断标准每项中异常值超过 2 条以上方可诊断。

三、疾病治疗

（一）治疗原则

积极治疗原发病，消除 MODSE 的诱发因素。

（二）治疗要点

1. 老年肺部感染

一般应考虑选择广谱、高效的抗感染药物，根据致病菌及其敏感性药物选药。

2. 液体治疗

精确记录每天液体出入量，密切监视血流动力学变化，同时还应注意纠正酸碱失衡。有条件时可监测中心静脉压或肺毛细血管楔压。

3. 维持生命脏器的支持疗法

（1）呼吸支持。①氧疗：采取高浓度给氧，使 $PaO_2 > 60 \sim 80$ mmHg。吸氧浓度的调节：在一般情况下，吸氧浓度宜 $< 0.4 \sim 0.6$，吸纯氧时间不宜超过 24 h，但具体情况应依据氧合改善情况而灵活变化。②机械通气：目前主张对 ARDS 患者应尽早用机械通气治疗。

（2）肝功能衰竭治疗：适当补充高渗葡萄糖液和维生素 K，对维护肝功能有一定的益处。避免使用对肝损害的药物。

（3）循环衰竭的防治：密切监测血压、心率等生命体征变化及周围循环状态；维持有效血容量，严格记录液体出入量，动态监测中心静脉压。加强抗心衰治疗，可联合应用洋地黄、利尿剂、ACEI 和 β 受体拮抗剂，及早纠正低血压及低灌注状态，可给予多巴胺或多巴酚丁胺。

（4）胃肠功能衰竭的防治：枯草杆菌、肠球菌二联活菌胶囊等微生态制剂，可维持胃肠道菌群平衡。生长激素、谷氨酰胺可调节肠道局部免疫功能。为防止应激性溃疡发生，对危重患者一般使用质子泵抑制剂等抑制胃酸分泌，潘立酮、莫沙必利或中成药四物汤等药物能促进胃肠蠕动。

（5）肾衰竭防治：采用高热量、低蛋白、低钠、低钾饮食。少尿期患者，限制入量为每天入量约为前一天液体出量 +500 mL。应及早应用利尿剂及血管扩张剂，严密观察血 BUN、Cr 变化，及早采用高热量透析疗法，注意酸碱和电解质平衡，避免使用对肾脏有毒性的药物。

（6）中枢神经系统衰竭的防治：吸氧或高压氧舱治疗；降低颅内压及肺水肿；使用保护脑细胞的药物；预防肺部感染和并发症（维持呼吸道通畅，减少误吸）。

（7）弥漫性血管内凝血（DIC）的治疗：控制原发病、感染、酸中毒和加强支持疗法，有助于预防 DIC 的发生。

4. 营养支持

尽可能采取肠内营养支持，减少胆汁淤积，保护胃肠黏膜屏障功能。补充足够的氨基酸，其能量供给一般以 25～30 kcal/（kg · 日）为宜。

5. 血液净化技术

连续性静脉－静脉血液滤过（CVVH）是治疗 MODES 伴急性肾衰竭（ARF）的首选方法，对心血管稳定性影响较少。其滤器为高分子膜，对水分超滤较好。

6. 肾上腺皮质激素的应用

甲泼尼龙是治疗的首选药物。大剂量、短期的氢化可的松冲击治疗不宜普遍用于脓毒症和 MODSE 的治疗，但适合脓毒性休克的治疗。适当地应用疏通微循环的药物以改善通气血流比，可能有益于 MODSE 的预后。

7. 免疫治疗

免疫球蛋白可提供针对广泛微生物的抗体，加强对细菌的调理作用以吞噬和杀灭细菌。应用胸腺素以增强 T 细胞免疫功能，阻止特异性免疫细胞凋亡，逆转免疫麻痹。

8. 基因治疗

主要在理论探讨阶段，可望通过干预炎性刺激信号传导及基因表达来改变全身炎性反应和 MODSE 的病程发展。

9. 其他治疗研究

乌司他丁（UTI）对多种蛋白酶、糖和脂水解酶有抑制作用，可稳定溶体膜。

任务实施

一、照护措施

（一）病情观察

（1）观察有无发绀、进行性低氧血症和呼吸窘迫，动脉血气分析结果情况。

（2）观察有无呼吸困难、低血压的表现。

（3）观察少尿、无尿、氮质血症有无改善，记录 24 h 液体出入量。

（4）观察黄疸、呕血、黑便等表现有无减轻。

（5）观察有无反应迟钝、意识变化、定向力障碍、昏迷等表现。

（二）生活照护

1. 休息与体位

帮助患者取舒适且有利于改善呼吸、循环功能的体位，一般取半卧位或坐位。

2. 饮食照护

心功能衰竭患者给予易消化、低钠（＜ 5 g/ 日）、高蛋白、高维生素饮食；肝功能衰竭患者给予高热量（1 200～1 600 kcal/ 日）、高糖、高维生素、低蛋白饮食；肾衰竭患者给予高热量、低蛋白（0.6 g～0.8 g/kg）、低钠（＜ 2 g/ 日）、低钾饮食。

（三）对症照护

1. 昏迷

尽量安排专人照护。安置患者于仰卧位，头偏向一侧，防止舌后坠阻塞气道，保持呼吸道通畅，可加床栏，必要时使用约束带；防止感染，做好口腔、眼部和皮肤的护理；定时被动运动患者的肢体，防止肌肉失用性萎缩和静脉血栓形成。

2. 脑水肿

限制钠、水的摄入量；用冰帽降低脑内温度、代谢速率，减少氧和能量的消耗，有助于减轻水肿，保护脑细胞功能；遵照医嘱滴注甘露醇等脱水剂，注意观察用药后的尿量。

（四）治疗照护

（1）给予高浓度（＞50%）、高流量（4～6 L/min）氧气吸入，以提高氧分压。在给氧过程中氧气应充分湿化，防止气道黏膜干裂受损。给氧时，应记录给氧方式、吸氧浓度和时间，并观察氧疗效果和副反应，防止发生氧中毒。

（2）液体治疗要密切观察有无低血钾和酸碱平衡失调、心力衰竭的发生。

（3）出现呼吸衰竭、心力衰竭、肾衰竭患者治疗照护，可参照项目一任务七“老年呼吸衰竭患者的照护”、项目二任务二“老年心力衰竭患者的照护”、项目五任务三“老年慢性肾衰竭患者的照护”有关内容。

（4）肾上腺皮质激素主要观察药物的副作用。

（五）心理照护

（1）给予患者精神安慰和心理支持，消除紧张、恐惧心理。

（2）鼓励家属安慰并陪伴患者，避免一切不良精神刺激，避免在患者面前讨论病情，保持情绪稳定，以减少误解。

（3）向患者和家属简要介绍救治措施、使用监测设备的必要性。

（4）医护人员在抢救患者的过程中，必须保持镇静，动作稳准快，忙而不乱，给患者以信任与安全感，必要时留家属陪护，以提供情感支持。

二、健康指导

（1）指导患者注意休息，适当锻炼身体。加强营养，合理膳食，改善体质以提高抵抗力。

（2）指导患者和家属注意积极治疗原发病，预防呼吸道感染，避免各种诱发因素。

（3）告知患者及家属药物的名称、剂量、用法及不良反应，要严格遵医嘱服药，不能随意增减或撤换药物，避免使用对肝脏、肾脏损害的药物。

（4）指导患者和家属学会监测血压，准确记录尿量、测量体重、定期门诊复查。

任务评价

（1）患者缺氧和二氧化碳潴留症状有无改善，血气分析是否在正常范围。

（2）呼吸困难是否得到改善，呼吸道通畅是否得到保障。

（3）神志是否清楚，有无休克、消化道出血等并发症，发生后有无及时被发现和处理。

（4）是否发生感染，发生感染能否被及时发现并得到及时处理。

项目总结

老年人多器官功能不全综合征（MODSE）是一种病情复杂、病死率高的危重急症，是导致老年危重病患者死亡的重要原因，其发生原因和治疗手段复杂且难度大，需多学科的密切配合。本项目主要介绍了老年人多器官功能不全综合征的发生原因、疾病表现、辅助检查、诊断标准、治疗要点，以及对患者生活照护、对症照护、用药照护、心理照护和健康指导等内容，对老年人多器官功能不全综合征患者学会正确评估，实施照护措施，从而促进患者病情尽快好转，进一步减少死亡率。

思考与练习

（一）名词解释

老年多器官功能不全综合征

（二）问答题

1. 老年多器官功能不全综合征患者发病因素有哪些？
2. 老年多器官功能不全综合征患者有哪些表现？
3. 为协助诊断，应做哪些辅助检查？
4. 如何对老年多器官功能不全综合征患者进行心理照护？
5. 如何对老年多器官功能不全综合征患者进行健康指导？

项目十一 老年常见外科疾病的照护

外科疾病是老年人常见的一类疾病。老年人身体各类器官逐渐老化，免疫机制低下，反应性差，致使机体遭受侵袭后，体温、血象等体征指标不明显增高；还由于腹部肌肉萎缩，脂肪组织增多，腹肌紧张的程度也不明显。为此老年人外科疾病的临床表现与青壮年相比，体征轻、症状不典型、就医迟、预后差。故照护人员需要掌握老年常见外科疾病的临床表现、照护措施，做到早发现、早诊断、早治疗，避免延误病情，导致病情加重，发生并发症。

老年常见外科疾病主要包括老年人急腹症、老年人腹外疝、老年人胆道疾病、老年人肛管疾病等。

学习目标

知识目标	1. 掌握老年常见外科疾病的照护评估资料 2. 熟悉老年常见外科疾病照护措施、健康指导 3. 了解老年常见外科疾病处理措施
能力目标	1. 能对常见外科疾病患者进行疾病评估 2. 能对常见外科疾病患者进行照护 3. 能对常见外科疾病患者进行健康教育
素养目标	1. 具有良好的沟通能力 2. 工作认真，服务态度良好，尊老敬老

在线预习

扫描二维码，学习胆道、十二指肠、胰腺和空肠、回肠、结肠等知识。

胆道、十二指肠、胰腺　　　　空肠、回肠、结肠

任务一　老年急腹症患者的照护

任务情境

李爷爷，76 岁，自诉 1 小时前突发左上腹刀割样剧痛，伴恶心，呕吐 1 次。体检：体温 37.2 ℃，脉搏 116 次 /min，血压 90/55 mmHg，全腹明显压痛、反跳痛，以上腹部最为明显，腹肌紧张呈“木板样”，肝浊音界缩小，肠鸣音消失。既往有胃病史 6 年。

思考：如果你是照护人员，你判断目前李爷爷是什么问题？应该如何对李爷爷进行照护？

任务描述

急腹症是一类以急性腹痛为主要表现，需要早期诊断和及时处理的腹部疾病。老年急腹症发病率正呈逐渐升高趋势。其发病特点为发病急，变化多，进展快，有较高的死亡率。老年人群的疾病特点，致使老年急腹症有其特殊性，既是老年医学的一部分，又是外科急腹症。只有掌握老年急腹症的特点，采取正确有效的诊断和治疗措施，才能减少漏诊、误诊，提高老年急腹症的救治成功率。

知识链接

老年急腹症患者常同时伴有多种疾病，造成症状重叠，掩盖急腹症的体征，增加了诊断和治疗的复杂性。老年人患急腹症时也常会使旧病复发、加重。由于老年

急腹症常加重伴发病的病情，即使手术顺利，在术后也往往死于伴发病。老年急腹症患者术后最常见的是肺部并发症，其次是心血管并发症。术后多系统器官衰竭常是老年急腹症治疗最棘手的问题。老年急腹症手术的并发症和死亡率与胸部手术是相仿的。80 岁以上者手术期死亡率可达 20%。

一、疾病评估

（一）发病因素

急腹症在外科疾患中占重要地位，其中以感染与消化道梗阻多见。感染中急性阑尾炎、急性胆道感染、急性胰腺炎、消化道穿孔导致的弥漫性腹膜炎居多；消化道梗阻中嵌顿疝、机械性肠梗阻多见。

1. 基本病因

（1）感染性疾病：①外科疾病，如急性胆囊炎、胆管炎、胰腺炎、阑尾炎、消化道或胆囊穿孔等。②妇产科疾病，如急性盆腔炎。③内科疾病，如急性胃肠炎。

（2）出血性疾病：①外科疾病，如外伤引起的肝脾破裂、腹腔内动脉瘤破裂、肝癌破裂等。②妇产科疾病，如异位妊娠。

（3）空腔脏器梗阻：外科疾病如肠梗阻、结石或蛔虫引起的胆道梗阻、输尿管结石等。

（4）空腔脏器破裂：常见于外科疾病，如胃十二指肠溃疡穿孔、肠破裂等。

（5）缺血性疾病：①外科疾病，如肠扭转、肠系膜动脉栓塞、肠系膜静脉血栓形成等。②妇产科疾病，如卵巢囊肿扭转等。

2. 诱发因素

（1）饮食：如进食油腻食物或暴饮暴食。

（2）活动：饱餐者剧烈活动后出现的急性腹痛。

（3）外伤。

（4）变换体位。

（二）疾病表现

1. 常见症状

（1）腹痛：是最突出而重要的症状。

（2）伴随症状：恶心、呕吐，排便排气改变。

（3）其他症状：发热、黄疸、贫血或休克。

2. 老年人各类疾病引起的急腹症的临床表现

（1）急性阑尾炎：患者往往仅有腹部不适、腹胀、隐痛。右下腹痛不剧烈，甚至已发生穿孔和腹膜炎，仍无典型症状。全身症状中，恶心、呕吐极少见，体温亦无明显增高，白细胞数多在正常值范围内，为此患者就医、入院时间均较晚，但病理变化凶猛，穿孔发生率高，死亡率亦高。

（2）急性胆道感染：临床症状亦不典型，但病情进展快、休克发生率高，极易诱发酸中毒、肝肾功能衰竭。临床所见及一般检验不能确切地反映病理变化的严重程度，易致误诊。出现坏疽、穿孔，并发症多，死亡率高。

（3）胃、十二指肠穿孔：老年人的胃溃疡、胃癌穿孔比例较高。呈现急性腹膜炎症状（持续腹痛、木板样强直腹）不典型，而消化道内容物沿右结肠旁沟顺流至右下腹，引起的右下腹痛及压痛易误诊为阑尾炎，需全面细致地观察病情，做出正确的判断。

（4）老年人肠梗阻：以大肠癌、腹部手术后粘连、粪石阻塞居多。发病前多有排便习惯的改变、腹部隐痛、腹泻与便秘交替、带腔血便、继发性贫血等。而急性梗阻时的临床表现反而隐蔽，特别是低位梗阻时，腹痛不明显、呕吐少、只腹胀突出。

（5）嵌顿疝：中老年人腹股沟疝的嵌顿率，与其他年龄相仿。特别多为巨大疝，由于病程久，疝囊颈外组织坚韧，易形成绞窄。股疝的嵌顿率高，据统计约占 72.7%。

3. 体征

基于各种原因引起的急腹症，除产生与原发疾病相关的反应外，最主要的是引起相应的腹部体征。

（1）视诊：观察腹壁是否对称，腹式呼吸是否存在。急性腹膜炎时腹式呼吸运动减弱或消失；腹部出现肠型或异常蠕动波常是肠梗阻体征；全腹胀多提示低位肠梗阻，不对称性腹胀多为肠扭转或闭袢性肠梗阻；舟状腹常是胃十二指肠溃疡穿孔的体征。

（2）触诊：应注意有无包块和腹膜刺激征，其部位、范围和程度，如小儿右下腹部腊肠样肿块常为肠套叠；压痛最显著处往往是病变所在部位；溃疡穿孔的压痛以上腹部为主；阑尾炎压痛多在右下腹；肌紧张、反跳痛是壁腹膜受炎症刺激后的表现；轻度肌紧张和反跳痛见于炎症早期或腹腔内少量出血，如坏疽性胆囊炎、阑尾炎；消化道穿孔时因腹膜受到强烈化学性刺激而表现为高度肌紧张，呈“板状腹”，但随着腹腔渗液的稀释，肌紧张程度将有所减轻。

（3）叩诊：肝浊音界缩小或消失常提示消化道穿孔，出现移动性浊音表示腹腔内有大量渗液或积血，鼓音表示肠管胀气。

（4）听诊：注意有无肠鸣音及其频率和音调，以判断胃肠蠕动情况。肠鸣音亢进伴气过水声或高调金属音多为机械性肠梗阻，肠鸣音减弱或消失提示肠麻痹。

4. 直肠指检

应注意直肠温度、是否触及肿块、有无触痛、指套是否沾有血迹。如阑尾炎时直肠右侧壁可有触痛；指套沾有血迹或黏液应考虑肠管绞窄或肠套叠。

（三）辅助检查

1. 实验室检查

血红蛋白和红细胞计数降低常提示腹腔内出血；白细胞及中性粒细胞计数升高提示腹腔内感染。尿液中有红细胞常提示泌尿系损伤或结石；尿胆红素阳性表示存在阻塞性黄疸。粪便隐血试验阳性多为消化道出血。血、尿淀粉酶升高多为急性胰腺炎。

2. 影像学检查

（1）X 线检查：膈下游离气体是消化道穿孔或破裂的证据；机械性肠梗阻时可见多个气液平面；麻痹性肠梗阻时可见肠管普遍扩张；肠扭转和肠套叠时钡剂或空气灌肠 X 线检查可见典型的“鸟嘴征”和“杯口征”。

（2）B 超检查：是诊断实质性脏器损伤、破裂和占位性病变的首选方法，亦有助于了解腹腔内积液、积血的部位和量；胆囊或泌尿系结石可见回声。

（3）CT、MRI 主要用于实质性脏器病变，如对急性出血坏死性胰腺炎的诊断极有价值。

3. 诊断性腹腔穿刺

若抽出不凝固血性液体，多提示腹腔内脏器出血；若是混浊液体或脓液，多为腹腔内感染或消化道穿孔；若系胆汁性液体，常是胆囊穿孔；若疑为急性胰腺炎，可将穿刺液作淀粉酶测定。

二、疾病诊断

（一）诊断标准

外科急腹症一般有其独特的征象。具有下列特征者考虑为外科急腹症。

（1）腹痛具备下列现象之一者。

①突发剧烈腹痛持续 6 h 以上，各种保守治疗不能缓解；或腹痛伴有持续 6 h 以上的局限性压痛。②持续性腹痛伴阵发性加重。③全身情况渐趋恶化，进行性心率加快，出现毒血症或休克，经一般处理不好转，白细胞计数持续升高，中性粒细胞增加及核左移。④伴有触痛或固定性腹部肿块，或腹痛部位和压痛部位固定不变。⑤腹部见到肠型、蠕动波，肠鸣音亢进，气过水声。⑥腹部拒按或有腹膜刺激征。⑦胆汁性、粪便性或血性呕吐。⑧应用强力止痛药后腹痛不缓解，或虽有减轻，但患者全身情况无好转，甚至恶化。⑨腹痛伴消化道症状和明显腹部体征，或伴有肛门停止排气、排便以及腹部异常浊音出现。⑩腹痛发生后 4～6 h 发热。

（2）腹膜刺激征很明显或有扩大趋势者。

（3）急性进行性贫血，进行性血压下降，肠梗阻症状或腹腔肿块伴有呕血、便血怀疑有腹腔内出血者。

（4）诊断性腹腔穿刺或腹腔灌注液发现阳性结果者及腹部异常。

（5）X线检查有下列表现之一者：①膈下游离气体；②肠道积气、积液，出现液气平面；③胆、肾、输尿管、胰腺区域有结石影；④肝或脾大，膈肌运动受限；⑤腹腔内异物征。

（二）鉴别诊断

1. 确定是腹腔内病变或腹腔外病变

（1）腹腔以外的疾病：包括一些全身性疾病、胸部疾病及神经系统的疾病，如大叶性肺炎或胸膜炎牵涉引起上腹部疼痛。急性心肌梗死、心包炎、尿毒症、糖尿病酸中毒等也可产生腹部放射痛。

（2）腹腔内疾病：腹腔内脏器的疾病常伴有消化道症状，如恶心、呕吐、腹胀、腹泻等，腹痛程度不同，性质不一，腹部体征一般较明显。

2. 是否为内科急腹症

不少内科腹部急性疾病可表现为急腹症，属于内科处理的范围，通常无须手术治疗。其特点是：原有的疾病控制后，腹痛随着缓解；相关检查及动态观察无外科急腹症证据；腹痛时轻时重，腹部体征不明显，白细胞计数及中性粒细胞比例正常或稍高，伴有腹痛的腹部内科疾病有肋间神经痛、急性胃肠炎等。

3. 是否为妇科急腹症

老年妇女出现腹痛，需考虑急性盆腔炎、卵巢囊肿蒂扭转等。

三、疾病治疗

（一）治疗原则

急腹症发病急、进展快、病情危重，应采取及时、准确和有效的治疗措施。

（二）治疗要点

1. 非手术治疗

①严密观察生命体征和腹部体征；②禁食水，胃肠减压，静脉补液；③给予解痉和抗感染药物治疗；④观察辅助检查的动态变化，及时判断病情是否恶化；⑤出现休克时，给予及时的抗休克治疗，同时做好紧急手术的准备。

2. 手术治疗

①对诊断明确，如腹部外伤、溃疡穿孔致弥漫性腹膜炎、化脓性或坏疽性胆囊炎、急性梗阻性化脓性胆管炎、急性阑尾炎、完全性肠梗阻、异位妊娠破裂等需立即手术。②对诊断不明但腹痛和腹膜炎体征加剧，且全身中毒症状严重者，应在非手术治疗的同时，积极完善术前准备，及早手术治疗。

任务实施

一、照护措施

（一）术前护理

1. 病情观察

（1）观察生命体征：若患者呼吸急促，$PO_2 < 60$ mmHg，提示有发生 ARDS 的倾向；若脉搏增快、面色苍白、皮肤湿冷，为休克征象；若血压及血红蛋白值进行性下降，提示有腹腔内出血；若体温逐渐升高，白细胞计数及中性粒细胞比例增多，为感染征象。

（2）观察腹部症状体征：患者腹痛加剧，表示病情加重；局限性疼痛转变为全腹痛，并出现肌紧张，反跳痛，提示炎症扩散。

（3）动态观察实验室检查结果，如三大常规、血电解质、动脉血气分析、肝肾功能等检查；注意 X 线、B 超等检查结果。

2. “四禁”

严格执行“四禁”，即禁食，禁用止痛剂，禁服泻药，禁止灌肠。急腹症患者在没有明确诊断之前禁用止痛剂，以免掩盖病情。禁饮食，禁服泻药，禁止灌肠，以免增加消化道负担，导致炎症扩散，加重病情。

3. 减轻或有效缓解疼痛

①观察：密切观察患者腹痛的部位、性质、程度和伴随症状有无变化，及其与生命体征的关系。②体位：无休克者取半卧位，有助于减轻腹壁张力，减轻疼痛。③禁食和胃肠减压：是治疗急腹症的重要措施之一。禁食并通过胃肠减压抽吸出胃内残存物，减少胃肠内的积气、积液，减少消化液和胃内容物自穿孔部位漏入腹膜腔，从而减轻腹胀和腹痛。

4. 维持体液平衡

①消除病因：有效控制体液的进一步丢失。②补充血容量：迅速建立静脉通路，根据医嘱正确、及时和合理安排晶体和胶体液的输注种类和顺序。若有大量消化液丢失，先输注平衡盐溶液；有腹腔内出血或休克者，应快速输液并输血，以补充血容量。③对神志不清或伴休克者，应留置导尿管，并根据尿量调整输液量和速度。④准确记录出入水量。

5. 心理护理

患者缺乏思想准备，担心不能得到及时有效的诊断、治疗或预后不良，常表现为恐惧、躁动和焦虑。护理人员要主动、积极迎诊和关心患者，向患者解说引起腹痛的可能原因，在患者做各项检查和治疗前耐心解释，使患者了解其意义并积极配合，以稳定其情绪；并创造良好氛围，减少环境改变所致恐惧感。

（二）术后护理

1. 病情观察

①观察生命体征；②观察切口敷料、引流；③观察腹部症状和体征。

2. 腔引流管的护理

①妥善固定。及时接通并妥善固定腹腔引流管，防止患者变换体位时压迫引流管或因牵拉而脱出。②保持通畅。避免引流管受压、扭曲，对负压引流者及时调整负压，维持有效引流。③观察记录。观察引流物的颜色、性质和量，以了解病情发展的趋势。④保持无菌。每周更换 2~3 次，应产格无菌操作，引流管远端接引流袋时，先消毒引流管口后再连接，以免引起逆行感染。⑤适时拔管：当引流量减少、颜色澄清，患者体温及血白细胞计数恢复正常，可考虑拔管。

3. 营养支持

术后禁食期间通过静脉补充水、电解质和必需的营养物质。胃肠功能恢复、出现肛门排气、无腹痛腹胀不适，可进流质饮食，逐步过渡到正常饮食。

4. 并发症的观察及护理

（1）出血：观察切开敷料有无血性液渗出、引流管是否有鲜红色血性液流出，监测生命体征。如引流管引出血性液每小时大于 100 mL，持续 3～4 h 不止，且有脉搏细数、血压下降、出冷汗等休克表现时，应及时通知医生，给予止血药物、抗休克等治疗，必要时手术止血。

（2）腹腔内残余脓肿和瘘：①体位。腹腔或盆腔疾病患者取半坐卧位，以使腹腔内炎性液、血液或漏出物积聚并局限于盆腔，可减少毒素吸收并有利干积液或脓液的引流。②有效引流。腹腔内置引流管时须保持引流通畅，并观察引流物的量、色和质。③控制感染。遵医嘱合理、正确地使用抗菌药物。④加强观察。若引流物为肠内容物或浑浊脓性液体、患者腹痛加剧，出现腹膜刺激征，同时伴发热、白细胞计数及中性粒细胞比例上升，多为腹腔内感染或瘘可能，应及时报告医师。

5. 心理护理

加强护患沟通，消除患者孤寂感；提供因人而异的病情解释和健康指导，对担忧术后并发症或因较大手术影响生活质量的患者，应加强心理护理和指导其如何正确应对。此外，要主动与患者家属沟通，争取家属和社会力量的支持。

二、健康指导

（1）形成良好的饮食和卫生习惯。

（2）保持清洁和易消化的均衡膳食。

（3）积极控制诱发急腹症的各类诱因，如有溃疡病者，应按医嘱定时服药；胆道疾病和慢性胰腺炎患者需适当控制油腻饮食；反复发生粘连性肠梗阻者当避免暴饮暴食及饱食后剧烈运动。

（4）急腹症行手术治疗者，术后应早期开始活动，以预防粘连性肠梗阻。

任务评价

（1）老人腹痛是否缓解，是否能复述自我缓解疼痛的方法。

（2）有无维持体液平衡，或已经发生的代谢紊乱是否得以纠正。

（3）有无发生腹腔残余脓肿、出血或瘘等并发症，或发生并发症能否及时发现、有效治疗和护理。

病例分析

宋爷爷，68 岁，于晚餐后出现腹部不适、腹胀、转移性右下腹隐痛，体检右下腹麦氏点可有明显的压痛、反跳痛，肌紧张。体检：体温 37.3℃，脉搏 92 次 /min，呼吸 20 次 /min，血压 120/70 mmHg。

分析：宋爷爷有可能发生了什么疾病？你该如何对宋爷爷进行照护？

任务二 老年腹外疝患者的照护

任务情境

张爷爷，70 岁，右侧腹股沟可复性肿块 6 年，5 h 前用力排便后再发，且肿块不能回纳伴腹胀。体检：体温 37.2 ℃，脉搏 76 次 /min，血压 80/55 mmHg，右下腹明显压痛、无反跳痛及肌紧张，肠鸣音减弱。右侧阴囊处可见一巨大包块，椭圆形，触痛明显。

思考：如果你是照护人员，请判断目前张爷爷出现了什么问题。你该如何对张爷爷进行照护？

任务描述

腹外疝是由腹腔内的脏器或组织连同腹膜壁层，经腹壁薄弱点或空隙，向体表突出所形成。老年人由于腹壁肌肉萎缩、脂肪组织减少，导致腹股沟区腹壁抵抗减弱，因而易于发生腹外疝。

腹外疝的发病率随着年龄的增大而逐渐上升。我国 60 岁以上老年人发病率则高达 11.8%。老年人腹股沟疝发病率较高，腹股沟疝分斜疝和直疝。男女发病率约为 15：1。右侧比左侧多见。腹外疝中发病率仅次于腹股沟疝的为切口疝。腹壁强度降低和腹内压力升高是腹外疝发病的两个主要因素。随着年龄的增大，皮肤松弛，肌肉萎缩，从而导致腹壁强度的下降。引起老年人腹内压力升高的原因常见的有慢性咳嗽、慢性便秘、排尿困难（如包茎、膀胱结石、前列腺增生肥大）、肝硬化腹水等。腹股沟区解剖缺损和腹壁薄弱以及腹内斜肌弓状下缘发育不全或位置偏高，是导致老年直疝的原因。

老年人常见的腹外疝有腹股沟疝、股疝、切口疝。

知 识 链 接

无张力疝修补术

无张力疝修补术是在无张力情况下，利用人工高分子材料进行缝合修补，具有术后疼痛轻、恢复快、复发率低等优点。常用的无张力疝修补术有三种：①平片无张力疝修补术——使用一适当大小的补片材料置于腹沟管后壁；②疝环充填式无张力疝修补术——使用一个锥形网塞置入已返纳疝囊中并加以固定，再用一成形补片置于精索后以加强腹沟管后壁；③巨大补片加强内脏囊手术——又称 Stoppa 手术，是在腹沟处置入一块较大的补片以加强腹横肌膜，通过巨大补片挡住内脏囊，后经结缔组织长入，补片与腹膜发生粘连实现修补目的。人工高分子修补材料主要有可吸收（有聚羟基乙酸和聚乳酸羟基乙酸两种网片）和不可吸收（有聚丙烯、膨体聚四氟乙烯和聚酯纤维三种网片）两大类。

采用无张力疝修补术的患者可早期离床活动。

腹股沟疝

由疝囊、疝内容物和疝外被盖等组成。疝囊是壁腹膜的憩室样的突出部，由疝囊颈和疝囊体组成。疝囊颈是疝囊比较狭窄的部分，是疝环所在的部位，亦称疝门。疝内容物是进入疝囊的腹内脏器或组织，以小肠多见，大网膜次之。疝外被盖是指疝囊以外的各层组织。

腹股沟疝分为腹股沟斜疝和腹股沟直疝。疝囊经过腹壁下动脉外侧的腹股沟管深环（内环）突出，向内、向下、向前斜行经过腹股沟管，再穿出腹股沟管浅环（皮下环），并可进入阴囊，称为腹股沟斜疝。疝囊经腹壁下动脉内侧的直疝三角区直接由后向前突出，不经过内环，也不入阴囊，为腹股沟直疝。以腹股沟斜疝最多见，约占全部腹外疝 75%～90%，占腹股沟疝的 85%～95%。

一、疾病评估

（一）发病因素

1. 腹股沟斜疝

（1）先天性解剖异常：婴儿出生后，若鞘突不闭锁或闭锁不完全，与腹腔相通，当小儿啼哭、排便等腹内压力增加时，可使表闭合的销突扩大，肠管、大网膜等即可进入鞘突形成疝，鞘突就成为先天性斜疝的疝囊。

（2）后天性腹壁薄弱或缺损：任何腹外疝，都存在腹横筋膜不同程度的薄弱或缺损。此外，腹股沟区解剖缺损、腹横肌和腹内斜肌发育不全对发病也起重要作用。当腹内压增加时，内环处的腹膜自腹壁薄弱处向外突出形成疝囊，腹腔脏器组织随之进入疝囊。

2. 腹股沟直疝

直疝三角的外侧边是腹壁下动脉，内侧边为腹直肌外侧缘，底边为腹股沟韧带。此处腹壁缺乏完整的腹肌覆盖，且腹横筋膜较周围部分薄，故易发生疝，多见于老年人。

（二）临床分型

1. 易复性疝

凡腹外疝在患者站立、行走或腹内压增高时突出，平卧、休息或用手向腹腔推送时疝内容物很容易回纳入腹腔的，称为易复性疝。

2. 难复性疝

疝内容物不能或不能完全回纳入腹腔者，称难复性疝。常见原因是疝内容物反复突出，致疝囊颈受摩擦而损伤，并产生粘连，导致内容物不能回纳，内容物多数是大网膜。

3. 嵌顿性疝

疝门较小而腹内压突然增高时，疝内容物可强行扩张疝环而向外突出，随后因疝环的弹性收缩，又将内容物卡住，使其不能回纳，称为嵌顿性疝。疝发生嵌顿后，如其内容物肠壁及系膜在疝门处受压，先使静脉回流受阻，导致肠壁瘀血和水肿，疝囊内肠壁及系膜渐增厚，颜色由正常的淡红逐渐转为深红，囊内可有淡黄色渗液积聚。肠管受压情况加重，更难回纳。肠管嵌顿后，可导致急性机械性肠梗阻。

4. 绞窄性疝

嵌顿如不能及时解除，疝内容物受压情况不断加重可使动脉血流减少，最终导致完全阻断，即为绞窄性疝。如疝内容物为肠管，此时肠系膜动脉搏动消失，肠壁逐渐失去光泽、弹性和蠕动能力，终于坏死变黑。疝囊内渗液变为淡红或暗红色。如继发感染，疝囊内的渗液则为脓性。感染严重时，可引起疝外被盖组织的蜂窝织炎。

（三）疾病表现

易复性斜疝除腹股沟区有肿块外偶有胀痛。肿块常在站立、行走、咳嗽或劳动时出现，可降至阴囊或大阴唇。按压肿块并嘱患者咳嗽，可有膨胀性冲击感。如患者平卧休息或用手将肿块向腹腔推送，肿块可向腹腔回纳而消失。回纳后，手指通过阴囊皮肤伸入浅环，可感外环扩大、腹壁软弱。此时如嘱患者咳嗽，指尖有冲击感。手指紧压腹股沟管内环，让患者起立并咳嗽，斜疝疝块并不出现；移去手指，疝块由外上向内下鼓出。

难复性斜疝除胀痛稍重外，疝块不能回纳。滑动性斜疝除不能回纳外，尚有消化不良和便秘等症状。嵌顿性疝通常发生在斜疝，腹内压骤增时，疝块突然增大，伴有明显疼痛。平卧或用手推送不能使肿块回纳。肿块紧张发硬且有明显触痛。疝一旦嵌顿，自行回纳的机会较少；多数患者的症状逐步加重。绞窄性疝的症状较严重，肠袢坏死穿孔，疼痛可因疝块压力骤降而暂时有所缓解。疼痛减轻而肿块仍在者，不可认为是病情好转。

二、疾病诊断

腹股沟疝的诊断一般不难。误诊发生在老年人对痛觉的敏感性差，对嵌顿性疝及绞窄性疝引起的疼痛可表现为无痛或轻微痛，从而导致临床上的误判。

三、疾病治疗

（一）治疗原则

嵌顿性疝和绞窄性疝的处理原则：由于老年人感受性差，对痛觉不敏感，应慎用手法复位，原则上需要紧急手术治疗，以防止疝内容物坏死并解除伴发的肠梗阻。绞窄性疝的内容物已坏死，更需手术。

（二）治疗要点

1. 非手术治疗

年老体弱或伴有其他严重疾病而禁忌手术者，白天可在回纳疝内容物后，将医用疝带一端的软压垫对着疝环顶住，阻止疝块突出。

2. 手术治疗

疝手术主要可归为两大类，即单纯疝囊高位结扎术和疝修补术。

股　疝

疝囊及疝内容物通过股环、经股管向卵圆窝突出的疝，称为股疝，多见于老年女性，股管上口称股环。其前沿为腹股沟韧带，后缘为耻骨梳韧带，内缘为隐窝韧带，外缘为股静脉，股管下口为卵圆窝。在腹内压升高的情况下，对着股管上口的腹膜，被下坠的腹内脏器推向下方，经股环向股管突出而形成股疝。股疝容易嵌顿，可迅速发展为绞窄性疝。

一、疾病评估

在腹股沟韧带下方卵圆窝处有一半球形的突起，平卧回纳内容物后，疝块有时并不完全消失，这是因为疝囊外有很多脂肪堆积的缘故。由于疝囊颈较狭小，咳嗽冲击感也不明显。易复性股疝则症状较轻，常不为患者所注意，尤其在肥胖者更易疏忽。一部分患者可在久站或咳嗽时感到患切口处胀痛，并有可复性肿块。股疝如发生嵌顿，除引起局部明显疼痛外，常伴有急性机械性肠梗阻，严重者甚至可以掩盖股疝局部症状，在老年患者中常致严重后果。

二、疾病治疗

股疝容易嵌顿，一旦嵌顿又可迅速发展为绞窄性疝。因此，股疝诊断确定后，应及时进行手术治疗。对于嵌顿性或绞窄性疝，则更应进行紧急手术。最常用的手术方法是 MCVay 修补法。

切口疝

切口疝是发生于腹壁手术切口处的疝，老年人多见，最常发生切口疝的部位是下部正中，因腹直肌后鞘不完整所致。

一、疾病评估

（一）发病因素

腹部切口疝多见于手术操作不当，切口感染所致。由于腹壁组织破坏引起的腹部切口疝占全部病例的 50% 左右。其他如留置引流物过久，切口过长，切断神经过多、腹壁切口缝合不严密，手术中因麻醉效果突出不佳、缝合时强行拉拢创缘而致组织撕裂等情况，均可导致切口疝的发生。手术后腹部明显胀气或肺部并发症导致剧烈咳嗽而致腹内压骤增，也可使切口内层断裂而发生切口疝。创口愈合不良也是一个重要因素，如切口内血肿形成、肥胖、老龄、糖尿病、营养不良或某些药物（如皮质激素）的过量使用。

（二）疾病表现

腹壁切口处逐渐膨隆，有疝块出现。肿块通常在站立或用力时更为明显，平卧休息则缩小或消失。较大的切口疝有腹部牵拉感，伴食欲减退、恶心便秘、腹部隐痛等表现。多数切口疝无完整疝囊则疝内容物常可与腹膜外腹壁组织粘连而成为难复性疝，有时还伴有不完全性肠梗阻。检查时可见切口瘢痕处肿块，小者直径数厘米，大者可达 10～20 cm，有的甚至更大。有时疝内容物可达皮下，此时常可见到肠型和肠蠕动波，触诊则可感到肠管的咕噜声。肿块复位后，多数能触到腹肌裂开所形成的疝环边缘。腹壁肋间神经损伤后腹肌薄弱所致切口疝，虽有局部膨隆，但无边缘清楚的肿块，也无明确疝环可扪及。切口疝的疝环一般比较宽大，很少发生嵌顿。

二、疾病治疗

切口疝均应手术治疗。老年患者提倡应用合成材料进行无张力疝修补。

任务实施

一、照护措施

（一）术前护理

1. 休息与活动

疝块较大者应减少活动，多卧床休息；建议患者离床活动时使用疝带压住疝环口，避免腹腔内容物脱出而造成疝嵌顿。

2. 病情观察

患者若出现明显腹痛，伴疝块突然增大、紧张发硬且触痛明显、不能回纳入腹腔，应高度警惕嵌顿疝发生的可能，立即报告医生，并配合紧急处理。

3. 消除引起腹内压升高的因素

择期手术的患者，若术前有咳嗽、便秘、排尿困难等腹内压升高的因素，应相应处理，控制症状后再手术。指导患者注意保暖，预防呼吸道感染，多饮水，多吃蔬菜等粗纤维食物，保持排便通畅。吸烟者应在术前两周戒烟。

4. 术前训练

对年老、腹壁肌肉薄弱者、复发性疝的患者，术前应加强腹壁肌肉锻炼，并练习卧床排便、使用便器等。

5. 术前准备

（1）一般护理：术前备皮至关重要，既要剃净，又要防止损伤皮肤。术日晨需再检查有无毛囊炎等炎症表现，必要时应暂停手术。便秘者，术前晚灌肠，清除肠内积粪，防止腹胀及排便困难。患者进手术室前，嘱其排尿，以防术中误伤膀胱。

（2）特殊护理：嵌顿性疝及绞窄性疝患者多需急诊手术。除上述一般护理外，应禁食、输液、抗感染，纠正水、电解质及酸碱平衡失调，必要时胃肠减压、备血。

6. 心理护理

向患者解释造成腹外疝的原因和诱发因素、手术治疗的必要性，了解患者的顾虑所在，尽可能地予以解除，使其安心配合治疗。

（二）术后护理

1. 休息与活动

患者回病房后取平卧位，膝下垫一软枕，使髋关节微屈，以降低腹区切口的张力和减少腹腔内压力，利于切口愈合和减轻切口疼痛。次日可改为半卧位。术后1～2日卧床期间鼓励床上翻身及两上肢活动，一般3～5日可考虑离床活动。无张力疝修补术的患者可早期离床活动。年老体弱、复发性疝、绞窄性疝、巨大疝等患者可适当延迟下床活动。

2. 饮食护理

术后6～12 h，若无恶心、呕吐，可根据患者食欲进流食，逐步改为半流、软食及普食。行肠切除吻合术者术后应禁食，待肠功能恢复后，方可进食。

3. 病情观察

注意体温和脉搏的变化，观察切口有无红、肿、疼痛，阴囊部有无出血、血肿。

4. 伤口护理

术后切口一般不需加沙袋压迫，但如有切口血肿，应予适当加压。保持切口敷料清洁、干燥，不被大小便污染，预防切口感染。

5. 预防腹内压升高

术后仍需注意保暖，防止受凉引起咳嗽；指导患者在咳嗽时用手掌扶持、保护切口，在增加腹压（如咳嗽动作）时用手掌稍稍加压于切口。保持排便通畅，便秘者给予通便药物，避免用力排便。因麻醉或手术刺激引起尿潴留者，可肌内注射卡巴胆碱或针灸，促进膀胱平滑肌的收缩，必要时导尿。

6. 预防并发症

为避免阴囊内积血、积液和促进淋巴回流，术后可用丁字带托起阴囊，并密切观察阴囊肿胀情况，预防阴囊水肿。切口感染是引起疝复发的主要原因之一。绞窄性疝行肠切除、肠吻合术后，易发生切口感染，术后须应用抗生素，及时更换污染或脱落的敷料，一旦发现切口感染征象，应尽早处理。

二、健康指导

（1）活动指导。患者出院后应逐级增加活动量。3个月内应避免重体力劳动。

（2）预防复发。减少和消除引起腹外疝复发的因素，并注意避免增加腹内压的动作，如剧烈咳嗽、用力排便等，防止术后复发。调整饮食习惯，保持排便通畅。

（3）出院指导。定期随访，若疝复发，应及早诊治。

任务评价

（1）腹股沟肿块是否消除，手术是否成功。
（2）是否未发生阴囊水肿、切口感染等并发症，或是否发生时得到及时处理。
（3）老人是否能正确描述预防腹内压升高及促进术后康复的有关知识。

病例分析

李奶奶，72 岁，2 h 前用力咳嗽后，在腹股沟韧带下方卵圆窝处发现有一个半球形突起，平卧回纳内容物后，疝块并不能完全消失，并伴有局部明显胀痛。查体：体温 37.2 ℃，脉搏 76 次 /min，血压 98/65 mmHg，右下腹无压痛、反跳痛及肌紧张，肠鸣音减弱。

分析：如果你是照护人员，请判断目前李奶奶出现了什么问题。你该如何对李奶奶进行照护？

任务三 老年胆道疾病患者的照护

任务情境

张爷爷，78 岁，自诉晚餐后突然出现右上腹阵发性剧痛，向右肩、背部放射，并伴有伴恶心，呕吐 1 次。查体：体温 38.2 ℃，脉搏 106 次 /min，血压 110/80 mmHg，右上腹压痛、反跳痛，腹肌紧张，Murphy 征阳性。

思考：如果你是照护人员，请判断目前张爷爷是什么问题？你该如何对张爷爷进行照护？

任务描述

胆道疾病一般以急性右上腹痛为主要表现，需要早期诊断和及时处理。老年人胆道退变老化，免疫机能下降，胆道疾病发病率正呈逐渐升高趋势。其发病特点为发病急，临床表现扑朔迷离，伴发多种疾病，有较高的死亡率。

知识链接

胆囊切除后是否可以吃油腻食物

胆道疾病行胆囊切除后，胆汁照样分泌，但胆汁已不能浓缩和贮存，由胆总管发生代偿性扩张来略加浓缩和贮存，以慢慢适应食物消化吸收的需要。如果吃下高脂肪食物，会造成消化、吸收不良，出现腹部不适，如腹胀、腹泻等。故胆囊切除术后，患者仍应忌吃高脂肪食物，饮食宜清淡，以少油、高蛋白（不吃蛋黄）、高热量为原则。

胆囊胆道炎症

急性胆囊炎

一、疾病评估

急性胆囊炎是老年人常见的一种较危险的急腹症。急诊手术死亡率为6.2%～16.7%，并发症发生率为33%～44%。

（一）发病因素

该病主要病因是结石、胆道蛔虫或肿等嵌顿或梗阻于胆囊颈部或胆囊管，胆汁排出受阻并继发感染。在急性炎症初期，胆囊黏膜充血导致急性单纯性胆囊炎、急性坏疽性胆囊炎或并发胆囊穿孔及胆汁性腹膜炎。

（二）疾病表现

餐后出现上腹或右上腹绞痛，阵发性加剧，疼痛可向右肩或右背部放射，一般有低度或中度发热，如发生化脓性胆囊炎，可有寒战高热，仅有1/3患者出现黄疸，但不严重。体格检查可发现右上腹饱满、压痛和肌紧张，墨菲征阳性。

二、疾病诊断

典型的临床表现结合B超检查对诊断急性胆囊炎并不困难，但老年人常有病理变化严重而临床表现轻微的特点，因此应尽早B超检查和仔细鉴别诊断。

三、疾病治疗

1. 非手术治疗

解痉、止痛，必要时禁食，补充水电解质，合理选用抗生素，腹胀明显时行胃肠减压。

2. 手术治疗

胆囊切除术是根治胆囊炎、胆囊结石的有效办法，可用传统的开腹手术或腹腔镜手术。对病情严重或需手术治疗患者，胆囊周围粘连紧密或已有坏死穿孔，全身情况差，可选用胆囊切开取石加胆囊造口引流术，术后严密观察，延期切除胆囊。

慢性胆囊炎

老年人的慢性胆囊炎与胆囊结石相伴，其发病率随年龄而增加。慢性胆囊炎可由急性胆囊炎反复发作演变而来，病变胆囊因炎症、瘢痕组织增生而萎缩变小。慢性胆囊炎的临床表现多不典型，有的仅有轻度的消化道症状或右上腹胀，或背部胀感。治疗上，对有症状且伴有结石的慢性胆囊炎患者，胆囊切除是唯一有效的根治办法。

急性梗阻性化脓性胆管炎（AOSC）

急性梗阻性化脓性胆管炎为常见疾病，是良性胆道疾病死亡最主要的原因。它的特点是发病急骤而进展迅速，病情重，死亡率高，一般死亡率在5%～30%，老年人可达50%～60%。

一、疾病评估

（一）发病因素

1. 梗阻

急性胆管炎大多在胆道梗阻的基础上发病，最常见的原因是原发性胆管结石，其次为胆道狭窄和胆道蛔虫。继发性胆管结石的发生率比较低。经皮肝穿刺胆道造影（PTC）及逆行胰胆管造影（ERCP）亦可诱发急性胆管炎的症状。胆肠内引流术后，肠道细菌可随肠内容物反流入胆管，使急性胆管炎反复发作，此种情况可以称为术后反流性胆管炎，特别当肝胆管的狭窄及梗阻未得到解除或当吻合口发生狭窄时更易发生。AOSC易发生于高危患者，如老年、重度梗阻性黄疸、营养不良、恶性肿瘤等。有些年老体弱者，一开始时便可发生休克的症状。

2. 细菌感染

胆道梗阻时，胆盐不能进入肠道，致使肠道菌群失调，并大量增殖。因此急性胆管炎时胆汁中的细菌与十二指肠及近段空肠的菌群有同源性，其中以大肠埃希菌、变形杆菌、克雷白杆菌、铜绿假单胞菌、粪链球菌等最为常见。

（二）疾病表现

多数患者都有胆道疾病发作或曾进行过胆道手术的病史。各种原发胆道疾病的临床表现主要是急性胆管炎的发作，以右上腹痛、寒战、发热及黄疸为其主要特征，称为 Charcot 三联症。在起病初期即可出现寒战、发热，严重时高热可达 39 ℃以上，呈弛张热型，为大量细菌及内毒素向血行播散的表现。多数患者可出现黄疸，如果合并有急性肝功能不全，即使在胆道引流后，黄疸仍可迅速加深

（三）辅助检查

1. 实验室检查

白细胞总数和中性粒细胞数明显升高，出现中毒性颗粒，血小板计数降低，凝血酶原时间延长。肝功能改变包括血清总胆红素、直接胆红素、谷丙转氨酶、谷草转氨酶、碱性磷酸酶、乳酸脱氢酶等升高。血气分析和生化检查可发现，动脉血氧分压降低，血肌酐、尿素氮升高以及低钾血症、代谢性酸中毒等。血及胆汁培养除需氧菌外，厌氧菌培养阳性也较常见。

2. 影像学的检查

方法首选 B 超，简单而无创伤，可在床旁甚至术中进行 B 超，B 超显示肝和胆囊增大，肝内、外胆道胆管扩张，胆管内有结石光团。如病情允许，可做 CT 检查。

二、疾病诊断

AOSC 的诊断多以 1959 年 Reynold 和 Dargan 提出的三联症加上休克和中枢神经系统中毒症状所谓五联症为诊断依据。但在临床上并非每一个 AOSC 患者都具有五联症表现。1983 年我国提出重症急性胆管炎的诊断标准是出现低血压或休克（收缩压$<$ 70 mmHg）并有下列两项以上表现者，即可诊断为 AOSC：①精神症状；②脉搏$>$120 次 /min；③白细胞计数$>$ 20×10^9/L；④体温$>$ 39 ℃或$<$ 36 ℃；⑤胆汁为脓性并有胆管内压力明显升高；⑥血培养阳性。诊断 AOSC 必须与急性胰腺炎、肝脓肿破裂、肝癌破裂、空腔脏器穿孔等进行鉴别，根据病史、体征、特殊检查，一般不困难。

三、疾病治疗

（一）治疗原则

AOSC 基本病理改变是胆道梗阻的感染与胆道高压，因此早期有效地降低胆道内压力是治疗的关键。如果已出现严重的并发症，则单纯引流胆道并不能达到目的。不少情况下，在急诊胆道引流手术时，随着胆道压力的降低，患者的血压脉搏渐趋平稳，一般情况也随之好转。应该有短暂的手术前准备以认真地恢复患者的内环境稳定，包括补充有效循环血容量、纠正酸中毒和脱水、恢复电解质平衡，肾上腺皮质激素的使

用对内毒素所致各个主要器官的损害有保护作用。必要时应用血管活性药物以维持稳定的血压和组织微循环灌注等。应选用有效的广谱抗生素，既能通过胆道排泄，又对胆道中各种需氧菌和厌氧菌均有效，一般可选用第二或第三代头孢菌素与甲硝唑联合应用。密切观察尿量的变化。

（二）急诊手术

手术的目的是尽快解除胆道梗阻提高以控制感染，因而应选择简单的手术方式以达到有效的减压引流。AOSC 一般以肝外胆管梗阻为多，行胆总管引流，放置适当的 T 管引流，为日后纤维胆道镜的检查和处理提供通道。一般不考虑加行胆肠内引流术。对于病情特别危重者，可采用非手术方法进行胆道引流。经皮肝穿胆道引流术（PTCD）可在 PTC 的基础上再插管至梗阻以上胆管的适当位置，收到满意的引流效果，在广泛肝内胆管结石和肝门部梗阻时可能影响治疗效果。经内镜鼻胆管引流术（ENBD）是通过十二指肠镜部分切开 Oddi 括约肌，然后向胆管内放入特制的胆道引流管，经十二指肠、胃、食管、鼻引出体外。老年患者引流组效果优于常规开放手术组。ENBD 仅适用于肝外胆管不完全性梗阻者。十二指肠镜下 Oddi 括约肌切开，置胆道内支架治疗也可取得较好效果。

任务实施

一、照护措施

（一）术前护理

1. 病情观察

观察生命体征、神志及尿量的变化，观察腹部症状及体征变化。若出现寒战、高热、腹痛加重、黄疸等，应考虑发生急性胆管炎，需及时报告医师，积极处理。

2. 缓解疼痛

观察疼痛的部位、性质、发作时间、诱因及缓解因素，评估疼痛的程度；对诊断明确且疼痛剧烈者，遵医嘱给予消炎利胆、解痉镇痛药物；禁用吗啡，以免造成 Oddi 括约肌痉挛。

3. 降低体温

根据患者的体温情况，采用物理或（和）药物降温，遵医嘱应用足量有效的抗生素。

4. 维持营养状态

给予低脂、高蛋白、高碳水化合物、高维生素的半流质饮食或普通饮食。禁食或进食不足者，通过肠外营养途径给予补充。

5. 维持皮肤完整性

黄疸患者由于胆盐刺激可引起皮肤瘙痒，指导患者修剪指甲，不可抓挠皮肤；保持皮肤清洁，用温水擦浴，穿棉质衣裤；瘙痒剧烈者，外用炉甘石洗剂止痒。

6. 特殊的术前准备

（1）纠正凝血功能障碍：肝功能损害的患者，肌内注射维生素 K 10 mg，每日 2 次，预防术后出血。

（2）拟行胆肠吻合术者：术前 3 日口服卡那霉素、甲硝唑等，术前 1 日晚行清洁灌肠。

（3）LC 手术前特殊准备：①皮肤准备。腹腔镜手术进路多在脐部附近，嘱患者用温水清洗脐部，脐部污垢可用液状石蜡清洁。②呼吸道准备。LC 术中需要将 CO_2 注入腹腔形成气腹，以提供手术操作所需空间、达到手术视野清晰的目的。CO_2 弥散入血可致高碳酸血症抑制呼吸，因此术前应指导患者进行呼吸功能训练，避免感冒，戒烟，预防呼吸道并发症，利于术后康复。

7. 心理护理

胆囊胆道炎症反复发作，给患者造成焦虑情绪，要鼓励患者说出自己的想法，讲解疾病相关知识、治疗方法、预后及手术的安全性、医护采取的安全措施等，给患者以安全感，使其放心接受和配合手术治疗。对合并感染急性发作的患者，剧烈的疼痛常给患者心理造成较大的恐惧，照护人员应该对患者的主诉积极地关注，认真地倾听，给予亲切适当的语言安慰和鼓励，并积极给予恰当的镇痛措施，针对个体情况进行针对性的心理护理。

（二）术后护理

1. 病情观察

①观察生命体征；②观察切口敷料、引流情况；③观察腹部症状和体征。

2. 腹腔引流管的护理

①妥善固定：及时接通并妥善固定腹腔引流管，防止患者变换体位时压迫引流管或牵拉而脱出；②保持通畅：避免引流管受压、扭曲，对负压引流者及时调整负压，维持有效引流；③观察记录：观察引流物的颜色、性质和量，以了解病情发展的趋势；④保持无菌：每周更换 2～3 次，应产格无菌操作，引流管远端接引流袋时，先消毒引流管口后再连接，以免引起逆行感染；⑤适时拔管：当引流量减少、颜色澄清、患者体温及血白细胞计数恢复正常，可考虑拔管。

3. 营养支持

术后禁食期间通过静脉补充水、电解质和必需的营养物质。胃肠功能恢复、出现肛门排气、无腹痛腹胀不适，可进流质饮食，逐步过渡到正常饮食。

4. 并发症的观察及护理

（1）出血：观察切开敷料有无血性液渗出、引流管是否有鲜红色血性液流出，监测生命体征。如引流管引出血性液每小时大于 100 mL，持续 3～4 h 不止，且有脉搏细数、血压下降、出冷汗等休克表现时，应及时通知医生，给予止血药物、抗休克等治疗，必要时手术止血。

（2）腹腔内残余脓肿和瘘：①体位，腹腔或盆腔疾病患者取半坐卧位，以使腹腔内炎性液、血液或漏出物积聚并局限于盆腔，可减少毒素吸收并有利于积液或脓液的引流。②有效引流。腹腔内置引流管时须保持引流通畅，并观察引流物的量、色和质。③控制感染。遵医嘱合理、正确地使用抗菌药物。④加强观察。若引流物为肠内容物或浑浊脓性液体、患者腹痛加剧，出现腹膜刺激征，同时伴发热、白细胞计数及中性粒细胞比例上升，多为腹腔内感染或瘘可能，应及时报告医师。

5. 心理护理

加强护患沟通，消除患者孤寂感；提供因人而异的病情解释和健康指导，对担忧术后并发症或因较大手术影响生活质量的患者，应加强心理护理和指导其如何正确应对。此外，要主动与患者家属沟通，争取家属和社会力量的支持。

二、健康指导

（1）合理安排作息时间，劳逸结合，避免过度劳累及精神紧张。

（2）忌油腻食物，避免暴饮暴食，宜少量多餐。

（3）疾病预防指导。告知患者胆囊切除术后出现消化不良、脂肪性腹泻的原因，解除其焦虑情绪；如果出现黄疸、陶土样大便，应及时就诊。

（4）定期复查。行胆囊切口术的患者，遵医嘱服用消炎利胆药物，按时复查，以确定是否行胆囊切除手术。出现腹痛、发热、黄疸等症状应及时就诊。

（5）T 形管护理指导。做好戴 T 形管出院患者的 T 形管护理指导：①向患者及家属解释 T 形管的重要性。②尽量穿宽松柔软的衣服，避免引流管受压。③沐浴时采用淋浴，用塑料薄膜覆盖置管处，以防增加感染的机会。④在 T 形管上标明记号，以便观察其是否脱出，避免提举重物或过度活动，防止 T 形管脱出。⑤引流管口每日换药 1 次，周围皮肤涂氧化锌软膏加以保护。若敷料渗湿，应立即更换。⑥每日在同一时间排出引流袋内引流液，观察并记录其颜色、量、性质，引流袋每周更换 1 次。⑦若发现 T 形管脱出或突然无液体流出或身体不适等，应及时就医。

三、照护评价

（1）疼痛是否缓解或减轻。

（2）体液是否得到及时补充，血容量是否得到恢复。

（3）胆道感染是否得到控制，体温是否恢复正常。

（4）呼吸是否有效维持，未发生低氧血症，或低氧血症得到及时发现和有效纠正。

（5）未发生胆囊穿孔、出血或瘘等并发症，或发生并发症能否及时发现、有效治疗和护理。

胆石症

指发生在胆囊和胆管的结石，是胆道系统的常见病、多发病，分为胆固醇结石，胆色素结石和混合结石。胆固醇结石高发于胆色素结石，女性发病率高于男性。

一、疾病评估

（一）发病因素

胆石症行成的原因十分复杂，是多因素综合作用的结果，主要与胆道感染和代谢异常等因素有关。

1. 胆道感染

①胆汁内的大肠埃希菌产生 β- 葡萄糖醛酸酶，将结合胆红素水解为非结合胆红素，与钙结合形成胆红素钙，促发胆色素结石形成；②细菌、虫卵或炎症坏死碎屑可作为结石的核心，形成结石；③胆道感染常导致 Oddii 括约肌痉挛，胆道梗阻，胆汁淤积、浓缩、沉淀，形成结石。

2. 代谢异常

胆汁中有重要临床意义的溶质成分是胆盐、胆固醇、胆色素、卵磷脂，其中胆汁中胆盐、胆固醇、卵磷脂的适当比例是维持胆固醇呈溶解状态的必要条件。当代谢异常，使胆固醇浓度升高或胆盐、卵磷脂浓度下降，三者比例失调，胆固醇则呈过饱和状态而析出形成结石。

胆结石按化学成分分为三类：①胆固醇结石约占 50%，其中 80% 发生于胆囊，X 线多不显影。②胆色素结石，约占 37%，75% 发生于胆管内，X 线常不显影；③混合性结石约占 6%，其中 60% 发生在胆囊内，40% 发生在胆管内，X 线常可显影。

按结石所在部位分类，可分为胆囊结石、肝外胆管结石、肝内胆管结石。

（二）疾病表现

1. 胆囊结石

胆囊结石形成初期多无症状或仅有轻微消化不良症状，在进油腻食物后消化道症状常加重，大的单发的胆囊结石在胆囊内不易发生嵌顿，很少发生严重症状，甚至终身无症状。当结石嵌顿于胆囊颈时，可引起胆绞痛发作。典型的胆绞痛表现为右上腹疼痛，呈阵发性加剧并向右肩背放射。不少老年患者无任何诱因突然发作胆绞痛并持续性加重，15～60 min 达高峰，随后持续 1 h 逐渐减轻，右上腹部压痛，肌紧张可有或不明显，墨非征可阳性。小的胆囊结石可通过胆囊管排入胆总管，随胆汁排出或嵌顿于胆总管下端，导致胆管炎和全身感染。

2. 肝外胆管结石

肝外胆管结石的临床表现主要取决于有无梗阻和感染。若结石嵌顿胆管并继发胆管炎，则会出现典型的 Charcot 三联征，即胆绞痛、寒战高热和黄疸。梗阻时间越长，临床表现越严重。若在三联征基础上出现中毒性休克和神志障碍，则合称“五联征”。

3. 肝内胆管结石

指左右肝管汇合部以上结石，可广泛分布在肝内胆管系统，占胆石总数的20%～30%，多为胆色素结石或以胆色素为主的混合结石，临床表现常不典型，多数无明显症状。在间歇期仅有肝区和胸背部不适和胀痛，仅左右肝管均被梗阻才出现黄疸。若结石梗阻长期不愈，亦可导致肝实质损害和胆汁性肝硬化。

（三）辅助检查

1. 实验室检查

合并感染时白细胞计数升高，中性粒细胞比例升高。肝细胞损害时，血清转氨酶和碱性磷酸酶升高。血清胆红素升高，尿胆原降低或消失。

2. 影像学检查

B 超可发现结石并明确其大小和部位，作为首选检查项有助于诊断。经皮肝穿刺胆道造影（PTC）、内镜逆行胰胆管造影（ERCP）可酌情选用。

二、疾病诊断

当有典型胆绞痛症状发作时，依靠症状和体征对胆石症的诊断并不困难。但当老年人症状和体征均不明显时，影像学检查所提供的资料更有诊断意义。仅 15% 与钙结合的胆囊结石可直接在腹部平片上显影，绝大多数依靠 B 超和胆囊造影检查可以得到准确的诊断。B 超检查有 98% 的特异性和 95% 的灵敏度。肝功能正常时可行口服胆囊造影检查，而 B 超检查对胆管结石的诊断仅能提供肝内外胆管扩张的间接证据，需选择其他的检查方法如经内镜逆行胰胆管造影术（ERCP），磁共振胰胆管成像（MRCP）来提高诊断率。

三、疾病治疗

急性发作时，必须注意观察，可用硝酸甘油 0.6 mg 含服，或阿托品 0.5 mg 每 3～4 h 肌内注射一次，有冠心病、青光眼或前列腺肥大的老年人慎用。哌替啶肌内注射镇痛效果良好，吗啡应与阿托品合用，以减少 Oddi 括约肌痉挛。胆结石常伴有炎症，最好选用广谱抗菌药如头孢哌酮，合并使用克林霉素或甲硝唑治疗厌氧菌感染。手术治疗尽量在间歇期进行，老年人在急性期手术容易带来更多的并发症。

任务实施

一、照护措施

（一）术前护理

1. 病情观察

观察生命体征、神志及尿量的变化，观察腹部症状及体征变化。若出现寒战、高热、腹痛加重、黄疸等，应考虑发生急性胆管炎，需及时报告医师，积极处理。

2. 缓解疼痛

观察疼痛的部位、性质、发作时间、诱因及缓解因素，评估疼痛的程度；对诊断明确且疼痛剧烈者，遵医嘱给予消炎利胆、解痉镇痛药物；禁用吗啡，以免造成 Oddi 括约肌痉挛。

3. 降低体温

根据患者的体温情况，采用物理或（和）药物降温，遵医嘱应用足量有效的抗生素。

4. 维持营养状态

给予低脂、高蛋白、高碳水化合物、高维生素的半流质饮食或普通饮食。禁食或进食不足者，通过肠外营养途径给予补充。

5. 维持皮肤完整性

黄疸患者由于胆盐刺激可引起皮肤瘙痒，指导患者修剪指甲，不可抓挠皮肤；保持皮肤清洁，用温水擦浴，穿棉质衣裤；瘙痒剧烈者，外用炉甘石洗剂止痒。

6. 特殊的术前准备

（1）纠正凝血功能障碍：肝功能损害的患者，肌内注射维生素 K 10 mg，每日 2 次，预防术后出血。

（2）拟行胆肠吻合术者：术前 3 日口服卡那霉素、甲硝唑等，术前 1 日晚行清洁灌肠。

（3）LC 手术前特殊准备：①皮肤准备。腹腔镜手术进路多在脐部附近，嘱患者用温水清洗脐部，脐部污垢可用液状石蜡清洁。②呼吸道准备。LC 术中需要将 CO_2 注入腹腔形成气腹，以提供手术操作所需空间、达到手术视野清晰的目的。CO_2 弥散入血可致高碳酸血症抑制呼吸，因此术前应指导患者进行呼吸功能训练，避免感冒，戒烟，预防呼吸道并发症，利于术后康复。

7. 心理护理

胆囊结石反复发作，给患者造成焦虑情绪，要鼓励患者说出自己的想法，讲解疾病相关知识、治疗方法、预后及手术的安全性、医护采取的安全措施等，给患者以安全感，使其放心接受和配合手术治疗。对合并感染急性发作的患者，剧烈的疼痛常给患者心理造成较大的恐惧，照护人员应该对患者的主诉积极地关注，认真地倾听，给予亲切适当的语言安慰和鼓励，并积极给予恰当的镇痛措施，针对个体情况进行针对性的心理护理。

（二）术后护理

1. 病情观察

观察生命体征、腹部体征、伤口、引流情况，评估有无出血及胆汁渗漏，对于术前黄疸患者，观察并记录大便颜色，监测血清胆红素变化。

2. 营养支持

术后禁食和胃肠减压期间，通过肠外营养途径补充足够的热量、氨基酸、维生素、水、电解质等，维持良好的营养状态。胃管拔除后，根据患者胃肠功能恢复情况，由无脂流质过渡至低脂饮食。

3. T形引流管护理

参见本项目本任务“胆囊胆道炎症”患者的护理。

4. LC手术后护理

①体位：LC手术多采取全身麻醉，患者手术后回病房先取平卧位，血压平稳后改半卧位。6 h后即可起床活动。②饮食：术后禁食6 h。24 h内饮食以无脂流质、半流质，逐渐过渡至低脂饮食。③高碳酸血症的护理：人工气腹高压CO_2容易弥散入血引起高碳酸血症，表现为呼吸浅慢、$PaCO_2$升高。为避免高碳酸血症发生，LC术后常规低流量吸氧，鼓励患者深呼吸、有效咳嗽，促进体内CO_2排出。④肩背部酸痛不适的护理：CO_2刺激膈肌及胆囊创面可引起肩背部酸痛不适，一般无须特殊处理，可自行缓解。

5. 并发症的观察及护理

参见本项目本任务“胆囊胆道炎症”患者的护理。

6. 心理护理

参见本项目本任务“胆囊胆道炎症”患者的护理。

二、健康指导

（1）指导患者选择低脂、高糖、高蛋白、高维生素、易消化的饮食，做到“四忌”，即忌高胆固醇血类食物、忌高脂肪性食物、忌暴饮暴食、忌烟酒咖啡。

（2）鼓励患者树立战胜疾病的信心，养成良好的生活规律，避免劳累及精神高度紧张。

（3）非手术治疗的患者，应遵医嘱坚持治疗，按时服药。应叮嘱中年以上胆囊结石患者定期复查或尽早行胆囊切除术，以防胆管癌的发生。

三、照护评价

（1）疼痛是否缓解或减轻。

（2）胆道感染是否得到控制，体温是否恢复正常。

（3）营养状况是否得到改善。

（4）皮肤是否损伤。

（5）未发生胆囊穿孔、出血或瘘等并发症，或发生并发症能否及时发现、有效治疗和护理。

病例分析

李奶奶，68岁，半年前体检发现“胆囊结石”，因结石直径较小，没有采取治疗措施。今晚吃了油腻食物后，突发右上腹绞痛，伴恶心，呕吐。入院时测量体温38.7 ℃，脉搏102次/min，呼吸20次/min，血压130/85 mmHg，体检右上腹压痛、反跳痛，腹肌紧张。

分析：该患者发病的诱因是什么？应该对该患者采取哪些照护措施？

任务四　老年肛管疾病患者的照护

任务情境

李爷爷，70岁，好食辛辣刺激性食物。6个月前开始，无明显诱因下偶尔出现粪便表面带血及黏液的现象，且伴有痔块脱出，便后可自行还纳。今日饮酒后排便时，粪便表面带有大量鲜血，痔块脱出，便后不可还纳，痛感剧烈。

思考：你判断目前李爷爷是什么问题？如何对李爷爷进行照护？

任务描述

老年人由于活动减少，肠蠕动减慢，肛门括约肌等肌肉萎缩，加上抵抗力下降，对外来抗原产生抗体的能力降低、肠道细菌感染等，导致肛管疾病呈逐渐升高趋势。老年肛管疾病常表现为便秘、排便出血、脱肛、肛周脓肿等。

常见的肛管疾病有肛裂、直肠肛管周围脓肿、肛瘘、痔。

知识链接

吻合器痔上黏膜环形切除术

吻合器痔上黏膜环形切除术由意大利学者 Longon 在 1997 年罗马大会上首先提出，并于 1998 年正式撰文报道。该术式是目前治疗Ⅲ、Ⅳ度内痔、环形痔和部分Ⅱ度大出血痔的主要方法。此外，非手术疗法治疗失败的Ⅱ度内痔和直肠黏膜脱垂也可采用。主要方法是在齿状线上方距离齿状线 2 cm 以上通过吻合器环形切除直肠黏膜 2～3 cm，使下移的肛垫上移固定。其与传统手术比较，具有疼痛轻微、手术时间短、患者恢复快等优点。其术后常见并发症有尿潴留、出血、吻合口狭窄等。术后应嘱患者尽早自行排尿，术后一个月内避免剧烈活动，调整饮食、保持大便通畅等。

肛　裂

肛裂是老年人常见的肛管疾病，是齿状线下肛管皮肤层形成的小溃疡。

一、疾病评估

（一）发病因素

老年人容易发生便秘、大便干结，也易患前列腺增生症，导致排便、排尿困难。排便用力过猛，易损伤肛管皮肤，反复损伤使裂伤深及全层而形成慢性感染性溃疡。齿状线附近的肛腺炎症、肛窦炎，急性感染而致皮下脓肿，破溃后形成慢性溃疡，即肛裂。90% 以上的患者肛裂位于肛门的后连合。

知识链接

病　理

急性肛裂底浅、无瘢痕形成。慢性肛裂底深不整齐，上端常有肥大乳头，下端常有前哨痔，称为肛裂段三联征。

（二）疾病表现

1. 疼痛

肛裂患者可因排便引起周期性疼痛，粪便刺激溃疡面的神经末梢引起肛门灼痛，大便后疼痛消失数分钟，以后肛门括约肌痉挛，又出现剧烈疼痛，并持续半小时至数小时，直至痉挛的括约肌疲劳后肌肉松弛，疼痛缓解，到下一次大便，又发生疼痛。这是肛裂特有的临床表现。

2. 便秘

患者因惧怕排便引起的疼痛，尽量减少排便而发生便秘，因此大便更加干硬而加重肛裂，形成恶性循环。

3. 便血

大便表面或便纸上见少许新鲜血迹或滴鲜血。

4. 其他

肛周瘙痒，分泌物增多。

二、疾病诊断

根据肛裂疼痛的特点及体检发现的肛裂三联征，不难做出肛裂的诊断。

三、疾病治疗

（一）治疗原则

保持大便通畅，软化大便，止痛，解除括约肌痉挛，中断恶性循环，促使溃疡面愈合。

（二）治疗要点

（1）纠正便秘。增加多纤维食物和改变大便习惯，防止便秘的发生。

（2）坐浴。便后用温水或 1∶5 000 高锰酸钾溶液坐浴。

（3）扩肛疗法。局部麻醉下，先用食指缓慢、均衡地扩张肛门括约肌，逐渐伸入中指，持续扩张 5 min，可解除括约肌痉挛。

（4）手术治疗。对经久不愈、非手术治疗无效的慢性肛裂行肛裂切除术。

任务实施

一、照护措施

（一）非手术治疗照护

1. 生活照护

保持大便通畅，鼓励患者多饮水，多进食新鲜蔬菜、水果粗纤维食物，养成良好排便习惯，防止便秘。便秘者服用缓泻剂。

2. 对症照护

每次排便后应坐浴，清洁溃疡面或创面减少污染，促进创面愈合；水温 40～46 ℃，每日 2～3 次，每次 20～30 min。

3. 疼痛护理

遵医嘱适当应用止痛剂，如肌内注射吗啡、吲哚美辛栓纳肛。

（二）手术治疗照护

1. 肠道准备

术前3日少渣饮食，术前1日流质饮食，术前日晚灌肠。尽量避免术后3日内排便，有利于切口愈合。

2. 术后观察

有无出血、血肿、肛瘘、脓肿、痔脱垂和尿潴留并发症发生，如有及时报告医师，并协助处理。

二、健康指导

保持大便通畅，鼓励患者有便意时尽量排便。术后为防止肛门狭窄或大便变细，可于手术后5～10日内行扩肛治疗。肛门括约肌松弛者，手术3日后做肛门收缩舒张运动，大便失禁者需二次手术。出院后发现异常应及时就诊检查。

三、照护评价

（1）老人大便是否保持通畅。
（2）疼痛是否减轻。
（3）术后有无发生出血、血肿、肛瘘、脓肿、痔脱垂和尿潴留并发症。
（4）发生并发症是否及时处理。

直肠肛管周围脓肿

直肠肛管周围脓肿是指直肠肛管周围软组织内或其周围间隙发生的急性化脓性感染，并形成脓肿。

一、疾病评估

（一）发病因素

主要由肛腺感染引起，也可由肛周皮肤感染、损伤、药物注射等引起。肛腺开口于肛窦，肛窦开口向上；腹泻、便秘时易引起肛窦炎，感染沿肛腺体的管状分支或联合纵肌纤维向上、下、外三处扩散到周围间隙引起感染。由于直肠肛管周围间隙为疏松的脂肪结缔组织，感染极易蔓延、扩散，形成不同部位的脓肿。

（二）疾病表现

不同部位的脓肿，症状和体征各具有不同特点。

（1）肛门周围脓肿最常见。主要症状为肛周持续性跳动性疼痛，排便、咳嗽、受压时加重；行动不便，坐卧不安；全身感染症状不明显。初起时肛周皮肤红肿，发硬，压痛明显，边界不清；脓肿形成后出现波动感，穿刺可抽出脓液。

（2）坐骨直肠窝脓肿（坐骨肛管间隙脓肿）较常见，多由肛腺感染经肛门外括约肌向外扩散形成。由于其间隙较大，形成的脓肿亦较大而深，容量可达 60～90 mL。发病时患侧肛周持续性胀痛，逐渐加重，继之为持续性跳痛，排便、行走时疼痛加重，可有排尿困难和里急后重，全身感染中毒症状明显。早期局部症状不明显，后期出现患侧肛周红肿，双臀部不对称；局部触诊或肛门指诊患侧有深压痛，局限性隆起；脓肿形成后有波动感，并向下穿出形成肛瘘。

（3）骨盆直肠间隙脓肿（骨盆直肠窝脓肿）较少见，多由肛腺感染或坐骨直肠脓肿向上穿破肛提肌引起；也可由直肠炎、直肠溃疡、外伤引起。位置较深，间隙较大，引起全身感染症状较重，早期即有明显全身中毒症状，如发热、寒战等；局部症状不明显，可表现为直肠坠胀感，便意不尽，排便不适，常伴排尿困难。会阴部检查：肛周多无异常，直肠指检在直肠上部可触及隆起肿块，明显压痛，脓肿形成后有波动感，穿刺可抽出脓液。

（三）辅助检查

（1）直肠指诊。

（2）穿刺抽脓。

（3）肛管超声检查。

二、疾病诊断

（1）局部红肿疼痛，有波动感，一般无明显全身症状者，多位于肛提肌以下间隙，属低位肛痈。包括坐骨直肠间隙脓肿、肛周皮下脓肿、括约肌间隙脓肿。

（2）出现寒战、高热、乏力、脉数等全身症状，血白细胞总数及中性粒细胞增高，局部穿刺可抽出脓液者，多位于肛提肌以上间隙，属高位肛痈。包括骨盆直肠间隙脓肿、直肠后间隙脓肿、直肠黏膜下脓肿。

三、疾病治疗

（1）非手术治疗：①抗感染治疗；②温水坐浴；③局部理疗；④保持大便通畅，减轻排便时疼痛。

（2）手术治疗：为主要方法。一旦明确脓肿形成，即应切开引流。

任务实施

一、照护措施

（一）生活照护

协助患者采取舒适体位，急性炎症期应卧床休息。告知患者忌食辛辣食物，多食蔬菜、水果及脂肪类食物。避免饮酒。养成定时排便习惯，便后清洗或坐浴。

（二）药物治疗照护

应用敏感的抗生素控制感染，观察药物副反应。

（三）对症照护

1. 发热

体温升高时，给予降温处理，嘱患者增加饮水。

2. 肛周

疼痛、红肿进行性加重，表明感染未能得到有效控制，应调整抗生素。有脓液形成时，及时切开引流。切开引流早期分泌物较多，应定时观察敷料有无渗透，一旦渗透应及时更换敷料。放置引流管者应观察引流液性质、量，可予以甲硝唑或中成药定时冲洗脓腔。后期创面表浅可定时坐浴使其自然愈合。排便后应先坐浴再换药。

二、健康指导

保持大便通畅，防止便秘；腹泻时应及时应用抗生素控制感染。出现肛门不适、疼痛及时就诊。

三、照护评价

（1）老人大便是否保持通畅。
（2）排便时疼痛是否减轻。
（3）感染是否有效控制。

肛　瘘

肛瘘是直肠肛管与会阴区皮肤相通的肉芽肿性管道，内口多位于齿状线附近，外口位于肛周皮肤处。整个瘘管壁由增厚的纤维组织组成，内覆一层肉芽组织，经久不愈，是老年人肛管直肠疾病中的常见病之一。

一、疾病评估

（一）发病因素

肛瘘一般多因肛腺处化脓性感染所引起。少数为特异性感染，如结核、克罗恩病、溃疡性结肠炎等。

（二）疾病表现

1. 症状

一般肛瘘均有肛周脓肿切开引流或自行破溃的病史，该伤口即成为经久不愈的肛瘘外口，并反复自外口流出少量脓性分泌物，刺激瘘口周围皮肤，有瘙痒感。如外口暂时封闭，脓液积聚，局部红肿，有胀痛，封闭的外口可再破或在附近穿破形成一新外口，如引流通畅，则局部无疼痛，仅有轻微发胀不适。

2. 体征

肛周皮肤可见单个或多个外口，呈红色乳头状或肉芽组织突起，有脓液或脓血性分泌物排出。若瘘管位置较浅，可在皮下触及自外口通向肛管的条索状瘘管。直肠指检时内口处轻压痛，可触及硬结样内口及条索状瘘管。

（三）辅助检查

1. 肛门镜检查

有时可发现外口。自外口注入亚甲蓝溶液，肛门镜下可见蓝色液溢入；观察填入肛管及直肠下段白色纱布条蓝染部位，可判断内口位置。

2. 影像学检查

经外口注入碘剂进行 X 线检查，可以明确瘘口走向。

二、疾病诊断

在肛周皮肤上可发现，呈乳头状略高出皮肤或为肉芽组织的隆起，按压时有少量脓性液流出，即为肛瘘外口，如瘘管较浅，可在皮下触摸到一条索状物。内外口的流向依从 Goodsall 规律：在肛门中点画一横线，肛瘘外口在此线前方，瘘管常呈直行走向肛管，内口位于外口的相应位置：外口在横线后方，瘘口呈弯形，内口多在肛管后正中处（见图 11-1）。

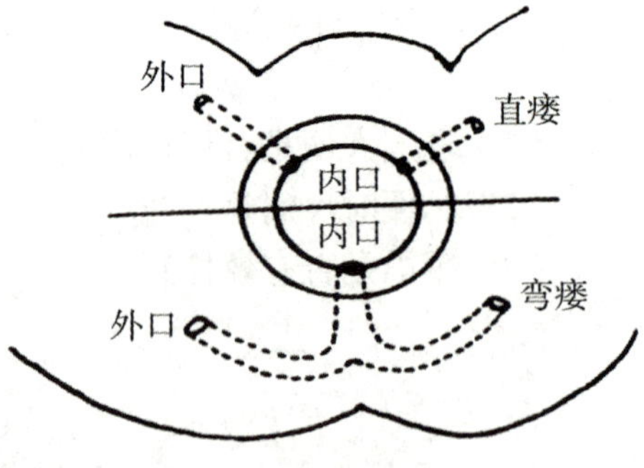

图 11-1

三、疾病治疗

肛瘘不能自愈，只有手术切开或切除；术中尽可能减少肛门括约肌损伤，以防肛门失禁。手术方式：①肛瘘切开术；②肛瘘切除术；③挂线疗法。

任务实施

一、照护措施

1. 病情观察

术后由于创面容易渗血或结扎线脱落造成出血，注意观察敷料渗湿及出血情况。每2～3日检查1次结扎线松紧度，如有松弛时应进行紧缩。观察创面肉芽生长是否健康，伤口能否如期愈合。术后疼痛者适当应用止痛剂。

2. 生活照护

术前2～3天行肠道准备，术后3日内控制饮食排便。

3. 对症照护

（1）坐浴。术前每日1次，急性炎症期每日2～3次。术后每次排便后应先坐浴，再换药；后期每日坐浴2～3次。

（2）尿潴留的处理。肛管手术后，因麻醉刺激、创伤、疼痛和肛管内填塞敷料等原因，易造成尿潴留；可通过诱导、针刺或导尿等方法处理。

4. 药物治疗照护

急性炎症期、术后早期应用抗生素。注意观察药物副反应。

5. 肛门失禁的观察和护理

手术中如切断肛门直肠环，将造成肛门失禁，肛门失禁后粪便自行外溢，粪便及分泌物刺激肛周引起局部皮肤潮湿、糜烂。肛门失禁一旦发生，应保持肛周皮肤清洁、干燥，局部涂氧化锌软膏保护，勤换内裤。轻度失禁者，手术3日后做肛门收缩舒张运动；严重失禁者，宜行肛门成形术。

二、健康指导

保持会阴部清洁，经常更换内裤。术后观察排便有无变细、大便失禁，发现异常及时就诊。

三、照护评价

（1）老人疼痛是否缓解，是否能复述自我缓解疼痛的方法。

（2）老人大便是否保持通畅，有无发生便秘。

（3）老年人手术后有无发生尿潴留、肛门失禁等并发症，发生尿潴留后能否进行及时有效的处理等。

（4）老人有无掌握关于疾病的治疗和术后预防复发的康复知识。

痔

一、疾病评估

分类：按痔发生部位分为内痔、外痔和混合痔。①内痔最多见，位于齿状线以上，是直肠上静脉丛扩张、迂曲所致，表面为直肠黏膜所覆盖。内痔分四度：Ⅰ度指排便时出血，痔块不脱出肛门；Ⅱ度指常有便血，排便时痔块脱出，排便后可自行还纳；Ⅲ度指偶有便血，排便、久站等使痔块脱出，需用手辅助方可还纳；Ⅳ度指偶有便血，痔块脱出不能还纳或还纳后又脱出。②外痔位于齿状线以下，是直肠下静脉丛扩张、迂曲所致，表面为肛管皮肤覆盖。③混合痔：位于齿状线上、下，由直肠上下静脉丛相互吻合、扩张、迂曲形成，表面为直肠黏膜和肛管皮肤覆盖。

（一）发病因素

病因尚未完全明确，有以下两种学说：

1. 肛垫下移学说

肛垫位于直肠末端，由平滑肌、弹性纤维、结缔组织和静脉丛构成，起调节肛管括约肌、完善肛门闭合的作用。由于反复便秘、腹压增高等因素，肛垫向远侧移位，其中的纤维间隔逐渐松弛，直至断裂，同时静脉丛瘀血、扩张、融合形成痔。

2. 静脉曲张学说

直肠静脉与肛管静脉为门静脉和下腔静脉吻合交通支。直肠上下静脉无静脉瓣，静脉丛管壁薄、位置浅，末端直肠黏膜下组织松弛。长期坐立、便秘、妊娠等腹内压增高因素可致直肠静脉回流受阻，瘀血、扩张而形成痔。

（二）疾病表现

1. 便血

无痛性间歇性便血，是内痔或混合痔早期常见的症状；多因粪块擦破表面黏膜引起。轻者大便带鲜血或便后滴血，出血量少；严重者呈喷射状出血，可自行停止。便秘、饮酒及吃刺激性食物可诱发出血。长期出血可导致贫血。

2. 痔块脱出

Ⅱ、Ⅲ、Ⅳ度内痔和混合痔可出现痔块脱出。轻者排便时出现，便后还纳，并逐渐加重；严重者需用手辅助还纳或持续脱出于肛门，较大痔块不能还纳时可发生嵌顿。咳嗽、活动等腹压增加时可引起脱出。

3. 疼痛

单纯性内痔无疼痛。当内痔或混合痔合并血栓形成、嵌顿感染时可出现疼痛；外痔血栓形成时，疼痛剧烈。排便、咳嗽等使疼痛加重。

4. 瘙痒

外痔或内痔脱出时常有黏液分泌物溢出，刺激肛门周围皮肤引起瘙痒或湿疹。

（三）辅助检查

（1）肛门视诊。

（2）直肠指检。

（3）内镜检查。

二、疾病诊断

大便时带鲜红色血和痔核脱出，这是痔病患者的两大症状。但必须了解该症状并非由结直肠癌、息肉引起，因此肛窥镜视诊必不可少。只有肛垫出现病理性肥大且合并出血、脱垂、疼痛等症状时，才能诊断为痔病。内痔诊断主要靠肛管直肠检查，通过肛门视诊、直肠指诊、肛门镜检查等三个步骤的检查，可以明确诊断。蹲位检查对了解痔脱垂情况，特别是环状痔脱垂，有一定帮助。

三、疾病治疗

（1）基础治疗：养成定时排便的生活方式

（2）非手术治疗：各种硬化剂注射法、胶圈套扎法、枯痔钉法、冷冻疗法、扩肛疗法也属于非手术治疗的重要组成部分。

（3）手术治疗：常用方法有较大痔手术，如痔以出血为主且较严重宜行吻合器痔环切术手术。如以脱出为主，宜行主要脱出痔切除。

任务实施

一、照护措施

（一）非手术患者的护理

1. 病情观察

观察患者便血情况。观察排便时有无出血、出血量、颜色、便血持续时间。长期出血可导致贫血，注意防止患者在排便或淋浴时晕倒受伤。

2. 生活照护

增加饮水，多进食新鲜蔬菜、水果、粗纤维性食物。忌食辛辣刺激性食物，忌酒。围手术期控制饮食，减少排便次数。

3. 对症照护

（1）缓解疼痛：对有剧烈疼痛者，给予止痛剂处理，肛管内纳入消炎止痛栓，肛门部位给予冷敷。

（2）温水坐浴：每次排便后应坐浴，清洁溃疡面或创面，减少污染，促进创面愈合；水温 40～46 ℃，每日 2～3 次，每次 20～30 min。

4. 内痔脱出的照护

内痔脱出者应用温水洗净，涂润滑油后用手轻轻将其还纳入肛管，阻止其脱出。

5. 直肠肛管检查配合与照护

（1）直肠肛管检查：包括直肠指检和内镜检查，应在专门的检查室中进行，必要时用屏风遮挡。检查前向患者说明检查的目的和注意事项，嘱患者排空粪便或灌肠；根据患者的年龄体质和检查要求，选择恰当体位；准备好检查用品，包括指检手套、肛门镜、直肠镜、液状石蜡、照明光源及手纸等；检查时嘱患者放松肌肉，慢慢做深呼吸；协助检查者传递器械物品，对好光源；检查结束后将各种用物整理归原位。肛门狭窄、肛周急性感染、肛裂及妇女月经期禁忌检查。

（2）直肠肛管检查的体位有：①左侧卧位，即左下肢髋膝微屈，右下肢髋膝曲约 90°，此体位适用于年老体弱的患者；②膝胸位，即患者屈膝俯卧跪于检查床，两肘屈曲着床，头伏于枕头，适用于较短时间的检查；③截石位，即肛门直肠手术的常用体位；④蹲位，即患者下蹲，用力增强腹压，适用于检查内痔脱出或直肠脱垂；⑤弯腰前俯位，即双下肢稍分开站立，身体前倾，双手扶于支撑物上，是肛门视诊的最常用体位。

（3）直肠肛管检查的记录：发现直肠肛管内的病变时，应先写明何种体位，再用钟表定位法记录病变的部位。如检查时取膝胸位，则以肛门后正中点处为 12 点，前方为 6 点；取截石位时，定位点与此相反。

（二）手术治疗患者的照护

1. 术前准备

术前 1 日半流质饮食，可给予缓泻剂，必要时清洁灌肠。

2. 术后照护

（1）日常照护：保持局部清洁，术后 2～3 日服阿片酊减少肠蠕动，术后 3 日内尽量不排大便，以保持手术切口清洁并良好愈合。每次排便后应先清洗后坐浴，再换药。

（2）并发症的观察和照护：因术后肛门疼痛，反射性引起膀胱括约肌痉挛；麻醉抑制作用使膀胱逼尿肌松弛，易发生急性尿潴留，通过诱导等促进排尿，必要时行导尿处理。排便困难、大便变细者，术后 5～10 日内可行扩肛。肛门括约肌松弛者，术后 3 日指导患者进行肛门肌肉收缩舒张运动。

二、健康指导

（1）养成良好排便习惯。

（2）保持肛门卫生，建议使用柔软、白色、无刺激的手纸，避免在肛门周围使用肥皂或用毛巾用力擦洗。

（3）多饮水，多食蔬菜水果，少吃辛辣食物，不饮酒。

（4）避免长时间久站或久坐。

（5）如有便秘者，多食纤维食物，服用适量植物油或蜂蜜，促进肠蠕动，防止便秘发生。

（6）每日晨起或晚睡前做 10 min 腹部按摩，即用手掌轻柔地自右下→右上→左上→左下反复按摩腹壁。

（7）鼓励患者进行肛门括约肌收缩舒张运动。

三、照护评价

（1）老人疼痛是否缓解，是否能复述自我缓解疼痛的方法。

（2）老人有无发生便秘。

（3）老人有无掌握关于疾病的治疗和术后预防复发的康复知识。

病例分析

李老师，女性，67 岁，肛周疼痛 3 天，加重 2 天。患者 3 天前开始肛门左侧部疼痛明显，近 2 天加重，为持续性跳痛，行动不便，坐卧不安。查体：体温 37.2 ℃，脉搏 106 次 /min，血压 110/80 mmHg，营养良好，心肺腹未见异常。肛门直肠检查：肛门左侧边缘皮肤红肿，范围约 5 cm，触之稍热，可触及硬结和压痛，中心部位有波动感。

分析：该患者最可能的临床诊断是什么？应给予该患者的照护措施有哪些？

项目总结

外科系统疾病是威胁老年人健康的重要疾病，大部分属于急性病。老年患者机体反应性较迟钝，症状与疾病进程常不一致，临床症状常不典型，如溃疡病已穿孔，或阑尾炎、胆囊炎已发生坏疽、穿孔却可无明显的反跳痛或腹肌紧张等临床症状。高龄患者对感染、炎症的局限化能力差，器官功能恢复较缓慢，创伤修复过程需时较长。这些特点对某些外科疾病的治疗决策及手术前后处理均有重要影响。照护者需要认真分析造成外科疾病的病因，及时判断疾病的发生发展，能够给予正确的照护措施，去除疾病造成的痛苦，促进老年患者健康生活。本项目主要介绍了老年常见外科疾病，主要包括老年人急腹症、老年人腹外疝、老年人胆道疾病、老年人肛管疾病等的照护。在学习以上内容时，大家要学会对老年外科疾病的评估、照护的措施，关心和爱护老人，取得患者信任，给予相关疾病知识的宣传和健康教育，提高患者的生活质量。

思考与练习

一、选择题

1．老年急腹症患者未明确诊断前有哪四禁（　　）。

A．禁食、禁用止痛剂、禁服泻药、禁止灌肠

B．禁活动、禁饮食、禁用泻药、禁灌肠

C．禁输液、禁灌肠、禁止痛、禁活动

D．禁食、禁饮、禁用泻药、禁灌肠

2．患者男，60岁，因急性阑尾炎合并穿孔入院，在硬膜外麻醉下行急性阑尾炎切除术，术毕安返病房。

（1）患者回病房后应采取的体位是（　　）。

A．去枕平卧头偏向一侧4 h　　B．去枕仰卧位2 h　　C．中凹卧位6 h

D．屈膝仰卧位4 h　　E．平卧位6 h

（2）患者术后第2天体温38．1℃，诉伤口疼痛，应采取的体位是（　　）。

A．右侧卧位　　B．头高足低位　　C．仰卧屈膝位

D．半坐卧位　　E．端坐卧位

3．患者男，68岁，4小时前因负重物致右侧腹股沟斜疝嵌顿，来院急诊。评估时出现下列哪种情况提示疝内容物已发生缺血坏死（　　）。

A．阵发性腹痛伴呕吐　　B．全腹压痛明显、腹肌紧张　　C．疝块紧张发硬

D．疝块增大、不能回纳　E．疝块有压痛

4．患者男，66岁，反复出现右下腹肿块3年余，肿块常在站立、行走、咳嗽或用力时出现，有时坠入阴囊。查体：外环口扩大，指压内环口后嘱其咳嗽，肿块不再出现，最可能的诊断（　　）。

A．白线疝　　B．脐疝　　C．腹股沟直疝　　D．股疝　　E．腹股沟斜疝

5．对腹外疝患者进行出院指导，正确的内容是（　　）。

A．1个月内避免重体力劳动　　B．3个月内避免重体力劳动

C．半年内避免重体力劳动　　D．术后不会复发，可任意活动

E．少吃富含高维生素的食物

6．腹股沟疝择期手术，术前准备正确的是（　　）。

A．术前 2 周戒烟　　B．术前卧床休息　　C．手术当日灌肠

D．服用阿司匹林　　E．术前憋尿

7．患者女，63 岁，胆囊结石病史 3 年。主诉晚餐后突然出现右上腹阵发性剧烈疼痛，向右肩、背部放射，伴有腹胀、恶心呕吐等症状。查体：体温 38.9 ℃，脉搏 112 次 /min，血压 106/85 mmHg，右上腹部有压痛、反跳痛、肌紧张。实验室检查：白细胞 10.5×10^9/L，中性粒细胞 0.79。

（1）导致该患者突然腹痛的原因是（　　）。

A．结石嵌顿于胆囊颈致胆囊强烈收缩　　B．胆囊收缩，结石排入十二指肠

C．结石损伤十二指肠　　D．结石损伤胆囊黏膜

E．结石堵塞胆管下端，引起急性胰腺炎

（2）在非手术治疗期间，减轻疼痛的护理措施不包括（　　）。

A．注射 654-2　　B．应用抗生素　　C．注射吗啡

D．胃肠减压　　E．绝对卧床休息

（3）该患者非手术治疗期间应采用的饮食是（　　）。

A．低脂饮食　　B．不忌油炸食品　　C．禁食

D．低盐低蛋白饮食　　E．少量多餐

（4）若患者突然出现意识不清、寒战高热、四肢湿冷、脉搏细数、血压下降等症状，最关键的措施是（　　）。

A．应用抗生素　　B．通知家属　　C．做好手术准备

D．心电监测　　E．胃肠减压

8．患者男，30 岁，2 个月前出现肛门部瘙痒，肛门右侧皮肤周期性排出黄色分泌物。查体：膝胸位 3 点、距肛门 3 cm 处见一红色乳头状隆起，略红肿，压之有少量脓液排出。直肠指检：在直肠右壁可扪及一条索样管状物。最可能的诊断是（　　）。

A．内痔　　B．肛裂　　C．外痔　　D．肛旁疖肿　　E．肛瘘

二、思考题

1．如何对老年腹股沟疝术后患者进行健康指导？

2．对老年急腹症患者如何实施照护措施？

3．对胆道手术后的老年患者，如何护理 T 形引流管？

项目十二 老年妇科疾病的照护

随着我国逐渐步入老龄化社会，老年妇女所占的比例不断增多。60 岁后女性机体逐渐老化，进入老年期。由于卵巢功能下降，雌激素水平下降，不仅生殖器官萎缩老化，心血管系统、泌尿系统、骨骼系统等也发生衰退变化，抗感染能力普遍下降，各种疾病的发生率明显升高，如萎缩性阴道炎的发生。妇科恶性肿瘤多见于老年妇女，由于老年妇女抵抗力下降，且常合并内科疾病，必须早期诊断和治疗，更应重视疾病的预防。

学习目标

知识目标	1. 掌握老年妇科疾病的照护评估资料 2. 熟悉老年妇科疾病照护措施、健康指导 3. 了解老年妇科疾病处理措施
能力目标	1. 能对妇科疾病患者进行疾病评估 2. 能对妇科疾病患者进行照护 3. 能对妇科疾病患者进行健康教育
素养目标	1. 具有良好的沟通能力 2. 工作认真，服务态度良好

在线预习

扫描二维码，学习女性盆腔解剖知识。

女性盆腔解剖

任务一 老年绝经综合征患者的照护

任务情境

周阿姨，55 岁，自述近 1 年月经周期不规则，行经 2～3 天干净，量少，最近经常感到烦躁不安，情绪容易激动，阵发性发热、心悸、出汗，时有眩晕。妇科检查：子宫稍小，余无异常。

思考：你应该如何向周阿姨做好健康教育？应该如何对周阿姨进行照护？

任务描述

绝经综合征（menopausal syndrome）指妇女绝经前后出现的一系列绝经相关症状。绝经（menopausal）是指月经完全停止 1 年以上，绝经是妇女生命自然进程中必然发生的生理现象，是卵巢功能自然衰退的必然结果，意味着生殖功能的终止。绝经包括自然绝经和人工绝经。自然绝经是指在无明显病理或其他生理原因的作用下，由于卵巢卵泡活动的丧失，导致月经的永久性停止，与遗传、营养体重等因素有关。人工绝经是指双侧卵巢经手术切除或医疗性终止卵巢功能，如化疗或放疗。后者发生绝经综合征。

知识链接

1. 内分泌改变

（1）卵巢功能的改变：卵泡不可逆地减少、耗竭是绝经发生的原因。当卵巢内卵泡耗竭或剩余卵泡对垂体促性腺激素丧失反应时，卵泡活动停止，绝经即将到来。绝经后，无卵泡发育，生殖功能终止。

（2）性激素：围绝经期由于卵巢功能衰退，内分泌功能也衰退。随着卵泡期延长，黄体功能不良，孕激素明显不足。

（3）促性腺激素：绝经后，由于雌激素水平下降，刺激垂体释放卵泡刺激素和黄体生成激素增加，同时卵巢分泌抑制素减少，也促使垂体释放卵泡刺激素和黄体生成激素水平升高。

（4）促性腺激素释放激素：绝经后，促性腺激素释放激素分泌增加，黄体生成激素释放活跃，下丘脑和垂体间仍保持良好功能。

（5）抑制素：是卵巢分泌的肽类激素，抑制垂体释放卵泡刺激素的分泌。当卵巢开始老化时，抑制素浓度下降，较雌二醇下降早且明显，绝经后抑制素浓度很低，而垂体释放卵泡刺激素升高。

2. 围绝经期生殖系统的变化

外阴腺体萎缩，分泌减少，皮肤变干变薄。阴道缩短，壁变薄，弹性降低；阴道内菌改变，乳酸杆菌减少，阴道内 pH 升高，易患萎缩性阴道炎。子宫萎缩以宫体萎缩为主，宫体 / 宫颈比例下降，内膜变薄。卵巢和输卵管萎缩，卵巢体积缩小，仅为生育期的 50%，其皮质变薄，切面上未见或少见始基卵泡，以间质组织为主，动脉分支减少、硬化，盆腔底部松弛，易发生子宫脱垂、膀胱脱垂或直肠脱垂。

一、疾病评估

（一）疾病表现

1. 近期症状

（1）月经紊乱：半数以上妇女绝经前出现月经紊乱，可表现为月经频发、不规则子宫出血、月经稀发（月经周期超过 35 天）以至绝经，少数妇女可突然绝经。

（2）血管舒缩症状：主要表现为潮热，是雌激素降低的特征性症状。其特点是反复出现短暂面部和颈部及胸部皮肤阵阵发红，伴有烘热，继而出汗，一般持续 1～3 min，每天发作数次，夜间或应激状态易于发作。症状可历时 1～2 年，甚至 5 年或更长。

（3）精神神经症状：兴奋型表现为烦躁、易激动、注意力不集中、失眠多梦等；抑郁型表现为焦虑不安、记忆力下降、冷淡等，严重者可发展成抑郁性神经症。

（4）自主神经失调症状：常出现心悸、眩晕、耳鸣、失眠等自主神经失调症状。

2. 远期症状

（1）泌尿生殖道症状：出现乳房萎缩、下垂，外阴萎缩，阴毛脱落，阴道干涩，性交困难，反复发生阴道炎，也可出现排尿困难、尿急、尿失禁、反复发生的尿路感染。

（2）心血管疾病：绝经后妇女冠心病、高血压和脑出血的发生率及死亡率逐渐增加。

（3）骨质疏松：可引起腰酸背痛、骨骼压缩、身材变矮，严重者可致骨折。

（4）阿尔茨海默病：雌激素缺乏对阿尔茨海默病有潜在风险，表现为老年痴呆、记忆力丧失、失语等。

（5）皮肤和毛发：皮肤变薄、干燥，出现皱褶。皮肤色素沉着，出现老年斑，易发皮肤病。头发脱落，变细。面部及唇周汗毛增多。

3. 体征

盆腔检查生殖器官呈萎缩性改变，合并感染时分泌物增加，有臭味。

（二）辅助检查

1. 激素测定

选择性激素测定有助于判断卵巢功能及相关内分泌腺功能。围绝经期血清卵泡刺激素（FSH）> 10 U/L，提示卵巢储备功能下降。闭经，FSH > 40 U/L 且雌二醇（E2）< 10～20 pg/mL，提示卵巢功能衰竭。

2. B 超检查

阴道不规则出血者应排除子宫及卵巢肿瘤，了解子宫内膜厚度。

3. 分段诊刮及子宫内膜病理学检查

对怀疑子宫内膜病变者，应行分段诊刮及子宫内膜病理检查，有条件者可在宫腔镜下进行检查。

4. 骨密度测定

了解有无骨质疏松。

知识链接

阿尔茨海默病（Alzheimer disease，AD）又称老年性痴呆，是一种中枢神经系统原发性退行性疾病，病因至今不明，一般认为与老龄化（明确的危险因素）、遗传因素、神经递质减少、脑血管疾病、脑外伤、内分泌、酒精中毒、一氧化碳中毒、金属铝中毒、丧偶、文化水平低下、不参加社交活动等有关。

目前我国已有超过 600 万 AD 患者，国内 65 岁以上老年人痴呆发病率高达 5.1%。多项研究还表明，AD 患病率随年龄增长而增长，老年人每增长 5 岁，其 AD 患病率约增长一倍。全世界阿尔茨海默病占老年期痴呆病例总数的 55%，占老年住院床位的半数以上，为老年人第四位主要死因。阿尔茨海默病已成为当今严重影响老年人生活质量并增加家庭、社会负担的疾病。

二、疾病诊断

根据病史和临床表现，一般不难诊断。

1. 病史

仔细询问症状、月经史、绝经年龄婚育史、既往史、子宫附件手术史、心血管疾病史、肿瘤史、家族史以及治疗所用的激素、药物等。

2. 体格检查

包括全身检查和妇科检查。对3个月未行妇科检查复诊者，必须做妇科检查。

3. 辅助检查

根据激素测定、B超检查分段诊刮及子宫内膜病理学检查、骨密度测定等实验室检查有助于诊断。

三、疾病治疗

（一）治疗目标

缓解近期症状，早期发现预防骨质疏松、动脉硬化等老年性疾病，顺利度过绝经期。

（二）治疗要点

1. 一般治疗

根据不同情况进行宣传教育、指导及必要的心理治疗。

（1）镇静药物有助于睡眠，也有利于改善精神状态，如睡前服用艾司唑仑25 mg。

（2）谷维素有助于调节自主神经功能。

（3）鼓励建立健康生活方式，包括坚持锻炼、健康饮食、增加日晒时间、摄入足够蛋白质及含钙丰富食物，预防骨质疏松。

2. 激素替代治疗

主要药物为雌激素，可辅以孕激素。可选用戊酸雌二醇（补佳乐）或结合雌激素（倍美力）、雌激素活性调节剂如替勃龙、醋酸甲羟孕酮（安宫黄体）。

任务实施

一、照护措施

（一）病情观察

（1）月经情况。观察女性月经的周期、量、色有无异常。

（2）精神神经症状。观察有无出现烦躁、易激动、注意力不集中、失眠多梦、焦虑不安、记忆力下降、冷淡等表现。

（3）自主神经失调症状。观察有无出现心悸、眩晕、耳鸣失眠等自主神经失调症状。

（4）其他症状。观察有无阴道炎、尿路感染、冠心病、高血压、脑出血、骨质疏松、老年痴呆症等表现。

（二）生活照护

1. 环境

室温以 16～24 ℃最为适宜，夏季可升高到 21～32 ℃，相对湿度以 70% 左右为好，湿度过高时加强自然通风，湿度过低时要增加湿度。室内空气要新鲜，经常通风换气。居室内有合理的采光和照明，室内要保持安静，减少噪声对机体的不良刺激。

2. 饮食

有规律，多吃富含 B 族维生素的食物，如小米、麦片、豆类、瘦肉、牛奶、绿叶菜等。贫血、体质差的绝经期女性，多选择一些蛋白质含量高的食物，如鸡蛋、瘦肉、豆类、猪肝等。少吃刺激性食物，如酒、浓茶、咖啡、辣椒、胡椒等，吸烟者应戒烟。

3. 休息

注意适当休息，劳逸结合。积极参加适当的体育锻炼，增强体质，增强抗病能力，维持适度的性生活，有利于心理、生理健康。

（三）药物治疗照护

应用雌激素替代治疗时，若出现雌激素水平过高的主观症状，如乳胀、白带多、头痛或水肿等，应暂停药观察。治疗期间若子宫不规则出血，应及时就医。

（四）心理照护

用解释、鼓励等方法以达到减轻症状或清除症状的目的，促使患者恢复健康，使患者了解绝经期是一个正常的生理阶段，能正确对待疾病，了解病情，解除顾虑，保持精神愉快，情绪稳定，克服抑郁、焦虑等不利心理因素。

二、健康指导

（1）加强卫生宣教，鼓励绝经期妇女多参加社会活动，使其了解保健知识，预防绝经期综合征的发生。

（2）对绝经期妇女进行饮食和运动的指导。适当增加钙质和维生素 D 摄取，减少因雌激素降低而导致的骨质疏松。规律运动如散步、打太极、跳广场舞等。

（3）指导患者进行病情自我监测，特别注意月经变化，定期健康体检，积极防治绝经期妇女常见病和多发病。

（4）宣教激素替代治疗的相关知识。

任务评价

（1）患者在绝经期有无尿路感染、阴道炎等感染发生。
（2）患者能否描述自己的焦虑心态和应对方法。
（3）患者能否参与社会活动，正确评价自己。
（4）患者是否掌握激素替代治疗的相关知识。

病例分析

李阿姨，50 岁。两年来月经紊乱，周期逐渐延长，经期缩短，月经量逐渐减少。近 1 年来情绪容易波动，出现易怒、心慌、胸闷、失眠等症状。近半年来无明显诱因出现颈部和颜面部皮肤阵阵发红、出汗，来医院就诊。妇科检查：外阴、阴道正常；宫颈无异常，子宫体正常大小，活动度好，无压痛；双附件区未触及明显异常。化验：血 FSH 为 49 U/L，E2 值为 82 pg/L（FSH ＞ 10U/L，提示卵巢储备功能下降；FSH ＞ 40 UL，提示卵巢功能衰竭）。初步诊断为绝经期综合征，拟进行激素替代治疗。

分析： 1. 激素替代治疗时，应如何对患者进行用药照护？
2. 如何对该患者进行健康教育？

任务二 老年萎缩性阴道炎患者的照护

任务情境

黄阿姨，58 岁，因阴道分泌物增多，外阴瘙痒、疼痛入院。妇科检查：可见阴道呈萎缩性改变，黏膜有散在性出血点，有大量分泌物呈黄绿色泡沫状，有臭味，取分泌物检查暂未见滴虫和假丝酵母菌。初步诊断：萎缩性阴道炎。

思考： 1. 应如何对黄阿姨进行用药照护？
2. 应如何对黄阿姨进行健康教育？

任务描述

萎缩性阴道炎（sophie vagit）是老年妇女的常见病，在绝经后妇女中的发病率为26.3%～31%。

一、疾病评估

（一）发病因素

（1）妇女绝经后，因卵巢功能衰退，雌激素水平降低，阴道壁萎缩，黏膜变薄，上皮细胞内糖原含量减少，阴道内 pH 增高，局部抵抗力降低，致病菌容易入侵繁殖引起炎症。

（2）常为化脓菌混合感染。

（3）手术切除双侧卵巢、卵巢功能早衰、盆腔放疗后、长期闭经、长期哺乳等均可引起本病发生。

（二）疾病表现

1. 主要症状

（1）阴道流出黄水样或淡红色血性分泌物，亦有呈脓性阴道分泌物，有臭味。

（2）感染严重时，可出现点滴阴道流血，外阴瘙痒或灼热感。

（3）如累及前庭及尿道口周围黏膜，常出现尿频、尿急、尿痛。

2. 体征

妇科检查阴道呈老年性改变，上皮萎缩，皱襞消失，上皮平滑、变薄。阴道黏膜萎缩、充血，有散在小出血点或浅表溃疡。长期慢性炎症、溃疡还可引起阴道粘连。若炎症分泌物引流不畅，可形成阴道积脓，甚至宫腔积液。

（三）辅助检查

（1）阴道分泌物检查。镜下见大量基底层细胞和白细胞，而无滴虫及假丝酵母菌。

（2）宫颈细胞学检查。有血性白带者常规进行，必要时行分段诊刮术，与子宫恶性肿瘤鉴别。

（3）局部活组织检查。阴道溃疡者与阴道癌相鉴别。

二、疾病诊断

根据发病年龄、临床表现及妇科检查，一般不难诊断。

（1）病史。询问症状，有无绝经、卵巢手术史、盆腔方式治疗史或药物性闭经史。

（2）体格检查。主要进行妇科检查，见阴道黏膜萎缩、充血，有散在小出血点或浅表溃疡。

（3）辅助检查。应取阴道分泌物检查、宫颈细胞学检查，必要时行分段诊刮术，以及局部组织检查。

三、疾病治疗

（一）治疗原则

补充雌激素，增强阴道黏膜的抵抗力，抑制细菌生长。

（二）治疗要点

（1）用1%乳酸液或0.1%～0.5%醋酸液冲洗阴道，增加阴道酸度，提高局部抵抗力。将0.125～0.25 mg的己烯片或栓剂放入阴道，1次/日，共7～10日；必要时可加用抗生素软膏涂擦。

（2）补充少量雌激素，使阴道黏膜增厚，增强抵抗力。雌三醇软膏每日1～2次，连用14日。但雌激素的不合理使用易引发子宫内膜癌和乳腺癌，所以一定要在医生指导下使用。

（3）局部用药。甲硝唑200 mg或氧氟沙星100 mg，阴道内放药，共用7～10日。

任务实施

一、照护措施

1. 病情观察

（1）观察有无阴道分泌物增多及外阴痛痒、灼热感。

（2）观察有无尿路刺激征，如尿频、尿急、尿痛。

2. 生活照护

（1）环境。为患者提供一个安静、舒适的休息环境。

（2）饮食。给予足够热量、蛋白质、维生素，饮食应清淡、易消化，多喝水，以达到增加尿量、减轻尿路刺激征的目的。

（3）休息。保持充足睡眠，适量活动，劳逸结合，避免劳累。

3. 药物治疗照护

（1）局部用药前应先洗净双手及外阴，以减少感染的机会。

（2）自己用药有困难可由家属或医务人员帮助使用，以保证治疗效果。

（3）老年妇女出现阴道分泌物增多症状一般不愿诊治，因此需关心患者，鼓励治疗。

（4）对卵巢切除、放疗患者给予激素替代治疗的指导。

4. 心理照护

加强与患者的沟通交流，消除其焦虑和恐惧心理，帮助其积极参与治疗，鼓励加强锻炼，增强自身抵抗力。

二、健康指导

（1）教育患者养成良好的卫生习惯，注意保持外阴清洁，勤换内裤，穿透气性好的棉质内裤，减少刺激。

（2）外阴瘙痒时禁止用刺激性药物及肥皂水擦洗或用手搔抓，尽量避免使用盆浴，必要时专人专盆。

（3）指导患者便后擦拭应遵循从前到后的顺序，防止粪便污染外阴。

（4）教育患者注意性生活卫生，必要时可用润滑剂以减少对阴道的损伤。治疗期间避免性生活。

（5）讲解有关老年萎缩性阴道炎病因及预防的相关知识。

（6）告知患者复查白带前 24～48 h 禁止阴道用药和同房，以免影响检查结果。

（7）雌激素口服可增加黏膜抵抗力，但不能长期服用，乳腺癌及子宫内膜癌患者禁用。

任务评价

（1）患者自诉是否局部症状减轻，舒适感增加。

（2）患者皮肤是否完好无损。

（3）患者焦虑状态是否得到缓解。

（4）患者是否了解绝经期健康及老年性阴道炎相关知识。

病例分析

曾阿姨，56 岁，因“外阴瘙痒，白带增多一天”入院。患者于一天前无明显诱因出现外阴瘙痒，白带增多，稀薄，伴有灼热感，在家未进行治疗，遂入院。既往健康。体格检查：体温 36 ℃，脉搏 87 次 /min，呼吸 17 次 /min，血压 105/70 mmHg，神志清楚，五官端正，甲状腺无肿大，胸廓对称，心肺听诊无异常，肝脾未触及。生理反射存在，病理反射未引出。妇科检查：外阴红，阴道壁萎缩，白带多，稀薄，呈黄色，宫颈萎缩。初步诊断：萎缩性阴道炎。

分析： 1. 请根据病情为患者制订一份完整的照护计划。

2. 如何对患者进行健康指导？

任务三 老年妇科肿瘤患者的照护

子宫内膜癌

任务情境

张阿姨，60岁。绝经后阴道不规则流血3个月入院。妇科检查：外阴萎缩，阴道通畅，宫颈正常大小，光滑；宫体前位，如孕十周大小，质中，有压痛，双附件未触及异常。B超示：子宫内膜增厚2.5 cm，并有团块状低回声区，范围3.3 cm×2.5 cm，宫底浅肌层回声不均。行分段诊断性刮宫，病理报告：子宫内膜高分化腺癌。建议患者行手术治疗。患者认为自己已患绝症，手术治疗可能结束生命的时间更快，拒绝治疗，并对生活失去信心。

思考： 1. 如何对该患者进行心理照护？
2. 如何对该患者进行健康指导？

任务描述

子宫内膜癌（endometrial carcinoma）是发生于子宫内膜的一组上皮性恶性肿瘤，以来源于子宫内膜腺体的腺癌最常见。子宫内膜癌多发于老年人，平均发病年龄为60岁，其中75%发生于50岁以上妇女，是妇科常见的恶性肿瘤，仅次于子宫颈癌。

一、疾病评估

（一）发病因素

子宫内膜癌的病因迄今不明，目前认为子宫内膜癌可能有两种发病机制：

1. 雌激素依赖型

其发生是在无孕激素拮抗的雌激素长期作用下，发生子宫内膜增生症，甚至癌变。临床上常见于无排卵性疾病（无排卵性功血、多囊卵巢综合征）、分泌雌激素的卵巢肿瘤（颗粒细胞瘤、卵泡膜细胞瘤）、长期服用雌激素的绝经后妇女等。这种类型占子宫内膜癌的大多数，以子宫内膜样腺癌居多，肿瘤分化较好，预后好。患者较年轻，常合并肥胖、高血压、糖尿病、不孕不育及绝经延迟。

2. 非激素依赖型

该类型肿瘤病例类型少见，如子宫内膜浆液性乳头状癌、透明细胞癌、腺鳞癌、黏液腺癌等。其多见于老年体瘦妇女，肿瘤恶性程度高，分化差，预后不良。

（二）疾病表现

1. 症状

极早期患者可无明显症状，仅在普查或妇科检查时偶然发现。一旦出现症状，则多表现为：

（1）阴道流血。主要表现为绝经期后阴道出血量一般不多，很少出现阴道大出血。尚未绝经者则诉月经过多或月经紊乱等。

知识链接

病　理

1. 大体病理可分为弥漫型、局限型两种。①弥漫型：病变累及全部或大部分子宫内膜，局部子宫内膜增厚、粗糙并有大小不规则的息肉样突起，硬、脆，表面有表浅溃疡，虽广泛累及子宫内膜，但较少向肌层侵犯。晚期可蔓延并侵入子宫颈管。若阻塞子宫颈管，可引起宫腔积脓。②局限型：多位于宫底部或宫角部，癌灶范围局限，呈息肉状、菜花状或结节状，易向深部侵犯肌层。

2. 镜检及病理类型。①子宫内膜样腺癌：占80%～90%。镜下见内膜腺体高度异常增生，大小不一，排列紊乱，呈明显背靠背现象。癌细胞较大，不规则，核大呈多形性改变深染，细胞质少，分裂象多。分化差的腺癌则见腺体少，结构消失，成实性癌块。按分化程度将子宫内膜样腺癌分为1级（高分化G1）、Ⅱ级（中分化G2）、Ⅲ级（低分化G3），分级越高，恶性程度越高。②腺癌伴鳞状上皮分化：腺癌组织中含有鳞状上皮成分，伴化生鳞状上皮成分者称为棘腺癌，伴鳞癌者称为鳞腺癌，介于两者之间称为格伴状上皮不典型增生。③浆液性腺癌：又称为子宫乳头状浆液性腺癌，很少见。细胞异型性明显，乳头状或族状生长约13的病例可见砂粒体。恶性程度高，易浸润深肌层，腹腔、淋巴结转移，预后极差。④透明细胞癌：由胞质透明、富含糖原的透明细胞构成管状、乳头状，实性片状结构或分泌型腺体结构。恶性程度高，易早期转移。⑤黏液性癌：肿瘤半数以上由充满黏液的细胞组成，大多腺体结构分化良好。病理类型与子宫内膜样腺癌相似，预后较好。

转移途径

子宫内膜癌生长较缓慢，局限在内膜的时间较长，部分特殊病例类型和低分化癌可发展很快，短期内出现转移。转移途径主要为直接蔓延、淋巴转移，晚期有血行转移。

1. 直接蔓延。癌灶沿子宫内膜蔓延，经子宫角至输卵管，向下至子宫颈管及阴道。

2. 淋巴转移。为子宫内膜癌的主要转移途径。当癌肿累及宫颈、深肌层或分化不良时易发生淋巴转移。转移途径与癌肿生长部位有关。按癌灶所在部位不同，可分别转移至腹股沟的浅、深淋巴结，髂淋巴结及腹主淋巴结，有的可达卵巢，也可通过淋巴逆流至阴道及尿道周围淋巴结。

3. 血行转移。晚期可经血行转移至肺、肝、骨等处，较少见。

（2）阴道排液。早期可能仅有少量浆液性或血性白带，但晚期发生感染，坏死，则有大量恶臭的脓血样液体排出。

（3）疼痛：多发生在晚期，合并子宫腔积脓或癌组织浸润周围组织可引起下腹部、腰骶部或下肢疼痛。

（4）其他：晚期患者可出现贫血、消瘦、发热病质等全身衰竭表现。

2. 体征

早期妇科检查无明显变化，随病情进展宫腔积脓，子宫增大明显、极软。病灶浸润周围组织时，子宫固定，宫旁可触及不规则结节状物。

（三）辅助检查

（1）B 型超声检查。经阴道 B 超检查可了解子宫大小、宫腔形状、宫腔内有无赘生物、子宫内膜厚度、肌层有无浸润及深度，为临床诊断及处理提供参考。

（2）分段诊断性刮宫。是最常用的有价值的诊断方法。其优点是能获得子宫内膜的组织标本进行病理诊断，同时还能鉴别子宫内膜癌和宫颈管腺癌，可也明确子宫内膜癌是否累及宫颈管，为制订治疗方案提供依据。

（3）子宫颈管搔刮及子宫内膜活检。对绝经后阴道流血，子宫颈管搔刮可协助鉴别诊断有无宫颈癌；若 B 超检查确定宫腔内有明显病变，做宫腔内膜活检也可明确诊断。

（4）宫腔镜检查。可直接观察宫腔及宫颈管内有无癌灶存在、大小及部位，直视下取材活检，减少对早期子宫内膜癌的漏诊。但是否可能促进癌细胞的扩散尚存在争议。

（5）MRI 和 CT 检查。可用于明确病变的大小范围、肌层浸润深度、淋巴结转移情况等。

二、疾病诊断

根据详细病史、症状与体征，最后确诊必须依据病理学检查。

1. 病史和临床表现

子宫内膜癌患者多为老年妇女，绝经期月经不规则，常有不孕或小产，合并肥胖、高血压、糖尿病等高危因素；若绝经后又有不规则阴道流血或排液，则需引起注意。

2. 辅助检查

阴道 B 超检查、分段诊断性刮宫、子宫颈管搔刮及子宫内膜活检、宫腔镜检查、MRI 和 CT 检查可协助诊断。

三、疾病治疗

应根据分期、癌细胞分化程度及患者全身情况等确定治疗方法。主要方法有手术治疗、放射治疗、化学治疗及药物治疗等。

1. 手术治疗

为首选的治疗方法。Ⅰ期患者应行筋膜外全子宫切除术及双侧附件切除术，高危病例应行盆腔淋巴结清扫及腹主动脉旁淋巴结取样；Ⅱ期患者应行广泛子宫切除术及双侧附件切除术，同时行盆腔淋巴结清扫术与腹主动脉旁淋巴结清扫术。

2. 放射治疗

是治疗子宫内膜癌的有效方法之一。对老年患者、合并有严重内科疾患不能接受手术治疗患者和晚期不宜手术患者，可选用放射治疗。Ⅱ期患者可根据情况术前加用放疗。术后放疗是内膜癌最主要的术后辅助治疗，对深肌层浸润、淋巴结转移、盆腔及阴道残留病灶的患者术后均需加用放疗。

3. 化学治疗

是晚期或复发转移患者的综合治疗措施之一，也可用于术后复发高危因素患者的治疗，以减少盆腔外的远处转移。常用药物有顺铂、多柔比星、紫杉醇、环磷酰胺等，可单独应用或联合应用，也可与孕激素合并使用。

4. 孕激素治疗

多用于晚期或复发、不能手术的患者，也用于早期、年轻、需要保留生育功能的患者。孕激素以高效、大剂量、长期应用为宜，至少应用12周以上方可评定疗效。常用药物有甲羟孕酮、羟孕酮等。

任务实施

一、照护措施

（一）病情观察

（1）观察老年妇女绝经后是否有不规则阴道流血，未绝经者是否出现月经过多、经期延长或月经紊乱。

（2）观察患者是否出现黄水样或血水样白带，有无恶臭味。

（3）观察患者有无腰骶部和下腹部疼痛及贫血、消瘦及恶液质等。

（二）生活照护

（1）饮食。鼓励患者进食高蛋白、高维生素、足够矿物质、易消化的食物。饮食不足或全身营养状况极差者，应遵医嘱从静脉补充营养。

（2）局部照护。阴道排液多时，嘱患者可取半卧位，指导其勤换会阴垫，每日会阴擦洗1～2次。

（三）治疗照护

（1）手术治疗者严格按腹部及阴道手术护理进行术前术后常规照护。患者术后6～7天，阴道残端羊肠线开始吸收或感染时容易出现残端出血，应严密观察记录出血情况。此期间患者应减少活动。

（2）放射治疗患者除了按照放疗常规照护外，接受盆腔内放疗者，事先应灌肠并留置导尿管，以保持直肠、膀胱空虚状态，避免放射性损伤。腔内置入放射源期间，保证患者绝对卧床休息，但应进行床上肢体活动，以免因长期卧床而出现并发症。取出放射源后，鼓励患者渐进性下床活动并承担生活自理项目。

（3）孕激素在治疗过程中以高效、大剂量和长期应用为宜，至少应用12周以上才能评定疗效。应鼓励患者具备配合治疗的耐心和信心，注意观察药物的不良反应，如水钠潴留、水肿、药物性肝炎等，停药后会逐渐好转；应用他莫昔芬这种抗雌激素类药物时，患者可能出现类更年期综合征反应，如潮热、胃寒等，少数患者还可出现阴道流血、恶心、呕吐，如出现以上症状应及时就诊；晚期患者需化疗时，按照化疗患者相应照护内容开展。

（四）心理照护

（1）鼓励家属多与患者沟通交流，给予亲情支持。

（2）主动向患者及家属讲解该病的相关知识，使其了解子宫内膜癌虽然是一种恶性肿瘤，但转移晚，预后较好，从而增强患者治疗信心。

（3）解释治疗过程中可能出现的不适反应及应有的照护措施。

（4）为患者提供安静舒适的环境，缓解其心理应激，减轻紧张、恐惧的心理状态，使其能积极接受各项检查。

二、健康指导

（1）普及防癌知识，大力宣传定期进行防癌检查的重要性，号召中老年妇女每年进行一次妇科检查；注意高危人群特别是围绝经期月经紊乱及绝经后不规则阴道流血者需做诊断性刮宫以排除子宫内膜癌的可能，并及时接受治疗。

（2）需服用激素替代治疗的患者，在医生指导下正确使用雌激素，加强用药期间的监测和随访。对出院后需服用药物治疗的患者，详细介绍服药方法、注意事项、可能出现的问题及应对方法。

（3）强调定期复查的重要性，术后2年内，每3～6个月1次；第3～5年，每6～12个月复查1次；5年后，每年复查1次。如有异常，应及时就诊检查。随访内容应包括详细病史、盆腔检查、阴道细胞学检查、X线胸片、血清CA125等。

（4）指导出院后的康复治疗。术后 1 个月后可适当做家务，注意饮食，加强营养，保持会阴清洁，术后 3 个月禁止性生活及盆浴。

任务评价

（1）患者的舒适感是否增加。
（2）患者对子宫内膜癌的相关知识是否充分了解。
（3）出院时患者能否接受子宫切除的事实。

病例分析

赵阿姨，54 岁，绝经 2 年。阴道不规则少量出血半月余。妇科检查：阴道壁不充血，宫颈光滑，子宫较正常稍大。诊断性刮宫刮出内膜为豆渣样。初步诊断为子宫内膜癌。

请问： 1. 该病应与哪些疾病进行鉴别？
2. 应该如何对该患者进行健康指导？

卵巢肿瘤

任务情境

黄阿姨，65 岁，发现下腹部包块半年，伴消瘦、腹胀 4 个月入院，影像学检查提示右侧卵巢增大，约有 4.5 cm×5.6 cm 肿块，表面不平，质地硬，肿瘤标志物 CA125 等项增高，行根治术取组织活检后确诊为卵巢癌。3 个月后，患者感觉小腹坠胀疼痛不适，复查腹腔有多发性肿物，最大 14 cm×10 cm，腹腔中有积液，抽出液体中查出癌细胞。患者现体质差，慢性病容，情绪烦躁，膀胱胀满，不能行走。

思考： 1. 该患者有哪些临床表现？
2. 应该如何制定该患者的照护措施？

任务描述

卵巢肿瘤（ovarian tumor）是女性生殖器常见的三大恶性肿瘤之一。卵巢位于盆腔深部，卵巢恶性肿瘤发病隐匿，易于转移，许多患者就诊时已属晚期，预后差。卵巢恶性肿瘤严重威胁着广大妇女尤其是老年妇女的生命和健康。

一、疾病评估

（一）发病因素

卵巢恶性肿瘤的病因尚不明确，目前认为主要与以下因素有关：

（1）流行病学特点，表明种族间存在差异。

（2）环境因素。如工业污染、饮食中高胆固醇均可导致癌的发生。

（3）遗传因素。20%～25% 卵巢恶性肿瘤患者有家族史。

（4）内分泌因素学说认为与机制有关，即持续排卵学说及高促性腺激素学说。妊娠期停止排卵，卵巢上皮减少损伤；而卵巢癌患者平均妊娠次数低，反映持续排卵与卵巢肿瘤发生有一定关系。老年妇女乳腺癌、子宫内膜癌合并卵巢癌较一般妇女高 2～3 倍。

（5）癌基因的激活与抑癌基因的失活。随着人类基因库的建立，癌基因的激活与抑癌基因的失活，均成为目前研究卵巢的重点。

（6）近年提出卵巢癌二元论。上皮性卵巢癌 I 型：多由前躯病变发展而来，生长缓慢，侵袭性差，预后好；上皮性卵巢癌 Ⅱ 型：多无前躯病变，发病急，侵袭性强，预后差。二元论最适合浆液性卵巢癌划分。

知识链接

【组织学分类】

卵巢组织成分非常复杂，不同类型的卵巢肿瘤的组织学结构和生物学行为都存在很大差异。除组织类多外，尚有良性、交界性和恶性之分。卵巢亦是肠道恶性肿瘤、乳腺癌、子宫内膜癌等常见的转移部位。（见表 12–1）

表 12–1　卵巢肿瘤组织学分类及特征

分类	特征
上皮性肿瘤： 占卵巢肿瘤 50% ～ 70%，占恶性 85%；多见于中老年，可为良性、恶性、交界性	浆液性（体腔上皮向输卵管上皮分化），最常见 黏液性（体腔上皮向宫颈黏膜分化，体积巨大） 子宫内膜样（体腔上皮向子宫内膜分化）
性索间质肿瘤： 占 5%	卵泡膜细胞瘤（良性） 颗粒细胞瘤（低度恶性） 纤维瘤（梅格综合征）
生殖细胞肿瘤： 占 20% ～ 40%； 好发于儿童及青少年	无性细胞瘤（对放疗敏感） 卵黄囊瘤（内胚窦瘤）易发于少女，恶性极高，AFP 显著增高，胚胎性癌、多胎瘤 畸胎瘤成熟型：实性、囊性（皮样囊肿） 未成熟型（恶性） 单胚性和高度特异性（卵巢甲状腺肿和类癌） 非妊娠性绒毛膜癌（对化疗敏感）

续上表

分类	特征
转移性癌： 占 5% ～ 10%	库肯勃瘤，多为胃肠道、乳腺黏液细胞癌转移

【转移途径】

直接蔓延和腹腔种植是卵巢恶性肿瘤的主要转移途径，淋巴结也是重要的转移途径，血行转移较少见。

（二）疾病表现

1. 卵巢良性肿瘤

早期多无症状，常在体检时偶然发现肿瘤增至中等大时，感觉酸胀或扪及肿块。妇科检查在子宫一侧或双侧触及球形肿块，表面光滑，活动良好。巨大的肿瘤可产生压迫症状，如尿频、便秘、气急、心悸等。

2. 卵巢恶性肿瘤

老年期妇女以恶性肿瘤居多。由于卵巢深居盆腔，早期常无症状，合并腹水或转移时，则出现腹胀、下腹不适感或消化不良等；晚期出现腹痛、腰痛、下肢疼痛或水肿及消瘦、严重贫血等恶病质现象。若为功能性肿瘤，可产生相应的雌激素或雄激素过多的症状，出现内分泌、月经紊乱。三合诊检查可发现肿块和后穹隆转移结节，肿块多为实性或半实性，固定，表面不规则。有时可扪及肿大浅表淋巴结，如腹股沟淋巴结、锁骨上淋巴结。卵巢正常绝经前的大小为 35 cm × 20 cm × 15 cm，绝经年后约为 20 cm × 15 cm × 0.5 m，绝经 2 年以上约为 15 cm × 0.75 cm × 0.5 cm。由于绝经后的卵巢无生理性增大，也无功能性囊肿，故老年妇女行妇科检查时如发现卵巢不萎缩或可触及，应引以重视，以便早期发现卵巢肿瘤。

3. 体征

（1）卵巢良性肿瘤：检查见腹部膨隆，包块活动度良好，叩诊实音，无移动性浊音。妇科检查可在子宫一侧或双侧触及圆形或类圆形肿块，多为囊性，表面光滑，活动，与子宫无粘连。

（2）卵巢恶性肿瘤：三合诊检查可在直肠子宫陷凹处触及质硬结节或肿块，肿块多为双侧，实性或囊实性，表面凹凸不平，活动差，与子宫分界不清，常伴有腹水。有时可在腹股沟、腋下或锁骨上触及肿大的淋巴结。

4. 卵巢肿瘤并发症

（1）蒂扭转：是妇科急腹症之一，为常见并发症，10% 卵巢肿瘤可出现蒂扭转。由于肿物缺血坏死，可引起继发感染或破裂。患者会突然感觉一侧下腹剧痛，常伴有恶心呕吐，呈阵发性或持续性疼痛。检查腹部压痛，有轻度肌紧张及反跳痛。妇科检查，于患侧可触及张力大肿块，肿块表面尤为蒂部压痛明显。但有时因腹部肌紧张，妇科检查不满意。

（2）破裂：卵巢肿瘤中 3% 可发生。自发性破裂常因肿瘤增长过快引起；外伤性破裂可因腹部外伤或挤压，分娩或性生活，过于用力的妇科检查或腹部穿刺引起。当破口小、流入腹腔内囊液少，患者仅感轻度腹痛。大的卵巢肿瘤破裂时，患者出现下腹剧痛，伴有恶心呕吐，甚至休克，有时出现内出血、继发腹膜炎。检查腹部压痛、肌紧张及反跳痛。妇科检查，原有卵巢肿瘤史者肿瘤消失，或可扪及缩小、张力不大的肿块。

（3）感染：多发生于肿瘤扭转或破裂后引起的继发感染。临床可见发热、腹痛、腹肌紧张。腹部肿物有压痛、反跳痛。白细胞升高。

（4）恶变：早期多无症状，若肿瘤短时间内迅速增大或出现血性腹水，应疑为恶变可能。

（三）辅助检查

（1）B 型超声波检查。是最常用的检查方法，尤其经阴道 B 超或彩色多普勒超声观察肿瘤内血流情况更有助于诊断。其他影像学检查如 CT、MRI 也有助于诊断，但因价格问题，不如 B 超检查普遍。

（2）腹水检查。有腹水时应行腹腔穿刺，取腹水并查腹水常规及行细胞学检查，查找有无癌细胞。

（3）影像学检查。必要时可行消化道造影（CT、MRI）或内镜检查排除外消化道肿瘤的情况。

（4）肿瘤标志物检查（CA125、HE4、CA199、CEA、AFP、CG、SA 等）可协助除外恶性肿瘤。

（5）其他。必要时进行腹腔镜检查。目前，随着腹腔镜的广泛应用，腹腔镜检查与手术常同时进行。

二、疾病诊断

（一）诊断

临床上，根据患者的年龄、病史特点和体格检查可做出初步诊断。首先明确是否为卵巢肿瘤，再进一步对良、恶性做出估计。如诊断困难，应采取相应的辅助检查以明确诊断。

（二）鉴别诊断

1. 卵巢良性肿瘤与恶性肿瘤的鉴别（见表 12-2）

表 12-2 卵巢良性肿瘤与恶性肿瘤的鉴别

项目	良性肿瘤	恶性肿瘤
病史	生长缓慢，病程长，逐渐增大	生长迅速、病程短
年龄	生育期多见	幼女、青春期或绝经后妇女多见
全身状况	良好，多无不适	晚期有腹胀、腹痛、腹水、消瘦、发热，呈现恶病质
体征	多为单侧，活动，囊性，表面光滑，无腹水	多为双侧，固定，实性或囊实性，表面不规则，常伴腹腔积液，可查到癌细胞
B 超	为液性暗区，边缘清晰	液性暗区内有杂乱光团，肿块边界不清

2. 子宫肌瘤

卵巢肿瘤可能与子宫肌瘤囊性变或浆膜下子宫肌瘤混淆。但肌瘤常为多发，检查时肿瘤随宫体和宫颈移动。

3. 直肠癌、乙状结肠癌

多见于老年妇女，肿块多位于左侧。多有典型的消化道症状，结肠镜、钡剂灌肠等有助于鉴别。

4. 腹膜后肿瘤

多固定不动，常出现压迫症状并导致患侧输尿管移位，位置低者也可使子宫或直肠移位。CT 及静脉肾盂造影有助于明确诊断。

5. 结核性腹膜炎

多见于青年妇女，但近年来老年妇女也不少见。患者多有肺结核史，消瘦、低热盗汗，常伴消化道症状。肿块位置较高，形状不规则，固定且界限不清，叩诊时鼓音和浊音分界不清。B 超、X 线胃肠检查可协助诊断，诊断不清时可考虑行剖腹探查术。

三、疾病治疗

（一）治疗原则

1. 良性肿瘤

老年妇女应行卵巢肿瘤切除术，切除的肿瘤应剖开肉眼观察区分良、恶性，并行术中冷冻切片检查。

2. 恶性肿瘤

治疗原则是以手术为主，加化学治疗、放射治疗、生物治疗等综合治疗。

（二）治疗要点

1. 手术治疗

是基本治疗手段，起关键作用。手术时应根据探查结果，决定分期和手术范围。早期（FIGOⅠ～Ⅱ期）应行全面分期手术，包括腹水或腹腔冲洗液做细胞学检查；全面探查盆、腹腔内各器官表面，活检或切除任何部位可疑病灶、包块和粘连部位；正常腹膜随机盲检；全子宫及双侧附件切除术；结肠下网膜切除；选择性盆腔淋巴结及腹主动脉旁淋巴结切除；黏液性肿瘤应行阑尾切除，晚期（Ⅲ～Ⅳ期）患者行肿瘤细胞减灭术（cytoreductive surgery），尽量切除一切可能切除的原发病灶及转移灶，使肿瘤残余灶小于1cm，必要时切除部分肠管、膀胱、脾脏等。

2. 化学治疗

是主要的辅助治疗。不仅能杀灭手术残存的瘤组织以防止复发，提高治愈率，且对无法施行手术的晚期患者，可使肿瘤缩小，便于手术切除。常用药物有顺铂、卡铂、环磷酰胺、异环磷酰胺、放线菌素D、氟尿嘧啶、长春新碱及紫杉醇等。联合化疗可提高疗效，减少或延缓耐药的发生。除全身化学治疗外，尚可于腹腔内用药及腹壁下动脉或髂内动脉插管注入，使局部药物达到较高浓度，增强疗效。化疗每3～4周重复疗程，共6～9个疗程。

3. 放射治疗

不同的组织类型对放射治疗的敏感性不同，如无性细胞瘤最敏感，颗粒细胞瘤中度敏感，上皮性癌有一定的敏感性。

4. 综合治疗

免疫治疗包括细胞因子治疗，如白细胞介素2、干扰素、胸腺素等。靶向治疗包括络氨酸激酶抑制剂、抗血管生成剂、单克隆抗体和耐药修饰剂等。这些治疗目前正在积极研究和发展，有很好的应用前景，会成为卵巢癌耐药复发治疗的重要方法。

任务实施

一、照护措施

（一）病情观察

（1）观察患者的生命体征。每周测量体重，定期监测血清球蛋白、白蛋白、总蛋白值，以观察患者治疗效果。

（2）观察患者有无阴道流血或感染。

（3）注意观察患者的腹胀、腹痛的程度、性质和部位。如发现卵巢肿瘤并发症及时报告医生，及早做好术前准备；如发现感染征象，遵医嘱给予抗感染治疗，不要盲目使用止痛剂，以免掩盖病情，贻误治疗。

（二）生活照护

（1）环境。为患者提供良好的休养环境，多巡视病房，陪伴患者，了解患者的疑虑和要求，耐心讲解病情，解答疑问，指导患者做好各项检查准备。

（2）饮食。合理补充营养，鼓励患者进食高蛋白、高营养、高维生素、易消化食物，避免高胆固醇饮食。不能进食者静脉补充营养，辅以全身支持，如输血、白蛋白、氨基酸等。

（3）休息。肿瘤过大或伴有腹水、出现压迫症状严重者，指导患者采取感觉舒适的体位，如侧卧位、半卧位，对长期卧床的患者做好生活照护。

（三）治疗照护

（1）向患者及家属介绍相应检查、治疗方法和注意事项，协助医师完成各项检查。需做腹腔穿刺或腹腔化疗者，应备好穿刺用物协助医师操作。在放腹水过程中，严密观察患者有无头晕、心悸、气促、恶心、脉搏加快及面色苍白等不良反应，记录腹水性质。一次放腹水 3 000 mL 左右，不宜过多，以免腹压骤降发生虚脱，放腹水速度宜缓慢，一般不超过 1 000 mL/h，操作后用腹带包扎腹部。协助送检标本，观察穿刺口有无液体外渗，敷料浸湿时及时更换。

（2）对于手术治疗的患者按照手术护理常规做好术前准备和术后照护。对需化疗、放疗者提供相应照护。

（四）心理照护

（1）加强与患者的沟通，对患者耐心讲解手术治疗的必要性，鼓励家属照顾患者，使患者及家属能够积极配合医护检查及治疗，做好咨询服务及心理疏导工作，鼓励患者保持积极的心态接受病情，配合治疗。

（2）为患者提供安静、舒适、整洁的环境，避免各种不良刺激。

（3）安排患者访问已康复的病友，分享感受，增强治愈信心，减少恐惧情绪。

二、健康指导

1. 加强预防保健

认识卵巢癌的高危因素，提倡多摄入高蛋白、富含维生素的食物，减少高胆固醇饮食；高危妇女口服避孕药，有利于预防卵巢癌的发生。对患有其他肿瘤的患者，应定期随访检查，以减少转移性卵巢肿瘤的发生。

2. 开展普查普治

每年行妇科检查一次，高危人群每半年接受一次体格检查，以排除和及时发现卵巢肿瘤。必要时进行 B 超检查和检测 CA125 等肿瘤标志物。

3. 监测卵巢瘤样病变

怀疑卵巢瘤样病变，囊肿直径小于 5 cm，3～6 个月复查 1 次，若 2 个月后不能自行消失或反而增大，应及时处理；卵巢实质性或囊实相间或有直径大于 8 cm 的囊性肿块，应及早手术治疗；盆腔肿块诊断不清，宜及早行腹腔镜检查或剖腹探查。

4. 术后随访

卵巢癌易复发，应长期随访和监测。术后第 1 年每月 1 次，术后第 2 年每 3 个月 1 次，术后 3～5 年视病情每 4～6 个月 1 次，5 年以上者每年 1 次。良性肿瘤者，术后 1 个月常规复查。对接受化疗、放疗的患者，应鼓励患者克服困难，协助完成治疗计划，以提高疗效，防止复发。

5. 指导患者

术后 2 个月内避免持重，要逐渐增加运动量，劳逸结合，避免重体力劳动。根据术后恢复情况指导性生活，一般 3 个月后可恢复性生活。未经允许，应避免阴道冲洗和性生活，以避免感染。

6. 定期随访

凡乳腺癌、胃肠癌等患者，治疗后应严密随访，定期做妇科检查。

任务评价

（1）患者住院期间的不舒适感是否明显减轻。

（2）患者治疗过程中是否能够摄入足够热量，维持营养平衡。

（3）患者住院期间是否能够克服恐惧心理，积极接受和配合治疗。

病例分析

刘奶奶，63 岁，农民，5 年前医疗队下乡体检时发现其下腹右侧有 2 cm×3 cm×3 cm 大小、活动、光滑、无压痛的包块，考虑是“卵巢肿瘤”，动员进一步检查及治疗。由于当时条件限制，加之无明显疼痛，也不影响劳动，故患者未治疗。近 2 年包块增大，自己在腹部能扪及，仍然无疼痛，有时仅感下腔坠胀，月经正常，体力不减，不发热。今日午后，弯腰劳动时，突感下腹剧痛，伴恶心、呕吐。家人急送医院治疗。体格检查：急性病容，体温 37.2 ℃、脉搏 80 次 /min、呼吸 20 次 /min、血压 120/75 mmHg。心肺听诊无异常。腹部有压痛，有腹肌紧张，下腹包块的大小、性质触不清；妇科检查：外阴已婚经产式，阴道通畅。宫颈光滑，无举痛。子宫正常大小，前位，右侧附件处触及 4 cm×4 cm×5 cm 大小包块，压痛明显。移动性浊音（-），左侧附件未触及包块。

分析： 1. 卵巢肿瘤的常见并发症有哪些？该患者出现了哪个并发症？

2. 该患者进行腹腔镜手术后，护理人员应该如何进行健康指导？

项目总结

本项目主要介绍了老年绝经综合征、老年萎缩性阴道炎、老年妇科肿瘤等妇科疾病患者的照护。通过学习，要结合老年妇女的生理特点，分析老年妇科疾病的病因，根据临床表现，学会对老年妇科疾病的评估、照护的措施，对老年妇女患者普及相关疾病知识和进行健康指导，促进老年妇女进一步提高生活质量和健康幸福指数。

思考与练习

一、选择题

1. 绝经期最早出现的表现是（　　）。
A. 潮热　B. 机体老化　C. 性激素水平下降　D. 骨质疏松
E. 精神过敏
2. 绝经后补充雌激素可以预防骨质疏松的理由是（　　）。
A. 减少骨吸收　B. 刺激骨形成增加　C. 使体重增加，从而增加骨密度
D. 增进食欲，促进钙的吸收　E. 改善睡眠状况，促进钙的吸收
3. 绝经期综合征的临床表现为（　　）。
A. 半数以上的女性在更年期发生比较明显的症状
B. 卵巢功能衰退，月经不规则，有血性白带
C. 血管舒缩功能失常，血压持续性增高，舒张压增高更为明显
D. 阵发性潮热、心悸、眩晕、情绪激动、月经紊乱
E. 甲状腺功能减退，基础代谢降低
4. 老年萎缩性阴道炎的基本病因是（　　）。
A. 假丝酵母菌　B. 雌激素水平降低　C. 宫颈裂伤
D. 人乳头状病毒　E. 阴道毛滴虫
5. 老年萎缩性阴道炎进行阴道灌洗常用的药液是（　　）。
A. 1% 乳酸　B. 2%～4% 碳酸氢钠　C. 0.1% 苯扎溴铵
D. 0.1% 呋喃西林　E. 0.9% 生理盐水
6. 关于老年萎缩性阴道炎错误的说法是（　　）。
A. 阴道上皮变薄，糖原含量减少　B. 常为一般化脓性细菌的混合感染
C. 可用碱性溶液冲洗阴道　D. 可加用己烯雌酚局部治疗
E. 如有血性白带，需做防癌检查

7. 较早期子宫内膜癌的主要症状多为（　　）。
A. 少量、不规则阴道流血　　B. 恶臭、脓血性阴道排液　　C. 疼痛
D. 贫血，消瘦　　E. 发热，全身衰竭

8. 对子宫内膜癌的描述，下列说法错误的是（　　）。
A. 阴道排液与阴道流血是最早期的症状　　B. 下腹疼痛、腰骶痛是晚期症状
C. 早期诊断主要靠内膜组织学检查　　D. 首选治疗方法是手术
E. 可用雌激素治疗

9. 子宫内膜癌首选的治疗方法是（　　）。
A. 化学药物治疗　　B. 手术治疗　　C. 放射治疗
D. 内分泌治疗　　E. 免疫治疗

10. 某患者，女性，42 岁，因卵巢癌住院，常常哭泣，并且焦虑不安。对该患者首选的照护措施是（　　）。
A. 倾听其倾诉并给予安慰　　B. 通知主管医生　　C. 让家属探视
D. 同意家属陪伴　　E. 给予镇静药

二、思考题

1. 对老年绝经综合征患者如何进行健康指导？
2. 如何指导老年萎缩性阴道炎患者和家属进行药物治疗照护？
3. 对老年妇科肿瘤患者应如何进行心理照护？

项目十三 老年常见其他科疾病的照护

五官科疾病、皮肤科疾病已经严重地影响到了人们的正常生活。特别是对老年人来说，随着身体机能的下降，五官科疾病和皮肤科疾病的发病率很高，对老年人的身体造成了很大的伤害。因此，对于五官科和皮肤科疾病一定要给予足够的重视，早发现，早治疗。

中老年常见的五官科和皮肤科疾病有老年白内障、老年青光眼、老年鼻出血、老年脂溢性角化病、老年皮脂腺增生和老年性紫癜等。

学习目标

知识目标	1. 掌握老年五官和皮肤疾病的照护评估资料 2. 熟悉老年五官和皮肤疾病的照护措施、健康指导 3. 了解老年五官和皮肤疾病的处理措施
能力目标	1. 能对五官和皮肤疾病患者进行疾病评估 2. 能对五官和皮肤疾病患者进行照护 3. 能对五官和皮肤疾病患者进行健康教育
素养目标	1. 具有良好的沟通能力 2. 工作认真，服务态度良好

任务一 老年白内障患者的照护

任务情境

肖老师，男性，72岁。渐进性视物不清半年。查体：右眼视力0.1、左眼视力0.4，结膜无充血，角膜透明，晶状体皮质混浊不清，虹膜新月形投影阳性，眼底无法窥入。眼压正常。初步诊断：老年性白内障。

思考：应如何对该患者进行术前照护？如何进行健康教育？

任务描述

晶状体混浊称为白内障，在临床上白内障是指晶状体透明度下降导致视力下降的疾病。老年性白内障（senile catract）也被称为年龄相关性白内障。

知识链接

老年性白内障的相关知识

老年性白内障是中老年开始发生的晶状体混浊。随着年龄增长，其患病率明显增高。由于其主要发生在老年人群体，故习惯性称之为老年性白内障。根据混浊发生的部位，可分为皮质性白内障、核性白内障和后囊膜下白内障。事实上，各类型之间无严格区分，仅代表混浊以何部位为主导的实际情况。皮质性老年性白内障最为常见，占65%～70%；其次为核性白内障，占25%～35%；后囊膜下白内障比较少见，仅占5%。

一、疾病评估

（一）发病因素

老年性白内障的病因复杂，尚未完全明了，一般认为是多种因素共同作用的结果。晶状体囊膜功能障碍、氧化障碍、代谢系统障碍、晶状体蛋白免疫相关性、营养障碍等是其内因；紫外线、温度、各种射线、药物等是其外因。目前认为，氧化损伤是形成白内障的最初因素。

（二）疾病表现

老年性白内障通常累及双眼，但发病时间与进展程度可不一致。其主要症状是渐进性无痛性视力下降。白内障引起的视力障碍与混浊的部位及密度有关，患者早期可有眼前固定不动的黑影，随着病情发展亦可有单眼复视或多视、视物模糊、视物变形、颜色改变等。

1. 皮质性白内障

根据皮质性白内障（corical cataract）临床发展过程及表现形式，分为初发期、未熟期、成熟期、过熟期。

皮质性白内障在裂隙灯显微镜下可看到下列特征性改变：①空泡，指水分聚集形成很小的窄皮质囊泡。空泡很小，但数目逐渐增多。②水裂隙，指皮质纤维之间出现放射状的充满液体的裂隙。③板层分离。比水裂隙少见，是指晶状体纤维板层间充满液体，多发生在深层皮质。

（1）初发期（incipient stage）。最早期是在靠周边部前后囊膜下，出现透明水隙或水泡。液体可沿晶体纤维方向扩展，形成典型的尖端指向瞳孔中心的楔状混浊。此时晶状体大部分透明，瞳孔区未受累，一般不影响视力。常在散大瞳孔后用斜照法或裂隙灯显微镜检查呈轮辐状外观；检眼镜检查可见眼底红光反射中周边有黑色放射状阴影。该期白内障发展缓慢，甚至可保持数十年（见图 13–1）。

（2）未熟期（intumescent stage）。整个晶状体皮质呈乳白色不均匀混浊。因前囊下皮质尚透明，用斜照法检查时，光线投照侧的虹膜阴影被投照在深层混浊的皮质上，呈新月影，称为虹膜投影。该投影是未熟期的特征。此期晶状体吸收水分膨胀，又称为膨胀期。膨胀的晶体可将虹膜向前推，引起前房变浅，可诱发急性闭角型青光眼。如需散大瞳孔检查，不宜用强力散瞳剂，检查完毕立即滴缩瞳药。并非所有皮质性白内障都要经历膨胀期发展过程，即使有，其持续时间的长短在个体间也存在相当大的差异。该期主要症状为视力进行性减退，有时伴有目眩感，偶有单眼复视者（见图 13–2）。

（3）成熟期（mature stage）。晶状体皮质完全混浊，呈无结构乳白色。前房深度恢复正常，虹膜投影消失。此时，患者视力障碍最为严重，视力下降为眼前指数或手动。眼底不能窥入（见图 13–3）。

（4）过熟期（hypermature stage）。成熟期白内障经过数年后，变性的晶状体皮质纤维分解液化呈乳糜状，核下沉。由于晶状体皮质水分减少，整个晶状体缩小，囊膜皱缩，前房变深，虹膜失去支持，可出现虹膜震颤。在坐位或站立时，下沉的晶状体核离开瞳孔区，视力可能得以提高。过熟期晶状体囊易破裂穿孔，液化的皮质可渗漏至前房，引起过敏性葡萄膜炎或晶体溶解性青光眼。过熟期时，晶体悬韧带常发生退行性改变，容易引起晶状体脱位（见图 13–4）。

2. 核性白内障

生理性晶状体核硬化超越正常限度，引起远视力减退者称为核性白内障（nuclear

cataract）。其较皮质性白内障少见，发病早，一般 40 岁左右开始，进展缓慢。核性白内障晶状体核呈黄色，周边部透明，视力不受影响。随着晶状体核密度增加，屈光力增强，视力明显下降，其颜色也逐渐变成棕黄色或棕黑色。随着晶体核混浊的加重，最终出现远、近视力障碍（见图 13–5）。

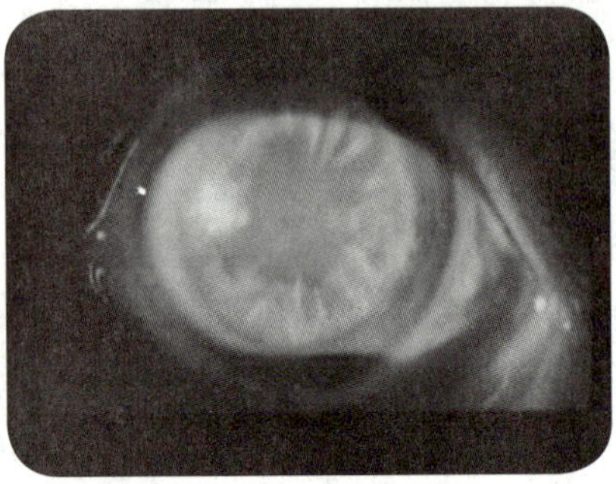

图 13–1　老年性白内障初发期

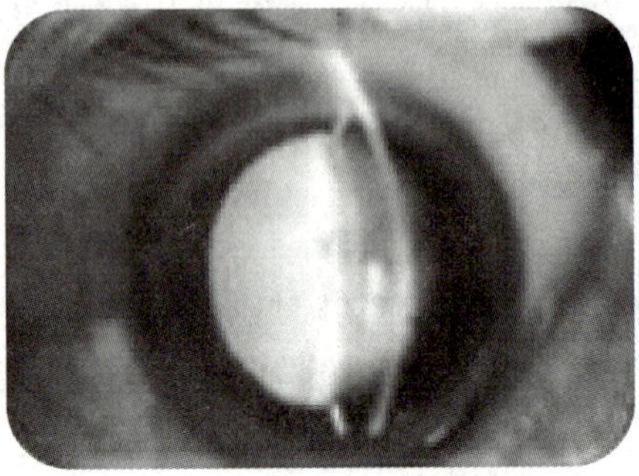

图 13–2　老年性白内障未熟期

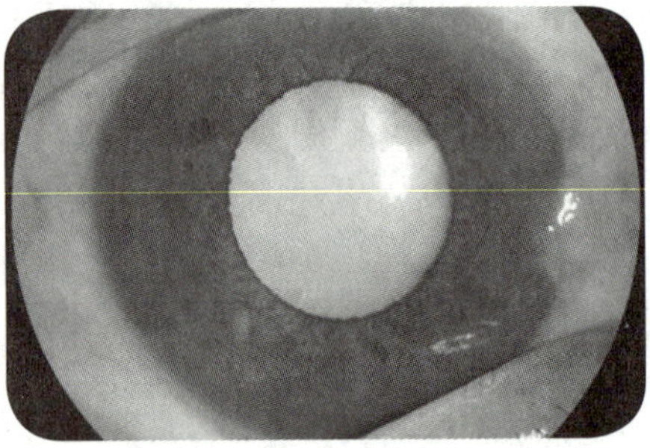

图 13–3　老年性白内障成熟期

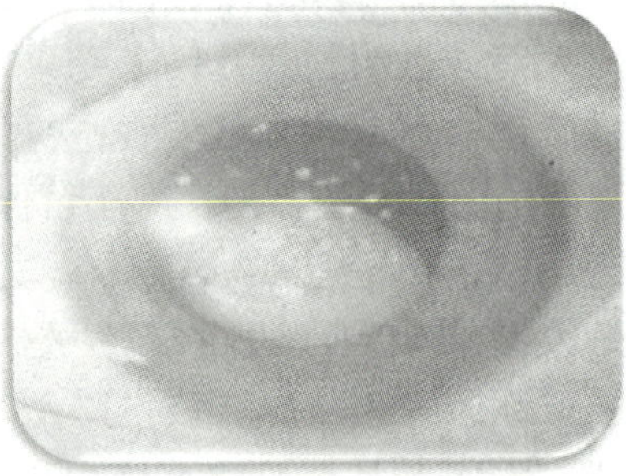

图 13–4　老年性白内障过熟期

3. 后囊膜下白内障

后囊膜下白内障（posterior subcaps ular cataract）在晶体后极部囊下的皮质浅层出现金黄色或白色颗粒，其中夹杂着小空泡，整个晶体混浊区呈盘状。进展虽缓慢，但因混浊位于视轴区，故早期影响视力（见图 13–6）。

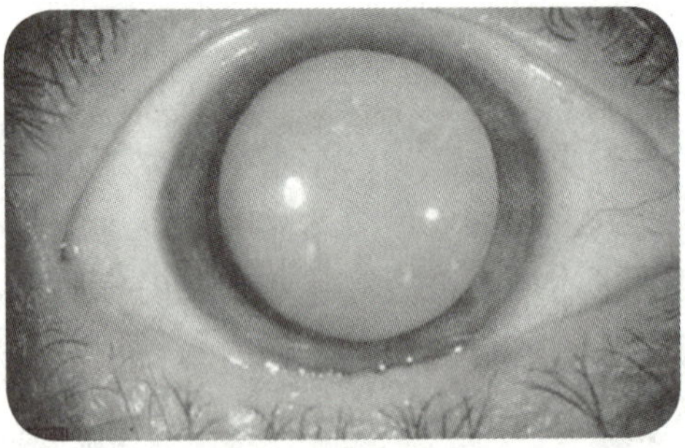

图 13–5　核性白内障

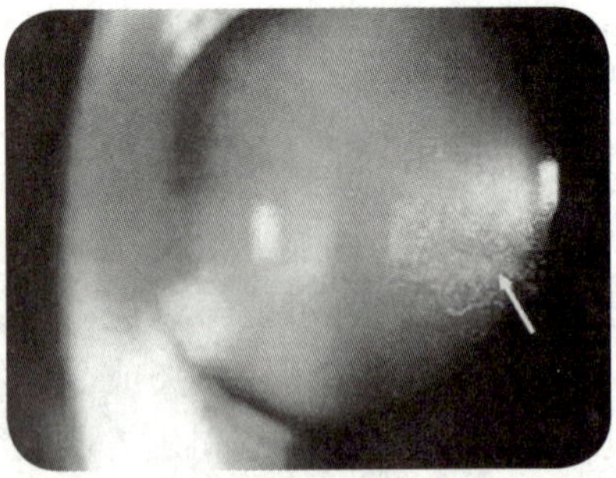

图 13–6　后囊膜下白内障

（三）辅助检查

（1）眼电生理检查及光定位检查，以排除视网膜或视神经疾病。

（2）角膜曲率及眼轴长度测量检查，可计算手术植入人工晶体的度数。

二、疾病诊断

在人的一生中，晶体不断形成纤维，排列整齐，一层一层向内生长并被挤压于中央部，逐渐形成大而无弹性的核。晶体随着年龄增加，主要的生理变化是出现核硬化，晶体核密度升高、颜色变黄。

核硬化是晶体老化的标志，多见于 45 岁以上人群，不影响视力。核性白内障初发时，难以与生理性核硬化区分，可以散大瞳孔后，采用斜照法鉴别。当光线射入瞳孔内，眼底呈均匀一致的红色反光，可排除白内障；若红色反光中出现盘状黑影，则为晶状体混浊。

三、疾病治疗

（1）手术治疗。包括白内障囊内摘除术、白内障囊外摘除术、白内障超声乳化吸除术。

（2）药物治疗。早期可选用吡诺克辛、卡林 –U、谷胱甘肽等滴眼液。

任务实施

一、照护措施

（一）病情观察

观察患者视功能下降程度，定期随访。特别注意急性青光眼早期症状，判断晶状体老化程度，在患者视力下降影响生活时动员患者早日手术治疗，以免引起诸多并发症。

（二）生活照护

（1）对于视功能低下患者的居住环境的物件摆置，应靠墙边摆放，并将常用物品固定摆放，活动空间不设置障碍物，避免外伤的发生。

（2）对于住院治疗的患者，教会患者使用床旁呼叫系统，并鼓励患者寻求帮助。

（三）治疗照护

目前尚无肯定有效的防治老年性白内障的药物，仍以手术治疗为主。

1. 手术适应证

当白内障引起的视力下降影响正常的学习、工作和生活时，即可进行手术治疗。由于手术技术的改进，当矫正视力低于 0.3 时进行手术是可行的，不必等待白内障的成熟。

2. 术前检查

协助患者进行各项术前检查，并说明检查的目的、意义。

（1）眼部：①视力，包括远、近裸眼视力和矫正视力、光定位和红绿色觉。②裂隙灯检查角膜有无变性、瘢痕，虹膜有无炎症及粘连；散瞳后检查晶状体混浊情况。要注意晶状体核的硬度，晶状体核越硬，颜色越深。在裂隙灯下根据晶状体核的颜色将核的硬度分为五级：Ⅰ级指晶状体透明，无核，软性；Ⅱ级指核呈黄白色或黄色，为软核；Ⅲ级指核呈深黄色，为中等硬度核；Ⅳ级指核呈棕色或琥珀色，为硬核；Ⅴ级指核呈棕褐色或黑色，为极硬核。

（2）全身：①血压、胸透、心电图、肝肾功能检查，排除严重全身疾病，必要时内科会诊治疗。②血、尿常规和凝血功能检查。③血糖。对糖尿病患者一般要求在 6.7 mmol/L 以下，对于糖尿病史长、血糖难以控制的，血糖不能超过 8.3 mmol/L。

3. 手术方法

白内障的手术方法有白内障囊内摘除术、白内障囊外摘除术、白内障超声乳化吸除术。

（1）白内障囊内摘除术（intracapsular cataract extraction，ICCE）：是指离断晶体悬韧带之后将包括囊膜在内的晶状体完整摘除。手术操作较为简单，术后瞳孔区透明，不会发生后发性白内障，一般矫正视力好，但手术切口大，对玻璃体的扰动大，发生玻璃体脱出和视网膜脱离等并发症机会较多，且术后不能按常规方法植入人工晶体，仅在某些特殊情况（半脱位或脱位的白内障）下应用。

（2）白内障囊外摘除术（extracapsluar cataract extraction，ECCE）：是指摘出混浊的晶状体但保留后囊膜的手术方法，是我国目前广泛开展的主要手术方式。其优点是在同轴光照明下的显微手术以及应用闭合注吸系统，可减少眼内结构的扰动，减少玻璃体脱出、视网膜脱离及黄斑囊样水肿等并发症。由于保留了完整的后囊膜，为人工晶体在囊袋内的植入创造了条件。不足之处是术后发生后发性白内障的可能性较大。现在采用无缝线小切口术式，手术效果接近白内障超声乳化术。

（3）白内障超声乳化术（phacoemulsification，Phaco）：是运用超声乳化仪，通过 3 mm 大小切口，将晶体核粉碎成乳糜状后抽吸出来，同时保留完整后囊膜的手术方法。其优点是手术切口小，切口不用缝合，伤口愈合快，角膜散光小以及视力恢复迅速等。白内障超声乳化术是发达国家普遍采用的手术方法，在我国部分大中城市也先后普及了这种手术。缺点是超声乳化仪价格昂贵，手术费用高，限制了它在我国的普遍推广。

4. 晶状体手术后无晶状体眼的屈光矫正

无晶状体眼呈高度远视状态，一般为 +10D～+12D，矫正方法有人工晶体植入、佩戴角膜接触镜或框架眼镜。

（1）人工晶体（intraocular lens，IOL）：一般在白内障摘除的同时植入人工晶体，后房型 IOL 物像放大倍率仅为 1%～2%，位于囊袋内的后房型 IOL 符合生理状态，也是最安全的固定位置。最常用、最有效的方法是手术植入人工晶体。

（2）角膜接触镜（contact lens）：物像放大倍率比人工晶体大，为 7%～12%。由于需经常佩戴和取出，操作比较麻烦，一般不适合老年人。

（3）框架眼镜（glasses）：无晶状体眼的眼镜为高度正球面镜片，物像放大倍率高达 20%～35%，视野受限，不能用于单眼患者。

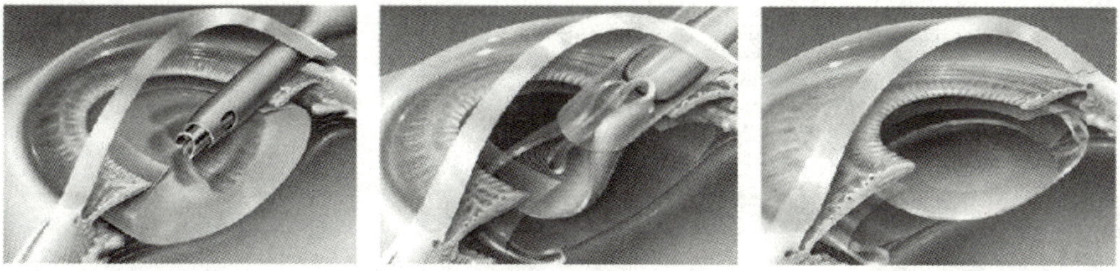

超声乳化　　植入折叠晶体　　晶体在囊袋展开

图 13-7　超声乳化 + 人工晶体植入术

5. 术后照护

手术后除按内眼手术常规护理外，还应注意病情观察和术眼保护。

病情观察：注意观察术眼切口处有无渗血、分泌物；眼压有无变化及疼痛等表现。如术眼突感疼痛，敷料处有渗血，可能为伤口出血或裂开；眼痛伴头疼、恶心、呕吐等，可能为眼压升高；眼部持续性疼痛，视力突然下降、流泪、畏光、有较多脓性分泌物，可能为感染性眼内炎。出现这些情况应及时通知医生进行处理。要提醒患者保护术眼，预防感染，如眼部包盖辅料、眼罩，防止碰撞，不用力闭眼；注意眼部卫生，不用手或不洁物品揉眼，洗头洗澡避免水进入眼睛。

（四）心理照护

评估患者年龄、性别、生活环境等。因为老年性白内障患者大多为老年人，又伴随视力障碍，患者的生活大多需要协助，所以应多与患者进行交流，及时协助他们完成术前检查，并在日常生活上对患者进行照护，缓解患者对手术的恐惧感。

二、健康指导

1. 疾病预防指导

老年性白内障为老年人常见的眼科退行性改变，多见于 50 岁以上的老年人，年龄越大，发病率越高，故对疾病的早期宣教需尽早进行，加强对老年患者的眼科检查，做到早发现、早监测、早治疗。

2. 疾病知识指导

老年性白内障患者的治疗以手术治疗为主，药物并无确定疗效，故对视力下降影响生活的患者，应尽早动员其进行手术治疗。

3. 病情监测指导

定期复查，观测疾病发展情况，避免晶体过度老化，错失手术时机。

任务评价

（1）患者视力是否得到提高。

（2）患者是否无青光眼、感染等并发症发生。

任务二 老年青光眼患者的照护

任务情境

吴阿姨，69岁，与家人争吵后出现右眼剧烈疼痛，伴头疼、恶心、呕吐1次。查体：右眼视力光感，结膜混合性充血，角膜雾状水肿，前房极浅，瞳孔直径6 mm，眼压56 mmHg；左眼视力1.0，前房浅，房水清，瞳孔直径3 mm，眼压16 mmHg。

思考： 1. 你对该患者的临床诊断是什么？

2. 你认为对该患者应做好哪些护理措施？

3. 你认为对该患者应如何进行健康教育？

任务描述

青光眼（glaucoma）是以病理性眼压增高所导致的视神经凹陷性萎缩和视野缺损为特征的眼病。病理性眼压增高是其主要的危险因素。青光眼是一种严重的不可逆性致盲眼病。流行病学调查表明，青光眼盲人约占盲人总数的10%，是我国目前主要致盲眼病之一。

眼压是指眼球内容物作用于眼球内壁的压力。正常眼压为10～21 mmHg（1 mmHg=0.133 kpa）范围，双眼眼压差≤5 mmHg（0.66 kpa），24 h眼压波动范围≤ 8 mmHg（1.06 kpa），眼压与青光眼的发病关系密切，但并非眼压高于正常值就是青光眼。临床上部分患者眼压高于正常，但经长期观察并未出现视神经损害和视野缺损，这种情况称为高眼压症（ocular hypertension）。部分患者眼压在正常范围，却有典型的青光眼视神经萎缩和视野缺损，称为正常眼压性青光眼（normal tension glaucoma，NTG）。因此，高眼压并不都是青光眼，正常眼压也不能排除青光眼。

正常眼压对维持正常视功能起着重要的作用。眼压的稳定性主要通过房水的产生与排出之间的动态平衡来维持。房水生成速率、房水通过小梁网流出的阻力和上巩膜静脉压是影响眼压高低的主要因素。对青光眼的治疗和护理也应遵循这一规律，或增加房水排出，或减少房水生成，以达到降低眼压、保护视功能的目的。

知识链接

高眼压和低眼压

遗传、种族、性别、体位、年龄、运动、药物、全身及眼内因素等均可引起眼压的变化。

眼压高的原因较多，如青光眼、糖尿病、心血管疾病、虹膜睫状体炎、白内障、外伤等眼病均可出现高眼压，近视眼也可造成高眼压。有报道显示，眼压与眼轴和近视度数呈正相关。

眼压过低主要是房水分泌减少或房水排出过多，如睫状体炎等前房发炎会导致房水分泌减少，而外伤或手术会让房水排出增加，导致眼压过低，大多只是短暂的过程。如持续眼压过低，会导致眼球萎缩及脉络膜剥离，需积极治疗。

青光眼分为原发性青光眼、继发性青光眼和先天性青光眼三大类，其中以原发性青光眼最为多见。原发性青光眼是指病因机制没有完全阐明的一类青光眼。根据眼压升高时前房角是开放还是关闭，又可以分为原发性闭角型青光眼和原发性开角型青光眼。原发性青光眼可发生于各年龄组，原发性闭角型青光眼尤多见于老年人，且年龄越大，患病率越高。

原发性闭角型青光眼

原发性闭角型青光眼（primary closed-angle glaucoma）是一种以眼压急剧升高并伴有相应症状和眼前段组织改变为特征的眼病，又称急性充血性青光眼。根据其发病的急缓程度和临床经过，分为急性闭角型青光眼（acute angle-closure glaucoma）和慢性闭角型青光眼（chronic angle-closure glaucoma）。以原发性急性闭角型青光眼多见。

一、疾病评估

本病多见于 40 岁以上女性，男女比例约为 1∶2。常双眼先后或同时发病，一眼曾有过急性发作的患者，另一眼多在 5 年内发病。

（一）发病因素与机制

（1）解剖特征。眼轴短，角膜小，房角窄，前房浅，平均比正常人浅 1.0 mm；前房角窄而浅，上方和鼻侧象限尤为窄、浅；角膜曲率半径小；晶状体曲率半径小，晶状体厚，晶状体相对位置靠前。

（2）诱发因素。情绪波动、过度疲劳、异常精神刺激、暗室停留过长、局部或全身应用抗胆碱药物等。此外，与气候变化也有明显关系，季节转换期间患者发病明显增加。

（3）瞳孔阻滞。是其主要发病机制，瞳孔中度散大，加重生理瞳孔阻滞力，后房压力升高，周边虹膜向前膨隆或堆积阻塞前房角，导致眼压升高。

（二）疾病表现

根据急性闭角型青光眼的临床经过及疾病转归，将其分为 6 期。

1. 临床前期

一眼发生急性闭角型青光眼，对侧眼也具备小角膜、浅前房、窄房角的解剖特征而目前尚未发生闭角型青光眼，可诊断为临床前期。

2. 先兆期

表现为一过性或反复多次小发作。急性发作之前，约 1/3 患者在劳累或长时间暗环境或近距离工作后出现一过性视力障碍、眼胀和虹视，休息或睡眠后自行缓解。发作间歇时间逐渐缩短，最终导致急性发作。

3. 急性发作期

眼球急剧疼痛、眼压升高、视力下降，同时伴有同侧头痛、恶心、呕吐等临床特征，是急性闭角型青光眼的危重阶段。

（1）视力急剧下降：由于角膜水肿和高眼压引起的视神经持续缺血导致视力急剧下降，严重者仅见眼前指数或光感。

（2）疼痛：患眼剧烈胀痛伴患侧头痛，疼痛的严重程度因人而异，常合并恶心、呕吐、发热、寒战等症状。疼痛可以放射到前额、耳部、牙齿等处。眼局部充血越明显，疼痛越严重。

（3）眼压：眼压突然升高，一般均在 50 mmHg 以上，甚至可达 100 mmHg 以上。手按眼球坚硬如石。

（4）混合充血：开始为睫状充血，若眼压持续升高，会引起全部结膜及巩膜充血。

（5）角膜水肿：眼压突然升高引起角膜水肿，表现为角膜雾状混浊、厚度增加、后弹力层皱褶，引起患者视力下降和虹视。

（6）前房浅，房角闭塞。

（7）瞳孔散大：眼压升高引起瞳孔括约肌麻痹或部分萎缩所致。瞳孔呈垂直椭圆形，固定，对光反应消失。

（8）虹膜后粘连及周边虹膜前粘连：虹膜充血、蛋白及纤维渗出引起虹膜前后粘连。高眼压状态下，供给虹膜营养的动脉可能发生循环障碍，虹膜缺血导致虹膜萎缩。

（9）晶状体改变：高眼压下造成晶状体营养障碍，晶状体前囊下出现长圆形或点状半透明乳白色混浊，沿晶状体纤维呈放射状分布，称为青光眼斑。

（10）眼底：高眼压引起视盘充血、水肿、周围血管出血等。高眼压持续时间过长导致视神经不可逆性损害。

高眼压缓解后，症状多减轻或消失，但视力仅部分恢复，眼前段长留下永久性组织损伤。如角膜后色素沉着（见图 13–8），虹膜节段性萎缩（见图 13–9）及色素脱落，晶状体前囊下点状或片状灰白色浑浊（青光眼斑，见图 13–10）），统称为急性闭角型青光眼三联征，具有临床诊断意义。

4. 间歇期

指小发作后患者经治疗或自然缓解，眼压降至正常，眼部充血、角膜水肿恢复透明，房角大部分开放，视力部分或完全恢复，不用药或仅用少量缩瞳剂就能将眼压维持在正常范围内，但瞳孔阻滞等病理基础尚未解除，如遇到诱发因素可再次发作。故此时，行周边虹膜切除术可预防再次急性发作。

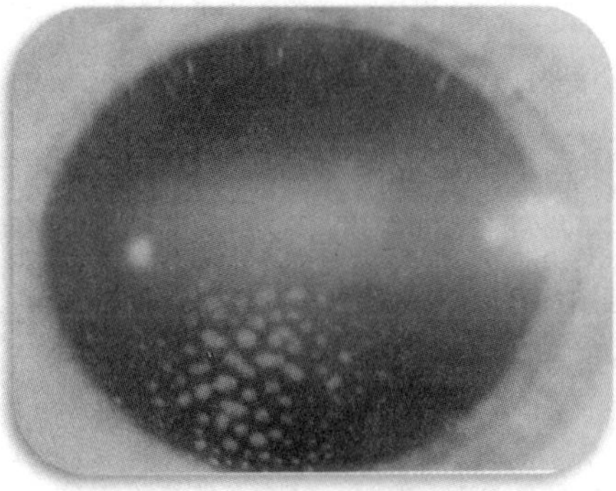

图 13–8 角膜后色素沉着

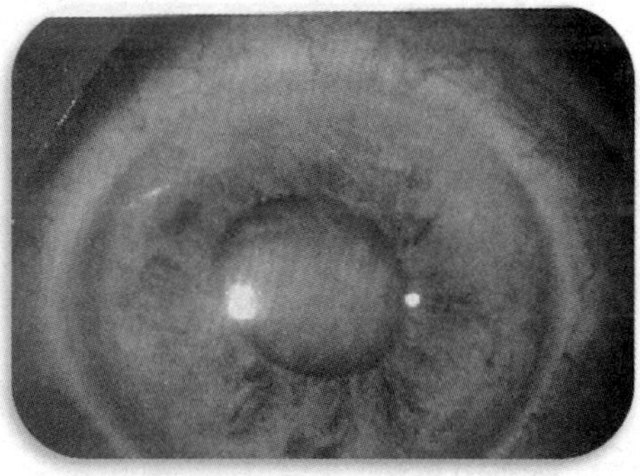

图 13–9 虹膜节段性萎缩

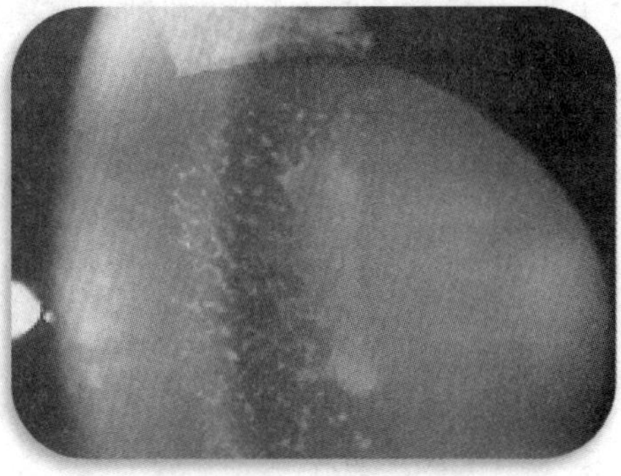

图 13–10 青光眼斑

5. 慢性期

患者在急性发作期未得到及时、恰当治疗或由于房角广泛粘连，未能缓解，眼压中度升高，一般为 30～50 mmHg，角膜基本恢复透明，房角广泛粘连关闭，小梁网功能严重损害，眼压持续中度升高，视力进行性下降。继续发展可引起青光眼性视盘凹陷性萎缩，并出现相应的视野缺损。

6. 绝对期

无光感的青光眼称为绝对期青光眼。由于急性发作期治疗延误或其他期未能得到适当治疗，眼组织遭受严重损害，视力已降至无光感且无法挽救，此时患者眼压仍增高，故出现顽固性疼痛。

（三）辅助检查

（1）房角镜、眼前段超声生物显微镜检查。可观察和评价前房角的结构，对明确诊断、用药以及手术方式的选择有重要意义。

（2）暗室试验。患者可进行暗室试验，进入暗室前测量一次眼压，即进入暗室内，患者处于清醒状态下，静坐 60～120 min，然后在暗光下测眼压，对比两次眼压差值，如测得的眼压比进入暗室前升高超过 8 mmHg，则为阳性。

（3）视野检查。视野缺损情况反映病变的严重程度。

（4）眼底彩照。可观察眼底视神经盘凹陷及出血等情况。

二、疾病诊断

（1）具有原发性闭角型青光眼的眼部解剖特征。

（2）眼压突然升高，房角关闭。

（3）单眼发病患者，对侧眼具有原发性闭角型青光眼的眼部解剖特征。

（4）眼部检查可见上述各种急性高眼压造成的眼部损害体征。

三、疾病治疗

（1）药物治疗。给予高渗剂、碳酸酐酶抑制剂、β－肾上腺素受体阻滞剂、缩瞳剂。

（2）手术治疗。选择周边虹膜切除术、滤过性手术等。

任务实施

一、照护措施

（一）病情观察

观察患者眼压变化，对于急性发作期的青光眼患者，应迅速降低眼压，防止出现视神经损伤。

（二）生活照护

对于老年性青光眼患者，应按时滴用降眼压药物，经常复查眼压情况，控制情绪，避免情绪激动；避免长时间暗室工作以及近距离阅读，看电影时建议开灯；避免短时间内一次饮水量过多（一次饮水量＜300 mL为宜），以免加重病情或引起发作；选择清淡、易消化的食物，保持大便通畅；不宜食用烟酒、浓茶、咖啡等辛辣刺激食物；适当有氧运动，避免举重、倒立等，避免增加腹压、眼压的动作。

（三）治疗照护

急性闭角型青光眼属眼科急症范围，治疗原则是争分夺秒降低眼压、解除症状以及保护视功能。药物迅速降低眼压后应及时选择适当的手术方式，以防疾病复发。

1. 药物治疗

目的是迅速降低眼压。

（1）拟副交感神经药（缩瞳剂）：瞳孔缩小可增加虹膜张力，解除周边虹膜对小梁网的堵塞，使房角重新开放。但在高眼压状态下（眼压高于50 mmHg以上），瞳孔括约肌对药物反应差，频繁滴眼不但达不到治疗目的，反而引起严重不良反应。在应用联合降眼压药物后，眼压降至中等水平后，再局部应用缩瞳剂，缩瞳效果较好。在应用缩瞳剂时如出现恶心、呕吐、流涎、出汗、腹痛、肌肉抽搐等症状，应及时停药，严重者可用阿托品解毒。常用1%～2%匹罗卡品滴眼液，开始剂量为每半小时1次，应用3～4次后改为4次/日。每次点药后应压迫泪囊区数分钟。全身情况严重，可给予止痛、镇静等药物辅助治疗。疼痛剧烈者，可注射0.5 mL吗啡，既可止痛又可缩瞳；烦躁不安者，给予鲁米那或冬眠灵；便秘者可给予硫酸镁30 g溶于60 mL水中口服，起通便和降压的作用。

（2）碳酸酐酶抑制剂：通过抑制房水生成降低眼压。常用乙酰唑胺片，首次口服500 mg，以后每次250 mg，每天2～3次。该药可以引起手足、口唇发麻，食欲缺乏，尿路结石，肾绞痛等不良反应，不宜长期服用。若出现上述症状，应嘱患者停药，并多次少量饮水。为减轻不良反应，可同时口服等量小苏打片（碳酸氢钠）。急性发作缓解后应逐渐减量停药。

（3）β- 肾上腺素受体阻滞药：通过抑制房水生成，降低眼压。常用 0.25%～0.5% 噻吗洛尔滴眼液，每日 2 次。注意心率变化，对心脏房室传导阻滞、窦性心动过缓和支气管哮喘者禁用。

（4）高渗剂：短期内提高血浆渗透压，使眼组织，特别是玻璃体内的液体进入血液，从而减少眼内容量，降低眼压。① 20% 甘露醇注射液：每次 250 mL，快速静脉滴注，30 min 内滴完。合并糖尿病者可选用等量异山梨醇。② 50% 甘油盐水：口服降眼压剂，剂量 1～1.5 g/kg，一般用量为 100～150 mL，一次口服。服后 2 h 内不饮或少饮水。用药后因颅内压降低，部分患者可出现头痛、恶心等症状，宜平卧休息。对年龄较大的患者，应在确保心、肾功能正常的情况下应用。

2. 手术治疗

处于发病不同时期，选用的手术方式不同。

（1）周边虹膜切除术：适用于急性闭角型青光眼的临床前期、先兆期和缓解期。采用氩激光、Nd-YAG 激光或手术行周边虹膜切除术，从而保持前后房畅通，解除瞳孔阻滞所致的房角关闭，防止周边虹膜再与小梁网接触。目前，激光周边虹膜切除有取代手术周边虹膜切除的趋势（见图 13-11）。

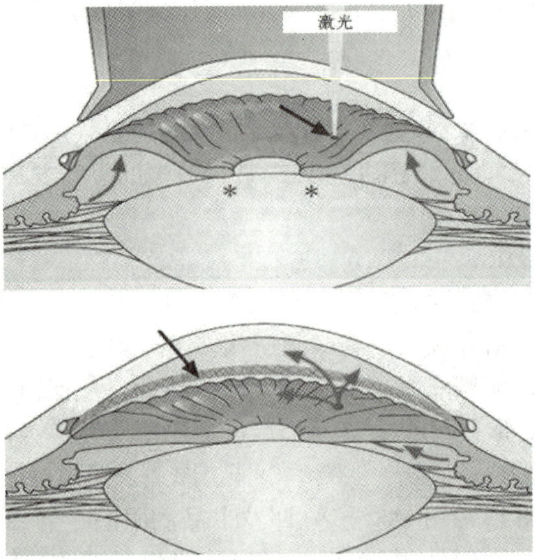

图 13-11 激光周边虹膜切除术

（2）滤过性手术：房角粘连关闭超过 1/2 或处于慢性期的患者，可采用小梁切除术。为避免滤过性手术后可能发生的浅前房、滤过泡纤维化等并发症，目前常采用复合式小梁切除术，即术中巩膜瓣密闭缝合，巩膜可拆除缝线技术，并联合应用抗纤维抑制剂。对于急性闭角型青光眼合并白内障的患者，可考虑手术摘除白内障，植入人工晶体，是目前治疗闭角型青光眼的一种新方法，术后前房加深、房角开放、眼压下降，是治疗闭角型青光眼的一种新方法。

3. 术前照护

按内眼手术护理常规做好术前准备；眼压高者可使用降眼压药物（缩瞳剂），严禁使用散瞳剂；保证充足睡眠，保持心情愉快。

4. 术后照护

密切观察患者病情变化，尤其是眼压变化，滤过泡形成，前房形成和手术切口愈合。患者如有眼胀、眼痛，应及时通知医生采取降眼压措施。指导患者取侧卧位，注意用眼卫生；遵医嘱按时眼部用药，预防术后感染；介绍术后治疗、用药、护理过程中的注意事项，取得患者的配合。

（四）心理照护

急性闭角型青光眼发病急，视力下降明显且反复发作后视力难以恢复，对患者的生活、工作、学习造成很大影响。患者心理压力过大容易产生焦虑、紧张情绪，更易诱导青光眼发作。护士通过与患者交流，可了解其性格特征、家属的支持和对青光眼疾病的认识情况。

二、健康指导

（1）疾病预防指导。老年青光眼疾病在我国主要表现为急性闭角型青光眼，对临床前期的患者应尽早普查，做到早发现、早监测、早治疗。

（2）疾病知识指导。老年青光眼患者的急性发作期治疗以药物治疗为主，待眼压稳定后应尽早动员其进行手术治疗。

（3）病情监测指导。定期复查，观测疾病发展情况，避免视神经损伤，错失手术时机。

三、照护评价

（1）患者视野是否不再缩小。

（2）生活能否完全自理或自理能力有所提高。

原发性开角型青光眼

原发性开角型青光眼（primary open-angleglaucoma，POAG）是指由于病理性高眼压引起视神经乳头损害和视野缺损，而眼压升高时房角保持开放状态的一种青光眼。原发性开角型青光眼居欧美国家青光眼首位，而在我国，其患病率仅为 0.11%。

一、疾病评估

（一）发病因素

本病确切病因尚不完全明了，目前倾向于认为是由于小梁细胞的形态和功能异常导致房水流出受阻，眼压升高导致。

研究发现，年龄是患此病的危险因素，40 岁以上人群患病率明显增加。此外，原发性开角型青光眼具有遗传倾向，13%～47% 患者有阳性家族史，患者亲属的发病率高于正常人群 3.5%～16%；而近视尤其是高度近视以及心血管系统异常患者的发病率也高于正常人群。

（二）疾病表现

多数患者无自觉症状，晚期视功能遭受严重损害时才发觉；部分患者有轻度眼胀、头痛、视物不清、虹视等症状出现。

（1）视力。中心视力多不受损，甚至仅存管状视野的患者仍可保持正常的中心视力；而合并近视的患者却表现为近视度数逐渐加深。

（2）视野。视野缺损是其最主要、早期最易发现的客观体征。典型的视野缺损是以旁中心暗点开始，逐渐发展为鼻侧阶梯、弓形暗点和环形暗点，损害继续向周边扩展，晚期视野大部分丧失，仅留下 5°～10° 中心管状视野和颞侧视岛，最终视力完全丧失。

（3）眼压。早期眼压改变不稳定，多在昼夜某一时刻眼压升高，24 h 眼压波动≥ 8 mmHg。因此，必须进行 24 h 眼压测定。此外，为排除巩膜硬度对眼压的影响，应提倡进行压平式眼压计测量。随着病情进展，会逐渐发展为持续性高眼压。

（4）眼前节。前房深度正常，高眼压下前房角开放。眼前节多无明显异常。

（5）眼底。视乳头盘沿面积减少，视乳头陷凹扩大，即杯盘比扩大。正常人杯盘比多在 0.3 以下，若比值大于 0.6 或双眼杯盘比的差值大于 0.2，则要高度怀疑为青光眼。视乳头盘沿面积减少多发生在上、下极，尤其以颞下极最为常见，且盘沿多有切迹出现。视网膜血管向鼻侧移位，屈膝爬行出视乳头。在视乳头发生改变之前，视网膜神经纤维层已经出现局限性或弥漫性萎缩缺损，萎缩首先发生在颞上、下方弓形纤维，其中颞下方弓形纤维受损最为常见。

（三）辅助检查

色觉、对比敏感度、图像视觉诱发电位（P–VEP）、图像视网膜电图（P–ERG）等指标异常。

二、疾病诊断

（1）眼压升高。

（2）具有青光眼视盘改变和视网膜神经纤维层缺损：杯盘比＞0.6 或双眼杯盘比差值＞0.2，定期随访，杯盘比进行性扩大者，应视作重要的诊断依据之一。盘沿宽窄不一，尤其是颞侧上、下方盘沿变窄或视网膜神经纤维层局限性缺损。

（3）具有青光眼视野缺损：可重复性旁中心暗点或鼻侧阶梯暗点等征象。

（4）前房角开放：近年来，在原发性开角型青光眼的早期诊断上进展迅速，高眼压已不再是原发性开角型青光眼的必需条件，如何尽早发现青光眼造成的视神经结构和视功能损害才是早期诊断的重点。计算机图像分析技术和激光断层扫描术的发展和应用为视网膜神经纤维层检查提供了新的手段，计算机自动视野检查技术、视觉电生理和其他心理物理检查手段的应用也为青光眼视功能损害机制研究和损害表现的评价提供了敏感性更高的手段。

三、疾病治疗

（一）治疗原则

目前本病治疗仍是以降低眼压为主，药物治疗为首选。一般认为，对原发性开角型青光眼以药物治疗为主，只有当用药物治疗仍不能控制病情的发展，才采取手术治疗。近年来，对开角型青光眼首选药物治疗还是手术治疗还存在一些争议。主张手术治疗先行者认为手术治疗效果优于药物治疗，小梁切除术后很少发生视野的进一步损害；而药物治疗的不良反应不可忽视，且药物治疗对以后手术治疗会带来不利影响。持药物治疗先行观点者主要担心小梁切除术成功率和术后并发症的问题。考虑到我国青光眼相关知识尚未普及，对药物治疗患者长期密切随访困难的客观情况，越来越多医师主张一旦药物或 ALT 无法将眼压控制在理想水平（15 mmHg），就应该尽早行小梁切除术，以保存患者有限的视功能。

（二）治疗要点

1. 药物治疗

用药原则是先用低浓度滴眼液，眼压控制不理想时，再增加药物浓度或联合用药。

（1）缩瞳剂：刺激睫状肌收缩，牵引巩膜突和小梁网，减少房水外流阻力。常用药物是 0. 5%～2% 毛果芸香职，3～4 次 / 日。

（2）β－肾上腺素能受体阻滞剂：减少房水生成。常用药物有 0.25% ~ 0.5% 噻吗洛尔（timolol）、0.25% ~ 0.5% 盐酸左旋布诺洛尔（levobunolol）、0.25% ~ 0.5% 倍他洛尔（betaxolol）等滴眼液，1 ~ 2 次 / 日。噻吗洛尔和盐酸左旋布诺洛尔是非选择性 β－肾上腺素能受体阻滞剂，对支气管哮喘、窦房结病变和房室传导阻滞者禁用。倍他洛尔是选择性 β－肾上腺素能受体阻滞剂，对呼吸道的影响较小。

（3）前列腺素衍生物：通过增加房水经葡萄膜巩膜外流通道排出。每晚 1 次，可降低眼压 20%～40%。对心肺功能无影响，长期应用可导致虹膜色素增加、睫毛增长和眼周皮肤色素沉着。常用的有 0.005% 拉坦前列素和 0.004% 曲伏前列素。

（4）α2- 肾上腺素能受体激动剂：抑制房水生成，促进房水排出。常用药物有 0.2% 阿法根，2 次 / 日。

（5）碳酸酐酸抑制剂：减少房水生成。常用药物有口服醋氮酰胺片，每次 0.125g，每天 2 次。久服可引起口唇面部及指（趾）端麻木、血尿及肾绞痛等。局部用药制剂 1% 布林佐胺（Azopt）滴眼液，全身不良反应很少见。

2. 激光治疗

对于最大量药物治疗眼压仍控制不理想的患者，可采用激光小梁成形术（ALT）。ALT 可以降低眼压，减少抗青光眼药物用量，但远期效果差。

3. 手术治疗

对于药物无法控制的原发性开角型青光眼，可采用滤过性手术治疗。小梁切除术是最常用的术式。近年来，应用非穿透性小梁切除术治疗原发性开角型青光眼，术后并发症较少，但远期疗效有待观察。

任务三　老年性耳聋患者的照护

任务情境

杨伯伯，72 岁。双耳进行性听力下降约 5 年，伴耳鸣。查体：左耳外观正常，鼓膜完整、颜色发黄，且中央部有一小钙化病灶，直径在 2 mm；右耳外观正常，鼓膜完整，无异常；听力测试双耳，1 000 Hz～800 Hz 听力损失，言语识别能力降低。

思考： 1. 你对该患者的临床诊断是什么？

2. 对该患者可进行哪些临床检查？

3. 对该患者如何进行心理照护？

4. 对于佩戴助听器的患者可做哪些健康宣教？

任务描述

老年性耳聋（presbycusis）是听觉系统退行性改变而引起的听觉功能障碍，表现为老年人特有的双耳缓进性感音神经性聋，是老年人群中第三个最常见的慢性病，随着我国人口老龄化的发展趋势，发病率也有增加。

一、疾病评估

（一）发病因素

老年性耳聋在理论上是由听觉神经系统老化这一单纯的因素引起的，如神经细胞减少，神经递质和神经活性物质异常，神经纤维传导速度减慢，自由基代谢障碍，酶的活性下降，结缔组织退行性改变等。但事实上，除了单纯的衰老因素外，老年性耳聋还与每一个体在其过去的生命历程中所经受的各种环境和社会因素的综合影响有关，只是这些因素所造成的损伤还不足以导致某种或某些耳聋，而且有时也不能将它们与单纯的衰老过程截然分开。

（1）微弱噪声的损伤（micro-noise trauma）是人体在其生命过程中受到的各种环境噪声轻微损伤的积累，其中包括交通噪声、打击音乐、摇滚音乐、火器发射等。由于每一个体的居住环境、生活方式及所处的社会条件不同，损伤的程度也不一致。

（2）血管病变。动脉硬化等血管病变是人体衰老的重要表现之一，常伴发于听觉神经系统的老化过程。有报道称老年人的迷路动脉、耳蜗及前庭的小动脉管壁增厚，毛细血管管腔狭窄，影响了耳蜗和前庭的血液供应，导致代谢障碍，加速了听觉神经系统的老化过程。

（3）感染。儿童或成年期的急性中耳炎等耳部感染性疾病对老年性耳聋的发生可能也有一定的影响，虽然有些老年人已经忘却了过去的有关病史，鼓膜上也未显示任何炎性疾病的痕迹。

（4）机械性原因。听骨链变性，基膜僵硬，螺旋孔骨质肥大，耳蜗导水管阻塞。

（5）化学元素。耳毒性药物、化学试剂、乙醇等对内耳和（或）听神经的轻微损伤。

此外，遗传因素也与老年性耳聋出现的迟早和程度有关。近年来老年性耳聋的分子机制研究发现，线粒体 DNA（mtDNA）4977 缺失与老年性耳聋密切相关。

知识链接

1. 发病机制

美国哈佛大学医学院舒克内希特根据发病的机制不同，将老年聋分为四型：①感音性，以螺旋器外毛细胞损失为主。②神经性，耳蜗神经通路及听觉系统神经元变性。③代谢性，以血管纹萎缩为主，引起内淋巴代谢和生化特性紊乱。④机械性，基膜生物结构和特性改变。

2. 病理

外耳、中耳、内耳、听神经、听觉中枢传导通路和听皮质均可发生老年性聋的病理改变。

（1）外耳：耳郭和外耳道皮肤粗糙、软骨的弹性降低，个别老年人的耳郭软骨可出现骨化等现象。

（2）中耳：中耳结构内的结缔组织出现退行性改变，如弹性纤维减少、玻璃样变性、钙质沉着，同时肌肉也发生萎缩，以至鼓膜及鼓室内韧带和听骨间小关节等结构的物理特性发生改变，镫骨周围环状韧带的弹性减退，可致足板的活动度降低，甚至发生固定。

（3）内耳：基膜增厚、钙化，出现玻璃样变性；螺旋韧带和血管纹萎缩；内、外毛细胞缺失，支持细胞减少；螺旋神经元存在退行性改变，数量减少。耳蜗内的放射状细动脉也变细、狭窄。

（4）听觉中枢：听觉传导通路如蜗腹侧核、上橄榄核、外侧丘系、下丘及内侧膝状体中核团的神经节细胞凋亡、细胞数目减少等。

（二）疾病表现

（1）听力下降。起病隐匿，进行性加重，但发展缓慢。一般双耳同时受累，也可两耳先后发病，一侧较重。早期大多以高频听力损失为主，以后语频区听力也受影响，听力下降严重。另外，言语识别能力降低。

（2）耳鸣。多数患者都有一定程度的耳鸣，音调大多很高，如蝉鸣、哨声、汽笛声等，有些为数种声音的混合。耳鸣开始为间歇性，以后终日持续。

（3）其他。本病晚期，由于听力下降，社会交往能力变差，精神状态受到不同程度的影响，甚至出现孤独、压抑、反应迟钝等精神改变。部分老年人可合并出现不同程度的平衡功能障碍。

（三）辅助检查

1. 鼓膜检查

鼓膜大多变得混浊，还可出现钙斑、萎缩性瘢痕、增厚等改变。

2. 纯音听力测试

表现为感音神经性听力损失，两侧大致对称。曲线可为陡降型、缓降型或平坦型。一般男性缓降型较多，女性平坦型较常见。少数可为混合性听力损失。

3. 阈上功能试验

（1）重振试验：重振试验阳性或部分阳性。

（2）短增量敏感指数试验（SISI）：正常或轻度升高。

4. 言语试验

言语识别率降低，与纯音听力下降的程度常不一致，此乃因听神经以上听觉通路出现退行性改变所致。

二、疾病诊断

对60岁以上老年人出现的双耳渐进性感音神经性听力损失，在排除了其他的病因以后，即可诊断为老年性耳聋。然而，老年性耳聋的发病年龄并不固定。因此，在诊断中应结合全身其他器官的衰老情况综合分析，并仔细排除药物中毒性聋、噪声性聋、梅尼埃病、高脂血症、糖尿病等方可做出诊断。

三、疾病治疗

（1）佩戴助听器。

（2）给予维生素E等多种维生素、银杏叶制剂、阿米三嗪/萝巴新等口服液。

任务实施

一、照护措施

（一）病情观察

老年性耳聋患者须密切观察听力损失情况，如若听力损失难以纠正，须动员其佩戴助听器提高生活质量。

（二）生活照护

向患者解释预防耳聋的有关知识，避免引发耳病的各种因素，如不用火柴棍、发夹等物挖耳，学会正确的擤鼻方法，噪声环境下注意护耳，鼓膜穿孔未愈不能游泳，不滥用耳毒性药物等。

（三）治疗照护

衰老是一种自然规律，目前尚无有效方法加以逆转。以下方法可对患者有所帮助：

（1）听力损失已影响到患者的正常生活和社会交往时，应佩戴合适的助听器。

（2）维生素E等多种维生素、银杏叶制剂、阿米三嗪等口服。

（3）劝告患者家属，避免向患者大声喊叫，言语尽量缓慢而清晰，必要时可借助表情或手势帮助患者理解其语意。

（四）心理照护

多与患者沟通，聆听患者谈话。对重度耳聋患者，可选用写字板、佩戴助听器等交流方式与其沟通，帮助其解除焦虑，增强信心，配合治疗。

知识链接

助听器的选配及使用注意事项

助听器是一种有助于听力障碍者改善听力的精密电子仪器，可将周围环境的声音放大，适用于传导性聋及轻、中度感音神经性聋的患者。

选配方法：采集病史及听力测试，以了解患者语言交流能力，对助听器的了解程度、心理社会状况等；选用助听器，根据听力测试结果，综合考虑患者需要，选择性能适宜的助听器；讲解使用方法，告知患者首次使用应先在安静环境中佩戴并减少使用时间，逐步适应后可延长使用时间，以达到各种环境理想的聆听效果。

注意事项：首次使用助听器者，可先试用 2～3 周，由专门人员给予指导调整，以获得满意效果。可使用专用毛刷清洁保养，用软布轻轻擦拭，禁止使用清洁液；防止助听器受潮，禁止使用电吹风等干燥工具吹干。

二、健康指导

（1）疾病预防指导。对老年性耳聋患者要做到早发现、早监测、早治疗。

（2）疾病知识指导。告知患者老年性耳聋的疾病特征，对各种原因引起的鼓膜穿孔或已经发生的急性中耳炎应及时救治，防止发生慢性中耳炎，损害听力。

（3）病情监测指导。定期复查，观测疾病发展情况，避免因耳神经损伤导致不可逆的听力损伤。

三、照护评价

（1）患者耳鸣症状是否缓解，听力是否提高。

（2）患者是否情绪稳定，是否积极配合治疗。

（3）患者是否熟悉耳聋的治疗、护理知识。

任务四 老年鼻出血患者的照护

任务情境

张奶奶，66 岁。右侧鼻腔反复出血 5 天。患者 5 天前擤鼻涕时出现右侧鼻腔出血，量较少，简单处理后止血，后又反复出血多次。体格检查：右侧鼻腔下鼻道外侧壁后部的克氏静脉丛有可疑出血点，无活动性出血。

思考： 1. 对鼻出血患者应该如何做好紧急止血措施？

2. 应该怎样对鼻出血患者进行健康宣教？

任务描述

鼻出血（epistaxis）是由某些鼻部疾病或全身性疾病引起的鼻部临床症状，属常见急诊之一。鼻出血可发生于任何年龄，儿童和老年人较多见；发生于老年人的鼻出血大多比较严重。

鼻出血多为单侧，双侧少见，出血量较多时血液经后鼻孔流至对侧，常误认为两侧鼻出血。出血量可多可少，重者可致出血性休克，反复大量出血后可出现贫血。鼻腔的任何部位均可出血。老年人鼻出血多发生于鼻腔后部下鼻道外侧壁的鼻 - 鼻咽静脉丛（naso-nasopharyngeal venous plexus）或鼻中隔后段的动脉，也可出现于鼻中隔前下方的利特尔区（Little's area）动脉丛或克氏静脉丛（Kiesselbach plexus）。

一、疾病评估

（一）发病因素

1. 鼻部疾病

引起鼻出血的鼻腔和鼻窦疾病很多，在老年人中较常见的有以下几种情况。

（1）外伤：从轻微的机械性损伤（如挖鼻、喷嚏、用力擤鼻等）到鼻部及颅面部的各种外伤，均可引起不同程度的鼻出血。外伤累及筛动脉或颈内动脉，或海绵窦时，可发生严重的，甚至是致死性的鼻出血。严重外伤导致的鼻出血可潴留于鼻窦内，这种陈旧性血液可在数日内从鼻内逐渐排出。严重颅面部外伤后数周又发生大出血，血色鲜红，应当警惕外伤所致假性动脉瘤破裂出血的可能。

（2）鼻中隔偏曲：出血多发生于鼻中隔嵴突附近或偏曲的凸面，因该处黏膜较薄、干燥，容易受到空气中有害因子的刺激。

（3）鼻腔、鼻窦和鼻咽部肿瘤：如鼻中隔毛细血管瘤、鼻腔和鼻窦海绵状血管瘤、鼻咽血管纤维瘤、鼻腔和鼻窦的恶性肿瘤、鼻咽癌等。鼻息肉虽不属肿瘤，但合并感染或遭外伤时亦可出血。

（4）鼻腔和鼻窦的普通性炎症和特殊性炎症：常见的如急性鼻炎、急性鼻窦炎、萎缩性鼻炎、鼻腔和鼻窦真菌病等。

由于老年人的鼻黏膜具有老年性改变，如纤毛减少，腺体萎缩，分泌物减少，黏膜干燥，特别是鼻腔内血管硬化，收缩乏力，遇有上述原因，一旦发生出血，常不易自止。

2. 全身性疾病

（1）心血管疾病：鼻出血的老年患者中 40%～60% 患有高血压及动脉硬化症。当情绪激动、精神过度紧张、气压或气温骤变时，血压突然升高，鼻内血管则可破裂出血，受损的血管较大或动脉出血时，则出血甚猛。此外，肺气肿、肺心病等静脉压升高时亦可引起鼻出血。

（2）血液病：如白血病，血小板减少性紫癜，再生障碍性贫血，纤维蛋白形成障碍，抗凝剂使用不当等。

（3）肝、肾疾病，营养障碍，化学药物中毒等如肝功能不良，尿毒症，维生素K、维生素C、维生素B、维生素D缺乏，磷、汞、砷、苯中毒等，可致小血管损伤，血管脆性增加或凝血机制障碍而引起出血。

（二）辅助检查

鼻出血的病因确定，可选择下列检查：窥鼻镜检查可了解鼻、鼻腔及鼻窦情况和出血部位；X线摄片和CT可排除鼻腔鼻窦肿瘤引起的出血；血液系统检查如全血细胞计数、出血凝血时间、凝血酶原时间测定等，可排除血液系统疾病导致的出血。

二、疾病治疗

（一）治疗原则

止血；查明原因并进行相应治疗；已休克者抗休克治疗。

（二）治疗要点

（1）局部止血。给予家庭简易止血法、局部应用止血药、烧灼法、鼻腔填塞法、后鼻孔填塞法、鼻咽部填塞法、动脉栓塞法、动脉结扎术。

（2）一般治疗。

（3）病因治疗。

任务实施

一、照护措施

（一）病情观察

观察患者鼻出血情况，了解出血位置及出血量，选择合适的止血方式。

（二）生活照护

告知患者不要将血液咽下，避免刺激胃粘膜引起恶心、呕吐。培养个人良好卫生习惯，不要用手去抠鼻，不要用硬物掏鼻，切忌用力捏鼻；保持口腔清洁，坚持餐后温水漱口。

（三）治疗照护

1. 处理原则

鼻出血的处理原则为：①止血；②查明病因并行相应治疗。对少量出血或出血已停止的患者，应详细询问病史，查找出血部位，进行相关病因的各种检查，同时给予止血和恰当的治疗。对出血凶猛者，在询问简要的病史后，应立即止血，然后再详询病史，查清病因。对已处于休克状态的患者，应首先做抗休克治疗，此时患者可因血压过低，鼻出血大多已暂时停止，但休克一旦得到纠正，血压回升，可再次出血，故仍应做好随时止血的一切准备，而出血原因的各种检查宜在后续进行。

2. 局部止血

（1）家庭简易止血法：嘱患者用拇指和食指紧捏两侧鼻翼，张口呼吸，持续10 min左右；也可将浸有1%麻黄碱或混有云南白药等止血药的棉球塞于鼻腔；并冷敷前额和颈部，无效者送医院就医。

（2）局部应用止血药：如出血不多，可在查明出血部位后，将棉片或纱条浸入1%麻黄碱或1%肾上腺素、血凝酶、凝血酶等止血药液或撒入云南白药等止血药粉，压迫于出血部位10～15 min；也可用明胶海绵、纤维蛋白棉、Merocel高膨胀止血海绵等压迫之。应注意的是，对高血压患者用减充血剂时应考虑该药对患者血压的影响，尽可能不用肾上腺素，麻黄碱用量亦不可过多。

（3）烧灼法：出血不多或出血已停，出血位于鼻腔前段者，可用30%～50%硝酸银、30%三氯醋酸烧灼出血点；以射频、激光烧灼出血点可收到较好的效果，还可选用射频、等离子刀技术进行局部治疗。

（4）鼻腔填塞法：对出血多或用上述方法无效，或出血部位不明者，应以凡士林纱条填塞该侧鼻腔持续24～48 h，个别可延长至72 h，大多可达到止血效果。为减轻患者痛苦，可在鼻腔放置止血气囊或水囊压迫出血部位，代替凡士林纱条填塞，但目前在我国尚未普遍采用。

（5）后鼻孔填塞法：出血在鼻腔后部，或虽经正确的鼻腔填塞，而出血仍未停止时，即应当用锥形凡士林纱球紧紧填塞于后鼻孔，同时填塞同侧鼻腔，可维持填塞24～72 h。

（6）鼻咽部填塞法：个别情况下，后鼻孔填塞不能有效止血或疑有两侧鼻腔后部出血，或鼻咽部大出血时，可用凡士林纱布制成的枕形填塞物填塞于鼻咽腔，同时做两侧鼻腔填塞，持续48～72 h。

（7）动脉栓塞法：特别严重的鼻出血或经上述治疗无效者，有条件时，可做数字减影血管造影（DSA），查明出血的血管，并将相应动脉进行栓塞。

（8）动脉结扎术：如颈外动脉、筛动脉、上颌动脉、上唇动脉等动脉结扎术。选择结扎的动脉应为出血部位的主干动脉。本法仅适用于经各种方法治疗无效的严重鼻出血，且无条件做动脉栓塞时。

3. 一般治疗

（1）患者一般均采用半卧位，休克患者例外。

（2）烦躁不安者给镇定药，如异丙嗪 25～50 mg，肌内注射。

（3）有高血压者，在心内科协助下降血压。

（4）全身应用止血药，如酚磺乙胺 0.25～0.5 g，溶于 5%～10% 葡萄糖内静脉滴注，氨基己酸 4～6 g 溶于 100 mL 5% 葡萄糖内静脉滴注，血凝酶 2kU 肌内注射或静脉滴注，2 次 / 日。

（5）做鼻腔填塞，后鼻孔填塞或鼻咽部填塞时，应注意应用抗生素预防或控制合并的感染。

（6）补液，必要时输血。

4. 病因治疗

查出病因后，会同有关学科进行治疗。

（四）心理照护

解释鼻出血的原因和治疗护理措施，安慰患者及家属，使他们尽量放松心情，必要时遵医嘱给予镇静剂。在实施治疗措施前，应向患者交代注意事项、目的、意义，以缓解其紧张焦虑心情。

二、健康教育

告知患者自行处理鼻出血的简单处理措施，并及时来医院就诊处理，避免紧张情绪。对于季节性、反复出血的患者，在发作前可在鼻前庭部涂抹凡士林油脂减少鼻出血发生的情况，高血压患者应遵医嘱规律服药，保持良好心态，避免情绪激动。

三、任务评价

（1）焦虑、烦躁、恐惧等心理是否减轻。

（2）患者是否再次发生鼻出血、失血性休克。

（3）患者在鼻腔填塞物取出后嗅觉是否恢复。

任务五 老年常见皮肤病患者的照护

任务情境

黄伯伯，68 岁，小腿胫前部卵圆形暗红色红疹，并伴发皮屑 3 月有余。体格检查：患者胫前部红疹数个，最大直径为 0.4 cm，最小直径为 0.1 cm，大小不等，伴随皮肤干燥、脱鳞屑，脚趾、手指末端感觉异常，脚部袜套感阳性。实验室检查：空腹血糖 9.5 mmol/L，餐后血糖 12 mmol/L。

思考： 1. 你对该患者的临床诊断是什么？
2. 你认为应该对该患者进行哪些护理照护？
3. 应该如何对该患者进行健康教育？

老年人皮肤病理生理变化

皮肤作为人的最大器官，随着年龄的增长，也会发生一系列病理生理变化。一般来说，更年期开始出现衰老的明显迹象，女性在 50 岁左右，男性约晚 10 年。老化最易被人肉眼察觉到的是皮肤，尤其是暴露部分的头、面、颈及四肢部位。而其原因是人的内部一系列病理生理变化。

一、老年皮肤的临床特点

1. 水分

变薄，色素沉着增加，组织中水含量的减少是皮肤衰老的基本现象。正常成年男性身体总水量占体重的 60%，女性约占 50%。随着年龄的增加，身体总水量逐渐减少。60 岁以上老年人的身体总水量，男性约占 52%，女性占 42%～45%。老年人体内的水分总量减少主要是细胞内液量的减少。因此，老年人在限制饮水、腹泻或发热时易发生脱水。

由于老年人表皮细胞的寿命比年轻人短（老年人表皮细胞的寿命约 46 天，儿童约 100 天），因此导致老年人的表皮层逐渐变薄。在年龄较大的老年人群中，皮肤表面的脂肪含量显示最大量的游离胆固醇。老年人皮肤色素沉着增加，尤其在生殖器及肛门区，皮肤上可出现较多的色素沉着性斑片。

2. 皮肤干燥、皮脂和汗液分泌减少

老年人皮肤变干燥并伴有糠秕状脱屑。这种皮肤干燥表明皮脂腺的萎缩和皮脂分泌的减少，同时皮脂的成分也发生改变，尤其在高年龄组显示胆固醇与鲨烯的增加。在老年人的小汗腺中常有空泡形成。大汗腺中糖原含量减少且失去正常功能特征。因高热引起的排汗，老年人比年轻人开始的晚。

3. 毛发和甲的改变

随着年龄的增长，聚集的毛囊减少，头发的每日生长率减少。老年人头顶区和枕区的发根明显减少，大量毛发处于生长终期阶段。老年人顶区毛发稀疏。老年人头发脱落称为老年性脱发。

老年毛发减少男性比女性更常见。有些老年男性鼻孔处鼻毛过度生长，浓眉和耳廓多毛，这些可能与遗传及迟发性皮肤性卟啉症有关。老化导致的白发是随着年龄的增长，毛囊色素细胞活跃低下所造成，但也与遗传因素及激素分泌情况有关。老年人指甲生长较慢，变得越来越钝且增厚，逐渐变为淡黄色，失去光泽。脚指甲的过度增厚更为常见，且常发生变形并形成匙状甲。

二、老年皮肤组织学变化

1. 表皮与真皮组织的变化

最明显的变化是真皮与表皮连接部平坦，真皮乳头和表皮突消失。它使真皮表皮间的接触面积减小，相互间的物质交换、营养输送减少，抵抗外力的能力亦下降。表皮的平均厚度可能并不随年龄的增长而改变。

每单位皮肤表面中具有酶活性的黑色素细胞随年龄的老化而减少，每 10 年减少其所剩细胞的 10%～20%，但这些细胞是真正消失还是因停产黑色素而见不到，目前尚不清楚。无论是哪种情况，均使防护紫外线损伤的屏障作用降低。黑色素细胞痣的数量一般在 30～40 岁达到高峰，可有 15～40 个，以后随年龄增加而逐渐减少。

朗格汉斯细胞是一种表皮细胞，具有识别外来抗原的作用，它的数目是黑色素细胞的 25%～50%，从形态上能辨认出的朗格汉斯细胞从成年早期至晚期大约减少 50%，这与年龄老化后皮肤免疫应答能力降低有关。

老年人的真皮厚度大约减少 20%，皮肤薄如纸，有时几乎透明，真皮中的细胞和血管成分也大大减少。用组织化学方法比较 20 岁与 90 岁者皮肤感受压觉和轻触觉的环层小体和麦化小体的密度发现，90 岁时密度约降低 1/3，随年龄老化，每个神经末梢感受器的大小可有很大差别，结构也变得不匀称。关于梅克尔细胞及游离神经末梢老年性改变组织学方面的材料目前还很少。

2. 皮下组织的变化

皮下脂肪组织皱缩的增加与皮下脂肪内结缔组织间隔的萎缩一起产生皱纹与宽松下垂的眼睑。不过，年龄本身仅在一定程度上引起老年人的典型面部表情。日光与天气在形成衰老面部皮肤中的作用也应该考虑。除此之外，医师认识到在内分泌危象中，部分脂肪代谢障碍或脂肪层的转形变异，而且还有因脂肪组织收缩引起破裂倾向的增加。另外，老年人的表皮与真皮之间和真皮与皮下脂肪之间的分界线开始展平。这可以解释前面提到的老年皱纹的形成。

3. 血管及血循环的变化

老年人皮肤的毛细血管稀疏，因此面部皮肤变苍白。但对老年人皮肤毛细血管的贫乏尚没有确切的认识。不过，一般认为可能是大血管或内部器官的显著老年性变化。皮肤血管除脚和腿的血管之外缺乏显著变化。老年人因为血循环速度减慢，肯定会减少功能性血供应。

三、老年皮肤功能的变化

随着年龄老化，皮肤功能逐渐减退。从 30 岁到 70 岁，表皮细胞的更新速度约降低 50%，指甲的生长从成年早期到晚期速度减慢 30%～50%。

（1）各系统器官肿瘤的发生率均随衰老而增加，皮肤尤为突出。65 岁以上老人皮肤上几乎都有一种或几种良性增殖性肿物，如软纤维瘤（皮赘）、樱桃血管瘤、脂溢性角化、黑子、皮脂腺增生等，许多人可有多个肿物。

（2）各种物质经皮肤的吸收量测定表明，角层的屏障作用随年龄老化而减弱。虽然皮肤的吸收量增加，但真皮的清除作用却减弱，这可能是真皮血管床和细胞外基质的改变造成的。

（3）老年人的皮肤触觉、痛觉和温觉的浅感觉功能均日渐低下，皮肤表面的反应性亦在衰减、失调，对不良刺激的防御力亦为消减。老年人体温调节能力减弱，所以体温偏低，且容易中暑。这是因为随着年龄的增长，真皮小动脉的收缩和舒张能力减弱，汗液产生减少，皮下脂肪减少。

（4）随着年龄的老化，皮脂的产生量约减少 60%，无性别差异。这主要是因为性腺产生雄性激素减少所致，而皮脂腺对雄性激素极为敏感。皮脂产生的减少与皮肤干燥症无直接关系。

（5）老年人的皮肤酸碱度和碱性中和力也发生改变，皮肤表面一般保持弱酸性（pH 为 5.5 左右），对细菌、真菌和病毒生长均有抑制作用。男性 60 岁以上，女性在更年期后渐趋向中性，70 岁以上又出现弱酸性。至于碱性中和力，青春期最高达 80%～90%，成人时 60%，老年时仅有 30%～35%。

脂溢性角化病

脂溢性角化病又称为老年疣（vernuca senite），基底细胞乳头状瘤（basal cell papilloma），系一种良性表皮内肿瘤。大多见于老年人，一般发生于 30～40 岁以后。

一、疾病评估

（一）发病因素

有些报道强调为家庭显性遗传，但迄今确切病因尚不明。

（二）疾病表现

本病初发损害主要见于面部，尤多见于颞部和躯干，此外亦见于上肢及体表任何部位。初发损害为淡黄色米粒大斑片，表面光滑，略成乳头瘤状，缓慢增大，或呈污黄褐至淡褐色扁平丘疹，表面呈颗粒状，具有光泽，表面覆一层油腻性鳞屑，基底圆形、椭圆形或不规则形，偶可见蒂，大小不一，自数毫米至数厘米，境界清楚，表面干燥且粗糙，除去鳞屑后，可见鳞眉上有刺，此乃毛囊角栓，是本病的特征。如经搔抓，损害可向周围扩大，毗邻损害，可融合呈大斑块。如伴发感染，可肿胀，表面渗液，有时可出血。一般无自觉症状，损害单发或多发。发病年龄，男性多在40～60岁，女性以60～70岁多见。慢性病程，损害极少发生癌变。

知识链接

组织病理

从组织病理显示分为角化型、棘层肥厚型及腺样型三种类型，常混合存在。其共同特点均有角化过度。

1. 角化过度型。该型称为指状或锯齿状型，角化过度和乳头瘤样增殖明显，棘层肥厚不明显，只见少量基底样细胞聚集，其中色素不多。

2. 棘层肥厚型。此型常见，棘层明显肥厚而角化过度，乳头瘤增殖较轻，横切面示很多假角质囊肿，但也可见真角质囊肿，后者并可随表皮细胞的增长向上与表面凹陷的角质层融合，黑素较多。

3. 腺样型。由多数细束条状表皮细胞构成，并呈条状由表皮向真皮伸展，互相分枝或交织，细胞束条多由两层基底样细胞组成。该型角质囊肿少见，色素亦较多。

二、疾病诊断

根据临床表现，结合组织病理，易于诊断。需与蓝痣及日光性角化病相鉴别。

三、疾病治疗

一般不需治疗，需要时采用电离子、二氧化碳激光烧灼，液态酚、三氯醋酸外用有效。

老年皮脂腺增生

老年皮脂腺增生又称为老年皮脂腺痣（senile sebaceous gland nevus），属良性病变，多见于50岁以上的男性患者。

一、疾病评估

（一）发病因素

老年人正常皮脂腺增大。

（二）疾病表现

损害表现为单或多发散在性乳白色或淡黄色小结节，呈球形，有时呈分叶状，直径 2～3 mm，质软，中央常见脐状凹陷。

知识链接

组织病理

损害由单个或数个扩大的皮脂腺组成，中央有短而粗的导管，导管开口于表皮，周围有许多皮脂腺小叶成群围绕。皮脂腺由很多簇集在中央导管周围的皮脂腺小叶组成，大多数皮脂腺小叶均已成熟，但有些小时周围仍可见一层以上未分化的生发层。

二、疾病诊断

本病皮损特点为面部黄色小结节，顶部呈脐形，组织病理显示皮脂腺增生。

三、疾病治疗

本病可采用二氧化碳激光、电烧灼等治疗。

老年性皮肤萎缩

老年性皮肤萎缩（atrophia cutis senilis）是指老年人的皮肤发生萎缩、变性，表现为皮肤皱缩、失去弹性、色素变化及瘙痒等，且伴有汗腺、皮脂腺、毛发减少或功能减退，属生理性老化现象，但某些内外因素的影响也可促使皮肤早出现老化现象。

一、疾病评估

（一）发病因素

皮肤和人体其他组织一样，从中年开始有老化现象，并随年龄的增长而日益明显。有关衰老的过程尚不清楚，由于年龄而伴随发生的激素及生理调节功能的改变可能是主要因素。但慢性全身性疾病、恶病质、内分泌疾病、动脉血管硬化等也可促使皮肤衰老。室外工作，经常风吹日晒者如农民、渔民则易发生本病。

（二）疾病表现

老年性皮肤萎缩一般发生在50岁以后的老年人，但也可早发于30岁左右者，称为早老性萎缩。表现为皮肤变薄，发皱，呈黄灰色。由于汗腺、皮脂腺萎缩，皮肤很干燥，有细薄的鳞屑或表面有光泽，伴有瘙痒。同时，由于皮下脂肪减少、结缔组织变性、弹力纤维破裂而使皮肤松弛，失去弹性。对外界机械性、理化性损伤的防御能力和愈合能力显著下降。

在皮肤萎缩的基础上可见毛细血管扩张及色素改变，如雀斑状色素沉着或淡白色斑点，尤以暴露部位为甚。头发及肢体毳毛渐渐减色、脱落稀少。眉、颊、腮、鼻孔、耳道中毳毛变粗变硬。

患者面部骨线条突出，皮肤松垂而致轮廓变形。皱纹变深，眼睑、颈褶松垂。唇部朱红几乎完全消失，颊唇连接处的皮肤悬挂下垂，易发生口角炎。面、手背、胸背等处往往发生疣状角化斑和老年性血管瘤等变化。

二、疾病诊断

根据发病年龄，皮疹特点为皮肤萎缩、变薄、起皱，无炎症现象等可诊断，必要时借助组织病理协助诊断。

三、疾病治疗

对早老性皮肤萎缩，应针对可能的诱因给予适当的防护措施，合理营养，加强体育锻炼，改善一般健康状况。避免过度风吹日晒，保持良好的生活环境，进行皮肤按摩等。

老年性紫癜

老年性紫癜（senili purpura）指由于老年人的皮肤和皮下组织内血管脆性增加而发生的一种紫癜性损害。

一、疾病评估

（一）发病因素

本病是一种由于老年退行性改变所致的皮肤病，发生于中老年人。随年龄增长，发生率逐渐增高。其发生机制主要为因衰老而致皮下组织萎缩，真皮小血管周围的结缔组织变性，血管失去支撑而又缺乏弹性，轻微的外伤刺激即可造成血管破裂，血液外渗。此外，组织中吞噬细胞的吞噬能力减弱，故血液吸收迟缓，在细胞外渗处遗留含铁血黄素沉着，如此反复而成慢性复发性疾病。本病较多见于高度动脉硬化者。高血压尤其是静脉压增高，也可能是本病的原因之一。亦有人认为本病是肝病的一种体征。

知识链接

组织病理

病变处皮肤萎缩，真皮上部弹力纤维变性而下部萎缩，胶原纤维疏松。红细胞外渗处静脉破裂，而毛细血管外观正常。

（二）疾病表现

本病主要发生于易受外伤的暴露部位，如手背、前臂、小腿，也可发生于前额、面部，特别是鼻背与眼镜架接触受压迫处，好发于中老年人，尤以 60 岁以上高年组为多，女性患者似较男性为多。常在日常生活中受到轻微外伤，如因指压 1～2 min 后即可发疹。皮疹为暗红色瘀斑或瘀点，形态参差不齐，直径自数毫米至 1～5 cm 大小不等。境界清楚，没有明显的炎症反应，紫癜的色泽很少变化。常持续数周，紫癜消退后留下色素沉着病变处皮肤变薄，缺乏弹性，毛发亦稀疏。患者无明显自觉症状，压脉带试验可呈阳性反应。部分患者有肝功能异常。

二、疾病诊断

根据老年患者皮损多发生在暴露部位且轻微外伤即可发生紫癜即可诊断。

三、疾病治疗

本病一般不需治疗，可适当服用维生素 C、维生素 E、B 族维生素、芦丁等，也可肌内注射丙酸睾酮或苯丙酸诺龙，以加强血管支撑组织。平时应注意保护皮肤，避免外伤，以防止新损害发生，并注意纠正营养不良及治疗肝病。

老年性白斑

老年性白斑（senile leukoderma）又称老年性白点病，属老年性皮肤变性所引起的一种色素减退性皮肤病。

一、疾病评估

（一）发病因素

本病可能因年龄的增长，皮肤中多巴（Dopa）阳性黑色素细胞逐渐减少所致。

（二）疾病表现

本病常见于 50 岁以上的老年患者，随年龄增长发病率逐渐增高，主要在胸、背、腹和四肢等处皮肤出现圆形白色斑点，由米粒至绿豆大小，微凹，边缘清楚，数目不等，无任何自觉不适。

二、疾病治疗

本病对健康无影响，不必治疗。

瘙 痒 症

瘙痒是多种皮肤病共有的一种自觉症状，但如果仅有皮肤瘙痒而无明显的原发皮损时称为瘙痒症。老年人因皮肤腺体功能减退，皮肤萎缩、干燥、粗糙，可致全身性瘙痒。本病与季节有明显的关系，冬季发病多。

一、疾病评估

（一）发病因素

本病的发病因素较为复杂，瘙痒最强的部位是表皮和真皮连接处，表皮中部亦有痒点。并发现组胺、蛋白酶（包括胃促胰酶、胰蛋白酶）、血管舒缓素以及某些肽类是引起瘙痒的主要介质，其发生机制尚不完全清楚。致病因素包括内因及外因。

1. 内因

与内部潜在的各种疾病有关。

（1）肝病：瘙痒是肝病中胆管阻塞的一种症状，在黄疸出现前1～2年内发生，常为全身性瘙痒。

（2）内分泌和代谢性疾病：瘙痒有时为糖尿病的症状表现。甲状腺功能亢进患者8%发生瘙痒，甲状腺功能减退症的瘙痒多数与干燥起屑的皮肤有关。

（3）神经及精神瘙痒：有些带状疱疹患者在发病前有一时性瘙痒。少数多发性硬化症和脑动脉硬化症患者亦偶有瘙痒。精神紧张、情绪激动、焦虑、忧郁、条件反射等引起或加重瘙痒者颇为常见。

（4）肾脏疾病：慢性肾盂肾炎和慢性肾小球肾炎，均伴有瘙痒。

（5）感染性疾病：如肠寄生虫病、盘尾丝虫和病灶感染等。

（6）妊娠：在妊娠后期，有时伴发全身瘙痒，此与胆酸潴留有关。

（7）自身免疫性疾病：如风湿热、干燥综合征等，亦可出现全身瘙痒。

（8）网状细胞增多症：血液病及其他恶性病变也常发生瘙痒。

（9）其他：药物或食物过敏、酗酒、自身中毒等均可致全身性瘙痒。

2. 外因

与生活习惯有关的（肥皂的使用）毛织物、化纤织物穿着、季节、温度、湿度和工作环境均可导致瘙痒。由于个体的差异，皮肤干燥及皮肤萎缩也是因素之一。

局限性瘙痒症的病因同全身性瘙痒症。阴囊瘙痒症，考虑与局部多汗及衬裤刺激有关。女阴瘙痒病应考虑真菌、滴虫、阴虱、白带等因素。此外，女阴瘙痒大多为绝经期前后的妇女，此乃与内分泌失调性激素水平低下及更年期自主神经紊乱等有关。肛门瘙痒症多与痔疮、蛲虫、肛瘘、前列腺炎有关。

（二）疾病表现

根据皮肤瘙痒的范围及部位的不同，将本病分为全身性和局限性两种类型。

1. 全身性瘙痒症

瘙痒开始仅限于某一处，逐渐扩展至全身。瘙痒为阵发性，以夜间为重，瘙痒的程度和时间的长短因人而异，严重者常搔抓至出血疼痛方罢休。瘙痒患者由于得不到充分休息致情绪烦躁。饮酒后、情绪变化、被褥温暖及搔抓摩擦，均可促使痛痒发作或加重。

由于经常搔抓，往往引起条状抓痕，表皮剥脱、血痂、苔藓化、色素沉着等继发皮损。有时可成湿疹样变。毛囊炎、疖、淋巴管炎及淋巴结炎等维发感染时有发生。由于瘙痒得不到应有的睡眠，致头昏脑涨、精神委靡、食欲缺乏等神经衰弱症状。

2. 局限性瘙痒症

以肛门、阴囊、女阴及小腿等部最为常见。

（1）肛门瘙痒症：见于肛门及其周围皮肤，会阴常受累，中年男性多见，亦见于女性。阵发性猛痒，因经常搔抓，肛门皱襞及其周围皮肤肥厚、浸润，有辐射状皲裂、浸渍、苔藓样变等继发性皮损。

（2）阴囊瘙痒症：除阴囊外，偶可波及阴茎、会阴等处。由于经常搔抓揉搓，可致局部水肿、糜烂、渗液、结痂、肥厚、苔藓样变及色素沉着。

（3）女阴瘙痒症：主要发生于大阴唇外侧，亦可波及小阴唇、阴阜及阴蒂周围等处。由于长期搔抓，其继发性损害同样表现为阴唇皮肤肥厚、浸润及苔藓样变。

二、疾病诊断

在无继发性皮损出现时易于诊断。如出现继发性皮损时，需根据病史，证明其初发病时仅有瘙痒而无皮损，方能确诊。

三、疾病治疗

1. 全身疗法

主要为镇静止痒，可应用各种抗组胺类（如氯苯那敏、阿司咪唑、桂利嗪、赛庚啶等）药物和镇静类（如艾司唑仑、溴化剂等）药物，亦可行钙剂或硫酸钠静脉注射，盐酸普鲁卡因封闭疗法。因糖尿病引起的瘙痒症应积极控制尿糖加以治疗。肝源性和慢性肾病及真性红细胞增多症所致的瘙痒，口服考来烯胺（cholestyramine）5～8 天有效。甲状腺功能减退引起的全身性瘙痒，口服甲状腺片可消除症状。老年性瘙痒及更年期患者如无禁忌，可适当选用性激素治疗，男性患者用丙酸睾酮 25 mg 肌内注射，每周 2 次或口服甲睾酮 5mg 每天 2 次。女性患者可服己烯雌酚 0.5 mg 每天 2 次或用黄体酮 10 mg 肌内注射每天 1 次。维生素 A、维生素 E 及复合维生素 B 均可应用。

2. 中医中药疗法

以养血、祛风、安神为治则，血虚风燥型，宜养血润肤，疏风止痒，方用止痒合剂加减。年老体弱者加用党参、黄芪，顽固不愈、瘙痒剧烈者加全蝎。也可内服洞肤丸。风湿蕴阻型，宜祛风利湿，养血润肤。方用全虫方、四物汤合剂加减。病程短、风热盛者可服用防风通圣丸；病程长、病情顽固者可将秦艽、除湿丸交替使用。

3. 局部疗法

根据季节及个体皮肤情况选用药物和剂型，夏季一般采用擦剂或酊剂，如樟脑酚酊、地塞米松煤焦油擦剂；冬季采用霜剂或软膏，如恩肤霜、硫黄煤焦油软膏或苯佐卡因霜。肛门及外阴黏膜部禁用刺激性药物。

4. 物理疗法

紫外线照射，皮下输氧，淀粉浴、糖浴或矿泉浴，对全身性瘙痒有一定疗效。对顽固局限性瘙痒，可考虑同位素 32P.90Se 或浅层 X 线放射治疗。

基底细胞癌

基底细胞癌又称基底细胞上皮瘤、基底样细胞瘤、侵蚀性溃疡（rodent uleer），系基底细胞恶性增生，转移者罕见。

一、疾病评估

（一）发病因素

长期日晒是明显的诱因，放射线、外伤、长期应用砷剂亦可诱发本病。

（二）疾病表现

早期基本损害表面蜡样光泽的小结节，表皮变薄，可见少数扩张的毛细血管，仔细观察或用放大镜观察时，尚可见雀斑状小黑点。表现形态多种多样，可分为以下几种类型。

1. 结节型

是最常见的一型。一般为单个结节，其大小为米粒至黄豆大，无炎症，浅黄褐或淡灰白色，蜡样或半透明结节，表皮变薄伴浅表毛细血管扩张，结节缓慢增大，受轻微外伤后出血，中央凹陷，渐渐形成鼠咬状侵蚀性溃疡，并不断向外扩展，边缘呈蜡样或珍珠母样向内卷起。溃疡基底呈颗粒状或肉芽状，覆以浆液性分泌物。损害质硬、破坏性大，可侵袭面部软组织及骨骼，以致毁容。

2. 色素型

在其他各型中出现色素沉着，灰褐色至深褐色，边缘较深。

3. 表浅型

此型少见，一般见于男性，好发于背部，亦可见于面部和四肢，损害单发或多发，单发较常见。皮损为红色斑，表面覆以菲薄糠状鳞屑，边界清楚，慢性病程，以后相继发生浅表性溃疡和结痂，周围绕以小珍珠样或连续成线条样堤状。

4. 硬斑病型

本型少见，好发于青年人，也见于儿童，好发于颊、额、眼睑、颧部，颈胸亦可发生。损害为扁平或微隆起浸润性斑块。边缘清楚或不清楚，呈不规则形或匐行形，黄色或象牙色，质硬，数毫米至数厘米大小，表面平滑，可透见毛细血管扩张，似局限性硬皮病，鲜有溃疡。

5. 纤维上皮瘤型

为单个或多个结节，呈淡红或黄色，有的融合成斑块，表面可见鳞屑和痂皮。有时呈蒂状，形似纤维瘤。

二、疾病诊断

根据各型的临床特点，结合组织病理检查可确诊。需与鳞状细胞癌、盘状红斑狼疮及寻常性狼疮相鉴别。

三、疾病治疗

通常根据瘤体的大小、发病部位等具体情况采用不同的治疗方法。

（1）放射治疗。分次小量照射，持续数周。该法适用于老年人不愿手术者。硬斑病型、纤维上皮瘤型与复发患者不采用此法。

（2）外科疗法。需要广泛的手术切除。

（3）激光或冷冻疗法。对小的损害可行此法。

鳞状细胞癌

鳞状细胞癌又称表皮样癌或棘细胞癌，是常见的发生于皮肤或黏膜的一种皮肤癌。

一、疾病评估

（一）发病因素

本病常发生于某些皮肤病的基础上，如慢性放射性皮炎、烫伤瘢痕、寻常狼疮、光线性角化病、红斑狼疮、慢性溃疡及黏膜白斑。

（二）疾病表现

本病多见于50岁以上的男性，可发生于皮肤或黏膜的任何部位，好发于暴露部位，尤以手背、头皮面部、耳郭等处多见，亦可发生于龟头、口。初发皮损为浸润性硬块，以后可为斑块、结节或疣状损害，继而表面形成溃疡或菜花样增生，基底部浸润，边界不清，其周围组织往往充血，边缘呈污秽暗黄红色。分化较好的肿瘤呈乳头瘤状，早期表面往往有结痂，以后痂皮脱落形成溃疡，表面有脓性分泌物，易出血，如发生在口唇或生殖器，常表现为小溃疡，反复出血，不易治愈。

知识链接

组织病理

皮肤鳞癌，大多为分化较高的Ⅰ级或Ⅱ级，分化低的Ⅲ级或Ⅳ级少见。分化高的鳞癌特别是Ⅰ级常示角化珠，即在作同心圆形排列的癌细胞团中，癌细胞自周围逐渐向中心处不完全或完全角化。反之，分化低的Ⅲ级鳞癌大多由未分化或低分化梭形细胞组成，经仔细观察可见个别或少数成团、角化不良的癌细胞。Ⅳ级鳞癌为未分化型梭形细胞，细胞小，细胞核细长、深染，伴坏死和假腺样结构，仔细观察时可找到少数角化细胞和鳞状细胞。

二、疾病诊断

凡50岁以上患者若在原皮损处（如烫伤瘢痕、慢性溃疡、角化性病等），偶或外表正常皮肤上发生质地较硬的结节或斑块，边缘高起并向周围扩展，增长迅速，应疑为本病。组织病理检查可助确诊。

三、疾病治疗

手术切除或放射治疗，恶性度大者可加用全身化疗。

乳房外 Paget 病

乳房外 Paget 病（extramammary Paget’s disease）又称乳房外湿疹样癌（extramammary eczematous carcinoma），是一种少见的发生于皮肤内的腺癌，其皮损为湿疹样变，病理检查可见 Paget 细胞。

一、疾病评估

（一）发病因素

继发性乳房外 Paget 病的表皮病变常由深部直肠癌、子宫颈内膜癌、尿道瘤、前列腺癌或膀胱癌向表皮转移而来。原发性乳房外 Paget 病 Paget 细胞可能来源于表皮下方的汗腺癌或多潜能胚芽细胞。

（二）疾病表现

本病好发于中老年人，可累及两性，男性患者略多于女性，特别在亚洲国家，以男性居多；皮损好发于顶泌汗腺分布部位，如外阴、肛周部位，也可见于阴茎、阴囊、腋窝。皮损大多为单发，少数多发，同时发生于两个部位者更少见。皮损一般为境界清楚的浸润性红色斑块，中央可见潮红、糜烂或者渗出，上覆鳞屑或结痂，在肛周可呈疣状或乳头瘤状。病变表面反复渗出，可久治不愈。瘙痒为主要症状，少数有烧灼或疼痛感。

知识链接

组织病理

本病组织病理表现为角化过度或角化不全，表皮棘层肥厚，表皮突延长，表皮可见呈圆形或卵圆形的 Paget 细胞，散在或巢状分布，也可见腺样结构，嗜酸性胞质丰富、淡染，细胞核较大，有时可见核被挤压在细胞的一边，呈印戒状；真皮浅层有淋巴细胞浸润。

二、疾病诊断

对 50 岁以上的老年人发生在外生殖器部或肛周长期不愈的湿疹样皮肤损害，特别是边界明显者，应及时活检以明确诊断。本病临床应与阴囊鳞癌 Bowen 病、红斑增生病、恶性黑色素瘤等相鉴别，需借助组织病理检查确诊。

三、疾病治疗

治疗方法首选外科完整切除，如果不能采取手术切除，可考虑局部光动力治疗。但乳房外 Paget 病存在多个起源病灶，有一些隐匿性病灶不能及时发现。因此目前多采用显微镜下的 Mohs 手术处理。

日光性角化病

日光性角化病（solar keratosis）称为老年性角化病或光线性角化病，是长期日光暴晒所致的一种皮肤癌前病变，也有部分学者认为它是原位鳞状细胞癌。

一、疾病评估

（一）发病因素

日光、紫外线、放射性热能以及沥青或煤及其提炼物诱发致本病。

（二）疾病表现

本病常见于中老年人皮肤白皙者，好发于曝光部位，以面颈部居多。皮疹表现为肤色或淡红色圆形或不规则形的边界清楚的角化性丘疹，表面覆有不易脱离的黏着性鳞屑，其周围有红晕，表面疣状增殖，皮损角化过度则形成皮角。久后皮疹变为黄褐色或黑褐色，表面干燥，角化显著有固着于基底的硬痛，不易剥离，如强行剥除，可见出血。常伴有老年人日光损伤表现，如皮肤干燥萎缩、毛细血管扩张、色素沉着。本病病程缓慢，常无自觉症状或轻痒，少数皮损迅速增大，呈疣状、结节状或形成糜烂、溃疡，提示发生鳞癌的可能性较大。

知识链接

发病机制

可能的机制为紫外线长期照射皮肤，损伤了表皮细胞的 DNA，受损 DNA 不能完全修复以致发生突变，从而影响皮肤自身的稳定性及代谢性，最终发生日光性角化病。

组织病理

本病可分为肥厚型、萎缩型、皮肤原位癌型、苔藓型、棘突松解型和色素型六型。①肥厚型：表皮角化过度伴柱状细胞角化不全，颗粒层灶性增厚或消失，棘层肥厚。棘细胞排列紊乱，可见部分异型细胞与核分裂象，表皮中部有一些角化不良的细胞。②萎缩型：表皮细胞明显萎缩，基底层细胞显著异形，可见棘突松解的角化不良细胞。③皮肤原位癌型：表皮细胞排列紊乱并可见异型性，不侵犯末端毛囊和汗腺导管。④苔藓型：除肥厚型的变化外，还可见基底细胞液化变性及表皮下带状炎细胞浸润，真皮上部还可见胶样小体。⑤棘突松解型：基底层上可见类似毛囊角化病的裂隙和腔隙，其中可见棘突松解的角化不良细胞，不典型细胞可向真皮内作导管样增生或围绕毛囊和小汗腺导管。⑥色素型：基底层色素明显增多，不典型角质细胞内充满黑色素，真皮浅层大量噬黑色素细胞。

二、疾病诊断

中老年男性，皮疹位于曝光部位且有长期日光暴晒史，皮损表现为黄豆至蚕豆大小的角化过度性斑块，逐渐呈褐色，周围可见红晕，表面附有粗糙、黏着性鳞屑，结合组织病理变化可诊断。

三、疾病治疗

（1）避免阳光暴晒，使用防晒产品有一定的预防作用。

（2）冷冻、电灼、微波或激光治疗。冷冻具有简便、安全、经济、全身反应小、不易遗留瘢痕的优点，尤其对于难以手术切除的部位，冷冻能够发挥很好的作用。激光治疗优点是创面较小、清洁干燥、不易复发、操作简易，创面一般呈干燥无血状态，能够有效减少创伤；缺点是相对冷冻治疗更容易产生瘢痕。

（3）外用 5%-FU 或复方维 A 酸乳膏、0.05% 维 A 酸凝胶。

（4）阿维 A 具有抗增生、促进细胞正常分化、抗肿瘤及免疫调节作用。因此，对日光性角化及其癌前期病变具有良好的预防和治疗作用。

（5）光动力疗法。常用 ALA-PDT，具有安全性、美容等方面的优势。

（6）如发现有恶变，应及早手术切除。

糖尿病皮肤病变

糖尿病是一种常见的内分泌障碍性疾病，它可以引起多系统损害。据统计，至少 30% 的糖尿病患者有皮肤受累。糖尿病的皮肤表现种类繁多，主要包括糖尿病代谢障碍所致的皮肤病、血管障碍所致的皮肤病、神经病变所致的皮肤病、皮肤感染及降糖药物反应性皮肤病。其特殊的皮肤表现有糖尿病性类脂质渐进性坏死、糖尿病性皮病、蜡状皮肤和僵直关节、糖尿病性硬肿病、播散性环状肉芽肿、糖尿病性大疱病、发疹性黄瘤等。还有一些与长期糖尿病所致的局部供血不足和神经病变有关的皮损，如动脉硬化性溃疡、坏疽、神经性溃疡及皮肤感染（疖、毛囊炎、真菌感染）等。

一、疾病评估

（一）发病因素

高血糖、高级糖基化终产物（AGEs）、高渗状态、山梨醇和肌醇的代谢异常、过氧化物的生成、蛋白激酶 C 的激活以及皮肤血管和神经损害是糖尿病皮肤病变等慢性并发症发生的机制。AGEs 使胶原蛋白失去可溶性且不能被降解，是皮肤增厚和硬皮病样改变及关节活动受限的重要因素。

知识链接

组织病理

糖尿病性皮病：真皮毛细血管和小血管壁增厚，有PAS染色阳性物质沉积，胶原轻度改变，血管附近有红细胞外渗和含铁血黄素沉积，组织细胞吞噬含铁血黄素。糖尿病性大疱病：表皮内或表皮下水疱，表皮无棘层松解。糖尿病性硬肿病：肥大细胞数目增加，受累皮肤的透明质酸、黏多糖增多，一些胶原束间有腔隙形成，常伴有微血管和大血管病变。类脂质渐进性坏死：病变位于真皮，变性坏死的边缘组织细胞呈栅栏状排列，可见少量黏液、淋巴细胞、浆细胞和异物巨细胞。反应性穿通性胶原病：表皮过度增生，海绵状水肿，部分表皮呈杯形凹陷，内有含胶原和弹性纤维的颗粒状物质及核碎片的柱状角质栓。

（二）疾病表现

（1）糖尿病性皮病（diabetic dermatopathy）又称为糖尿病性胫前斑，是糖尿病患者最常见的皮肤病变。典型的皮损见于胫前区两侧，也见于前臂、大腿和骨隆突处。早期皮损表现为1 cm或更小圆形或卵圆形暗红色平顶丘疹，可伴鳞屑，累及双侧，但不对称，无自觉症状。皮疹逐渐发展为褐色、境界清楚的浅表性凹陷性萎缩或淡褐色瘢痕样斑。损害发展缓慢，糖尿病控制良好后数年可自愈，愈后表皮萎缩，遗留色素沉着、色素减退。

（2）糖尿病性类脂质渐进性坏死。皮损好发于下肢胫骨周围及踝部，偶见大腿、膝内侧及足部，典型的表现为胫前对称性黄色硬斑块，中央萎缩伴紫红色或红色边缘，表面可见毛细血管扩张和散在的过度角化栓。本病可自然消退，也可继发感染和溃疡。

（3）糖尿病性大疱病。多发生于严重糖尿病患者，是糖尿病特征性皮肤病变。大疱可分为两种：一种为自发性、无痛性、非炎症性3～5 cm水疱，基底不红，形似烫伤，愈后无瘢痕；另一种为血疱，愈后留有瘢痕和萎缩。

（4）糖尿病性硬肿病。主要发生于颈及肩背部，皮肤呈淡红或苍白，表面有光泽、实质性的非凹陷性肿胀，呈橘皮样外观，皮肤明显增厚。与感染引起的硬肿病不同的是，其起病隐匿，病程长，顽固难治。

（5）关节活动受限和硬皮病样综合征。又称为僵直关节和蜡样皮肤。关节症状先开始于小拇指的末节指指关节，可蔓延到其他手指关节、肘关节、膝关节和足关节等关节，关节无痛性伸展受限，关节活动受限是关节周围的结缔组织和皮肤增厚绷紧所致。

（6）糖尿病性瘙痒症。大约25%糖尿病患者伴有不同程度的皮肤瘙痒，可能的原因是患者自主神经功能减弱伴随出汗减少而使皮肤干燥发痒或由于感觉神经反应性改变而引起皮肤瘙痒。诊断本病时，必须先排除其他系统疾病（如肾病、肝病、甲状腺疾病、贫血、淋巴瘤等）可能导致的皮肤瘙痒。

（7）糖尿病性神经病变。糖尿病性神经病变可能是糖基化终产物进行性堆积的结果。感觉神经病变可致皮肤感觉异常，表现为从足趾开始的麻木及刺痛感，可为趾末端的轻度麻木到严重的感觉缺失及神经性溃疡，热敏感度下降。患者常主诉有刺痛，感觉缺失常可引起外伤后溃疡。自主神经病变导致糖尿病性泌汗异常、下肢出汗减少或无汗，其他部位的皮肤则代偿性出汗增多。运动神经病变可致糖尿病性肌萎缩。

（8）糖尿病足与坏疽。由于周围神经和血管病变，15%～25% 糖尿病患者下肢可发生闭塞性动脉硬化，使足部缺血、感觉减退，因此容易发生严重的损伤、感染、溃疡及坏疽，统称为糖尿病足。下肢尤其是足趾发绀，静脉瘀血，麻刺感，以后逐渐或突然发生湿性坏疽。病变严重者，可深达骨骼。

（9）糖尿病的皮肤感染。感染是糖尿病最常见的皮肤合并症，由于血糖控制不良、局部皮肤脱水、中性粒细胞功能障碍、皮肤细小血管损害、神经受累以及抗体和补体功能低下等致防御能力降低，尤其在高血糖和酮症酸中毒时更易发生感染。糖尿病患者的脓皮病，如疖、痈、丹毒发病率为正常人群的 3～5 倍，老年糖尿病患者出现严重的外耳道疼痛和溢脓可能为铜绿假单胞菌感染。此外，念珠菌、病毒感染发病率均明显高于非糖尿病患者。

（10）降糖药物致反应性皮肤病。糖尿病患者使用磺脲类药物可诱发大疱性类天疱疮，反复应用胰岛素可致局部脂肪萎缩、环状肉芽肿、扁平苔藓等；胰岛素还可引起局部过敏反应，如即刻发生的斑性猛痒性结节或疼痛性硬结及全身过敏反应，常表现为急性荨麻疹、血管性水肿等。

（11）发疹性黄瘤。见于伴高脂血症的糖尿病患者，皮疹表现为橘黄色丘疹或结节，大小不等，0.5～1 cm，质较硬，外布于肘膝伸侧、臀部等处，无自觉症状或轻微瘙痒，随着糖尿病的控制，皮疹可逐渐消退。

（12）环状肉芽肿。为一种良性、有自限倾向的环状损害，表现为质地较硬、排成环形的小丘疹、结节及斑块，呈红色或紫红色，中央可凹陷。其多发生于前臂、手足背、耳壳、颈、胸背上部等暴露日光处，对称分布，可伴手、足小关节挛缩畸形，无自觉症状。

（13）黑棘皮病。大多数黑棘皮病患者与肥胖、胰岛素抵抗和高胰岛素血症相关。皮疹对称性分布于颈部、腋窝和肛门生殖器等皮肤褶皱部位，表现为黑色或棕灰色天鹅绒样，触之柔软，伴有色素沉着和角化过度。

（14）胡萝卜素色皮病。约 10% 有胡萝卜素色皮病，皮肤为橘黄色，常见于掌跖及鼻唇沟等部位，无自觉症状，似黄疸，但巩膜无黄染，易与黄疸鉴别，预后良好。

（15）反应性穿通性胶原病。皮疹呈正常肤色，革样硬度，直径为 2～10 mm，常有角栓，伴剧烈的瘙痒。其主要发生于腿部，也可见于躯干和面部，4～6 周可自行消退，但易反复发作。其机制可能是微血管病和搔抓引起的皮肤损害。

（16）鹅卵石指。皮损常发生于手指背伸侧，皮肤粗糙，局部有密集的小丘疹如卵石状或沙砾状。发病原因不清，可能与外伤或内在因素如黑棘皮病有关。

（17）其他。糖尿病性皮肤发红、丹毒样红斑、眼－足综合征、糖尿病性甲病、白癜风、皮赘、迟发性皮肤卟啉病、色素性紫癜等。

二、疾病治疗

本病主要对症治疗。早期诊断治疗糖尿病对提高患者的生活质量有着重要的意义。

任务实施

一、照护措施

（一）病情观察

观察患者皮肤疾病的症状，根据疾病的症状，选择就诊科室，避免久拖，以免延误病情。

（二）生活照护

老年性皮肤疾病患者应清淡饮食，并对皮肤进行防护，对于皮肤发生的突发性表现要引起足够重视，积极进行检查，以明确诊断。

（三）治疗照护

老年皮肤疾病患者在日常生活中应避免饮用辛辣刺激食物，适量有氧运动。有些疾病不需要特殊处理，如老年性白斑；有些疾病需进行对症处理，如老年性皮肤萎缩（需改善生活行为，注意防护，避免风吹日晒等）；而有些疾病则需要施行手术、放疗、激光治疗等（如基底细胞癌、鳞状细胞癌、乳房外湿疹样癌等）。故对于老年性皮肤疾病患者的治疗照护，先要明确诊断，后对疾病进行治疗性照护。

（四）心理照护

老年患者感觉减退，特别是对无痛、无症状病变不能引起足够重视，故家人应对老年患者多进行询问、观察，并及时去医院就诊，对老年人的心理进行照护，提高其对疾病的认知。

二、照护评价

（1）患者焦虑、烦躁、恐惧等心理是否减轻。

（2）患者症状是否明显减轻。

项目总结

本项目主要介绍了老年五官科疾病及皮肤科疾病的相关内容，包括老年性白内障、青光眼、老年性耳聋及鼻出血，以及老年常见皮肤疾病。在学习过程中，要结合老年人的生理、心理特点进行照护，学习对老年五官科疾病及皮肤科疾病的诊断、治疗及照护要点。中国已进入老龄化社会，老年人逐年增多，故对老年人晚年的身体健康及心理健康应格外关注。白内障和青光眼疾病是我国常见致盲眼病，随着年龄增加，发病率逐渐增高。对于白内障患者，要积极宣传防盲治盲知识，定期进行门诊随访，对于术前患者做好手术前的准备；对于青光眼患者，要注意日常生活行为干预，避免在暗室环境下停留过久，对于有青光眼家族史的患者要做好健康宣教，对于已确诊患者要解释用药的重要性，并定期复查眼压。对于老年性耳聋的患者应早发现，早治疗，对于听觉下降明显且药物改善不良患者可以佩戴助听器提高其生活质量。对于老年鼻出血的患者，要做好出血的紧急处理，选择温和易耐受的止血方式，并进行全面检查，警惕鼻咽癌等恶性疾病。对老年皮肤疾病患者，要及时查明病因，若伴随其他器官功能疾病，应同时治疗。例如糖尿病皮肤病变患者治疗的重点在于维持血糖稳定。对于皮肤原发性疾病，应早诊断、早治疗。

思考与练习

一、单项选择题

1. 白内障的主要症状是（　　）。

A. 眼痛　B. 充血　C. 视力障碍　D. 压痛　E. 眼分泌物

2. 皮质性白内障的混浊常表现为（　　）。

A. 棒状　B. 楔形　C. 点状　D. 块状　E. 哑铃状

3. 老年性白内障最好的治疗方法是（　　）。

A. 药物治疗　B. 放射治疗　C. 补充营养　D. 手术治疗　E. 验光配镜

4. 前房角是指（　　）。

A. 虹膜之后与睫状体之间的间隙　B. 角膜之后的周边部分

C. 巩、角膜与虹膜睫状体之间的隐窝　D. 角膜与虹膜睫状体之夹角

E. 巩膜与虹膜睫状体之夹角

5. 以下治疗青光眼的药物中哪一种的降压机制是使阻塞房角开放（　　）。

A. 乙酰唑胺　B. 甘露醇　C. 噻吗洛尔　D. 甘油盐水　E. 毛果芸香碱

6. 下列结构中，受损后可产生感音性耳聋的有（　　）。
A. 听骨链　B. 咽鼓管　C. 螺旋器　D. 血管纹　E. 基底膜
7. 下列结构中，受损后可产生传导性耳聋的有（　　）。
A. 听骨链　B. 咽鼓管　C. 螺旋器　D. 血管纹　E. 基底膜
8. 老年性鼻出血易发部位（　　）。
A. 鼻－鼻咽静脉丛　B. 鼻中隔后段动脉　C. 翼丛
D. 克氏静脉丛　E. 利特尔区
9. 鼻出血的照护，下列正确的有（　　）。
A. 平卧位　B. 热敷　C. 鼻腔填塞术　D. 动脉栓塞法　E. 给予镇静剂
10. 鳞状细胞癌分化特征是（　　）。
A. 角化珠　B. 细胞分裂少　C. 细胞的丰富程度
D. 细胞间桥的存在和角蛋白的产生　E. 浸润性生长

二、多项选择题

1. 皮肤基底细胞癌的特点是（　　）。
A. 好发于面部　B. 可用液氮冷冻疗法或手术切除治疗
C. 皮肤破溃后形成边缘不齐的侵蚀性溃疡　D. 皮肤表面可呈黑色
E. 可侵入皮下、眼眶、额部等处，还侵蚀骨组织
2. 有关青光眼患者护理，以下正确的是（　　）。
A. 安定情绪、树立信心　B. 鼓励大量饮水　C. 保持大便通畅
D. 每天用生理盐水冲洗结膜囊　E. 外出时佩戴太阳镜
3. 皮质性白内障按其发展过程分为（　　）。
A. 初发期　B. 进展期　C. 膨胀期　D. 成熟期　E. 过熟期
4. 皮质性白内障的症状包括（　　）。
A. 视力下降　B. 单眼复视　C. 视物变形　D. 眩晕　E. 颜色改变

三、思考题

1. 对老年白内障患者如何进行术前护理?
2. 对老年青光眼患者如何进行健康教育?
3. 如何对老年性鼻出血患者进行紧急处理措施?
4. 如何对老年性耳聋患者进行治疗照护?
5. 如何对老年性皮肤疾病患者进行心理照护?

参考文献

[1] 成蓓，曾尔亢．老年病学［M］．3版．北京：科学出版社，2018.
[2] 邓晓燕，白桂春，卞龙艳，等．老年护理学［M］．长春：吉林科学技术出版社，2012.
[3] 赵菊芬，马琼，马文华．内科护理［M］．北京：中国科学技术出版社，2018.